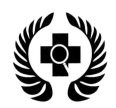

全国高职高专医药院校药学及医学检验技术专业工学结合"十二五"规划教材

供医学检验技术及其他相关医学类专业使用

血液学检验技术

主　编　侯振江　尹利华　唐吉斌

副主编　张永海　魏桂芬　张　杰　关　颖

编　者　（以姓氏笔画为序）

王　林　（怀化医学高等专科学校）

王红梅　（辽宁医学院附属第一医院）

尹利华　（怀化医学高等专科学校）

关　颖　（郑州铁路职业技术学院）

李红岩　（沧州医学高等专科学校）

吴雅峰　（沧州市中心医院）

佘红纯　（郑州铁路职业技术学院）

余先祥　（合肥职业技术学院）

言　慧　（南方医科大学）

张　杰　（山东万杰医学院）

张永海　（信阳职业技术学院）

陈冬雁　（广州医学院从化学院）

侯振江　（沧州医学高等专科学校）

唐吉斌　（铜陵市人民医院临床检验中心）

焦红见　（信阳职业技术学院）

魏桂芬　（广州医学院从化学院）

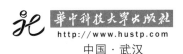

华中科技大学出版社
http://www.hustp.com

中国·武汉

内 容 简 介

本书是全国高职高专医药院校药学及医学检验技术专业工学结合"十二五"规划教材。

本书针对高职高专教育的特点,以培养基层人才为目标,强调"基本理论、基本知识、基本技能"的培养,突出"思想性、科学性、先进性、启发性和适用性"。全书共分十七章,除绪论外,主要内容包括造血检验、红细胞疾病与检验、白细胞疾病与检验、血栓与止血检验及其应用四篇,分别从基本理论、检验方法和临床应用三个方面进行阐述,注重各部分内容的相互联系。

本书供医学检验技术及其他相关医学类专业使用。

图书在版编目(CIP)数据

血液学检验技术/侯振江 尹利华 唐吉斌 主编.—武汉:华中科技大学出版社,2013.1
ISBN 978-7-5609-8569-5

Ⅰ.血… Ⅱ.①侯… ②尹… ③唐… Ⅲ.血液检查-高等职业教育-教材 Ⅳ.R446.11

中国版本图书馆 CIP 数据核字(2012)第 290676 号

血液学检验技术　　　　　　　　　　　　　　　侯振江　尹利华　唐吉斌　主编

策划编辑:史燕丽
责任编辑:史燕丽　罗　伟
封面设计:范翠璇
责任校对:何　欢
责任监印:周治超
出版发行:华中科技大学出版社(中国·武汉)
　　　　　武昌喻家山　　邮编:430074　　电话:(027)81321915
录　　排:华中科技大学惠友文印中心
印　　刷:湖北新华印务有限公司
开　　本:880mm×1230mm　1/16
印　　张:16.5
字　　数:543千字
版　　次:2017年1月第1版第3次印刷
定　　价:59.00元

全国高职高专医药院校药学及医学检验技术专业
工学结合"十二五"规划教材

编委会

总序

ZONGXU

高职高专药学及医学检验技术等专业是以贯彻执行国家教育、卫生工作方针,坚持以服务为宗旨、以就业为导向的原则,培养热爱祖国、拥护党的基本路线,德、智、体、美等全面发展,具有良好的职业素质和文化修养,面向医药卫生行业,从事药品调剂、药品生产及使用、药品检验、药品营销及医学检验等岗位的高素质技能型人才为人才培养目标的教育体系。教育部《关于推进高等职业教育改革创新,引领职业教育科学发展的若干意见》(教职成〔2011〕12号)明确提出要推动体制机制创新,深化校企合作、工学结合,进一步促进高等职业学校办出特色,全面提高高等职业教育质量,提升其服务经济社会发展能力。文件中的这项规划,为高职高专教育以及人才的培养指出了方向。

教材是教学的依托,在教学过程中和人才培养上具有举足轻重的作用,但是现有的各种高职高专药学及医学检验技术等专业的教材主要存在以下几种问题:①本科教材的压缩版,偏重于基础理论,实践性内容严重不足,不符合高等卫生职业教育的教学实际,极大影响了高职高专院校培养应用型人才目标的实现;②教材内容过于陈旧,缺乏创新,未能体现最新的教学理念;③教材内容与实践联系不够,缺乏职业特点;④教材内容与执业资格考试衔接不紧密,直接影响教育目标的实现;⑤教材版式设计呆板,无法引起学生学习兴趣。因此,新一轮教材建设迫在眉睫。

为了更好地适应高等卫生职业教育的教学发展和需求,体现国家对高等卫生职业教育的最新教学要求,突出高职高专教育的特色,华中科技大学出版社在认真、广泛调研的基础上,在教育部高职高专相关医学类专业教学指导委员会专家的指导下,组织了全国60多所设置有药学及医学检验技术等专业的高职高专医药院校近350位老师编写了这套以工作过程为导向的全国高职高专医药院校药学及医学检验技术专业工学结合"十二五"规划教材。教材编写过程中,全体主编和参编人员进行了认真的研讨和细致的分工,在教材编写体例和内容上均有所创新,各主编单位高度重视并有力配合教材编写工作,编辑和主审专家严谨和忘我的工作,确保了本套教材的编写质量。

本套教材充分体现新教学计划的特色,强调以就业为导向、以能力为本位、以岗位需求为标准的原则,按照技能型、服务型高素质劳动者的培养目标,坚持"五性"(思想性、科学性、先进性、启发性、适用性),强调"三基"(基本理论、基本知识、基本技能),力求符合高职高专学生的认知水平和心理特点,符合社会对高职高专药学及医学检验技术等专业人才的需求特点,适应岗位对相关专业人才知识、能力和素质的需要。本套教材的编写原则和主要特点如下。

(1) 严格按照新专业目录、新教学计划和新教学大纲的要求编写,教材内容的深度和广度严格控制在高职高专教学要求的范畴,具有鲜明的高职高专特色。

(2) 体现"工学结合"的人才培养模式和"基于工作过程"的课程模式。

(3) 符合高职高专医药院校药学及医学检验技术专业的教学实际,注重针对性、适用性以及实用性。

(4) 以"必需、够用"为原则,简化基础理论,侧重临床实践与应用。

(5) 基础课程注重联系后续课程的相关内容,专业课程注重满足执业资格标准和相关工作岗位需求。

(6) 探索案例式教学方法,倡导主动学习。

这套教材编写理念新,内容实用,符合教学实际,注重整体,重点突出,编排新颖,适合于高职高专医药院校药学及医学检验技术等专业的学生使用。这套规划教材得到了各院校的大力支持和高度关注,它将为新时期高等卫生职业教育的发展作出贡献。我们衷心希望这套教材能在相关课程的教学中发挥积极的作用,并得到读者们的喜爱。我们也相信这套教材在使用过程中,通过教学实践的检验和实际问题的解决,能不断得到改进、完善。

全国高职高专医药院校药学及医学检验技术专业工学结合"十二五"规划教材
编写委员会

前言

QIANYAN

　　"血液学检验技术"是医学检验技术专业的专业核心课程之一。随着基础医学的发展和新技术在医学检验中的应用,血液学检验在深度和广度方面都取得了令人瞩目的进展。为满足高职高专教育教学改革的需要,针对高职高专教育,将为基层培养人才视作目标,本书在强调"基本理论、基本知识、基本技能"的基础上,突出"思想性、科学性、先进性、启发性和适用性"。全书除绪论外,分造血检验、红细胞疾病与检验、白细胞疾病与检验、血栓与止血检验及其应用四篇,分别从基本理论、检验方法和临床应用三个方面进行阐述,注重各部分内容的相互联系。

　　本书的编写特点概括为"三性"和"三化"。

　　(1) 课程设置针对性:在征求行业一线专家意见和建议的基础上,对课程内容优化组合,淡化学科体系,突出工学结合,体现高职高专教材的实用性和实践性。

　　(2) 内容更新前展性:将新理论、新技术、新方法融入教材之中,为将来的就业和可持续发展奠定基础。

　　(3) 编排格式新颖性:①添加彩色插图,图文并茂,增强视觉效应,提高学习兴趣和学习效果;②引入典型病例,提出待解决的问题,以病例导入,引人入胜;③在每章后增加能力检测,凸显教学内容的重点和难点。

　　(4) 理论知识职业化:专业知识和技能操作相关内容的介绍与职称晋升考试接轨,突出高职高专教育"适度"、"够用"的特征。

　　(5) 诊断依据标准化:为确保血液病的诊断准确可靠,其诊疗标准以张之南主编的《血液病诊断及疗效标准》(第三版,科学出版社,2007)为依据。

　　(6) 操作程序规范化:以《全国临床检验操作规程》(第3版,中华人民共和国卫生部医政司)为蓝本,介绍操作步骤,强调质量保证和应用评价。

　　在教育部高职高专医学类专业教学指导委员会和相关医学类专业教学指导委员会专家的指导下,华中科技大学出版社邀请了全国部分从事血液学检验教学和临床工作中有较高学术造诣和丰富实践经验的专家、教授编写本书。本书主要供全国高职高专医学检验技术专业的学生使用,也可作为临床医师、检验工作者、研究生和职称晋升考试人员的参考书。本书编者精心策划,反复讨论,认真编写,相互审阅,集体定稿,但难免存在疏漏和不妥之处,敬请各位专家和读者不吝指正。本书在编写过程中得到了国内有关血液学和医学检验专家的悉心指导、有关高职高专院校领导们的支持和帮助,华中科技大学出版社的编辑们也付出了辛勤的劳动,在此一并表示衷心的感谢!

侯振江

目录

MULU

绪　论

第一章　血液学概述和发展史

第一节　血液学概述

血液学(hematology)是以血液和造血组织为主要研究对象的一个独立分支学科,根据研究内容和范畴的不同又分为多个分支,如:①血细胞形态学,研究血液中有形成分的形态;②血细胞生理学,研究细胞的来源、增殖、分化与功能;③血液生化学,研究血细胞的组成、结构、代谢和血浆成分;④血液免疫学,研究血细胞的细胞免疫和体液免疫;⑤血液遗传学,研究血液病的遗传方式和信息传递;⑥血液流变学,研究血液的流动性和血细胞的变形性;⑦实验血液学,研究实验技术和方法的建立等。随着基础学科的迅速发展和实验技术的日新月异,血液学的研究内容和范畴不断向纵深发展,进一步向新的领域拓宽,如血细胞生物学和血液分子生物学等。血液学已成为生理、病理等多学科共同研究的领域,血液学学科专家与生理学、生物化学、免疫学、遗传学、肿瘤学等各学科专家密切配合,使血液病的预防和诊疗水平不断提高。

临床血液学(clinical hematology)是以起源于血液和造血组织的原发性血液病以及非血液病所致的继发性血液病为主要研究对象,基础理论与临床实践紧密结合的综合性临床学科。其重点研究各种血液病(如贫血、白血病、血友病和深静脉血栓形成等)的致病原因、发病机制、临床表现和诊疗措施等,也研究临床其他各科疾病(如肝脏病、肾脏病、脑血管病、冠心病、糖尿病、传染病、免疫病、遗传病、恶性肿瘤等)所致的血液学异常。

血液学检验(hematologic laboratory science)是以检验方法为手段,分析和研究血液和造血组织的病理变化,重点阐述血液病的发生机制,协助诊断、疗效观察和预后监测的一门学科。它既属于血液学(hematology)范畴,又属于检验医学(laboratory medicine)的一个分支。实际上,血液学检验是以血液学理论为基础,以检验方法为手段,以血液病为研究对象,创建的一个理论—检验—疾病相互结合且紧密联系的新体系,并在实践中不断发展、完善和提高。医学分子生物学的发展推动了血液分子生物学的发展,血细胞分子和细胞学结构的研究及其在发病中的作用机制的认识使人们对血液病的理论和实践有了更深刻的了解,也使血液学提高到崭新的"分子血液学"水平。聚合酶链反应等分子生物学研究方法在血液学检验中的广泛应用,使认识和诊断疾病从细胞水平上升到亚细胞水平和分子水平。另外,分子标志物的应用也使白血病的免疫学分型和血栓前状态的诊断取得了很大进展。

第二节　血液学发展史

关于血液早在我国医学名著《黄帝内经》中已有记载,国外于公元前 3—4 世纪也有人提及,但对于血液组成和功能的认识长期以来是唯心的和不完全的。1673 年、1749 年和 1842 年研究者们先后用显微镜观察血液中的红细胞、白细胞和血小板,血液中的有形成分成为血液学研究的主要对象。19 世纪中后期,血细胞计数方法的发明和改善,红细胞来源于骨髓组织以及血细胞染色方法的建立等,使血液学的研究进入细胞形态学阶段。1900 年,红细胞 ABO 血型系统的确立开创了输血领域的新时代。1945 年,Coombs 建立了抗人球蛋白试验,为免疫血液学的研究作出了重要贡献。1949 年,研究证实镰状细胞性贫血是因红细胞内血红蛋白结构异常所致,从而提出了"分子病"的概念,使对疾病的认识进入了分子水平。20 世纪初,血细胞生成、造血干细胞及造血调控成为血液学研究的热点。

一、血细胞发展史

血细胞的发现已有 300 余年的历史,其细胞形态学观察一直是血液学专家们研究的重要内容。随着血细胞检验技术的不断改进、光学显微镜精密度的不断提高和染色技术的不断发展,细胞形态更容易鉴别。暗视野显微镜、相差显微镜、偏光显微镜以及电子显微镜等特殊显微镜的发明,使血细胞形态学概念更加充实。19 世纪 60 年代发现血细胞产生于骨髓,且成熟后才释放入血液。1929 年发明的骨髓穿刺针,使骨髓细胞检查成为血细胞形态学研究的重要内容。1947 年美国库尔特(W. H. Coulter)发明了用电阻法计数粒子的专利技术,1956 年应用于血细胞计数获得成功,20 世纪 60 年代末血细胞分析仪不仅能进行血细胞计数,还能同时测定血红蛋白,70 年代血小板与红细胞计数同时进行,80 年代发明了白细胞三分群血细胞分析仪,90 年代研制出五分类和对网织红细胞进行计数的血细胞分析仪。这些仪器将激光、射频、化学染色联合应用于细胞检测,使血细胞检测发展成为血细胞分析流水线。

(一)红细胞的认识

1871—1876 年人们认识到红细胞具有携带氧的能力,且能参与组织的呼吸作用。20 世纪 20 年代发现红细胞的体外保存需要葡萄糖,30 年代用于体外保存血液。1935 年,发现红细胞内有碳酸酐酶,从而明确了红细胞的呼吸作用及其与酸碱平衡的关系。20 世纪 40 年代逐渐建立了血库,1946 年肯定了红细胞寿命为 120 天左右,为人类输血提供了依据。1959 年后对红细胞的糖代谢有了全面了解。1967 年发现红细胞内 2,3-二磷酸甘油醛作用于脱氧血红蛋白,有利于组织获得更多的氧。近 40 年来明确了红细胞结构与脂肪和蛋白质的关系。20 世纪 80 年代发现可在体外用糖苷酶将 A 型血、B 型血转化为 O 型血,并初步获得成功,用聚乙二醇(PEG)处理红细胞掩蔽其抗原位点,将 Rh 阳性转换为 Rh 阴性,从而改变了 Rh 阴性血源不足的状况。

(二)白细胞的认识

1892—1930 年发现中性粒细胞有趋化、吞噬和杀灭细菌的作用,1986 年证实其杀菌作用依赖于细胞内的过氧化物酶。1949 年得知嗜酸性颗粒可转变为夏科-莱登结晶(Charcot-Leyden crystal),稍后进一步发现嗜酸性粒细胞内有阳离子蛋白,能杀死微小生物。嗜碱性颗粒中有组胺、5-羟色胺等多种化学成分,并参与过敏反应。1910 年报道,单核细胞不仅能吞噬一般细菌和较难杀灭的特殊细菌(如结核杆菌、麻风杆菌),也能吞噬较大的真菌和单细胞寄生虫,被称为"打扫战场的清道夫"。20 世纪 60 年代后发现,单核细胞杀死和消化吞噬物质主要依靠细胞内大量的溶酶体,不仅在免疫过程中发挥作用,将外来物质消化后递呈抗原给淋巴细胞,而且能分泌多种细胞因子,调节淋巴细胞及其他血细胞的生长、增殖或受抑。1976 年后将 Aschoff(1924 年)提出的"网状内皮系统(reticulo-endothelial system,RES)"代之以"单核吞噬细胞系统(mononuclear phagocyte system,MPS)"。业已证实,单核细胞只是 MPS 中较短暂停留在血液内的细胞,进入组织后转变成组织细胞,若吞噬异物则称为吞噬细胞。1959 年发现,淋巴细胞受丝裂原和抗原刺激后可转化为免疫母细胞,并进行有丝分裂和增殖,改变了淋巴细胞是终末细胞的传统观念。浆细胞是 B 细胞受抗原刺激后转化的一种能分泌免疫球蛋白的细胞。尽管淋巴细胞形态相似,但功能显著不同:B 细胞产生抗体;T 细胞能产生多种细胞因子,有的起杀伤作用、有的起辅助作用、有的起抑制作用、有的起诱导作用等,各类淋巴细胞的分工更精细。

二、血栓与止血的发展史

自 1842 年发现血小板以后,相继证实它有止血和修复血管的作用。1923 年发现血小板有黏附和集聚功能,且受体内肾上腺素、凝血酶、胶原、前列腺素等物质的影响。对血小板超微结构进行研究时发现了血小板的亚结构,同时还明确了其亚结构与上述某些物质的产生和分泌有关。激光共聚焦显微镜断层扫描单个血小板和流式细胞仪观察群体血小板激活过程中钙离子的变化,证实了血小板外钙内流在其激活过程中起重要作用,为血栓性疾病的诊断和抗血小板药物的研究奠定了基础。近年来发现,血小板活化能以出芽的方式形成囊泡,或以伪足断裂方式形成血小板颗粒(platelet microparticle,PMP)。检测血液中的PMP可监测血小板参与血栓形成和血液凝固的功能。血小板激活后释放的P-选择素与白细胞和(或)单核细胞膜受体结合,形成血小板-白细胞聚集物和(或)血小板-单核细胞聚集物,它们可作为反映动脉血栓形成的特异性标志物之一。

早在2000年以前,犹太人的法典中已有血友病的记载。20世纪50年代后,对凝血机制有了深入的了解;60年代,凝血机制的"瀑布学说"得到公认,各种先天性凝血因子缺乏症或功能异常症的发现,明确了参与止血过程中的各种凝血因子;70年代加速了对各种凝血因子结构与功能的研究,并发现了新的凝血与纤溶相关因子,如 α_2 纤溶酶抑制物和蛋白C等;80年代开展了对纤维连接蛋白等黏附分子的研究,对血管内皮细胞、血小板、血液凝固、纤溶系统、白细胞及其他凝血抑制物等进行了克隆,逐步阐明了止血与血栓的分子机制;90年代至今,对组织因子途径抑制物、抗凝血酶、血栓与止血分子标志物等功能和作用机制进行深入研究,完善并修整了传统的瀑布学说,从而拓宽了血栓与止血的研究领域。

分子生物学、分子免疫学等研究的发展,使人们对内皮细胞、血小板、凝血和纤溶等在血栓形成中的作用也从分子水平有了更深入的了解,并在血栓和止血方面发展和建立了一系列方法,以用于诊断出血和凝血障碍性疾病、监测血栓性疾病危险因素和抗凝溶栓的疗效,其分子标志物的检测,成为研究和诊断血栓前状态和易栓症的重要依据。

(侯振江)

能力检测

1. 血液学、临床血液学和血液学检验的概念是什么?
2. 血液学的发展史如何?
3. 血栓与止血的发展史如何?

第二章　临床血液学与检验

第一节　血液学与临床

血液通过血管不断循环于全身,与各组织、器官密切接触。血液系统疾病可影响其他组织和器官的功能,全身各系统疾病也可通过血液检查反映出来。

一、血液病合并非血液系统疾病

某些血液病可出现其他脏器的特异性表现,在就诊于其他科室时而发现血液病,如巨幼细胞贫血,可因神经系统和消化系统症状而就诊于神经科和消化科。轻型血友病因关节出血可能首次就诊于骨科。骨髓瘤可因肾功能衰竭就诊于肾内科,也可因骨痛或神经症状就诊于骨科或神经科。皮肤性淋巴瘤,如Sezary综合征(SS)和蕈样肉芽肿(MF),多因瘙痒性、浸润性或剥脱性皮肤病的皮损表现被皮肤科医师诊断。白血病可因出血等多种皮肤表现被皮肤科医师发现。粒细胞缺乏症和白血病常因伴有严重喉头感染和水肿而急诊入五官科。有经验的眼科医师可从眼底检查中发现巨球蛋白血症典型的眼底变化。

二、非血液系统疾病合并血液病

许多非血液系统疾病也可出现血液系统并发症,如红细胞异常增高可见于呼吸系统疾病,也可见于某些肿瘤(如小脑肿瘤、肾肿瘤等)。贫血可见于消化系统疾病、肾功能衰竭、肝炎、自身免疫性疾病、恶性肿瘤及全身衰竭等。白细胞增高可见于绝大多数的感染,白细胞显著增高可出现"类白血病反应(leukemoid reaction)"。白细胞减少提示革兰氏阴性杆菌(伤寒杆菌)和某些病毒性感染,白细胞显著减少见于应用某些药物(如应用抗癌药物、解热镇痛药或药物过敏等)。出血可见于肝脏病、肾功能衰竭等。肺外科、心血管外科、肝胆外科手术和妇产科的妊娠分娩前后、死胎、胎盘早剥,以及内科严重感染等均可出现弥散性血管内凝血(disseminated intravascular coagulation,DIC)。

许多非血液系统疾病可同时存在血液系统疾病。外科脾切除后血小板显著增高,可潜在骨髓增生性疾病(myeloproliferative diseases)。妊娠可伴有自身免疫性血小板减少性紫癜,许多遗传性血液病常因其他疾病就诊或住院时发现,血液系统肿瘤患者有时也会因其他疾病而收入非血液科病室。

第二节　血液学检验

一、血液学检验的任务

检验医学(laboratory medicine)已成为一门独立的学科,在医院是独立的科室,在医学教育中也单独立系(检验系)。血液学检验是检验医学的一个重要分支,其任务是利用血细胞检验、超微结构、病理学、生物化学、免疫学、遗传学、细胞生物学和分子生物学技术等,对血液系统疾病和非血液系统疾病引起的血液学异常进行基础理论研究和临床诊治观察,从而推动和促进临床血液学的发展和提高。因此,血液学检验是不可缺少的重要学科。

二、检验技师的责任

血液学的基础与临床研究,不仅要有血液学研究人员和专科医师,还要有检验技师的参与,他们之间只有相互联系、共同合作,才能圆满完成研究、诊治血液病的任务。检验技师需要经过基础医学、临床医学和实验医学的专门学习和培养,不仅要有扎实、全面的基础医学和临床医学知识,还要熟练掌握实验技能,具有与临床医师沟通的能力。许多血液病的症状相同或相似,如急性白血病、再生障碍性贫血和骨髓增生异常综合征均有贫血、出血、感染等表现,而血液和骨髓细胞检查结果却相差甚远。因此,检验技师的任务艰巨,责任重大。

血液学检验技师应掌握诊断各种血液病和反映病情的有关试验,适应血液学的发展,创新检验项目,能从事血液学研究的实验工作,具有一定程度血液病的临床知识,为疾病作出准确诊断。正如从事血液病的专家必须具有一定程度的实验室经验一样,血液检验专家也应具有一定程度的血液病临床知识。新型的查房制度不仅需要临床医师参加,还需要有从事检验学、放射学、药物学、营养学和护理学的专家共同讨论诊断或治疗的相关问题。现代医学科学的发展日新月异,某一学科的专家不可能全面掌握所有的知识,各学科之间相互交叉和渗透,促进了医学水平的不断提高。血液学检验专家也应起到积极的作用,即使在日常检验工作中考虑问题也常需要与临床知识结合,否则容易得出错误结论。

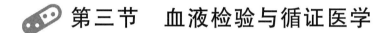 第三节　血液检验与循证医学

一、循证医学

循证医学(evidence-based medicine,EBM)是指"遵循证据的医学",加拿大著名流行病学专家 David Sackett 和他的同事将 EBM 定义为"慎重、准确而明智地应用当前可获得的最佳研究证据来确定患者的治疗方法",是寻求和应用证据的医学,目的是使临床医疗决策科学化,且这种新的医学模式在临床医学领域迅速发展并逐渐得到广泛应用。寻找证据包括证据查询和新证据探索,应用证据找到最新、最佳的证据指导临床实践,并验证这些证据的可靠性,是新证据探索的基础,故 EBM 的基本要素是证据,其核心思想是任何医疗干预都应建立在新近最佳临床科学研究证据的基础之上。

EBM 与传统医学模式的经验医学(opinion-based practice)不同,要求在疾病的诊疗过程中,将个人的临床专业知识与现有最好的证据结合起来进行综合考虑,为每个患者作出最佳的医疗(诊断、预防和治疗)决策,是对经验医学的挑战。EBM 强调以国际公认的大样本随机对照实验(randomized-controlled trial,RCT)和 RCT 的系统评价(systematic reviewed,SR)及荟萃分析(meta-analyses)的结果作为评价诊断和某种治疗的正确性、有效性和安全性的最可靠依据。临床医师应在医学信息的海洋中迅速、有效地查寻所需要的证据,使医疗实践从经验医学向循证医学转化,为患者的诊治作出最佳、最科学的决策。

二、血液检验与循证医学的关系

随着血液学的进展及高新技术的应用,血液学检验不断被赋予新的内涵,实验项目的逐渐增多、检验项目的不断拓展、检测手段的日新月异和信息数量的成倍增加,使医学检验在血液病的诊疗过程中发挥着越来越重要的作用。国内外学者对当今实验诊断在医疗实践中的意义及地位给予很高的评价,明确"检验医学"而非"医学检验"在现代医学中的重要地位。如何从众多的资料中有效地搜索出需要的且符合实际的证据? 如何明确各实验项目对诊断的特异性和敏感性,以筛选有效而经济的检测指标,避免误用和滥用? 如何选择高质量的诊断方法? 这就需要按照循证医学"以当今最好的证据为基础"的原则。用临床流行病学的方法,规范检验医学的研究设计和文献评价;用当今最好的检测技术和质量控制体系对检测结果进行严格的质量控制和评价;深入认识和评价诊断实验的科学性、诊断价值及临床适用性,以提供大量、充分、现今最佳的证据,结合每个患者的表现,谨慎而明确地予以应用,为早期正确诊断和有效地治疗决策提供可靠的、最佳的证据。这就是循证实验医学(evidence-based laboratory medicine,EBLM)。循证实验医

学具有循证医学的共同特点,即在临床上选用何种诊断实验,采用什么诊断标准,必须建立在当前最佳的研究结果所获得的证据和最佳的临床专业基础之上。临床血液学是研究造血系统疾病诊断、治疗和预后估计的临床学科,要提高临床血液学的水平,就必须在造血系统疾病诊断、治疗和预后估计中实践循证医学,因此,循证实验医学与临床血液学的关系更为密切。通过开展循证实验医学,评价诊断实验方法的科学性,筛选诊断疾病的最佳决策,指导检验新技术和新方法的应用。要求检验人员在从业过程中始终学习检验基础理论,不断更新知识并提高操作技能,用最先进、最可靠的检验结果(证据)为患者服务。

循证血液检验医学(evidence-based hematologic laboratory medicine,EBHLM)是对血液学检验的循证,其核心思想即为临床血液病医师的专业技能应与现代系统研究所获得的最佳证据及患者的意愿、利益有机结合,常用于指导临床实践。在 EBHLM 中最佳证据来自于对诊断检验项目的系统性回顾研究。血液检验实践循证的步骤如下:①循证问题,提出临床实践中需要解决的问题;②寻求依据,进行系统的文献查阅,全面收集并进行所有相关、可靠的大样本随机对照试验(RCT),即设立对照、随机分组、盲法试验高效率寻求解决问题的最好科学依据;③评价证据,应用荟萃分析(meta-analysis)方法对文献、资料、数据进行严格的评价(critical appraised),得出全面、真实的评价结果,表明证据的真实性和可行性;④临床实践,将评价结果进行调整,确定最佳方案进行临床实践;⑤后效评价,在实践中发现新问题,对进行的临床实践作出后效评价,发布新的结论与实践结果,指导临床实践。循证医学的证据来自医学研究,并为临床实践服务,在这种循证基础上得出的结论,才能真正指导临床诊断和治疗,提高医学水平,这标志着血液学检验发展的新阶段。尽快地学习并努力实践循证血液检验医学是检验技师、检验人员的迫切任务。

(侯振江)

能力检测

1. 血液学与临床的关系如何?
2. 血液学检验的任务是什么? 检验技师的责任是什么?
3. 什么是循证医学? 血液检验与循证医学的关系如何?

第一篇 造血检验

第三章 造血基础理论

第一节 造血细胞

造血细胞的生长发育过程包括造血干细胞、造血祖细胞、原始及幼稚细胞三个阶段。各造血器官内的细胞在造血微环境中通过细胞间和细胞因子的诱导作用,按照一定的规律发育成为各种成熟的血细胞。

目前,对干细胞(stem cell)还没有一个确切的定义,但越来越多的学者认为:干细胞是存在于胚胎直至成体的具有增殖、自我更新和多向分化的原始细胞。按分化潜能的大小,干细胞分为三类:第一类是全能干细胞,它是从早期胚胎(受精后5~7天)的内细胞团中分离出来的具有高度分化潜能的细胞系,具有形成完整个体的分化潜能,可无限增殖并分化为全身各种细胞类型,进一步形成机体的各种组织或器官,如受精卵、胚胎干细胞是全能干细胞;第二类是多能干细胞(pluripotent stem cell),它们具有分化为各种组织细胞的潜能,但失去了发育成完整个体的能力,如造血干细胞、骨髓间质干细胞(mesenchymal stem cell,MSC)、神经干细胞等均属于此类细胞;第三类为专能干细胞,这类细胞只能向一种类型或密切相关的细胞分化,如肝干细胞、肠上皮干细胞等属于此类细胞。

骨髓中存在两种类型的干细胞,即造血干细胞和骨髓间质干细胞,前者是具有高度自我更新和多向分化能力、在造血组织中含量极少、形态难以辨认、类似小淋巴细胞样的一群异质性的细胞群体,后者是骨髓基质细胞的祖细胞,可发育成为骨髓基质细胞,是造血微环境的重要组成成分,在造血调控中起重要作用。

一、造血干细胞

20世纪60年代初开始对造血干细胞进行研究,Till等用小鼠脾集落生成试验和体外培养证实了造血干细胞的存在。将正常同系小鼠的骨髓细胞输注给受致死剂量X线照射的小鼠,8~12天后小鼠的脾脏出现许多小隆起,称脾集落或脾结节,并发现脾集落内主要有红细胞、中性粒细胞、嗜酸性粒细胞、巨核细胞或混合一两种的细胞,证明了骨髓中含有造血细胞的祖先,即造血干细胞。进一步研究发现,每一个脾集落是由一个造血干细胞分化而来,从而证明了动物造血干细胞的存在。20世纪70年代初期,体外半固体培养技术在人类骨髓液或血液中也培养出与小鼠脾集落类似的集落,证实了人类造血干细胞的存在。现已公认,造血干细胞由胚胎干细胞发育而来,它是血细胞最原始的起源细胞。

造血干细胞能够维持血细胞数量和功能的恒定,主要取决于造血干细胞的基本特征。①高度的自我更新能力(也称自我维持),即在分化后造血干细胞自身的数量和特征保持不变,并持续终身。一般认为造血干细胞不对称的有丝分裂产生的两个子细胞中,只有一个分化为早期造血祖细胞,而另一个则保持干细胞的全部特性,从而使造血干细胞的数量始终维持在一定水平,这也是造血干细胞可以维持机体正常造血的主要原因。②多向分化能力(也称全能性):在体内调控因子的作用下,造血干细胞能分化为红系祖细胞、髓系祖细胞和淋巴系祖细胞,后者再定向发育为各系相应的原始细胞、幼稚细胞及成熟细胞。造血干细胞在一定条件下还可诱导分化为多种组织细胞,如肌细胞、神经细胞等,从而体现了造血干细胞的全能性。③不均一性(即多态性):造血干细胞只有少数向下分化,分化中的造血干细胞可能还处于不同的分化时刻,其形态和生物物理特征及表面标志不同,具有异质性(heterogeneity)和"等级性(hierarchy)",或"代龄(generation age,是指造血干细胞有丝分裂的次数)"。代龄大则表示有丝分裂次数多,将走向衰老。造血干细胞的代龄差异是构成多态性的基础。

造血干细胞类似于小淋巴细胞,但缺乏形态和表型特征,因此至今仍不能单纯根据细胞形态识别造血干细胞。通常在造血干细胞上选择一个或几个天然的或人为的遗传学特征标志,通过细胞表面标志(surface marker)来识别或推断造血干细胞的特征和分化。研究认为造血干细胞的表面标志是 CD34$^+$、CD38$^-$、Thy-1$^+$(CD90$^+$)、CD71$^-$、Lin$^-$ 等,其中最重要的是 CD34 抗原。但由于造血干细胞的多态性,CD34 抗原在造血干细胞中的表达也呈现不均一性,表现为不同的 CD34 细胞亚群。CD34 抗原在干细胞中为强阳性,并一直持续到晚期祖细胞,直到分化为各系原始和幼稚细胞时,CD34 抗原才消失。

CD34 抗原是与造血干细胞和祖细胞密切相关的阶段性、特异性抗原,是造血干细胞/祖细胞分离纯化的重要标志,主要存在于幼稚的造血干细胞/祖细胞、部分骨髓基质细胞和少量血管内皮细胞表面。目前,CD34$^+$ 造血细胞是公认理想的造血干细胞/祖细胞移植物,因为 CD34$^+$ 细胞群中含有可以长期重建髓系和淋巴系的造血干细胞及大量造血祖细胞。筛选 CD34$^+$ 细胞可以富集造血干细胞,CD34$^+$ 细胞分别占骨髓、外周血、脐血有核细胞总数的 1%、0.1% 和 0.1% 左右。

在 CD34$^+$ 细胞群中,有 99% 同时表达 CD38$^-$。CD38 抗原是造血干细胞向多系定向分化的抗原,随分化进程其表达水平增高,一般从造血祖细胞才开始表达。CD34$^+$、CD38$^-$ 是造血干/祖细胞的表面标志,对 CD34$^+$ 及其亚群细胞的进一步研究,将为造血干细胞的增殖、分化及调控提供理论依据,也为造血干/祖细胞的建库、扩增,造血干细胞移植,基因治疗等提供新的理论和技术支持。

二、造血祖细胞

造血祖细胞(hematopoietic progenitor cell,HPC)是由造血干细胞分化而来,但部分或全部丧失自我更新能力的过渡性、增殖性细胞群。1965 年,由 Pluznik 和 Sachs 建立了小鼠骨髓细胞体外琼脂培养技术,即在集落刺激因子(colony-stimulating factor,CSF)的作用下,造血细胞在体外琼脂培养基上形成集落,每个集落称为一个集落形成单位(colony-forming unit,CFU),拉开了造血祖细胞研究的序幕。

早期的造血祖细胞保留了部分造血干细胞自我更新的能力,使造血干细胞在体内能长期重建造血,而早期造血祖细胞只能短期重建造血,晚期则完全丧失重建造血能力。造血祖细胞具有较强的增殖能力和一定的分化能力,通过对称性有丝分裂,对造血细胞起主要的增殖和分化作用。与造血干细胞相比,造血祖细胞的分化方向比较局限,可以向有限的几个或一个方向分化和增殖。根据其分化能力,造血祖细胞分为多向祖细胞和单向祖细胞,前者可进一步分化为各系祖细胞。造血祖细胞的分化方向可分为:淋巴系祖细胞(colony-forming unit-lymphocyte,CFU-L),包括 T 细胞祖细胞(colony-forming unit-T lymphocyte,CFU-TL)和 B 细胞祖细胞(colony-forming unit-B lymphocyte,CFU-BL);红细胞早期(或爆式)集落形成单位(burst forming unit-erythrocyte,BFU-E)和红细胞祖细胞(colony-forming unit-erythrocyte,CFU-E);粒系、单核系祖细胞(colony-forming unit-granulocyte macrophage,CFU-GM),包括粒系祖细胞和单核系祖细胞;巨核系祖细胞(colony-forming unit-megakaryocyte,CFU-Meg);嗜酸性粒细胞祖细胞(colony-forming unit-eosinophilic granulocyte,CFU-Eo);嗜碱性粒细胞祖细胞(colony-forming unit-basophilic granulocyte,CFU-Bas)。这些较成熟的造血祖细胞失去了自我更新的能力,但仍具有增殖和单向分化的能力。

与造血干细胞不同,造血祖细胞表达 CD34 抗原(CD34$^-$)较弱,可能表达 CD38 抗原(CD38$^+$),也可低表达一些血细胞系列特异性抗原(如 Lin 抗原)。采用流式细胞术或其他免疫学技术可将造血干细胞和造血祖细胞区别开来(表 3-1)。

表 3-1　造血干细胞和造血祖细胞的鉴别

特　征	造血干细胞	早期/晚期造血祖细胞
自我更新能力	强	弱/无
体内重建造血能力	长期	短期/无
CD33	阴性	阳性
CD34	阳性	阳性/阴性
CD38	阴性	阳性
HLA-DR	阴性	阳性

目前,对于造血干细胞的认识主要依据造血干/祖细胞的体内、外生物学特性以及其细胞表面标志,更严格地区分造血干细胞与早期造血祖细胞迄今还十分困难。

三、造血干/祖细胞的临床应用

造血干/祖细胞在维持造血中起非常重要的作用,任何原因引起的造血干/祖细胞异常增生或抑制均可导致血液病的发生。因此,对造血干/祖细胞的增殖、分化和调控等基础血液学的研究,为临床血液病(如再生障碍性贫血、白血病、骨髓增生异常综合征等)发病机制、诊断、治疗、疗效观察、预后判断和药物筛选等具有重要的意义。

1. 造血干细胞移植 造血干细胞移植(hematopoietic stem cell transplantation,HSCT)是指对患者进行全身照射、化疗或免疫抑制预处理后,将正常供体或自体的造血细胞(hematopoietic cell,HC)输注给患者,以正常造血干细胞来替代异常造血干细胞,重建患者的造血和免疫功能。造血干细胞移植分为骨髓移植(bone marrow transplantation,BMT)、外周血干细胞移植(peripheral blood stem cell transplantation,PBSCT)、脐血干细胞移植(cord stem cell transplantation,CBSCT)、胎肝干细胞移植(fetal liver stem cell transplantation,FLSCT)。根据造血干细胞来源不同可将其分为异基因骨髓移植(allogeneic BMT)和自体造血干细胞移植(autologous stem cell transplantation,ASCT)。骨髓移植临床上应用最早,但骨髓来源困难。外周血干细胞取材简单,在体外采集 CD34$^+$ 细胞,供者易于接受,近年来骨髓移植几乎被外周血干细胞移植所替代。胎肝干细胞移植受来源的限制很少用。脐血干细胞移植起步较晚,脐血干细胞免疫原性较弱,增殖能力强,移植排斥反应较少,但脐血干细胞数量较少,只适宜儿童移植。

2. 基因治疗 基因治疗(gene therapy)是指运用重组 DNA 技术,将具有正常基因及其表达所需要的序列导入患者有基因缺陷的细胞内,并能在患者体内长期表达,达到根治疾病的目的。由于造血干细胞具有自我更新和多向分化的全能性,是公认的理想靶细胞。目前,造血干细胞的体外扩增和诱导分化,使造血干细胞移植的临床应用有广阔的前景。如将多药耐药基因(MDR)、二氢叶酸还原酶基因(DHFR)等转导入造血干细胞,其增殖分化的细胞可以免受放疗、化疗的损伤,增加化疗药物的剂量,提高放疗、化疗效果,延长患者生命。另外,某些遗传性疾病、自身免疫性疾病等也可能通过含靶基因的造血干细胞导入而达到治疗目的。

四、骨髓间质干细胞

骨髓间质干细胞(mesenchymal stem cell,MSC)是骨髓基质细胞的祖细胞,其进一步发育形成的骨髓基质细胞是造血微环境的重要组成成分,在造血调控中起十分重要的作用。传统认为,骨髓间质细胞仅支持血细胞的产生。近几年明确骨髓间质细胞是成体干细胞。

MSC 具有干细胞的特性,即具有多向分化和自我更新能力,在不同条件下可诱导分化成不同种类的细胞,如成骨细胞、脂肪细胞、心肌细胞和血管内皮细胞等。目前,临床治疗应用的骨髓单个核细胞,是包含骨髓间质干细胞在内的一组混合细胞群。骨髓间质干细胞在一定条件下也可以向心肌细胞转化,且移植于梗死的心肌后,与宿主细胞可形成缝隙连接,成为有功能的心肌细胞,从而修复心肌组织。

骨髓间质干细胞占骨髓有核细胞的 0.001%～0.01%,在无造血细胞和分化刺激存在的情况下贴壁生长。约 20% 的 MSC 处于 G_0 期,表明具有强大的增殖能力。在体外 MSC 经 20～25 次传代后,其表型和分化潜能无明显改变。MSC 可分泌 IL-6、IL-7、IL-8、IL-11、IL-12、IL-14、IL-15、白血病抑制因子(leukemia inhibitory factor,LIF)、M-CSF、Flt-3 配体、SCF 等多种造血因子,对造血调控起重要作用。MSC 能支持造血,对造血干细胞有扩增作用,移植造血干细胞和 MSC 可促进造血干细胞的植入,因此 MSC 在移植后的造血重建中也具有促进作用。

在 IL-3、IL-6、SCF 存在时,MSC 能促进外周血 CD34$^+$ 细胞增殖和逆转录病毒介导的基因转染,在 CD34$^+$ 细胞被转染时 MSC 也被转染并表达。一般认为 MSC 只存在于骨髓,但最近从人的骨外膜、骨小梁和骨骼肌中也分离出了 MSC。与造血干细胞相似,目前,MSC 尚无特异性标志,对 MSC 的分离方法及特征描述都是以一个细胞群体的形式进行的。MSC 既容易从骨髓中获得,也易于在体外扩增,同时易于外源基因的导入和表达,因此 MSC 在干细胞移植和基因治疗中比 HSC 显示出更大的优势。

由于 MSC 具有向骨、软骨、脂肪、肌肉、肌腱等各种组织分化的潜能,在组织工程学研究方面具有以下优势:①取材方便,且对机体无害,间质干细胞可取自自体骨髓,骨髓穿刺即可获得;②由于间质干细胞取自自体,由它诱导的组织在进行移植时不存在组织配型及免疫排斥问题;③由间质干细胞分化的组织类型广泛,能分化为所有的间质组织类型,可用于治疗创伤性疾病。

第二节　造血微环境

在造血过程中造血细胞与造血微环境密切相关。造血细胞赖以生长发育的内环境称为造血微环境(hematopoietic micro environment,HME)。造血微环境由骨髓基质细胞(stromal cell)、微血管、神经、细胞外基质和基质细胞分泌的细胞因子等组成,是造血干细胞赖以生存的场所,也是造血细胞增殖、分化、发育和成熟的场所。造血微环境直接与造血细胞接触,对造血干细胞的自我更新、定向分化、增殖及造血细胞的增殖、分化、成熟调控等起重要作用。造血细胞定居于适宜的造血微环境后,在各种调控因素的作用下,完成造血细胞的增殖、分化、成熟和凋亡等过程。

一、骨髓血管系统

骨髓血管系统由营养动脉、动脉、小动脉和毛细血管构成,是造血微环境的主要组成部分,供给骨髓的营养物质。骨髓的营养动脉不断分支形成微血管、毛细血管,后者注入管腔膨大的静脉窦,并汇集成集合窦,再注入中心静脉。静脉窦和集合窦统称骨髓血窦,密布于整个骨髓腔,彼此相连构成复杂的网状系统,血窦内是成熟的血细胞,血窦间是骨髓实质,即造血索。骨髓内的成熟细胞要进入血循环就必须穿越血窦壁,血窦壁组成了骨髓-血屏障。

完整的血窦壁由内皮细胞、颗粒状基底膜和外皮细胞构成,但只有内皮细胞层是完整的。绝大部分血窦壁仅由一层内皮细胞构成,窦壁极薄,平时无孔,当血细胞通过时,可形成临时通道。造血活跃时,血窦壁孔隙增大,利于成熟细胞释放入血。内皮细胞转运细胞的孔道通常为 $2\sim3~\mu m$,最大直径为 $6~\mu m$。因此,穿越的细胞必须具有变形性。正常情况下,红系中只有网织红细胞和成熟红细胞才能进入血循环,而幼红细胞的核不能变形被阻滞在血窦壁外。成熟的白细胞穿过时细胞核必须重排成线状才能进入血窦内;巨核细胞只有胞质穿过向血窦内释放血小板。血细胞通过血窦壁后可立即修复。正常人每天约有 2×10^{11} 个红细胞、1×10^{10} 个粒细胞、4×10^{11} 个血小板及一些单核细胞、淋巴细胞穿越血窦壁上的孔隙进入血循环。血窦壁细胞不仅起造血的支架作用,也可调节造血组织的容量。

二、骨髓神经

骨髓神经来自脊神经,伴骨髓动脉行走;其神经束分支沿动脉壁呈网状分布;神经纤维终止于动脉壁的平滑肌。但有很细的无鞘神经纤维与毛细血管的某些部位接触,或在造血细胞之间终止。骨髓静脉神经的分布较动脉少,还有无数的无鞘神经纤维分布于骨髓表面或骨内膜。骨髓神经可以调节血管的舒张或收缩,从而影响血流速度和压力,调节血细胞的释放。

骨髓神经对造血的调节可能体现在:骨髓血管内皮细胞中 P 物质的神经激肽(neurokinin)受体,可受无鞘神经纤维末端含有的神经介质 P 物质的作用,以刺激造血祖细胞的生长。

三、骨髓基质细胞、细胞外基质和细胞因子

1. 骨髓基质细胞　骨髓基质细胞是一群复杂的异质细胞群,由成纤维细胞、内皮样细胞、脂肪细胞、巨噬细胞、基质干细胞等细胞成分构成,通过与造血细胞的密切接触营养造血细胞,并支持其增殖与分化。骨髓基质细胞能分泌多种造血调控因子,如多种集落刺激因子(CSFs)、白细胞介素(interleukin,IL)等,基质细胞表面也有细胞因子受体,能接受外源性信息,影响细胞因子的分泌及种类。

2. 细胞外基质　细胞外基质由骨髓基质细胞分泌的蛋白质和多糖组成,包括三类物质:糖蛋白、蛋白

多糖和胶原。糖蛋白(glycoprotein)主要包括纤维连接蛋白(fibronectin,Fn)、层粘连蛋白(laminin,Ln)和血细胞粘连蛋白(hemonectin)。蛋白多糖(proteoglycan,PG)为黏蛋白,有硫酸软骨素(chondroitin sulfate,CS)、硫酸肝素(HSPG)和透明质酸等。胶原(collagen)主要为Ⅰ、Ⅲ、Ⅳ、Ⅵ型胶原。

细胞外基质的多种成分构成微环境中有活力的支架结构,填充于骨髓腔中,给造血细胞以支撑、保护和营养,使其聚集于特定的区域进行生理活动,特别值得关注的是细胞外基质的黏附作用。各种细胞黏附分子(cell adhesion molecules,CAMs)分布于细胞膜上或释放到细胞外基质液中,它们介导造血细胞与基质细胞及细胞外基质的相互识别、相互作用,也介导造血细胞与多种细胞因子之间的黏附和信息传导,如内皮细胞分泌的层黏蛋白与中性粒细胞膜表面受体结合,促进粒细胞的趋化和氧化作用;成纤维细胞产生的纤维连接蛋白,能够连接各种细胞因子及细胞外基质成分。

3. 细胞因子 骨髓基质细胞是产生调控造血细胞因子(cytokine)的主要部位,它们对造血干细胞和祖细胞的分化、发育起重要的调控作用。基质细胞分泌的细胞因子不仅直接作用于造血干细胞、祖细胞,也作用于基质细胞,以改变其增殖、分泌状态,诱导其他细胞因子生成。上述各种因素互相作用,共同调节HSC 归巢、增殖与分化。

造血微环境受到异常的生物、化学、物理因素作用而损伤,影响其造血。巨细胞病毒(cytomegalovirus,CMV)、乙型肝炎病毒(HBV)和人类免疫缺陷病毒(human immunodeficiency virus,HIV)均可感染骨髓基质细胞而影响造血细胞功能。

第三节 造血器官与造血

造血(hematopoiesis)是指造血器官生成各种血细胞的过程,它是生命活动的重要组成部分。造血系统不断产生新的细胞,替换衰老、死亡的细胞,从而维持机体血细胞数量的相对恒定。机体有完善的组织器官能够生成并支持造血细胞分化、发育、增殖和成熟,这些组织器官被称为造血器官(hematopoietic organ)。人体的造血起源于中胚层的原始间叶细胞,主要包括骨髓、胸腺、淋巴结、肝脏和脾脏等。造血过程分为胚胎期造血和出生后造血。不同的造血时期,主要的造血器官和造血功能各不相同。

一、胚胎期造血

随着胚胎的发育,造血中心不断迁移,根据造血中心位置的不同,胚胎期造血分为中胚层造血、肝脏造血和骨髓造血。

(一)中胚层造血

中胚层造血又称卵黄囊造血。此期大约在人胚发育第 2 周末开始,到第 9 周时止。人胚发育第 2 周末已经形成卵黄囊,其囊壁上的胚外中胚层间质细胞在内胚层细胞的诱导下开始分化,这些具有自我更新能力的细胞,在卵黄囊壁上聚集成团,称为血岛(blood island)。血岛是人类最初的血管和造血的生发中心。起初血岛是实心的细胞团,随着细胞的不断分裂,血岛外层细胞分化为扁平内皮细胞,逐渐形成血管壁;血岛中央的细胞逐渐变圆,分化成为游离的、最早的造血干细胞(hematopoietic stem cell,HSC)。最早的造血干细胞分化能力有限,仅能产生类似于巨幼样的原红细胞,不能脱核分化为成熟的红细胞,细胞内含有特殊的血红蛋白 Hb-Gower 1,称为第一代巨幼红细胞。当胚胎发育至第 7 周时,红细胞形态趋于正常,相继产生 Hb-Gower 2 和 Hb-Portland,此时血岛内的造血干细胞不产生粒细胞和巨核细胞。中胚层造血是人体唯一的血管内造血。

随着胚胎的发育,卵黄囊的微环境已不能满足造血的需求,原始血细胞开始随血液迁移到适宜的微环境中增殖、分化,迁移至肝、脾和淋巴组织等部位。至胚胎第 6 周,卵黄囊的造血功能逐渐退化,由肝脏和脾脏等造血器官取代其继续进行造血。

(二)肝脏造血

肝脏造血大约在人胚发育的第 6 周开始,至第 7 个月结束,由卵黄囊血岛产生的造血干细胞随血流迁移到肝脏并种植于肝脏而引起。3~6个月的胎肝是体内主要的造血场所。肝脏造血以生成红细胞为主，约90%的血细胞为有核红细胞，仍为巨幼红细胞，但形态很快趋于正常。至胚胎第17周，红细胞不再合成 Hb-Gower 1 和 Hb-Gower 2，主要合成胎儿血红蛋白(HbF)，此为第二代幼红细胞。胚胎4个月以后肝脏开始产生粒细胞，但不产生淋巴细胞。肝脏造血的同时，胸腺、脾、淋巴结等器官也相继参与造血。

脾脏造血发生于人胚第5周，胎肝的造血干细胞经血流进入脾，在此增殖、分化和发育。此时主要产生红细胞和粒细胞，第5个月后，开始产生淋巴细胞和单核细胞。此后脾脏制造红细胞和粒细胞减少并逐渐消失，而生成淋巴细胞的功能维持终身。

胸腺造血约始于胚胎的第6周，其皮质产生淋巴细胞，髓质产生少量的红细胞和粒细胞，胚胎后期造血干细胞在胸腺内经诱导，可分化为前T细胞。

淋巴结造血始于胚胎第7~8周，产生红细胞的时间很短，自胚胎第4个月由胎肝、胸腺和骨髓发育为成熟的T细胞、B细胞进入其中，使其终身只产生淋巴细胞和浆细胞。

在肝脏造血最旺盛的第4个月，骨髓已具有初步的造血功能，以后逐渐取代肝脏造血，胚胎第5个月肝脏造血逐渐减弱，到出生时停止。

(三)骨髓造血

骨髓造血自胚胎第14周时开始，一直延续至出生后。骨髓的造血细胞大部分来自于肝脏，部分源于脾脏。在胚胎第5个月时，骨髓造血已高度发育，成为造血中心，肝、脾造血功能则逐渐减退。此时，红细胞中的血红蛋白除 HbF 外，已产生少量的成人血红蛋白，即血红蛋白A(HbA)和少量的血红蛋白 A$_2$(HbA$_2$)。骨髓是产生红细胞、粒细胞和巨核细胞的主要场所，同时也产生淋巴细胞和单核细胞，所以骨髓不仅是造血器官，也是中枢淋巴器官。人胚胎期造血器官及造血特点如表3-2所示。

表3-2 人胚胎期造血器官及造血特点

造血器官	造血时间	造血特点
中胚层造血	人胚2周末~9周	人体唯一的血管内造血，可形成第一代巨幼红细胞，产生 Hb-Gower1、Hb-Gower2 和 Hb-Portland
肝脏造血	人胚6周~出生时	形成第二代幼红细胞，主要产生HbF，4个月开始产生粒细胞
脾脏造血	人胚5周~出生后	首先产生红细胞，之后产生粒细胞，5个月后产生淋巴细胞和单核细胞，出生后只产生淋巴细胞
胸腺造血	人胚6周~7周	形成淋巴细胞，也产生红细胞和粒细胞
淋巴结造血	人胚7周~出生后	终身形成淋巴细胞和浆细胞
骨髓造血	人胚14周~出生后	出生后唯一产生粒细胞、红细胞、巨核细胞的场所，也可产生淋巴细胞、浆细胞和单核细胞。除产生HbF外，还可产生HbA和HbA$_2$

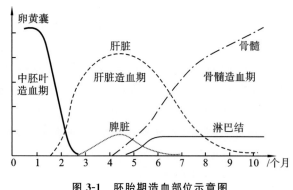

图3-1 胚胎期造血部位示意图

在胚胎发育过程中，三个造血期各有造血特征，但又不能截然分开，它们互相联系、互相交替、此消彼长，产生血细胞的顺序依次是红细胞、粒细胞、巨核细胞、淋巴细胞和单核细胞。胚胎期造血部位示意图如图3-1所示。

二、出生后造血

人体出生后的造血器官包括骨髓、胸腺、脾和淋巴结等。正常情况下，骨髓是人体唯一产生红系细胞、粒系细胞和巨核系细胞的场所，同时也能生成淋巴细胞和单核细胞。而胸腺、脾和淋巴结等造血器官为终身产生淋巴细胞的场所。根据造血器官的不同，出生后造血分为骨髓造血和淋巴器官造血。

（一）骨髓造血

骨髓被封闭于坚硬的骨髓腔中，肉眼观呈海绵样、胶状组织。健康成人骨髓重量约占体重的 4.5%（3.4%～5.9%），平均重量为 2800 g（1600～3700 g），是人体最大、最主要的造血器官。骨髓按其组成和功能分为红骨髓和黄骨髓，各约占成人骨髓总量的 50%。

1. 红骨髓 红骨髓参与造血，有活跃的造血功能，因含有大量的血细胞而呈红色。不同年龄的人群红骨髓的分布不同，5 岁以下的儿童，全身的骨髓腔内均为红骨髓，5～7 岁后，长骨的骨髓中开始出现脂肪细胞，随年龄的增长，由远心端向近心端逐渐开始脂肪化。至 18 岁红骨髓仅存在于扁骨、短骨及长管状骨的近心端，如颅骨、胸骨、脊椎骨、肋骨、髂骨以及肱骨和股骨的近心端。因此，骨髓穿刺或活检时，成人适宜在髂骨、胸骨和脊椎棘突等处，而 2 岁以下的婴幼儿适宜在胫骨粗隆处进行。

红骨髓主要由结缔组织、血管、神经及造血实质细胞组成，由网状纤维和网状细胞构成立体网架，各发育阶段的血细胞位于网孔中。红骨髓内含有丰富的血管系统，血窦是最突出的结构，内含成熟的血细胞，血窦间充满各发育阶段的造血细胞。骨髓中造血细胞的分布具有一定区域性，红细胞和粒细胞常呈岛状分布，形成红细胞造血岛和粒细胞造血岛。红细胞造血岛常位于血窦附近，其中心有一个巨噬细胞，对周围的红细胞起看护作用，又称"nurse 细胞"，有核红细胞围绕成圈排列。随着细胞的成熟逐渐远离巨噬细胞，贴近血窦壁，准备脱核，成为网织红细胞，并通过内皮细胞进入血窦；粒细胞造血岛远离血窦，位于造血索中央，因粒细胞有运动功能，成熟后移向血窦，穿过血窦壁进入血液；巨核细胞紧贴于血窦壁，将其伪足伸入血窦内，血小板成熟后从巨核细胞的胞质脱落释放进入血流；淋巴细胞、组织细胞和浆细胞等组成淋巴小结，往往散在分布于造血索中，单核细胞散在于造血细胞之间。

2. 黄骨髓 骨髓中的造血细胞被脂肪细胞替代成为黄骨髓。在正常情况下黄骨髓不参与造血，但仍保留造血的潜能。当机体需要时（如急性失血或溶血时）可重新恢复其造血功能，故骨髓的造血潜能很大，具有较强的代偿能力。

（二）淋巴器官造血

淋巴器官根据结构和功能的不同，可分为中枢淋巴器官和周围淋巴器官，前者包括骨髓和胸腺，是淋巴细胞产生、增殖、分化和成熟的场所，周围淋巴器官包括脾、淋巴结和弥散的黏膜淋巴组织（如扁桃体），是淋巴细胞聚集和发生免疫应答的场所。在骨髓内，造血干细胞分化出淋巴干细胞，再进一步分化成 T、B-淋巴祖细胞。B-淋巴祖细胞在骨髓内发育，T-淋巴祖细胞随血流迁移至胸腺、脾和淋巴结内发育成熟。

1. 胸腺 胚胎后期及初生时，胸腺重 10～15 g，随着年龄的增长，胸腺逐渐发育，至青春期约为 30 g，青春期后逐渐退化，被脂肪组织取代。胸腺的主要功能是产生淋巴细胞和分泌促进 T 细胞分化、发育和成熟的胸腺素。来源于骨髓的造血干细胞经血流进入胸腺后，在胸腺皮质内增殖以及胸腺素的作用下，诱导分化成为淋巴细胞，进入髓质并通过髓质小静脉释放入血，迁移到周围淋巴器官的胸腺依赖区，成为胸腺依赖淋巴细胞，即 T-细胞，后者进入血液并在周围淋巴器官中定居、增殖，参与细胞免疫应答。

2. 脾 脾属于周围淋巴器官，表面有结缔组织被膜，伸入脾内形成脾小梁。脾分为白髓、边缘区和红髓。白髓是淋巴细胞聚集之处，由脾动脉周围淋巴鞘和脾小结构成。小梁动脉的分支进入白髓，称为中央动脉。动脉周围淋巴鞘沿中央动脉分布，包围在中央动脉周围，是脾的胸腺依赖区，内富含 T 细胞，相当于淋巴结的副质区。脾小结位于脾动脉周围淋巴鞘内一侧，是 B 细胞居留之处。边缘区位于白髓周围，与红髓交界，是白髓和红髓之间副皮质的一部分，内有 T 细胞、B 细胞及较多巨噬细胞，有抗原刺激时参与免疫反应。红髓分布于白髓周围，分为脾索和脾窦。脾索为网状结缔组织形成的条索状分支结构，网中充满巨噬细胞、树突状细胞、淋巴细胞、粒细胞、红细胞和少量浆细胞等，也是脾滤过血液的主要场所。脾窦即脾血窦，是一种静脉性血窦，宽 12～40 μm，形态不规则，其分支吻合成网。窦壁由一层长杆状的内皮细胞平行排列，内皮细胞之间常由不完整的基膜及环行网状纤维围绕，故血窦壁如同一种多孔隙的栅栏状结构，形成许多 2～5 μm 的间隙，脾索内的血细胞可经此穿越进入血窦。由于窦壁间隙狭小，血细胞必须变形后才能通过血窦壁。衰老的细胞或球形红细胞等，由于变形能力差，不容易穿越窦壁回流血窦，因而滞留在脾索，被巨噬细胞吞噬，大量的球形红细胞被吞噬可发生血管外溶血。脾切除后，血液中的异形红细胞明显增加。

正常情况下,出生后的脾脏仅制造淋巴细胞,是 T 细胞、B 细胞分化和成熟的主要场所之一,同时具有造血、储血、滤血和免疫反应等多种功能。

3. 淋巴结 淋巴结属于周围淋巴器官,在胚胎期已参与造血。淋巴结由被膜、皮质和髓质组成。淋巴结的生发中心有大量的 B 细胞聚居,经抗原刺激增殖、发育;皮质深层和滤泡间隙为副皮质区,为弥散淋巴组织,是由胸腺迁移而来的 T 细胞聚集的场所,因此又称胸腺依赖区。髓质在淋巴结中央,由髓索和髓窦组成。髓索是条索状淋巴组织,主要含 B 细胞和浆细胞,以及巨噬细胞、肥大细胞、嗜酸性粒细胞等。髓窦内有大量的巨噬细胞和网状细胞,对淋巴液起滤过作用。人出生后,淋巴结只产生淋巴细胞和浆细胞,淋巴细胞经血流向组织、淋巴器官迁移,再返回血流,不断进行淋巴细胞的再循环。

(三)髓外造血

正常情况下,出生 2 个月后的婴儿,骨髓以外的组织(如肝、脾、淋巴结等)不再制造红细胞、粒细胞和血小板。但在某些病理情况下,如骨髓纤维化、骨髓增生性疾病以及某些恶性贫血等,这些组织又重新恢复其造血功能,称为髓外造血(extramedullary hematopoiesis)。

髓外造血是机体对血细胞需求明显增加,或对骨髓造血障碍的一种代偿反应,常见于儿童,这种代偿作用有限且不完善。因为幼稚髓系细胞离开了骨髓造血微环境,在髓外大多不易发育成熟,通常为无效造血。由于肝、脾、淋巴结等组织无骨髓-血屏障(marrow-blood barrie,MBB)结构,幼稚细胞不经筛选即可进入血循环,导致外周血中出现较多幼稚细胞及细胞碎片。除肝、脾、淋巴结等参与髓外造血外,胸腺、肾上腺、腹腔的脂肪及胃肠道等也可受累,常可导致相应器官肿大。

第四节 血细胞的生长发育

血细胞均来源于造血干细胞,造血干细胞在造血微环境及细胞因子诱导下增殖分化为各系祖细胞,各系祖细胞继续分化成为形态可辨认的各种原始细胞,经过幼稚阶段,最终发育为具有特定功能的成熟细胞,释放入血以发挥其生理功能。

一、血细胞发育

血细胞的生长发育是一个连续不断的过程,经历了增殖、分化、成熟和释放等阶段。

1. 增殖 增殖是指血细胞通过分裂使其数量增加的现象。血细胞主要通过有丝分裂方式增殖,在增殖过程中,母细胞有丝分裂后形成的子细胞同时趋向分化成熟。子细胞还可以进一步增殖,每增殖一次就趋向于进一步分化。一个原始细胞经过数代的有丝分裂形成一大堆成熟细胞,这种血细胞的增殖称为"对称性增殖"。一般情况下,原始细胞经过 4～5 次有丝分裂成为成熟细胞。一个原始红细胞经 4～5 次增殖后可产生 32 个或 64 个成熟红细胞。

巨核细胞的增殖不同于其他系统,是以连续双倍增殖 DNA 的方式,即细胞核成倍增殖,每增殖一次,核即增大一倍,而胞质并不分裂。因此,巨核细胞体积逐渐增大,属多倍体细胞。多数的巨核细胞为 $16N$ 或 $32N$,胞质量极为丰富。

2. 分化 分化是指血细胞在发育过程中失去某些潜能,转变为具有新功能细胞的过程。细胞在基因的调控下,合成特定的蛋白质,转变为具有新功能的细胞。在此过程中,细胞内部结构发生变化,与原来的细胞有本质的不同,即从一般向特殊演变。通过分化,细胞在形态、功能、代谢、行为等方面具有不同的特征。分化过程是不可逆的,晚期阶段的细胞,失去了增殖能力,不再合成 DNA,属于非增殖细胞,只能进一步分化趋于成熟。

3. 成熟 成熟是指细胞经定向分化后,通过增殖和演变,由原始细胞经幼稚细胞到成熟细胞的全过程。"成熟"贯穿于整个血细胞的发育过程,血细胞每进行一次有丝分裂和分化都伴有细胞的成熟,细胞越成熟,其形态特征就越明显,功能也就越完善。

4. 释放 释放是指成熟的终末细胞通过骨髓屏障进入血循环的过程。骨髓造血是血管外造血,成熟的细胞通过骨髓-血屏障进入血循环,而未成熟的幼稚细胞不能随意进入血循环。

二、血细胞生长发育过程

血细胞的生长发育是一个连续的过程，为了观察和识别的方便，人为地把血细胞的生长发育分为以下三个阶段。

1. 造血干细胞阶段　其高度的自我更新能力即自我维持能力，使血干细胞在数量上保持恒定，其多向分化能力，即分化为各系祖细胞的潜能是造血的源泉。

2. 造血祖细胞阶段　早期造血祖细胞，仍保留低度的自我更新能力。造血祖细胞是细胞接受各种造血因子作用的重要阶段，也是细胞数量放大的主要阶段，对维持血细胞的数量起重要的作用。

3. 原始及幼稚细胞阶段　各系的原始及幼稚细胞均来源于相应的造血祖细胞，这类细胞失去了自我更新和分化能力，是骨髓涂片中形态可以辨认的细胞。这些细胞在造血组织中增殖、成熟为终末血细胞（淋巴细胞除外），然后释放到血液中发挥其功能。

在正常情况下，95%以上的造血干细胞处于静止期（G_0期），仅有少数处于增殖状态。在贫血或白血病等病理情况下，经造血微环境的调控，部分造血干细胞被动员进入增殖状态，以补充血细胞的缺失。

骨髓中血细胞分化、发育和成熟的过程是：造血干细胞经多能干细胞（包括髓系和淋巴系干细胞）、各系祖细胞阶段，定向发育为各系原始细胞。原始细胞的形态特征较明显，可以辨认。各系原始细胞进一步发育成熟为具有特定功能的终末细胞。

第五节　造血调控

造血细胞的增殖、分化与成熟受多因素、多水平的复杂调控，包括基因水平、微环境中细胞因子、细胞因子受体、细胞黏附分子、细胞外基质及细胞信号传递等调控。它们以不同的方式调控造血细胞的增殖、分化、成熟、归巢和凋亡等过程，从而维持造血平衡。

在上述调控因素中，细胞因子占重要的地位，对造血的调控包括正向调控和负向调控。在正常情况下，造血正、负调控作用处于动态平衡，它们的协同作用将引起细胞内部的一系列生化反应，最终决定了造血细胞的增殖、分化、成熟、释放以及衰老、凋亡等生理活动。

一、造血基因调控

目前，对造血基因调控（hematopoietic gene control）的机制了解不多，但可以肯定造血干细胞和祖细胞增殖分化的各个环节受到多基因调控，特别是原癌基因（proto-oncogen）和抑癌基因（tumor suppressor genes）表达产物及信号转导（signal transduction）途径参与调控作用是公认的。原癌基因为正信号、显性，而抑癌基因为负信号、隐性。细胞增殖分化过程受正、负信号的调节。

（一）原癌基因

研究较多的原癌基因有：c-myc 基因、ras 相关基因、c-abl 基因、bcl-2 基因、c-kit 基因，它们是细胞基因组的正常成员。原癌基因编码的产物包括：细胞因子、细胞因子受体、细胞内蛋白激酶、细胞内信号传递分子及转录因子（transcription，TF）等，它们能发挥其相应的调控作用，如 P^{-onc} 基因编码的生长因子及其受体调节细胞的生长和增殖，int-2 基因编码的 $P30^{int-2}$ 与 FGF 受体结合能促进细胞的增殖。各种产物以不同的方式参与 DNA 复制和特定基因表达，促进造血细胞的增殖，并调控细胞的发育。在正常情况下，原癌基因不表达或低表达，不引起恶变。但是，在化学、物理、生物等因素作用下，通过点突变、染色体重排、基因扩增等途径引起原癌基因结构改变，从而转化为癌基因，使细胞增殖失控或分化停滞，诱发疾病发生。

（二）抑癌基因

p53 基因、WT1 基因、NF1 基因、PRB 基因、DCC 基因、Rb 基因等属于抑癌基因，它们编码的蛋白质产物是正常细胞增殖的负调节因子，具有抑制细胞增殖、诱导终末分化、维持基因稳定、调节生长及负性生长因子的信号转导、诱导细胞凋亡等作用。如 p53 基因具有转录因子的作用,可抑制细胞增殖基因的 DNA 合成,加强其基因的转录和表达。

（三）信号转导的调控

基因转录是细胞生命活动的重要调控方式,它由基因编码的蛋白质调节,这些蛋白质称为转录因子。转录因子将各种细胞外信号向细胞内传递,并引起细胞发生相应反应的过程称为信号转导(signal transduction)。原癌基因编码的转录因子如 erbA、ets、fos、jun、myb、myc 等,参与细胞内信号转导,他们能识别并与特定 DNA 序列相互作用,调节转录特定基因的表达。信号转导也受正、负因素的调节,不同强度的信号可出现不同的转录效果。如果信号转导发生紊乱,将影响血细胞的增殖、分化、发育及其相应的生物化学功能。体内有多条细胞信号转导途径,如 G 蛋白偶联受体信号转导通路、腺苷酸环化酶-cAMP-PKA 信号转导通路、$PLC_\beta/IP_3/DG$ 信号转导通路、酶偶联受体信号转导通路、受调蛋白水解依赖的受体信号转导通路等,它们形成复杂的信号网络,并与转录因子相互作用与协调,使细胞在特定信号作用下基因转导作出专一性表达,诱导或抑制细胞的增殖与分化。

二、造血的细胞因子调控

造血细胞的增殖、分化、发育和成熟与骨髓微环境的神经、体液调节密切相关,其中细胞因子对造血的体液调控起着重要作用。细胞因子主要由骨髓基质细胞分泌,也可由单核-巨噬细胞、T 细胞或其他细胞产生,目前发现有数十种。按照细胞因子的功能,可分为两大类:一类是促进造血细胞增殖、分化的因子,也称造血生长因子(hematopoietic growth factor,HGF),参与造血的正向调控;另一类是抑制造血的因子,也称造血抑制因子,参与造血的负向调控。在调控过程中,造血的正、负调控作用呈动态平衡,维持机体的正常造血。

（一）造血的正向调控

造血的正向调控主要通过造血生长因子(HGF)来完成。HGF 是一组低相对分子质量的糖蛋白,在体内外均可促进造血细胞的生长和分化,其生成障碍是造血干细胞不能顺利向终末细胞分化的重要原因,应用适量的 HGF 可以有效地促进或加速造血功能的恢复。目前,已克隆出多种 HGF 的基因,并鉴定出基因序列,并通过 DNA 重组技术获得了许多 HGF 的重组产物。这些 HGF 不仅用于体外实验,而且有些已用于临床,并取得了较好的效果。

参与造血的正向调控因子分为两类:一类是早期造血因子(early-acting factor),主要作用于早期造血干细胞,包括干细胞因子(stem cell factor,SCF)和 FLT-3 配体(FL)等;另一类是晚期造血因子(late-acting factor),包括 M-CSF、GM-CSF、EPO、血小板生成素(thrombopoietin,TPO)等。

1. 干细胞因子 SCF 是癌基因 c-Kit 产物的配体,即 Kit-Ligand(KL),又称为钢因子(steel factor),参与造血调控的作用包括:①与 IL-3 或 IL-2 协同刺激 $CD34^+ Lin^-$ 干细胞生长;②与 IL-3 协同刺激造血祖细胞的生长;③与 IL-3、GM-CSF/IL-3 融合蛋白协同提高脐血中 $CD34^+$ 细胞的数量;④与 GM-CSF、IL-3 或 IL-6 协同刺激原始细胞及巨核细胞集落的形成;⑤与 IL-7 协同刺激前 B 细胞生长;⑥与 EPO 协同刺激 BFU-E 形成;⑦与 G-CSF 协同刺激 CFU-G 生成;与 G-CSF 或 GM-CSF 协同促进粒细胞生长,促进外周血粒细胞增加;促进巨核细胞生长及血小板的生成。SCF 作用于较早期的干/祖细胞,可作为干/祖细胞动员剂,应用于脐血干/祖细胞扩增,促进骨髓移植或化疗后骨髓恢复及再障的治疗。

2. FLT-3 配体 FL 即 fam 样酪氨酸激酶受体 3 配体。FL 的体外造血调控作用主要包括:①与 IL-3、G-CSF、GM-CSF、SCF 协同作用,促进骨髓及脐血 $CD34^+$ 细胞形成粒-单核细胞集落、粒细胞或单核细胞集落;②在无血清培养液中,FL 与 EPO 协同促进红系造血祖细胞的增殖和分化;③FL 单独或与 SCF 协同促进 B 淋巴系祖细胞的增殖和分化;④与 IL-3 或 IL-6 协同明显促进 $CD34^+$、$CD38^-$ 细胞的体外扩增;⑤FL 与 TPO 协同促进长期培养的人 $CD34^+$ 脐血细胞形成巨核系祖细胞;⑥FL 促进处于 G_0 期的 HPC 进入细胞周期,并维持 HPC 在体外的长期增殖。体内实验表明,FL 可动员造血干/祖细胞由骨髓进入外周血,有效地提高外周血 $CD34^+$ 细胞和 DC 细胞的数量。因此,FL 可用作造血干细胞的动员剂。一般认为,FL 主要调节早期造血干/祖细胞的增殖和分化,对定向或成熟的造血细胞几乎没有作用。

3. 集落刺激因子(colony stimulating factors,CSF) 主要的集落刺激因子有多系集落刺激因子、粒-单核细胞集落刺激因子、粒细胞集落刺激因子、单核细胞集落刺激因子、巨核细胞集落刺激因子等,它们由单核细胞、巨噬细胞、成纤维细胞、T 细胞、内皮细胞、上皮细胞、肥大细胞等产生,在半固体琼脂细胞培养中促进造血细胞的集落形成。

(1)多系集落刺激因子(multipotential colony stimulating factor,Multi-CSF):Multi-CSF 又称白细胞介素 3(interleukin-3,IL-3),是一种能刺激多系细胞集落生长的造血生长因子,所形成的集落可含有不同分化程度的幼红细胞、粒细胞、单核细胞和巨核细胞等。IL-3 的造血调控作用主要是在细胞发育的早期作用于造血细胞,刺激其生长和分化。在人体内 IL-3 能提高中性粒细胞、单核细胞、淋巴细胞、嗜酸性粒细胞和网织红细胞的水平。

(2)粒-单核细胞集落刺激因子(granulocyte and macrophage CSF,GM-CSF):GM-CSF 是一种能刺激红系祖细胞、粒系祖细胞、单核系祖细胞、巨核系祖细胞及嗜酸性粒祖细胞增殖、分化,并形成集落的造血生长因子。其造血调控作用主要是刺激骨髓细胞生成粒系和单核巨噬细胞组成的集落,以促进粒细胞和单核系祖细胞的增殖、分化与成熟。应用 GM-CSF 可使 AIDS 患者体内剂量依赖的中性粒细胞、嗜酸性粒细胞和单核细胞增加,并抑制化疗患者中性粒细胞的下降。

(3)粒细胞集落刺激因子(granulocyte CSF,G-CSF):G-CSF 是一种能刺激粒细胞集落形成的造血生长因子,其造血调控的主要作用是促进粒系祖细胞的增殖、分化和集落的形成;诱导早期造血干/祖细胞从 G_0 期进入 $G_1 \sim S$ 期。应用 G-CSF 可增加中性粒细胞的数量,并伴有单核细胞、淋巴细胞及血小板的增加。G-CSF 主要用于化疗和血液系统疾病引起的中性粒细胞减少,以及骨髓移植时外周血干/祖细胞的动员等。

(4)单核细胞集落刺激因子(macrophage CSF,M-CSF):M-CSF 又称 CSF-1,造血调控的主要作用是促进单核-巨噬细胞的增殖与分化,诱导原单核细胞、幼单核细胞的产生,单核细胞向巨噬细胞分化,单核细胞及巨噬细胞亚群的增殖,并活化单核细胞、巨噬细胞。

(5)巨核细胞集落刺激因子(megalocaryocyte CSF,Meg-CSF)和血小板生成素(thrombopoietin,TPO):Meg-CSF 是一种能促进巨核细胞集落形成的因子,并刺激巨核细胞生成血小板。TPO 可能产生于巨核细胞和肝脏,是作用于巨核细胞的特异性因子,能促进巨核系细胞的增殖与分化,促进血小板的生成,使用重组 TPO 可提高外周血血小板的数量。因此,临床上应用 TPO 治疗有关血小板减少性疾病,如ITP、AA、MDS 等。

4. 促红细胞生成素(erythropoietin,EPO) EPO 是一种能刺激红细胞集落形成的造血生长因子,是发现最早的造血调控因子。EPO 主要由肾小管周围细胞产生,缺氧时 EPO 生成增加并释放加速,以促进骨髓生成红细胞。体内 EPO 与血红蛋白水平呈负相关。EPO 造血调控的主要作用是刺激造血干细胞形成红系祖细胞,促进幼红细胞分化、成熟及血红蛋白的合成。重组 EPO 是最早人工合成的生长因子,临床应用最成熟,主要用于各种贫血的治疗。

5. 白细胞介素(interleukins,ILs) ILs 又称淋巴因子,是一类由活化的白细胞产生的信号分子,不仅在免疫细胞间传递信息,也参与造血调控。目前已正式命名为 IL-1~IL-28。它们主要是对 T 细胞、B 细胞的成熟、活化及其生物学功能起调节作用。ILs 与其他造血因子构成复杂的网络,在造血及免疫调节中起协同或促进作用。

6. 白血病抑制因子(leukemia inhibitory factor,LIF) LIF 由多种细胞产生,主要是单独或与 IL-6、GM-CSF、G-CSF 联合作用,抑制人白血病细胞 HL60 和 U937 集落的形成,并促进胚胎干细胞的增殖,抑制其分化。

7. 其他细胞因子 除上述因子外,还有一些细胞因子也参与造血调控,如胰岛素类生长因子(insulin-like growth factor,IGF)Ⅰ和Ⅱ,可刺激红系祖细胞和粒系祖细胞的生长;肝细胞生长因子(hepatocyte growth factor,HGF)与其他因子协同促进祖细胞生长;血小板衍生生长因子(platelet-derived growth factor,PDGF)直接作用于红系祖细胞和粒系祖细胞,间接作用于早期多系造血干细胞。造血正向调控因子的特征见表 3-3。

表 3-3　造血正向调控因子的特征

因子名称	主要产生细胞或器官	作用靶细胞
SCF	基质细胞、内皮细胞、成纤维细胞、单核细胞	干细胞、混合细胞、巨核细胞、粒细胞、红细胞、早期淋巴细胞、肥大细胞
FL	基质细胞	干细胞、巨核细胞、粒细胞、红细胞、早期淋巴细胞
GM-CSF	内皮细胞、成纤维细胞、T 细胞、B 细胞	混合细胞、巨核细胞、粒细胞、红细胞、单核细胞、嗜酸性粒细胞
Multi-CSF	T 细胞及肥大细胞	干细胞、巨核细胞、粒细胞、红细胞、单核细胞、嗜酸性粒细胞及肥大细胞
G-CSF	内皮细胞、成纤维细胞	粒细胞、单核细胞
M-CSF	内皮细胞、上皮细胞、基质细胞及 T 细胞、B 细胞	单核细胞、粒细胞
EPO	肾脏	红细胞、巨核细胞
ILs	活化的白细胞	T 细胞、B 细胞
LIF	T 细胞、膀胱癌细胞 5637、单核系白血病细胞（THP-I）	巨核细胞、巨核细胞白血病细胞（抑制）
TPO	肝、巨核细胞及白血病细胞株	巨核细胞
PDGF	巨核细胞、血小板、巨噬细胞	红细胞、粒细胞、成纤维细胞、平滑肌细胞、神经胶质细胞

（二）造血的负向调控

造血的负向调控主要通过造血抑制因子（如 TGF-β、TNF-α、TNF-β 等）的调控完成。它们对于不同分化程度的造血干/祖细胞有不同程度的调控作用。

1. 转化生长因子 β(transforming growth factor β, TGF-β)　TGF-β 是一种主要的造血抑制因子，体内造血活跃的部位均有 TGF-β。TGF-β 对血细胞生长的抑制作用是阻止细胞进入 S 期，因此 TGF-β 能维持造血干/祖细胞处于非增殖状态。

2. 肿瘤坏死因子(tumor necrosis factor，TNF)　TNF 包括 TNF-α 和 TNF-β，TNF-α 主要由单核巨噬细胞、NK 细胞、T 细胞、B 细胞、嗜酸性粒细胞和一些肿瘤细胞产生，TNF-β 主要由 CD4$^+$ T 细胞和 NK 细胞产生。它们与其他因子协同抑制造血，引起红细胞生成减少，破坏增加。

3. 干扰素 α、β、γ(interferon,IFN-α、IFN-β、IFN-γ)　干扰素是一组具有抗病毒、影响细胞生长、分化和调节免疫功能活性的蛋白质。IFN-α 由白细胞、B 细胞、病毒诱导的成纤维细胞和一些肿瘤细胞产生；IFN-β 主要由成纤维细胞产生。IFN-α、IFN-β 在造血调控中的作用同 TNF，可能是造血生成过程的主要负调控因子，可通过诱导 Fas 抗原对造血起负调控作用。

4. 趋化因子(chemotactic factor)　趋化因子对造血细胞的调控作用是通过不同途径实现的，通过抑制造血干细胞的增殖，使其处于 G$_0$ 期。目前，认为具有抑制造血干细胞进入细胞周期的趋化因子主要有 MIP-1α、PF4、NAP-2、IL-8、MCP-1、IP-10 及 CCF18 等。

5. 其他抑制因子　其他抑制因子还包括 PGI$_2$、乳酸铁蛋白(lactoferrin)、H-subunit-铁蛋白等。

造血负向调控因子的特征见表 3-4。

表 3-4　造血负向调控因子的特征

因子名称	主要产生细胞或器官	抑制靶细胞
TGF-β	正常细胞、肿瘤细胞	干细胞、祖细胞
TNF-α	单核-巨噬细胞	CFU-GEMM、GM、E、BFU-E
TNF-β	CD4$^+$ T、NK 细胞	同 TNF-α

续表

因 子 名 称	主要产生细胞或器官	抑制靶细胞
IFN-α、IFN-β、IFN-γ	成纤维细胞、肿瘤细胞	同 TNF-α
趋化因子		干细胞
PGI₂		CFU-G、M、GM
乳酸铁蛋白		CFU-GM
H-subunit-铁蛋白		CFU-GEMM、GM、BFU-E

 # 第六节　细胞凋亡

细胞的增殖和死亡是生命的基本特征,也是生物界的普遍规律。目前,认为细胞死亡主要有两种方式,即细胞坏死与细胞凋亡。细胞坏死(necrosis)是指细胞在生理过程中的意外死亡,常见于各种因素对细胞侵袭使细胞受损,是一种被动的死亡过程。细胞凋亡(apoptosis)是在基因调控下细胞自主而有序的死亡,是细胞死亡的一种生理形式。1972 年由澳大利亚 Kerr 等三位科学家首次提出细胞凋亡的概念,标志着对细胞凋亡探索的开始。1980 年,Wyllie 等证实了细胞凋亡特殊的生物学过程,人们对细胞凋亡的研究逐渐深入。

细胞凋亡是生命活动的基本特征,与细胞的增殖、分化同样是主动过程,出现在机体发育的整个过程中,因此,又称为程序性细胞死亡(programmed cell death,PCD)。衰老的细胞经凋亡而消除,必然有新的细胞替代。近几年来,凋亡实验动物模型不断更新,检测方法已从单纯的形态学检查发展为生物化学、免疫化学及分子生物学检测,尤其是 Annexin V/PI(磷脂酰丝氨酸结合蛋白/碘化丙啶)双参数法的建立,使细胞凋亡的研究有了突破性进展。现已证明,细胞凋亡有复杂的分子调控机制,与许多疾病的病理生理密切相关,是细胞生物学、免疫学、肿瘤学及生命科学研究的一个新热点。

一、细胞凋亡的特征性改变

(一)细胞凋亡的形态变化

细胞凋亡与细胞坏死的形态变化完全不同,前者的形态变化较特殊(表 3-5)。细胞凋亡时不伴细胞溶酶体及细胞膜破裂,没有细胞内容物的外溢,故不引起组织的炎症反应。其形态学改变主要表现如下。

表 3-5　细胞凋亡与细胞坏死的区别

特　　征	细 胞 凋 亡	细 胞 坏 死
机制	基因调控的程序化细胞死亡,主动进行(自杀性)	意外事故性细胞死亡,被动进行(他杀性)
诱发因素	特定的或生理性	病理性
细胞数量	单个细胞丢失	成群细胞死亡
细胞膜	完整	肿胀溶解破坏
细胞核	固缩碎裂为片断	溶解破碎
染色质	凝集呈半月状	模糊疏松
线粒体	肿胀、通透性增加、细胞色素 C 释放	肿胀破裂
细胞器	完整	损伤
内容物释放	无	有
炎症反应	无	有
核 DNA	降解为完整倍数大小的片段	随机不规则断裂
凝胶电泳	梯状条带形	分散形态

1. 细胞膜 细胞脱水、体积缩小、胞体变圆，与邻近细胞连接消失。细胞表面皱褶消失、膜突起并出现发泡状改变，但细胞膜仍完整。

2. 细胞质 细胞质(简称胞质)浓缩、密度增加，线粒体呈空泡状，内质网疏松并逐渐与细胞膜融合，为凋亡小体(apoptotic bodies)提供了包裹膜。

3. 细胞核 核质浓缩，向核膜周边或核中央凝集，核仁消失，核膜断裂，DNA 在核小体间的连接处切断，染色质碎裂成多个大小不等的团块。

4. 凋亡小体形成 细胞膜逐渐内陷，包裹核碎片、细胞质、细胞器等形成大小不一的球状小体脱落，即凋亡小体。凋亡小体很快被巨噬细胞识别、吞噬，在其溶酶体内降解。

从以上的形态变化可看出，整个过程仅是单个细胞本身的变化，不影响邻近细胞，不引起组织损伤，只是单个细胞的丢失。

（二）细胞凋亡的生物化学特征

1. 胞质内 Ca^{2+} 浓度增高 由于胞质内质网储存 Ca^{2+} 的释放，同时胞外 Ca^{2+} 内流，使胞质内 Ca^{2+} 浓度增高，引起众多靶酶的活化，直接影响细胞的多种功能。Ca^{2+} 浓度增高激活内源性核酸内切酶，使核染色体 DNA 降解；Ca^{2+} 浓度增高使细胞内结构改变，如胞质蛋白交联、细胞骨架破坏，促进细胞凋亡。

2. 胞质内 pH 值降低 胞质 Ca^{2+} 浓度增高可抑制 Na^+/H^+ 交换，使胞质内 pH 值降低。胞质的酸化激活 DNase Ⅱ，引起染色体 DNA 特征性降解，并可上调谷氨酰胺转移酶和酸性磷脂酶活性，启动细胞凋亡。

3. 染色体 DNA 降解 凋亡时细胞 Ca^{2+}、Mg^{2+} 依赖的内源性核酸内切酶被激活，核小体间的连接 DNA 被降解，形成 $180 \sim 200$ bp 的整倍寡聚核苷酸片段，在琼脂糖凝胶电泳上呈特征性梯状条带(ladder)，而细胞核内的组蛋白和其他核内蛋白质不降解，核基质也不发生改变。因此，DNA 梯状条带常作为判断细胞凋亡的重要依据。

4. RNA 与蛋白质大分子的合成 凋亡过程中细胞核裂解或 DNA 断裂，同时又有新基因转录，导致 RNA 和蛋白质的合成，说明凋亡是一个消耗能量的主动过程。

二、细胞凋亡的基因调控

细胞凋亡是在基因调控下进行的。现已证明，原癌基因和抑癌基因均可影响细胞凋亡。按其功能调节细胞凋亡的基因可分为两类：一类是启动和促进细胞凋亡的基因，如 p53、c-myc、c-rel、RB 等基因；另一类是抑制细胞凋亡的基因，如 Bcl-2、c-abl、H-ras 等基因。一些体外因素也可诱导细胞凋亡，如 TNF、辐射及射线等。另外，细胞凋亡基因也受多种凋亡信号传导途径的调节。

（一）促进细胞凋亡的基因

1. p53 基因 p53 基因是人类多种恶性肿瘤中突变率最高的抑癌基因，定位于人染色体 17q13.1，编码 393 个氨基酸组成 53 kD 的核内磷酸化蛋白，即 p53 蛋白。p53 基因可诱导细胞凋亡、促进细胞分化，并广谱抑制肿瘤的发生。它能保护细胞 DNA 的完整性，当 DNA 损伤而不能修复时，p53 基因诱导细胞凋亡，阻止细胞的癌变。

2. c-myc 基因 该基因可促进细胞增殖，也能诱导细胞凋亡。增殖抑或诱导细胞凋亡与细胞接收的信号有关，接受增殖信息，则向增殖发展，否则细胞发生凋亡。

3. c-rel 基因 c-rel 基因是一种原癌基因，将 c-rel 基因导入骨髓细胞，使其过度表达，则骨髓细胞即发生凋亡。

4. RB 基因 RB 基因是视网膜母细胞瘤(RB)基因，是一种抑癌基因，可促进细胞凋亡。

（二）抑制细胞凋亡的基因

1. Bcl-2 基因 Bcl-2 基因是 1984 年从滤泡性 B 细胞淋巴瘤中分离出来的一种原癌基因，为调节细胞凋亡的主要基因。现已发现其家族成员有 Bcl-2、Bcl-Xl、Bcl-Xs、Bax 和 Mcl-1 等。Bcl-2 通过阻断细胞凋亡信号传递的最后共同通路抑制细胞凋亡。

2. c-abl 基因 c-abl 基因是与慢性粒细胞白血病(CML)直接相关的原癌基因，定位于第 9 号染色体，再转位到 22 号染色体断裂区(breakpoint cluster region,bcr)基因位置上,形成 bcr-abl 融合基因,编码一种相对分子质量为 210 kD 的融合蛋白,该蛋白具有较高的酪氨酸激酶活性,能促进 CML 骨髓细胞的增殖,同时抑制这类细胞的程序性死亡。

3. ras 相关基因 ras 相关基因是一种促进细胞增殖的原癌基因,与多种肿瘤的发生和发展密切相关。人的 ras 基因(H-ras)编码一种相对分子质量为 21 kD 的多肽,称为 P21。H-ras 可抑制细胞凋亡,促进细胞的增殖。

三、细胞凋亡的生物学意义

目前,细胞凋亡的研究已成为细胞生物学、免疫学、肿瘤学及生命科学的研究热点,细胞凋亡与许多疾病,如免疫性疾病、病毒性疾病、恶性血液病和恶性肿瘤等病理生理机制密切相关。

(一)细胞凋亡的生物学意义

细胞凋亡普遍存在于生物界,既发生于生理状态,也发生于病理情况。细胞凋亡在胚胎发育及形态发生、组织内正常细胞群的稳定、机体的防御和免疫反应、疾病或中毒等引起的细胞损伤、老化、肿瘤的发生和发展中起重要作用,并具有潜在的治疗意义,至今仍是生物医学研究的热点。

细胞凋亡失控可导致多种疾病的发生,如凋亡过度引起的 Alzheimer 病、Parkinson's 病、再生障碍性贫血、巨幼细胞贫血、地中海贫血、骨髓增生异常综合征等;凋亡降低在肿瘤的发病中具有重要意义,可引起恶性肿瘤、白血病等。针对自身抗原的淋巴细胞凋亡障碍可导致自身免疫性疾病,某些病毒能抑制其感染细胞的凋亡而使病毒存活。

(二)血液系统细胞凋亡的意义

血液系统中各种细胞的凋亡现象十分活跃,只有活跃的细胞凋亡机制,才能维持造血干细胞的自我更新、分化和血细胞消亡的平衡,保持血细胞数量和功能的恒定。对细胞凋亡机制的研究将导致深入探讨白血病、淋巴瘤、多发性骨髓瘤等恶性血液肿瘤的发病机制及治疗的新方法。除传统的放疗、化疗外,药物诱导细胞分化或诱导异常细胞的凋亡,是白血病等治疗的新思路,"细胞凋亡疗法"正在研究并逐步实现,最终达到控制和战胜疾病的目的。

(吴雅峰 侯振江)

能力检测

1. 造血干细胞的概念和特征是什么?
2. 造血微环境的概念及其造血调控如何?
3. 髓外造血的概念和特点是什么?
4. 人体胚胎期和出生后造血器官及造血特点是什么?
5. 血细胞的生长发育过程如何?

第四章 造血细胞检验

 ## 第一节 骨髓细胞形态检验

骨髓细胞形态检验是用细胞形态学检查方法来观察骨髓中细胞数量和质量的变化，借以了解骨髓的造血功能，对疾病的诊断、疗效观察、预后判断均有重要价值。

一、骨髓细胞形态演变规律

出生后，人体主要的造血器官是骨髓。在生理情况下，骨髓是人出生 2～5 周后唯一能产生粒系细胞、红系细胞和巨核系细胞的场所，同时也能生成淋巴细胞和单核细胞。骨髓中血细胞的生成经历造血干细胞、造血祖细胞和形态上可以辨认的原始、幼稚细胞，然后进一步成熟为具有特定功能的各系血细胞。骨髓细胞共分六个系统，每个系统又分为原始、幼稚和成熟三个阶段，因粒细胞和红细胞系统形态比较复杂，其幼稚阶段又分为早、中、晚三个阶段（图 4-1）。骨髓细胞在发育成熟过程中具有一定的规律性，掌握它有助于确认细胞的特征。

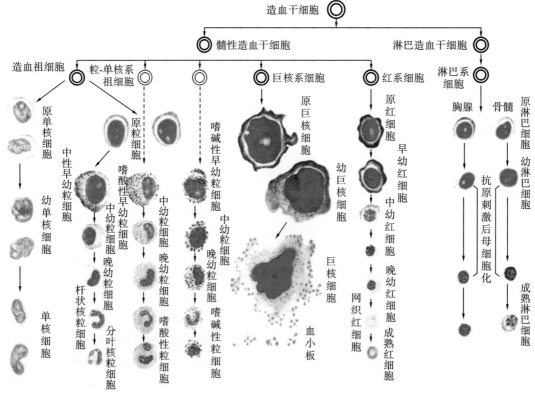

图 4-1 血细胞形态发育演变规律

（一）细胞体积

原始细胞随着细胞的逐步成熟，其体积逐渐变小，但巨核细胞例外，细胞由小变大。粒系细胞中，早幼粒细胞比原粒细胞略大。

（二）细胞核

1. 大小 细胞核一般由大变小，但巨核细胞的核则由小变大，成熟红细胞的细胞核消失。

2. 形态 细胞核形态由圆形或卵圆形逐渐变为有凹陷，甚至分叶（粒细胞和巨核系细胞），但淋巴细胞和浆细胞变化不明显。

3. 核染色质 核染色质由疏松、纤细到粗糙、致密，并浓集成块。

4. 核膜 核膜一般由不明显到明显。

5. 核仁 核仁由明显到模糊，最后消失。

核染色质及核仁是衡量骨髓细胞是否处于原始和幼稚阶段的重要标志之一。

（三）细胞质

1. 量 细胞质量由少逐渐增多，但淋巴细胞例外。

2. 颜色 颜色从深蓝色逐渐变成淡蓝色或淡红色，淋巴细胞仍呈淡蓝色。

3. 颗粒 细胞质中的颗粒从无到有，由少到多。粒细胞的颗粒由非特异性到特异性，可分为嗜酸性颗粒、嗜碱性颗粒、中性颗粒三种。红细胞无颗粒。

（四）细胞核与细胞质比例

细胞核与细胞质比例一般由大变小。

二、骨髓细胞形态特征

骨髓细胞主要包括粒细胞、红细胞、淋巴细胞、浆细胞、单核细胞和巨核细胞六大系统。正常骨髓中主要有各阶段的粒细胞、红细胞、淋巴细胞、浆细胞、单核细胞及巨核细胞，而原始和幼稚阶段的淋巴细胞、单核细胞和浆细胞罕见。其他细胞如肥大细胞、吞噬细胞、成骨细胞、破骨细胞、脂肪细胞等偶见或罕见。下面介绍普通光学显微镜下瑞氏染色后各系统、各阶段细胞的形态特点。

（一）粒细胞系

粒细胞系分为六个阶段，即原粒细胞、早幼粒细胞、中幼粒细胞、晚幼粒细胞、杆状核粒细胞和分叶核粒细胞。原粒细胞晚期胞质中开始出现颗粒，为非特异性颗粒，从中幼粒细胞阶段开始出现特异性颗粒，称S颗粒，分为中性颗粒、嗜酸性颗粒和嗜碱性颗粒三种，因此，根据颗粒性质的不同，中幼粒细胞及以下各阶段的细胞又分为中性粒细胞、嗜酸性粒细胞和嗜碱性粒细胞三种（表4-1）。

表 4-1 粒细胞胞质中四种颗粒的鉴别

鉴别点	非特异性颗粒	中性颗粒	嗜酸性颗粒	嗜碱性颗粒
大小	较中性颗粒粗大 大小不一	细小 大小一致	粗大 大小一致	最粗大 大小不一
形态	形态不一	细颗粒状	圆形或椭圆形	形态不一
颜色	紫红色	淡红色或紫红色	橘红色	深紫红色或深紫黑色
数量	少量或中等量	多	多	不定，常不多
分布	分布不一，有时覆盖核上	均匀	均匀	分布不一，常覆盖核上

1. 原粒细胞（myeloblast） 胞体呈圆形或椭圆形，直径10～20 μm，细胞核占胞体的4/5左右，染色质呈淡紫红色细颗粒状，分布均一，犹如一层薄沙，核仁2～5个，胞质量较少，呈透明天蓝色，不含颗粒（Ⅰ型）或含少量颗粒（Ⅱ型）（图4-2）。

2. 早幼粒细胞（promyelocytic） 胞体呈圆形或椭圆形，较原粒细胞大，直径12～25 μm，胞质量较多，呈淡蓝色、蓝色或深蓝色。染色质开始聚集呈粗网粒状，核仁可见或消失，胞质内含有大小不一的紫红色非特异性嗜天青颗粒（图4-3）。

3. 中幼粒细胞（myelocyte） 根据胞质中出现颗粒的不同，可将其分为三种细胞。三种中幼粒细胞颗

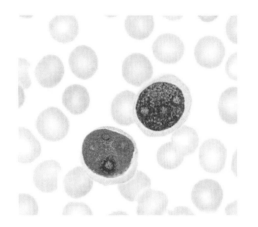

图 4-2　原粒细胞

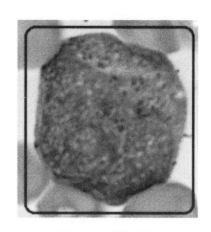

图 4-3　早幼粒细胞

粒的比较见表 4-2。

表 4-2　三种中幼粒细胞颗粒的比较

鉴别点	中性颗粒	嗜酸性颗粒	嗜碱性颗粒
大小	大小一致	大小一致	大小不等
颗粒分布	分布均匀	分布均匀	分布不均
颗粒排列	排列紧密，颗粒圆润	粗大颗粒，不规则	排列无序
染色	染淡紫红色	染橘红色（早期染褐色）	染深紫黑色或深紫红色

（1）中性中幼粒细胞（neutrophilic myelocyte）：胞体呈圆形或椭圆形，直径 $10\sim20~\mu m$。细胞核占胞体的 1/2～2/3，常偏于一侧，呈椭圆形、一侧扁平或有凹陷，其核凹陷程度与假设圆形核直径之比常小于1/2；核染色质聚集呈索块状，核仁消失；胞质量多，染淡蓝色或淡紫红色，内含中等量、细小较一致、分布密集的特异性中性颗粒，常在近核处先出现，早期细胞还可见嗜天青颗粒，常分布在细胞边缘区域。由于颗粒细小，在普通显微镜下不易看清其大小和形态，常在近核处看到淡红色区域（图 4-4（a））。

（2）嗜酸性中幼粒细胞（eosinophilic myelocyte）：胞体呈圆形，直径 $15\sim25~\mu m$，比中性中幼粒细胞略大。胞核与中性中幼粒细胞的核相似。胞质内布满粗大均匀、排列紧密的嗜酸性颗粒，呈橘红色、暗黄色或褐色，常有立体感及折光性，形如剥开的石榴。未成熟的嗜酸性颗粒呈紫黑色，似嗜碱性颗粒，夹杂于上述颗粒之中，含有这种颗粒的嗜酸性粒细胞称为双染嗜酸性粒细胞，常出现在中幼粒阶段、晚幼粒阶段，随着细胞的成熟变为典型嗜酸性粒细胞（图 4-4（b））。

（3）嗜碱性中幼粒细胞（basophilic myelocyte）：胞体呈圆形，直径 $10\sim15~\mu m$，较中性中幼粒细胞略小。胞核呈椭圆形，轮廓不清楚，核染色质较模糊。胞质内及核上常含有大小不等、数量及形态不一、排列凌乱的嗜碱性颗粒，呈深紫黑色或深紫红色。该颗粒易溶于水，染色后消失形成带茶褐色的空穴（图 4-4（c））。

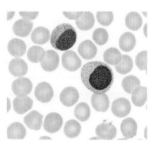

(a) 中性中幼粒细胞

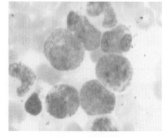

(b) 嗜酸性中幼粒细胞

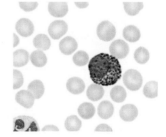

(c) 嗜碱性中幼粒细胞

图 4-4　中幼粒细胞

4. 晚幼粒细胞（metamyelocyte）

（1）中性晚幼粒细胞：胞体呈圆形或椭圆形，直径 $10\sim16~\mu m$。胞核占细胞 1/2 或以下，明显凹陷呈肾形、马蹄形或半月形等,核凹陷程度与假设圆形核直径之比为 1/2～3/4,常偏一侧;核染色质较粗糙,排列紧密,呈粗条块状,并出现副染色质(即块状染色质之间的空隙)。胞质量多,染淡蓝色,因充满大量中性颗粒常看不清细胞质的淡粉色(图 4-5)。

(2)嗜酸性晚幼粒细胞(eosinophilic metamyelocyte):胞体呈圆形,直径 10～16 μm,胞质内充满橘红色嗜酸性颗粒,其他方面基本同中性晚幼粒细胞(图 4-6)。

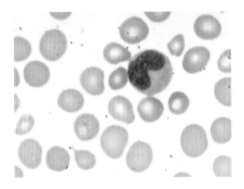

图 4-5 中性晚幼粒细胞

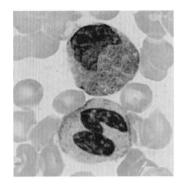

图 4-6 嗜酸性晚幼粒细胞

(3)嗜碱性晚幼粒细胞(basophilic metamyelocyte):胞体呈圆形,直径 10～14 μm,胞核呈肾形,轮廓不清楚;胞质内及核上有少量嗜碱性颗粒,胞质呈淡蓝色或淡红色(图 4-7)。

5. 杆状核粒细胞(stab granulocyte)

(1)中性杆状核粒细胞(neutrophilic stab granulocyte):胞体呈圆形或椭圆形,直径 10～15 μm,胞核凹陷,其程度与假设圆形核直径之比为 1/2～3/4,核径最窄处大于最宽处 1/3 以上,核弯曲呈粗细均匀的杆状,也可呈带形、S 形、U 形或不规则形;核染色质粗糙呈块状,染色不均匀,副染色质明显。胞质丰富,呈淡蓝色,充满中性特异性颗粒(图 4-8)。

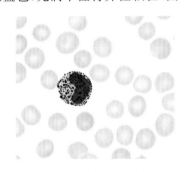

图 4-7 嗜碱性晚幼粒细胞

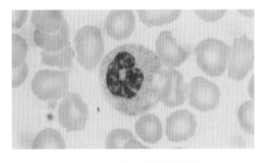

图 4-8 中性杆状核粒细胞

(2)嗜酸性杆状核粒细胞(eosinophilic stab granulocyte):胞体呈圆形,直径 11～16 μm,胞体中充满粗大、均匀一致的橘红色嗜酸性颗粒,其他方面基本同中性杆状核粒细胞(图 4-9)。

(3)嗜碱性杆状核粒细胞(basophilic stab granulocyte):胞体呈圆形,直径 10～12 μm,胞核呈模糊杆状,胞质内及核上含有大小不一、数量不等的嗜碱性颗粒(图 4-10)。

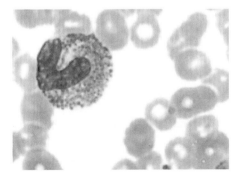

图 4-9 嗜酸性杆状核粒细胞

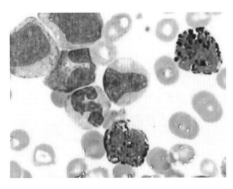

图 4-10 嗜碱性杆状核粒细胞

6. 分叶核粒细胞(segmented granulocyte)

(1) 中性分叶核粒细胞(neutrophilic segmented granulocyte):胞体呈圆形或椭圆形,直径 $10\sim14$ μm;胞核分叶,叶与叶之间有细丝相连或完全断开,常分 $2\sim5$ 叶,染色质浓集呈较多小块状,染深紫红色;胞质丰富,染淡红色,布满中性特异性颗粒,衰老细胞的颗粒减少(图 4-11)。

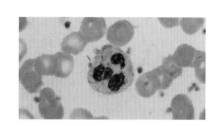

图 4-11 中性分叶核粒细胞

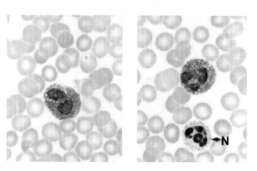

图 4-12 嗜酸性分叶核粒细胞

(2) 嗜酸性分叶核粒细胞(eosinophilic segmented granulocyte):胞体呈圆形,直径 $11\sim16$ μm;胞核形态不规则,着色浅,可分叶或呈堆积状,模糊不清,胞质内充满粗大橘红色嗜酸性颗粒(图 4-12)。

(3) 嗜碱性分叶核粒细胞(basophilic segmented granulocyte):胞体直径 $10\sim12$ μm,胞核形态不规则,着色浅,可分叶或呈堆积状,模糊不清,胞体及核上含有大小不一、分布不均的嗜碱性紫黑色颗粒(图 4-13)。

中性粒细胞、嗜酸性粒细胞和嗜碱性粒细胞分别有各自的造血祖细胞。嗜酸性粒细胞和嗜碱性粒细胞的原始、早幼阶段在形态学上与中性粒细胞难以区分。

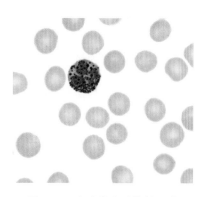

图 4-13 嗜碱性分叶核粒细胞

骨髓粒系各阶段细胞形态观察

【目的】 掌握各阶段粒细胞形态特点和四种颗粒的鉴别。

【标本】 正常骨髓片、慢性粒细胞白血病(CML)血片或骨髓片。

【观察内容】 各阶段粒细胞形态。

(1) 胞体:规则,呈圆形或椭圆形。

(2) 胞核:圆形→椭圆形→核一侧扁平→肾形→杆状→分叶状。

(3) 胞质颗粒:无颗粒→非特异性颗粒→特异性颗粒→特异性颗粒增多。

【质量保证】

(1) 在低倍镜下选择染色好、厚薄均匀的部位进行观察。在体尾交界处其成熟红细胞不重叠也不过分分离,细胞形态观察完整,染色好,结构清楚。血膜厚的部位镜下观察有核红细胞胞体小,胞质少;尾部有核红细胞,胞体大(包括红细胞),胞质也较多,红细胞中央淡染区常消失。因此,选择合适的部位观察非常重要。

(2) 观察前应确定骨髓片的正反面,以免过度调节显微镜焦距而压碎骨髓片。

(3) 部分粒细胞形态不典型,应注意与其他细胞鉴别。

(4) 注意辨认双染色性嗜酸性粒细胞,它一般见于中幼粒细胞阶段和晚幼粒细胞阶段。由于其颗粒不典型,易误认为嗜碱性粒细胞。

(5) 涂片厚的部位各阶段粒细胞胞体小,要选择合适的部位观察。

各阶段粒细胞形态特点如表 4-3 所示。

表 4-3 各阶段粒细胞形态特点

鉴 别 点	原粒细胞	早幼粒细胞	中性中幼粒细胞	中性晚幼粒细胞	中性杆状核粒细胞	中性分叶核粒细胞
胞体直径/μm	$10\sim20$	$12\sim25$	$10\sim20$	$10\sim16$	$10\sim15$	$10\sim14$

续表

鉴 别 点	原粒细胞	早幼粒细胞	中性中幼粒细胞	中性晚幼粒细胞	中性杆状核粒细胞	中性分叶核粒细胞
胞体形态	圆形或椭圆形	圆形或椭圆形	圆形或椭圆形	圆形或椭圆形	圆形或椭圆形	圆形或椭圆形
核形态	圆形或椭圆形	圆形或椭圆形	椭圆形常偏于一侧	一侧呈扁平或明显凹陷	呈带形、S形、U形或不规则形等	分叶2~5
核仁	2~5个,较小	常清楚	常无	无	无	无
染色质	细颗粒状	开始聚集,较原始细胞粗	聚集呈索块状	粗条块状,出现副染色质明显	粗糙呈块状,副染色质明显	浓集呈较多小块状,副染色质明显
胞质量	较少	较多或多	多	多	多	多
胞质颜色	透明,天蓝色	淡蓝色	因充满中性颗粒,呈淡红色	因充满中性颗粒,呈淡蓝色	因充满中性颗粒,呈淡蓝色	因充满中性颗粒,呈淡粉色
胞质颗粒	无或有少许	数量不等、大小不一的A颗粒	出现中性颗粒、A颗粒常较多	充满中性颗粒,A颗粒少或无	充满中性颗粒	充满中性颗粒

嗜酸性粒细胞与嗜碱性粒细胞各阶段特点见表 4-4。

表 4-4 嗜酸性粒细胞与嗜碱性粒细胞各阶段特点

	鉴别点	中幼粒细胞	晚幼粒细胞	杆状核粒细胞	分叶核粒细胞
嗜酸性粒细胞	胞体直径/μm	15~25	10~16	11~16	11~16
	胞体形态	圆形	圆形	圆形	圆形
	胞核形态	比中性中幼粒细胞略大	与中性中幼粒细胞相似	与中性中幼粒细胞相似	多分2叶
	胞质颗粒	胞质内布满粗大嗜酸性颗粒,呈橘红色、暗黄色或褐色	胞质内充满橘红色嗜酸性颗粒,其他方面同中性晚幼粒细胞	胞质内充满粗大、均匀一致的橘红色嗜酸性颗粒,其他同中性杆状核粒细胞	胞质内充满嗜酸性颗粒,其他同中性分叶核粒细胞
嗜碱性粒细胞	胞体直径/μm	10~15	10~14	10~12	10~12
	胞体形态	圆形	圆形	圆形	圆形
	胞核形态	椭圆形,轮廓不清,核染色质较模糊	胞核呈肾形,轮廓不清楚	胞核呈模糊杆状	胞核分3~4叶或核轮廓不清楚
	胞质颗粒	胞质内及核上常有大小不等、数量形态不一、排列凌乱的嗜碱性颗粒,呈深紫黑色或深紫红色	胞质内有少量嗜碱性颗粒,胞质呈淡蓝色或淡红色	胞质内有大小不一、数量不等的嗜碱性颗粒	胞质较少,胞质内及核上有少量嗜碱性颗粒,胞质呈淡蓝色或红色,嗜碱性颗粒覆盖在核上,使核的结构不清楚

(二)红细胞系

红细胞系的发育规律通常为:原红细胞→早幼红细胞→中幼红细胞→晚幼红细胞→网织红细胞→成熟红细胞。其中,有核红细胞仅到晚幼红细胞为止。

1. 原红细胞(proerythroblast) 原红细胞为圆形、椭圆形或有不规则瘤状突起,直径 15~25 μm,核染色质呈粗颗粒状,且有聚集趋势而排列成网状,比原粒细胞粗而密,核仁 1~3 个,胞质少呈深蓝色(无透明感),有核周淡染区,无颗粒(图 4-14、图 4-15)。原粒细胞与原红细胞的鉴别见表 4-5。

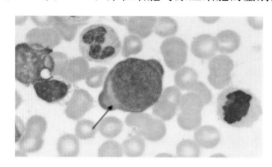

图 4-14　原红细胞

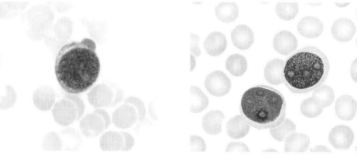

(a) 原红细胞　　　　　　　　　　　　　(b) 原粒细胞

图 4-15　原粒细胞与原红细胞的区别

表 4-5　原粒细胞与原红细胞的鉴别

	原 粒 细 胞	原 红 细 胞
胞体	直径 $10\sim20\ \mu m$	直径 $15\sim25\ \mu m$,可见瘤状突起
胞质	透明,天蓝色	不透明,深蓝色,有油画感,核周有淡染区
染色质	细颗粒状,均匀平坦如薄沙	粗颗粒状,不均匀
核膜	不清楚	清楚
核仁	2~5 个,较小,界限清晰	1~3 个,较大,界限不清

2. 早幼红细胞(basophilic erythroblast)　胞体呈圆形或椭圆形,直径 15~15 μm,胞质稍多深蓝色,部分细胞近核处有时可见淡染区,胞核较大,以圆形为主,染色质凝集成小块状,核仁模糊或消失,胞质不透明,呈深蓝色,不含颗粒(图 4-16)。

3. 中幼红细胞(polychromatic erythroblast)　胞体形状以圆形为主,直径 8~15 μm;胞核较小,染色质凝集成团块状或粗索状,其间有明显空隙,似碎砚状排列,核仁消失;胞质较多,因血红蛋白逐渐增多,呈不同程度的嗜多色性,呈蓝色、灰蓝色、灰红色等(图 4-17)。

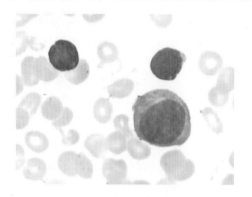

图 4-16　早幼红细胞

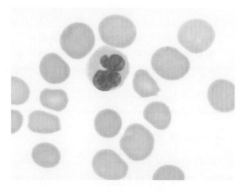

图 4-17　中幼红细胞

4. 晚幼红细胞(orthochromatic erythroblast)　胞体形状以圆形为主,直径 7～10 μm,胞质丰富,以灰红色或浅红色为主;胞核较小,因失去活性无分裂能力,核染色质凝集成大块或固缩成团块状,呈紫褐色或紫黑色,结构不清,亦称炭核(图 4-18)。

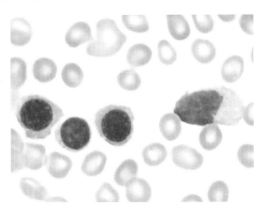

图 4-18　晚幼红细胞

5. 成熟红细胞(erythrocyte)　胞体直径 7～8 μm,厚约 2 μm,呈双凹圆盘形,中央较薄浅,边缘较厚,染色深,呈淡粉红色,无核。

骨髓红系细胞各阶段形态观察

【目的】　掌握各阶段红细胞的形态特征。

【标本】　大致正常骨髓片或溶血性贫血骨髓片。

【观察内容】　红细胞系(指有核红细胞)的形态特征如下。①胞体:圆形或椭圆形。②胞核:圆形,居中。③胞质颜色:深蓝色→蓝灰色→灰红色→淡红色。④胞质内无颗粒。

【质量保证】

(1) 选择具有红细胞特征的细胞进行观察,辨认各阶段有核红细胞的特点。观察有核红细胞颜色时,要与周围红细胞进行对比,偏酸或偏碱均影响胞质颜色。

(2) 骨髓片中可见多个有核红细胞围绕巨噬细胞或组织细胞,称为有核红细胞造血岛,其增多常见于溶血性贫血、白血病化疗后恢复期等,正常人偶见。

(3) 要全面观察,不能只抓住某一、两个特点作出否定或肯定判断。细胞形态变化多样,如胞体直径、胞体形态、胞质量、胞质颜色、胞质颗粒、空泡等。同时要注意胞核大小、形态、位置、核染色质、核仁(数量、大小、清晰度),并与周围细胞进行比较。各阶段有核红细胞形态特点见表 4-6。

表 4-6　各阶段有核红细胞形态特点

鉴 别 点	原红细胞	早幼红细胞	中幼红细胞	晚幼红细胞
胞体直径/μm	15～25	15～15	8～15	7～10
胞体形态	圆形或椭圆形或有不规则瘤状突起	圆形或椭圆形,可有瘤状突起	以圆形为主	常为圆形
胞核形态	圆形、椭圆形,占细胞直径的 4/5,常居中	圆形、椭圆形,占细胞直径的 2/3,常居中	圆形、椭圆形,占细胞直径的 1/2～2/3,常居中	圆形、椭圆形,占细胞直径的 1/2 以下
核仁	1～4 个	模糊或无	无	无
染色质	粗颗粒状,有聚集趋势	凝集成小块状	块状如碎木块,副染色质明显	固缩成团块状,副染色质可见或无
胞质量	较少	略增多	多	多
胞质颜色	深蓝色,不透明,有核周淡染区	深蓝色,不透明,部分可见核周淡染区	灰蓝色、灰红色	浅红色或灰红色
胞质颗粒	无	无	无	无

（三）淋巴细胞系

1. 原淋巴细胞（lymphoblast） 胞体呈圆形或椭圆形，直径 10～18 μm；核居中或偏位，核染色质呈颗粒状，较原粒细胞稍粗，核仁 1～2 个，清晰可见；胞质量少，呈透明天蓝色，如月牙形绕于核周，无颗粒（图4-19(a)）。

2. 幼淋巴细胞（prolymphocyte） 胞体呈圆形或椭圆形，直径 10～16 μm，核呈圆形或椭圆形，有切迹，染色质较原始阶段紧密、粗糙，核仁模糊或消失，胞质仍较少，呈淡天蓝色，一般无颗粒或有嗜天青颗粒（图4-19(b)）。

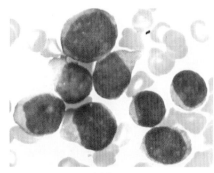 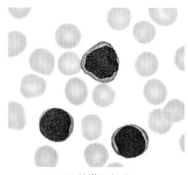

(a) 原淋巴细胞　　　　　　　　(b) 幼淋巴细胞

图 4-19　原淋巴细胞与幼淋巴细胞

3. 淋巴细胞（lymphocyte）

(1) 大淋巴细胞：直径 13～18 μm，胞核呈圆形或椭圆形，偏于一侧，染色质呈块状，紫红色，胞质丰富，呈透明天蓝色，可有少量大而稀疏的嗜天青颗粒（图 4-20(a)）。

(2) 小淋巴细胞：直径 6～10 μm，胞核呈圆形或椭圆形，或有小切迹，染色质粗糙呈致密大块状，深紫红色，胞质极少，似裸核，无颗粒（图 4-20(b)）。

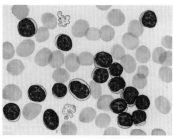 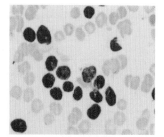

(a) 大淋巴细胞　　　　　　　　(b) 小淋巴细胞

图 4-20　大、小淋巴细胞

淋巴细胞各阶段形态观察

【目的】　掌握各阶段淋巴细胞的形态特征。

【标本】　再生障碍性贫血及正常人血片和骨髓片。

【观察内容】　原淋巴细胞，幼淋巴细胞，淋巴细胞。

【质量保证】

(1) 某些淋巴细胞形态不典型，应注意与中幼红细胞、浆细胞、嗜碱性粒细胞等鉴别。

(2) 淋巴细胞分为大淋巴细胞和小淋巴细胞，骨髓片中一般以小淋巴细胞为主。

各阶段淋巴细胞形态特点如表4-7所示。

表 4-7　各阶段淋巴细胞形态特点

鉴 别 点	原淋巴细胞	幼淋巴细胞	大淋巴细胞	小淋巴细胞
胞体直径/μm	10～18	10～16	13～18	6～10

续表

鉴别点	原淋巴细胞	幼淋巴细胞	大淋巴细胞	小淋巴细胞
胞体形态	圆形或椭圆形	圆形或椭圆形	圆形或椭圆形	圆形、椭圆形或蝌蚪形
胞核形态	圆形、椭圆形	圆形、椭圆形	椭圆形,常偏位	圆形、椭圆形或有小切迹
核仁	1～2个	模糊或消失	无	无
染色质	较粗,呈颗粒状	粗颗粒状开始聚集	紧密而均匀	大块状,副染色质不明显
胞质量	少	少	较多	极少
胞质颜色	天蓝色	淡天蓝色	透明天蓝色	淡蓝色或深蓝色
胞质颗粒	无	偶有少许嗜天青颗粒	常有少量嗜天青颗粒	常无颗粒

（四）浆细胞系

浆细胞系包括原浆细胞、幼浆细胞和浆细胞,是成熟B淋巴细胞在一定条件下受抗原刺激后,进一步分化成浆细胞。浆细胞属于组织细胞类,广泛分布于淋巴结、脾、胸腺、骨髓和肠黏膜等各组织中。正常情况下,浆细胞和幼浆细胞不进入血循环。当机体发生良、恶性病变时,在外周血中可见到数量不一的浆细胞、幼浆细胞等。

1. 原浆细胞(plasmablast)　胞体呈圆形或椭圆形,直径 $15\sim25~\mu m$;胞核圆形,居中或偏位,核染色呈粗颗粒网状,紫红色;核仁 $2\sim5$ 个,胞质量多,深蓝色或灰蓝色,不透明,有核周淡染区,无颗粒,可有空泡。

2. 幼浆细胞(proplasmacyte)　胞体多呈椭圆形,直径 $12\sim16~\mu m$;胞核圆形或椭圆形,占胞体直径 $1/2$ 左右,居中或偏位,染色质开始凝聚并呈紧密粗糙感,染深紫红色,偶见残存的核仁;胞质量稍多,呈深蓝色或灰蓝色,不透明,近核处有半圆形浅染区,有时可见空泡或少量紫红色细颗粒(图 4-21)。注意幼浆细胞与早幼红细胞的区别。

3. 浆细胞(plasmacyte)　胞体大小不一,直径 $8\sim15~\mu m$,常呈椭圆形;胞核明显缩小,圆形或椭圆形,偏位,核仁消失;核染色质凝聚成块状,深染,排列呈车轮状;胞质丰富,呈不透明深蓝色或蓝紫色,或呈鲜红色(火烧云状),有明显的核周淡染区,有泡沫感,常见小空泡或少数嗜天青颗粒(图 4-22)。

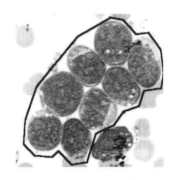

图 4-21　幼浆细胞

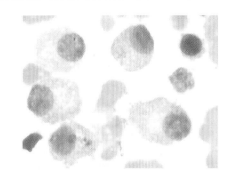

图 4-22　浆细胞

浆细胞各阶段形态观察

【目的】　掌握各阶段浆细胞的形态特征。

【标本】　反应性浆细胞增多的骨髓片、多发性骨髓瘤(MM)骨髓片。

【观察内容】　浆细胞系的形态特征:①胞核呈圆形,偏位;②胞质丰富,呈深蓝色,且常有核旁淡染及空泡。

【质量保证】

（1）要注意不典型的浆细胞与其他细胞的鉴别,如不典型中幼红细胞、小淋巴细胞等。

（2）某些反应性浆细胞增多的骨髓片中,有时可见 3 个或 3 个以上成熟浆细胞围绕巨噬细胞或组织细胞,称为浆细胞岛,应注意与成骨细胞鉴别。

各阶段浆细胞形态特点如表 4-8 所示。

表 4-8 各阶段浆细胞形态特点

鉴别点	原浆细胞	幼浆细胞	浆细胞
胞体直径/μm	15～25	12～16	8～15
胞体形态	圆形或椭圆形	多呈椭圆形	常呈椭圆形
胞核形态	圆形,较大,占细胞直径 2/3 以上,居中或偏位	圆形或椭圆形,占细胞直径 1/2 左右,居中或偏位	圆形或椭圆形,较小,常偏于一侧
核仁	2～5 个,清晰	模糊或无	无
染色质	粗颗粒网状	凝聚、较粗大颗粒	凝聚成块状,呈典型车轮状或龟背状
胞质量	较多	稍多	丰富
胞质颜色	不透明,深蓝色或灰蓝色,有核周淡染区	深蓝色或灰蓝色,有核周淡染区,偶有少许紫红色细颗粒	不透明深蓝色或蓝紫色,偶有少许嗜天青颗粒
胞质颗粒	无	可有	明显

（五）单核细胞系

单核细胞系包括原单核细胞、幼单核细胞、单核细胞和巨噬细胞。基本特点:①胞体较大,可有伪足;②胞核较大,不规则,扭曲,折叠,核染色质疏松,纤细呈网状;③胞质较多,呈灰蓝色,有空泡,充满弥散细小粉尘样紫红色颗粒。

1. 原单核细胞(monoblast) 胞体呈圆形或不规则形,直径 14～25 μm;胞核呈圆形或不规则形,可有折叠或扭曲现象,居中或偏位,核仁 1～3 个,大而清晰;胞质丰富,浅灰蓝色,半透明如毛玻璃样,可有空泡,边缘不整齐,可见伪足状突起,无颗粒。原单核细胞可分为Ⅰ型和Ⅱ型(图 4-23)。

2. 幼单核细胞(promonocyte) 胞体呈圆形或不规则形,可有伪足,直径 15～25 μm;胞核呈圆形或不规则形,有凹陷、切迹,扭曲或折叠;染色质较粗,疏松丝网状,淡紫红色;核仁模糊或消失,胞质量多,呈灰蓝色,边缘可有伪足突起,不透明,可见许多细小、分布均匀的紫红色嗜天青颗粒和空泡。

3. 单核细胞(monocyte) 胞体呈圆形或不规则形,可见伪足,直径 12～20 μm;胞核不规则,呈肾形、马蹄形、笔架形、S 形、分叶形等,并有明显扭曲、折叠;染色质疏松细致,呈淡紫色丝网状,核仁消失;胞质丰富,淡灰蓝色或略带粉红色,半透明如毛玻璃样,边缘不规则,常有伪足样突起,可见细小灰尘样紫红色颗粒(图4-24)。

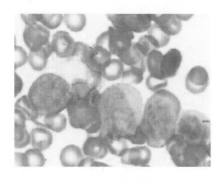

图 4-23 原单核细胞

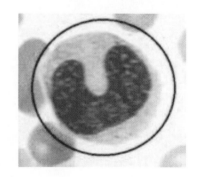

图 4-24 单核细胞

4. 巨噬细胞(macrophage) 单核细胞进入组织内变为巨噬细胞,胞体大小不一,直径 20～80 μm,外形不规则;胞质丰富,偏碱性,呈灰蓝色,内含嗜天青颗粒,多见空泡,含有大量吞噬物,胞核呈不规则形,染色质呈粗糙海绵状,不均匀,可有 1～2 个明显的核仁。

单核细胞各阶段形态观察

【目的】 掌握各阶段单核细胞的形态特点。

【标本】 急性单核细胞白血病(M5a、M5b)的血片或骨髓片。

【观察内容】 单核细胞系的形态特征为:①胞体较大,可有伪足;②胞核较大,不规则,常扭曲、折叠,核染色质疏松;③胞质较多,呈灰蓝色,常有空泡,颗粒细小呈粉尘样。

【质量保证】

(1) 单核细胞的形态变化较大,难以区分,应注意与粒细胞和淋巴细胞的区别。

(2) 一般骨髓片中原单核细胞罕见,可根据不同情况归属,急性单核细胞白血病初诊或复发患者,一般将其归属为原单核细胞,其他应归属为原粒细胞。

各阶段单核细胞形态特点如表 4-9 所示。

表 4-9 各阶段单核细胞形态特点

鉴 别 点	原单核细胞	幼单核细胞	单核细胞
胞体直径/μm	14~25	15~25	12~20
胞体形态	圆形或不规则形,有时有伪足	圆形或不规则形,有时有伪足	圆形或不规则形,有时有伪足
胞核形态	较大,占细胞直径 2/3 以上,常为圆形或不规则形	不规则形或圆形,有切迹	不规则形,呈扭曲、折叠状或肾形、笔架形、马蹄形、S 形等
核仁	1~3 个,大而清晰	有或消失	无
染色质	纤细疏松呈细丝网状	开始聚集呈疏松丝网状	呈疏松条索状或丝网状
胞质量	较多	增多	多
胞质颜色	浅灰蓝色,半透明如毛玻璃样	蓝色或灰蓝色,半透明如毛玻璃样	淡灰蓝色或略带粉红色
胞质颗粒	无	可见细小、粉尘样紫红色嗜天青颗粒	可有细小灰尘样紫红色嗜天青颗粒
空泡	可有	可有	常有

(六)巨核细胞系

巨核细胞系包括原巨核细胞、幼巨核细胞、颗粒型巨核细胞、产血小板型巨核细胞、裸核型巨核细胞及血小板,是骨髓中最大的造血细胞(属于多倍体细胞)。除原巨核细胞外,其他巨核细胞一般具有以下特征:①胞体和胞核巨大、不规则;②核染色质由粗颗粒状淡红色到浓集成块的深紫红色;③胞质由少到多,颜色为深蓝色→淡蓝色→淡红色。成熟巨核细胞(颗粒型巨核细胞和产血小板型巨核细胞)胞质极丰富,并有大量颗粒等。

1. 原巨核细胞(megakaryoblast) 胞体呈圆形、椭圆形或不规则形,较其他原始细胞大,直径 15~30 μm,约占细胞直径的 4/5,胞核常为 1~2 个;染色质呈深紫红色,粗粒状,可见核仁 2~3 个;胞质较少,呈不透明深蓝色,周边深染,无颗粒,边缘常有不规则突起,细胞周边常有少量血小板附着(图 4-25(a))。

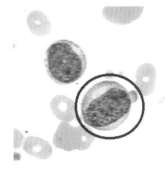 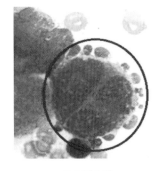

(a) 原巨核细胞   (b) 幼巨核细胞

图 4-25 原、幼巨核细胞

2. 幼巨核细胞(promegakaryocyte) 胞体明显增大,常不规则,直径 30~50 μm;胞核占细胞直径的 1/2~3/4,不规则,有重叠、扭曲,呈肾形或分叶状;核染色质粗糙或呈小块状,排列紧密;核仁模糊或消失;胞质较丰富,深蓝色或蓝色,近核处出现数量不等的嗜天青颗粒,有明显的淡染区,常有伪足状突起,有时细胞周边有少量血小板(图 4-25(b))。

3. 成熟巨核细胞(megakaryocyte)

(1) 颗粒型巨核细胞(granular megakaryocyte):胞体不规则,直径 40~100 μm;胞质明显增多,呈均匀的淡蓝色或淡红色,布满细小的嗜天青颗粒,排列紧密,如云雾状,无血小板形成;胞核较大,不规则,多呈分叶状,互相推挤层叠,染色质更粗密,排列成条索状或团块状;无核仁(图 4-26(a))。

(2) 产血小板型巨核细胞(thromocytogenic megakaryocyte):与颗粒型巨核细胞相似,胞质呈粉红色,胞膜极不完整,常呈撕破状、毛边状,浆内侧及外侧常有三五成堆血小板形成,有的部分脱落(图 4-26(b))。

(3) 裸核型巨核细胞(naked megakaryocyte):产血小板型巨核细胞胞全部脱落后,释放出大量血小板,仅余胞核,称之为裸核(图 4-26(c))。

4. 血小板(platelet) 胞体直径 2~4 μm,呈圆形、椭圆形、逗点状或不规则形,染淡蓝色或淡红色,中心部位有细小紫红色颗粒,无细胞核。涂片上血小板常三五成堆成群出现(图 4-26(d))。

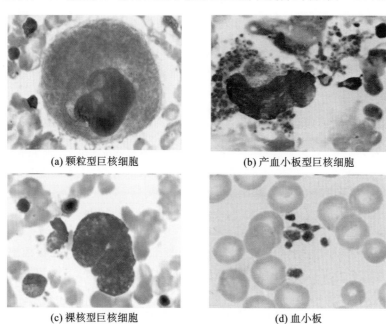

(a) 颗粒型巨核细胞　　　　　　　(b) 产血小板型巨核细胞

(c) 裸核型巨核细胞　　　　　　　(d) 血小板

图 4-26　各阶段巨核细胞及血小板形态

巨核细胞各阶段形态观察

【目的】 掌握各阶段巨核细胞的形态特点。

【标本】 特发性血小板减少性紫癜(ITP)骨髓片、巨核细胞增生的骨髓片。

【观察内容】 巨核细胞系的形态特征为:①胞体和胞核:巨大,不规则。②胞质:颗粒型巨核细胞和产血小板型巨核细胞的胞质极为丰富,并有大量颗粒或血小板。

【质量保证】

(1) 巨核细胞是多倍体细胞,胞体巨大,多位于涂片的边缘,且数量一般较少,故观察巨核细胞应先在低倍镜下观察血膜边缘部分,找到巨核细胞后转油镜确认。

(2) 一般骨髓片中原巨核细胞很少,且与其他二倍体血细胞的大小相似,常很难发现,但它与其他原始细胞较易鉴别,因其有较特殊的形态特点,如常有指状胞质突起、血小板附着、两个或多个胞核等。

(3) 观察骨髓片时要注意观察血小板形态、数量、大小及分布状态。正常情况下血小板成堆分布,在血小板减少或经抗凝制备的骨髓片中,血小板呈散在分布。制片时出现凝固,镜下可见凝块中有聚集的血小板,而血膜其他部位的血小板明显减少或无。

各阶段巨核细胞形态特点如表 4-10 所示。

表 4-10　各阶段巨核细胞形态特点

鉴 别 点	原巨核细胞	幼巨核细胞	颗粒型巨核细胞	产血小板型巨核细胞	裸核型巨核细胞
胞体直径/μm	15～30	30～50	40～100	40～100	—
胞体形态	圆形或椭圆形,边缘多不规则	不规则	不规则	不规则,胞膜极不完整	—
核形	圆形、椭圆形或不规则,约占细胞直径的 4/5	不规则	不规则,可见扭曲、折叠、分叶或花瓣状	不规则或高度分叶,但常重叠	不规则或高度分叶,但常重叠
核仁	2～3 个,不清晰	模糊或无	无	无	无
染色质	粗颗粒状,排列紧密	粗糙、排列紧密	呈团块状或条索状	呈块状或条索状	呈块状或条索状
胞质量	较少	较丰富	极丰富	极丰富	无 或 有少许
胞质颜色	深蓝色或蓝色	深蓝色或蓝色	淡红色或淡蓝色	粉红色	—
胞质颗粒	无	近核处出现数量不等的细小且大小一致的嗜天青颗粒	充满细小、大小一致的嗜天青颗粒	颗粒丰富,并常有血小板形成并释放	—

（七）其他细胞

1. 组织嗜碱细胞（tissue basophilic cell）　组织嗜碱细胞又称为肥大细胞（mast cell）,胞体呈圆形、梭形或多角形,直径 12～20 μm;胞核小,呈圆形或椭圆形,居中或偏位,染色较淡,染色质粗糙模糊,结构不清楚,无核仁;胞质丰富,充满圆形、大小均匀的深紫蓝色或茶褐色嗜碱性颗粒,排列紧密,常遮住胞核,胞质边缘不整齐,呈伪形或放射状突起（图 4-27）。

2. 内皮细胞（endothelial）　胞体极不规则,多呈长尾形、梭形,直径 25～30 μm;胞核呈不规则形、圆形或椭圆形,居中或偏一侧;染色质呈粗颗粒网状,多无核仁;胞质多少不一,呈淡蓝色或灰蓝色,多位于核的两侧,如棉絮状,含有少数嗜天青颗粒（图 4-28）。

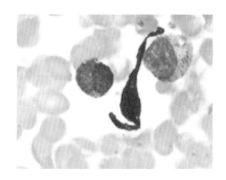

图 4-27　组织嗜碱细胞

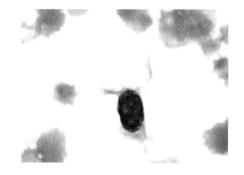

图 4-28　内皮细胞

3. 纤维细胞（fibrocyte）　胞体较大,不规则,多为长尾形或条形;胞核呈圆形或椭圆形,多个或数十个,大小形态相同,长轴直径可达 200 μm 以上;染色质呈细致或粗网状,核仁 1～2 个,不清晰,成熟的纤维细胞无核仁;胞质丰富,常在细胞两端,呈淡蓝色,边界模糊,内含有纤维网状物及红色细小颗粒（图4-29）。

4. 成骨细胞（osteoblast）　胞体较大,直径 20～40 μm,呈长椭圆形或不规则形;胞核呈圆形或椭圆形,常偏于一侧,染色质呈粗网状排列,染色深;有核仁1～3个,蓝色,清晰;胞质丰富,染深蓝色或灰蓝色,可有少量嗜天青颗粒,胞质中央可见一淡染区,胞质边缘模糊呈云雾状(图4-30)。

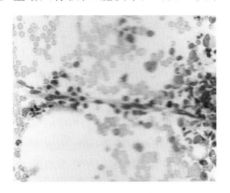

图 4-29　纤维细胞

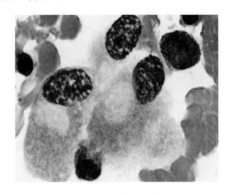

图 4-30　成骨细胞

5. 破骨细胞(osteoclast)　胞体巨大,直径60～100 μm,形态不规则,边缘不整齐;胞核呈圆形或椭圆形,大小较一致,小且较多,3～100个,彼此独立,无核丝相连,随意排列,几乎每个核都有1～2个核仁,核膜清晰;染色质呈粗网状,胞质丰富,染淡蓝色或淡红色,透明,含有大小不均且排列稀疏的紫红色颗粒(图4-31)。

6. 脂肪细胞(fatty cell)　胞体呈圆形、椭圆形或不规则形,直径30～50 μm,胞膜易破裂;胞核较小,呈椭圆形或不规则形,常被挤在一边而呈扁平状;染色质致密,呈粗网状;无核仁;胞质淡紫红色,充满大量大小不等的脂肪空泡,可占细胞的部分,空泡中有丝状物(图4-32)。

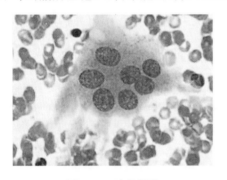

图 4-31　破骨细胞

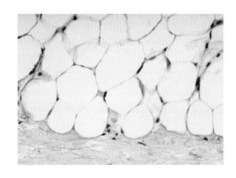

图 4-32　脂肪细胞

7. 吞噬细胞(phagocyte)　吞噬细胞的大小和形态极不一致,依据吞噬物的类型及数量而定;胞核呈圆形、椭圆形或不规则形,常有1个核,有时为双核或多核,常偏位;核染色质较疏松,核仁有或无;胞质多少不一,淡蓝色,常有空泡及数量不等的吞噬物(如色素、颗粒、有核细胞、红细胞、血小板、炭核、细菌等),有时吞噬细胞成堆存在。

8. 涂抹细胞及退化细胞　涂抹细胞可因推片时人为造成,也可是细胞衰老退化所致。涂抹细胞大小不一,通常只有1个核而无胞质,胞核肿胀、结构模糊不清,染成均匀淡紫红色,有时可见核仁,有时呈扫帚状,形如竹篮,故又称为篮细胞,多见于淋巴细胞白血病。核溶解的细胞表现为胞体和胞核肿大,结构不清,胞膜不完整;核固缩细胞表现为核染色质聚集呈团块状,副染色质消失,核固缩呈圆形或核碎裂成数个,而核膜、胞膜完整。

9. 分裂型细胞　血细胞通过有丝分裂进行增殖。其分裂过程可分为:①前期:此时核膜完整,核仁消失,核染色质聚集成染色体。②中期:核膜消失,染色体呈V字形,在赤道板上呈辐射状排列,形成星状或菊花状。③后期:染色体纵裂为二,数目增加1倍,平均分开,移向细胞二极成双星。④末期:胞质中间部位收缩呈哑铃状,或进而腰断为二,其间以细丝相连,染色体逐渐形成两个丝网状结构的核。在一般骨髓细胞形态检查时,分裂型细胞不计数在内,如数量较多,应描述说明。

(陈冬雁)

第二节 骨髓细胞学检查

骨髓细胞学检查是用细胞形态学检查方法来观察骨髓中细胞数量和质量的变化,借以了解骨髓的造血功能,对造血系统疾病的诊断、鉴别诊断和预后监测具有重要的临床价值。骨髓细胞学检查的方法很多,如细胞形态学、细胞免疫学、细胞遗传学等方法。在形态学方面,最简单、最实用的是瑞氏染色普通光学显微镜检查,它是诊断许多疾病(尤其是血液系统疾病)的重要手段之一。除瑞氏染色外,还有众多的组织化学染色,如过氧化物酶染色、苏丹黑 B 染色、铁染色等;除普通光学显微镜外,还有相差显微镜、荧光显微镜、透射电镜及扫描电镜等。除用于诊断造血系统疾病外,也用于病原学检查(细菌培养、寄生虫检查等)、造血干细胞培养和细胞遗传学检查等。

一、概述

(一)适应证和禁忌证

骨髓细胞学检查是诊断血液系统疾病的最重要手段,骨髓检查具有技术性强及对患者造成一定痛苦等特点,故应严格掌握适应证和禁忌证。

1. 适应证 骨髓穿刺的临床应用广泛,当出现下列情况时,应考虑做骨髓检查。

(1)原因不明的外周血细胞数量和形态异常,如一系、二系、三系减少或增多,一系增多伴二系减少,外周血中出现原始及幼稚细胞等。

(2)不明原因的发热,肝、脾、淋巴结肿大等。

(3)不明原因的胸骨压痛、骨质破坏、肾功能异常、黄疸、紫癜、血沉明显增加,以及疑似骨髓转移瘤和异常血红蛋白症等。

(4)血液病定期复查及化疗后的疗效观察。

(5)其他:微生物培养(如伤寒、副伤寒、败血症)、血液寄生虫检查(如疟疾、黑热病)、骨髓活检、骨髓细胞表面抗原测定、造血干/祖细胞培养、血细胞染色体核型分析、电镜检查、骨髓移植、微量残留白血病检测等。

凡遇以上情况之一,都可以做骨髓穿刺,以贫血、出血,或考虑白血病最为常见。

2. 禁忌证 骨髓穿刺的绝对禁忌证少见,遇到下列情况要注意。

(1)严重出血的血友病禁忌做骨髓穿刺。有出血倾向或凝血时间明显延长者不易做骨髓穿刺,但为明确诊断疾病也可做,穿刺后必须局部压迫止血 5～10 min。

(2)晚期妊娠的妇女慎做骨髓穿刺,小儿及不合作者不宜做胸骨穿刺。

(二)临床应用

临床上骨髓常规检查主要用于:①诊断或协助诊断血液系统疾病;②血液系统疾病的疗效观察和预后判断,通过复查可作出骨髓完全缓解、部分缓解、复发等意见。骨髓检查诊断疾病的性质分为明确性诊断、符合性诊断、提示性诊断和排除性诊断等。

1. 明确性诊断 骨髓细胞有明显的特征性改变,并与临床表现一致,即可明确诊断。如巨幼细胞贫血、各种白血病、多发性骨髓瘤、骨髓转移癌、戈谢(Gaucher)病、尼曼-匹克(Nemann-Pick)病、恶性组织细胞病、黑热病、疟疾等。

2. 符合性诊断 骨髓细胞有部分特征性改变,并能解释临床上的症状和体征。如缺铁性贫血、溶血性贫血、再生障碍性贫血、脾功能亢进、特发性血小板减少性紫癜、粒细胞减少症和缺乏症、骨髓增生异常综合征(MDS)、骨髓增生性疾病(如真红细胞增多症、原发性血小板增多症、骨髓纤维化)和放射病等。

3. 提示性诊断 常见于感染和中毒等。

4. 排除性诊断 如不明原因的血小板减少性紫癜,肝、脾、淋巴结肿大,长期低热伴有血液学异常和血片中发现幼稚细胞等。

二、标本采集

临床上骨髓穿刺术一般由临床医生执行,也有的由检验人员操作。

(一)骨髓取材部位

骨髓穿刺部位的选择一般应从以下几个方面考虑:①骨髓腔中红骨髓丰富;②穿刺部位浅表、易定位;③应避开重要脏器。故临床上成人最理想的穿刺部位是髂骨(包括髂前上棘和髂后上棘),其他穿刺部位包括胸骨、棘突、胫骨等,各穿刺部位的特点见表4-11。

表 4-11 常见骨髓穿刺部位的特点

穿刺部位	特 点
髂后上棘	此部位骨质薄,进针容易,骨髓液丰富,被血液稀释的可能性小,故髂后上棘为临床上首选的穿刺部位
髂前上棘	此部位骨质硬、骨髓腔小,故易导致穿刺失败,所以髂前上棘常用于翻身困难、需多部位穿刺等患者
胸骨	虽然胸骨是人体骨髓造血功能最旺盛的部位,但胸骨后面有重要脏器,故临床上不常用;当其他常规部位穿刺取材不佳时,可考虑胸骨穿刺,但必须由操作经验丰富的人员来做
其他部位	小于2岁的患者还可选择胫骨头内侧,其他还包括腰椎棘突穿刺、定位穿刺,定位穿刺临床上常用于骨髓转移癌、浆细胞瘤等

(二)骨髓穿刺方法

1. 穿刺部位的选择 大部分骨髓标本采用穿刺法吸取(骨髓活检标本也多采用穿刺标本)。穿刺部位以髂骨为首选,也可选择胸骨或棘突等处,由于胸骨穿刺有一定的危险性,故首选髂前或髂后上棘。2岁以下小儿主张用胫骨粗隆穿刺。穿刺部位不同,细胞的数量和组成有一定差异,在病变呈局灶性分布的疾病差异更明显,故必要时应多部位取材,以全面了解骨髓的造血情况。

2. 穿刺步骤 骨髓穿刺术临床上主要应用于造血系统疾病诊断、疗效观察等。正确掌握骨髓穿刺技术是骨髓细胞形态学检查的前提与保障。

(1)选择体位:穿刺部位不同其体位也有所不同。如髂后上棘采用侧卧位或俯卧位,髂前上棘和胸骨采用仰卧位。

(2)定位:髂前、髂后上棘的部位较易定位;胸骨穿刺部位穿刺点在第二肋、第三肋间所对应的胸骨;胫骨穿刺部位在膝关节下3 cm处。穿刺位点确定后,标记上"+"字形记号,这样铺孔巾时能将穿刺部位暴露在中央,避免定位错误。

(3)常规消毒:用2%碘酒、75%乙醇溶液,严格按照无菌操作要求进行消毒。消毒后,打开无菌骨髓穿刺包,带上无菌手套,铺上孔巾。

(4)局部麻醉:用2%利多卡因1～2 mL,在皮内注射形成一小皮丘,然后垂直进针,在进针的同时注射麻醉剂,直至骨膜。拔出针头后,局部按摩,使麻醉药充分快速发挥作用。

(5)进骨髓穿刺针:将穿刺针套上针芯后,用左手拇指和示指将穿刺部位皮肤压紧固定,右手持穿刺针垂直进针(穿刺胸骨时针体与胸骨面约成45°),直至骨皮质时阻力增加,再用力后阻力明显下降,若穿刺针固定,说明针已经进入了骨髓腔,成人进针深度为进针达骨皮质后再进入0.5～1.0 cm。各穿刺部位的穿刺方法见表4-12。

表 4-12 各穿刺部位的穿刺方法

穿 刺 部 位	穿 刺 方 法
髂前上棘穿刺术	患者仰卧,取髂前上棘向后1～1.5 cm的一段较宽髂缘为穿刺点,术者用左手拇指及示指分别在髂前上棘内外固定皮肤,右手持穿刺针垂直刺入达骨膜后再进1 cm左右即达骨髓腔。当阻力突然消失,穿刺针固定,说明针已经进入骨髓腔
髂后上棘穿刺术	患者侧卧或俯卧,在第5腰椎水平旁开2～4 cm,髂后上棘一般在臀部上方突出的部位,术者左手拇指及示指分别固定皮肤,针尖进到骨膜后,再进0.5～1.0 cm即可

穿刺部位	穿刺方法
胸骨柄穿刺术	患者仰卧,肩背部用垫枕抬高使头尽量后仰,并转向左侧,以充分暴露胸骨上切迹,术者立于患者头侧,用左手拇指及示指固定第2~3肋间胸骨两侧,在肋间的胸骨中线两侧做一记号,针尖的斜面朝向胸骨骨髓腔,针体与胸骨面约成45°缓慢进针,进针深度为0.5~1.0 cm(进针不易过深,以免损伤脏器)
胫骨穿刺术	患儿仰卧,助手固定下肢,选胫骨结节平面下约1 cm之前内侧面胫骨为穿刺点,术者用左手拇指及食指固定皮肤,在骨面正中部与之成垂直方向刺入

(6)抽吸骨髓液:穿刺针进入髓腔后,取出针芯,接20 mL干燥注射器的针筒,迅速抽吸骨髓液0.2 mL左右(注射器针筒部分可见骨髓液即可),抽吸完毕后取下针筒迅速插回针芯,并将针筒内的骨髓液注射在玻片上。如果抽吸不到骨髓液,应取下针筒,插回针芯,并将穿刺针退或进少许,或改变方向再重新抽吸。如果仍抽不到骨髓液,常需要改变穿刺部位或多部位穿刺。如果要同时做其他检查,应根据各自检查的需要量,再抽吸一定量骨髓液。

(7)制备骨髓片:取玻片上骨髓小粒丰富的骨髓液部分制作骨髓片,骨髓片制备要求与血片制备要求相同(表4-13)。但因骨髓液较血液黏稠,推片略难于血片,推片时角度应小一些,速度应慢一些,避免血膜过厚。另外,由于骨髓液中的纤维蛋白原含量较高,故制作骨髓片时,动作要快,否则易使骨髓液凝固,影响涂片中血小板量及其他细胞形态的观察。涂片一般不用抗凝剂以免影响细胞形态,同时应注意保留片尾和边缘。

表4-13 骨髓片制备要求

要求项目	原因
头体尾分明	由于骨髓液中有较多骨髓小粒,涂片尾部呈锯齿状,头部还应留有2 cm×2.5 cm的空间,为标本存档时贴标签所用。尾部对骨髓检查很重要,因为大的异常细胞常被推至尾部,因此观察尾部有利于发现片中为数不多的异常细胞
两边留有空隙	因为一些胞体大的异常细胞也常分布在血膜的上、下边缘,观察血膜上、下边缘有利于发现异常细胞。因此制备涂片时,要尽量在两边留有空隙
厚薄适中	血膜的厚度与推片和玻片的角度有关,以30°为佳。如两者角度大,推出来的血膜就厚,反之薄。血膜厚的片子,其细胞小,结构不清楚,从而影响结果判断;血膜太薄的片子,因其细胞太少而使工作效率下降
厚薄均匀	血膜是否均匀与推片和玻片的清洁度以及推片用力是否均匀有关,用力不均匀容易出现"搓衣板"现象。用力过大使片子和玻片的摩擦力增加,会导致片中破碎细胞增多
长短适中	血膜长度往往与推片时取的骨髓液量有关。量少,推出来的血膜短,血膜短观察的细胞就少;量多,推出来的血膜长,但太长易导致无尾部现象(即尾部呈线状)

(8)包扎伤口:拔出穿刺针,局部敷以无菌纱布,用胶布固定。如果推片是由自己完成的,应重新更换无菌手套后再完成拔针头等操作。

操作过程中若高度怀疑骨髓取材不成功,应重新取一枚骨髓穿刺针进行穿刺,最好换个部位或旁开第一次穿刺部位少许。因为第一次穿刺针内已有血而且常已凝固,穿刺后的创口已激活凝血系统,此时如果不换部位或穿刺针,就很容易导致穿刺失败或抽到的骨髓液快速凝固,而来不及制备足够数量的涂片。

如果还需做其他检查,应根据各自检查的需要量,再抽取一定量骨髓液。对于初诊患者,有条件的医院应同时做骨髓活检,以弥补骨髓穿刺和活检的缺点。

3. 骨髓穿刺的注意事项

(1)做骨髓穿刺术前要详细询问病史,出血倾向明显者术后局部压迫止血5~10 min。

(2)术前患者应洗澡,并要向患者做好解释工作,以取得配合,消除其恐惧、紧张心理,并嘱咐患者术后3日内勿洗浴。

(3)要规范地填写一张骨髓检查申请单和术前家属谈话记录。初诊患者骨髓穿刺应在治疗前进行,死亡病例一般在0.5 h内进行。

(4)操作过程中要严格遵循无菌操作,严防骨髓感染。穿刺用具应经高压灭菌处理,且要清洁、干燥,抽吸用具连接要紧密,以便抽吸。

(5)骨髓穿刺部位如有炎症或骨畸形则应避开。骨髓穿刺针进入骨质中时,不要摆动、用力过猛,以免损伤邻近组织或折断穿刺针头。

(6)抽吸骨髓液时,量不宜过多,一般以小于0.2 mL为宜,以免导致骨髓液被血液稀释。

(7)穿刺前应考虑到患者是否还需要同时做其他检查(如细胞免疫分型、染色体检查、细胞培养、细菌培养及电镜检查等),以避免不必要的重复穿刺。如果还要做其他检查,应先抽取少许做骨髓片,然后再抽吸其他检查所需要的骨髓液量。

(8)骨髓片一般送检8~10张。临床上怀疑为急性白血病初诊患者应送10张以上骨髓片,因为急性白血病患者除需要做常规形态学检查外,还需要做一系列细胞化学染色。涂片制成后,应在空气中快速摇动或吹干,防止细胞皱缩。

(9)为了更好地配合骨髓检查,初诊患者务必同时送检外周血片3~4张。

(10)标本的标记。申请者应在骨髓片上做好一一对应的标记(最好使用条形码),以免在运送、检查过程中出现标本调换的错误而导致医疗差错的发生。如果另有血片时还要在涂片血膜头部注明"B(blood)"等字样,以便与骨髓片区分。

(11)标本保存及运送。骨髓片上的血膜干后可将玻片重叠放置在一起,血膜未干或油滴多的片子不应叠放在一起。骨髓片应尽量放在盒子中及时送检。如不能及时送检,可将标本存放在有盖盒子中(不要放置冰箱中冷藏,容易有水珠形成,破坏血膜),避免血膜接触水使细胞溶解或被虫食用等,保存时间尽量不要超过1周,以免影响染色效果(会导致偏碱)及某些酶活性的下降。骨髓片必须与骨髓检查申请单同时送到骨髓检查室(如果同时做骨髓活检,活检的标本应送病理科)。

4. 骨髓取材情况的判断 如何判断骨髓穿刺取材情况对临床医生及检验人员来说非常重要,如果不成功,应及时进行重新穿刺,以免耽误疾病诊断和治疗。

1)骨髓取材成功的判断

(1)吸骨髓液时,患者感到有瞬间的酸痛感。

(2)抽出的骨髓液中有较多的黄色小粒(多为骨髓小粒,有的是脂肪),且比外周血黏稠,制备出来的涂片尾部应有较多骨髓小粒,说明骨髓取材肯定是成功的。

(3)显微镜下可见片中有骨髓特有细胞,如有核红细胞、幼粒细胞、巨核细胞、原始细胞、浆细胞、成骨细胞、破骨细胞、脂肪细胞、肥大细胞、纤维细胞、巨噬细胞等。

(4)骨髓片中性杆状核粒细胞与中性分叶核粒细胞比值大于外周血中性杆状核粒细胞与中性分叶核粒细胞比值,骨髓片中有核细胞数大于外周血片中有核细胞数。

2)骨髓取材不成功的判断

骨髓取材不成功是指抽吸过程中抽到了较多或大量的外周血,根据稀释程度可将骨髓分为完全稀释和部分稀释。结合血片细胞分类也有助于正确判断骨髓取材情况。

(1)骨髓完全稀释。抽出的"骨髓液"实际上就是外周血。肉眼观察,其"骨髓液"较稀、无黄色小粒;"骨髓片"尾部无骨髓小粒。对于肉眼观察高度怀疑完全稀释的标本即可进行重抽,如果一时难以判断可先送检。完全稀释涂片中的细胞成分与外周血片完全一样,此类标本通过检查,通常无法得出诊断意见。

(2)骨髓部分稀释。如抽吸骨髓液时混进较多外周血,称为骨髓部分稀释。其特征包括:①骨髓小粒无或少见;②有核细胞减少;③骨髓特有细胞少;④中性分叶核粒细胞和成熟淋巴细胞比值增加。对于部分稀释的标本,应根据稀释程度、病情等决定是否要进行重抽。

肉眼观察、分析骨髓液性状也是判断骨髓取材情况的第一手资料,通过性状分析还可作出疾病初步印象的判断。例如肝、脾及淋巴结无肿大,无胸骨压痛,全血细胞减少的患者,其骨髓液较稀、油滴多,再生障碍性贫血可能性较大;肝、脾及淋巴结无肿大,胸骨明显压痛,出血明显,全血细胞减少,骨髓液黏稠且很快凝固,急性早幼粒细胞白血病可能性较大。

(三) 骨髓质量保证

骨髓穿刺一般由临床医生操作,也可由实验室工作人员完成,其注意事项如下。

(1) 严格无菌,预防感染。严格按操作规程进行穿刺,初诊患者多于治疗前做骨髓穿刺以明确诊断,也可在血液病治疗过程中进行。死亡病例需检查时,应在死亡后半小时内进行。

(2) 动作缓慢,避免稀释。抽吸骨髓液的动作要缓慢,用力过大、过快,易使骨髓液抽吸量过多(>0.2 mL)造成稀释,影响诊断。其吸取量以 $0.1\sim0.2$ mL(即穿刺针嘴见红)为宜,如须做有核细胞计数、细菌培养、造血细胞培养、红斑狼疮细胞检查时,再抽吸 $0.5\sim2.0$ mL 骨髓液,肝素抗凝送检。

(3) 多部位穿刺,以提高疾病诊断的阳性率,如慢性再生障碍性贫血、恶性组织细胞病等。多发性骨髓瘤、转移癌等,宜在 X 线检查发现有病变或有骨压痛的部位穿刺,可提高阳性率。

(四) 干抽

干抽(dry tap)是指非技术原因或穿刺位置不当,多次、多部位穿刺抽不出骨髓液或只抽到少量血液的现象。常见于:①原发性或继发性骨髓纤维化症;②骨髓极度增生,细胞过于密集,如白血病、真性红细胞增多症等;③骨髓增生减少,如再生障碍性贫血;④肿瘤骨髓浸润,包括恶性淋巴瘤、多发性骨髓瘤、骨髓转移癌。当发生干抽时,有时在针头中可有少量骨髓组织,用针心将其推出,可制作一张涂片供检查,一般应更换部位再行穿刺。部分病例(如骨髓纤维化)必须做骨髓活检。

三、骨髓涂片、染色

(一) 涂片、染色方法

骨髓涂片(简称骨髓片)和血涂片(简称血片)基本相同,但因含有骨髓小粒和脂肪,有核细胞多,较血液浓稠,推片时角度要略小,速度要慢,涂片过厚可影响细胞形态观察。

骨髓涂片染色有多种染色方法,目前提倡使用国际标准化委员会(ISCH)推荐的罗曼诺夫斯基(Romanowsky)染色为标准染色法,其主要成分为天青 B 和伊红 Y,并要求天青 B 含量在 80% 以上,由于天青 B 价格高,故该法在各国难以普及。我国多采用由罗氏染色演变过来的瑞特(Wright)染色、瑞特-姬姆萨(Wright-Giemsa)混合染色法等。

(二) 骨髓涂片和染色注意事项

(1) 载玻片要洁净,手指不能触及片面。推片要光滑,且略窄于载玻片。

(2) 推片与载玻片之间以成 30°角为宜,角度越小,推片速度越慢,骨髓涂片越薄。其角度的大小和推片速度以疾病性质而定。

(3) 骨髓液内含有较多的纤维蛋白原,故抽取骨髓液后应立即制备骨髓涂片。选择含骨髓小粒多的标本作涂片效果更佳。

(4) 涂片一般不用抗凝剂。草酸盐抗凝标本的涂片,其细胞核变形、染色质致密、胞质空泡形成,并出现草酸盐结晶。需做细胞计数或其他检查,可用肝素抗凝,但用量不宜过大,否则影响细胞形态。

(5) 涂片时应注意保留片尾和边缘,因体积较大的特殊细胞多在该处。

(6) 涂片制成后,应在空气中快速摇动或风干,防止细胞皱缩变形或因空气潮湿而溶血。不能用火烤,染色冲洗后也不能用火烤。涂片应在新鲜状态下染色,一般不超过 1 周,否则细胞蛋白质变性,使染色偏碱,且形态变异。

(7) 骨髓中有核细胞较多,涂片固定和染色时间较血片稍长,以保证幼稚细胞着色均匀,结构清晰。染色时间的长短与气温、染料的性质、涂片的薄厚及有核细胞数量的多少有关。最好在低倍镜下观察,待染色满意后再冲洗。

(8) 若染色太浅,可于涂片干燥后重染;染色过深或有沉淀物,可干燥后滴加甲醇数滴,稍停后冲洗。

(9) 制备的骨髓涂片宜全部送检,供染色选择、血细胞化学染色或会诊用,送骨髓涂片的同时最好送血涂片。制作涂片后将剩余的骨髓液收集到滤纸上,用福尔马林固定,行塑料包埋技术送病理科,对诊断很有帮助。因骨髓涂片不能掌握骨髓实质构造及细胞密度,而组织切片可真正判断骨髓的增生程度,对了解急性白血病的疗效至关重要。

四、血象和骨髓象检查

(一)血涂片检查

1. 血涂片染色　内容略。

2. 血涂片分类　在染色良好的血涂片体尾交界处分类至少 100 个白细胞,同时注意观察各种细胞(包括红细胞和血小板)的形态,还要观察血涂片的其他部位(包括血膜的边缘和尾部)。血涂片观察的内容如下。

(1)粒细胞:观察中性杆状核粒细胞、分叶核粒细胞,嗜酸性粒细胞和嗜碱性粒细胞的数量及形态(包括胞体、胞核及胞质),注意有无原粒细胞、幼粒细胞,粒细胞分叶过多或过少、双核、巨幼样变,粒细胞毒性改变及棒状小体等。

(2)红细胞:观察红细胞的大小、形态、染色和结构变化,如有无大红细胞、小红细胞、球形红细胞、靶形红细胞、嗜多色性红细胞、有核红细胞、嗜碱性点彩红细胞、卡博环和豪周小体等。

(3)淋巴细胞:观察淋巴细胞数量及形态,注意有无原淋巴细胞、幼淋巴细胞及异型淋巴细胞等。

(4)单核细胞:观察单核细胞数量及形态,注意有无原单核细胞、幼单核细胞和棒状小体等。

(5)血小板:观察血小板数量、大小、形状、染色和分布等,尤其注意有无大血小板、巨大血小板、畸形血小板和巨核细胞等。

(6)浆细胞:观察浆细胞数量及形态,注意有无原浆细胞、幼浆细胞等。

(7)其他:观察有无寄生虫及其他明显异常细胞,例如疟原虫、恶性组织细胞、恶性淋巴瘤细胞、吞噬细胞等。

3. 计算　计算各类各阶段细胞的相对含量,并填入骨髓报告单的血涂片栏中。

4. 血涂片特征描述　一般要描述血涂片中各类细胞的数量、大小、形态、染色及结构有无变化,血小板的分布,有无寄生虫及其他异常细胞等。

(二)血涂片检查意义

不同疾病其血象或骨髓象存在着不同或相同之处。因此,观察血涂片对疾病诊断和鉴别诊断具有非常重要的意义。血象和骨髓象的关系主要有以下五种情况。

1. 骨髓象相似而血象有区别　如缺铁性贫血、溶血性贫血和急性失血的骨髓象相似,均以红细胞系统增生为主,但血象有区别;神经母细胞瘤骨髓转移时,骨髓中神经母细胞呈弥散性增多,与急性粒细胞白血病相似,但前者血象中中性粒细胞增多并伴有核左移,而后者白细胞增多,伴原粒细胞及早幼粒细胞增多。

2. 骨髓象变化不显著而血象有显著异常　如传染性单核细胞增多症,其骨髓中的异型淋巴细胞少见,而血象中异型淋巴细胞常大于 10%。

3. 骨髓象有区别而血象相似　如传染性淋巴细胞增多症和慢性淋巴细胞白血病(简称慢淋)的血象中均以小淋巴细胞增多为主,但前者骨髓象中淋巴细胞稍增多,而后者骨髓象中淋巴细胞明显增多。

4. 骨髓象有显著异常而血象变化不显著　如多发性骨髓瘤、戈谢病、尼曼-匹克病,其骨髓中分别可见到特异性的骨髓瘤细胞、戈谢细胞、尼曼-匹克细胞,但血象中甚少见到。

5. 血象中细胞较骨髓中细胞成熟　血象中的血细胞来源于骨髓,因此白血病时血象中的白血病细胞较骨髓中成熟,较易辨认,故结合血象可辅助判断白血病细胞的类型。

(三)骨髓涂片检查

选择骨髓小粒多、涂片制备良好的骨髓涂片进行瑞特染色,然后选择染色好的涂片在显微镜下进行观察。先用低倍镜(10×)观察全片,再用油镜(100×)观察,以获得全面、正确的实验数据。

1. 低倍镜检查

(1)观察骨髓取材、涂片和染色情况:判断骨髓取材是否良好,涂片、染色是否满意等。选择满意的区域进行有核细胞计数和分类。若取材不好、涂片过厚、染色较差,则影响分类计数的结果,甚至造成误导,应重新取材或另选涂片、染色较好的骨髓片进行检查。

（2）判断骨髓增生程度：低倍镜下选择染色良好、细胞分布均匀部位，根据有核细胞的密度或有核细胞与成熟红细胞的比例反映骨髓的增生程度。对增生减少的标本，应观察全部送检骨髓片，以免漏检有代表性的标本，或将外周血稀释的涂片（无骨髓小粒）误认为增生减少。骨髓增生程度分级没有统一标准，有三级、五级、七级、八级等分类方法，但一般采用五级分类法，即增生极度活跃、增生明显活跃、增生活跃、增生减少及增生极度减少。五级分类法所采用的方法有很多，详见表4-14、图4-33。

表4-14　骨髓增生程度分级及标准

分 级	有核细胞：成熟红细胞	有核细胞均数（高倍镜视野）	临 床 意 义
增生极度活跃	1：1	>100	各种白血病
增生明显活跃	1：10	50～100	各种白血病、增生性贫血
增生活跃	1：20	20～50	正常人、贫血
增生减少	1：50	5～10	造血功能低下、部分稀释
增生极度减少	1：200	<5	再生障碍性贫血、完全稀释

注：一个高倍镜下有核细胞数10～20个是空档，检验者应根据具体情况（如年龄）等进行判断。

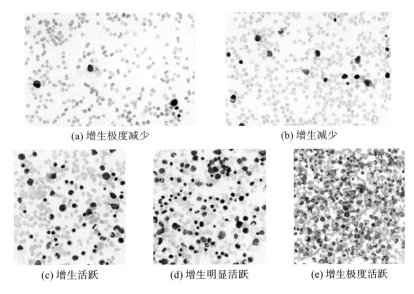

(a) 增生极度减少　　　　(b) 增生减少

(c) 增生活跃　　(d) 增生明显活跃　　(e) 增生极度活跃

图4-33　骨髓增生程度分级

当增生程度介于两级之间时，则将其增生程度向上提一级。例如在增生活跃与增生明显活跃之间时，可判断为增生明显活跃。但临床上这种增生程度的判断在很大程度上靠检查者的经验来估计。骨髓增生程度的判断受骨髓取材好坏的影响很大，一般来说，只有当涂片中存在骨髓小粒时才宜于估计其增生程度，所以在骨髓穿刺时，要养成将多余的穿刺液收集起来制作病理切片的习惯，通过组织切片观察小粒中造血细胞的多少更具有真实性和可靠性。

（3）巨核细胞计数和分类：将骨髓涂片标准化为1.5 cm×3.0 cm(4.5 cm²)，其参考区间为7～35个。由于巨核细胞胞体大、全片数量少（在涂片尾部和边缘较多），故巨核细胞计数一般在低倍镜下进行，用高倍镜或油镜进行巨核细胞的分类。一般骨髓检查报告单上分为不易找到、易找到、增多三级描述。在巨核细胞特别多或疑为特发性血小板减少性紫癜时，应进行全片巨核细胞计数和分类，即在低倍镜下见到巨核细胞时，再用高倍镜或油镜鉴定其发育阶段，有无血小板形成，至少要观察25个巨核细胞。

（4）观察骨髓片边缘和尾部：观察全片有无体积较大或成堆分布的异常细胞（尤其要注意观察涂片的尾部和边缘部位），如骨髓转移瘤细胞、恶性组织细胞、恶性淋巴瘤细胞、戈谢细胞、尼曼-匹克细胞等。这些细胞的发现，对有关疾病的明确诊断具有重要意义。

2. 油镜检查

在低倍镜观察的基础上,选择较满意的骨髓涂片及相应部位,用油镜从涂片中段或体尾交界部位开始,迂回向尾端移动,如有核细胞很多,也可选择涂片、染色更好的部位,观察各系细胞的数量、各阶段的比例和形态结构,计数 200～500 个有核细胞并进行分类。

(1)骨髓有核细胞计数及分类见表 4-15。

表 4-15 骨髓有核细胞计数及分类

计数的部位	应选择厚薄合适且均匀、细胞结构清楚、红细胞呈淡红色、背景干净的部位进行计数,一般在体尾交界处
计数的顺序	按一定顺序(城墙式),以免出现有些视野重复或遗漏计数的现象
计数的细胞	包括除巨核细胞、破碎细胞、分裂象以外的其他有核细胞
计数的数目	一般计数 200 个有核细胞,增生明显活跃以上者最好计数 500 个,对于增生极度减少者可计数 100 个

(2)观察内容:包括粒细胞、红细胞、巨核细胞、淋巴细胞、单核细胞、浆细胞系统及其他细胞,观察各系的增生程度、各阶段细胞的比例及形态特点。细胞形态的观察应全面,包括细胞胞体(如大小、形态)、胞核(如核形、核位置、染色质、核仁大小、核仁数量等)及胞质(如量、颜色、颗粒、空泡等)的形态特点等,对异常细胞的观察更应仔细。

① 粒细胞系:胞体大小(如巨型改变等),胞核形态(如核畸形或分叶过多等)及染色质中,胞质颜色以及是否有空泡、中毒颗粒、各种包涵体、吞噬物等。核质比例以及有无核质发育不平衡。

② 红细胞系:幼红细胞有无巨幼样改变,胞核有无不规则、固缩、碎裂,胞质中是否有嗜碱性点彩红细胞、豪周小体等,有无核质发育不平衡,并观察成熟红细胞的大小、形态、染色、结构等有无异常改变。有无人为造成的红细胞变形。

③ 巨核细胞系:有无小巨核细胞、多分叶核或多个散在小核巨核细胞等,同时应注意血小板的数量、大小、聚集性、形态特征及颗粒变化等。

④ 单核细胞、淋巴细胞、浆细胞等有无形态和数量改变,有无幼稚细胞。

⑤ 非造血细胞,如组织细胞、组织嗜碱细胞、内皮细胞、吞噬细胞等,是否有形态和数量的异常。

⑥ 是否出现特殊的病理细胞,如转移癌细胞、恶性组织细胞、骨髓瘤细胞等。

⑦ 注意有无血液寄生虫,如疟原虫、黑热病小体、弓形体等。

(3)结果计算:

① 计算出各系细胞及各阶段细胞占有核细胞总数的百分比。一般情况下,百分比是指有核细胞(all nucleate cell,ANC)的百分比。在某些白血病中,还要计算出非红系细胞(non erythroid cell,NEC)百分比,NEC 百分比是指去除有核红细胞、淋巴细胞、浆细胞、肥大细胞、巨噬细胞外的有核细胞百分比。

② 计算粒红比值(granulocyte/erythrocyte,G∶E)。所谓粒红比值是指各阶段粒细胞(包括中性粒细胞、嗜酸性粒细胞、嗜碱性粒细胞)百分比总和与各阶段有核红细胞百分比总和之比。这代表粒系细胞和红系细胞的相对数量关系,正常人为(2～4)∶1。如有核细胞增生亢进,G∶E 增大,则为粒系细胞增多;如有核细胞增生低下,G∶E 增大,则为红系细胞减少。

③ 计算各阶段巨核细胞百分比或各阶段巨核细胞的个数。

(四)骨髓细胞学检查报告方式

应用简短的语言,突出重点,采用图文并茂的图文报告方式,填写骨髓细胞形态学检查报告单,分六部分填写,分析步骤见图 4-34。

其主要内容如下。

(1)填写患者姓名、性别、年龄、科室、病区、床号、住院号、上次及本次骨髓涂片号、骨髓穿刺部位、骨髓穿刺时间、临床诊断等。

(2)填写骨髓涂片取材、制备和染色情况:可采用良好、尚可、欠佳三级评价标准。

(3)填写骨髓增生程度、粒红比值及各阶段细胞百分比等。

(4)文字描述:包括骨髓涂片、血涂片及细胞化学染色三部分内容,其中骨髓涂片是报告单中的重要组成部分。要求简明扼要、条理清楚、重点突出。

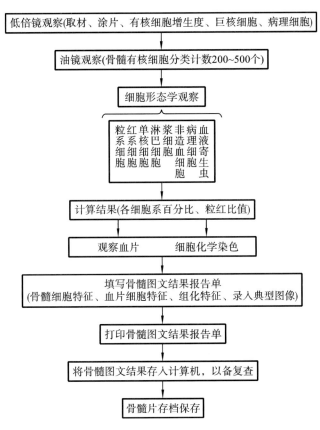

图 4-34 骨髓象分析步骤示意图

① 骨髓涂片特征:主要包括粒细胞、红细胞、巨核细胞、淋巴细胞、浆细胞、单核细胞系统的增生程度,以及各阶段细胞比例及形态特点。一般粒系细胞、红系细胞主要说明其增生情况(总数多少)、成熟情况(各阶段细胞的比例是否大致正常,是否有成熟障碍)和细胞形态有无异常(必要时作扼要描述,对成熟红细胞形态一定要描述)。其他系细胞则只简单提一下,但如有明显异常改变,则应像粒系细胞、红系细胞那样描述。巨核细胞和血小板的数量和形态应从全片来评估,是否见到特殊的病理细胞和寄生虫。

② 血涂片特征:骨髓检查配合血涂片检查,对确定诊断和鉴别诊断是十分必要的。其内容为:分类计数有核细胞(一般要求计数 200 个细胞),注意有无各类幼稚细胞,形态有无异常。注意观察红细胞形态有无异常,有无其他异常细胞出现,观察血小板有无数量、形态、颗粒、聚集性等异常,观察有无血液寄生虫,疑有血液寄生虫感染者,尤应集中注意,仔细查找。

③ 细胞化学染色特征:对每个细胞化学染色结果进行逐项描述,一般包括阳性率、阳性指数或阳性细胞的分布情况,详见第三节。

(5)填写诊断意见及建议:综合骨髓象、血象和细胞化学染色所见,结合临床资料,客观地向临床提出细胞学诊断意见或可供临床参考的意见,一般有以下五种情况,必要时提出做进一步检查及建议。诊断性质见表 4-16。对于诊断已明确的疾病,要与以前骨髓涂片进行比较,得出疾病完全缓解、部分缓解、复发等意见。

表 4-16 骨髓检查诊断意见种类及特点

诊 断 性 质	特 点
肯定性诊断	骨髓呈特异性变化,且临床表现典型者,如白血病、巨幼细胞贫血、多发性骨髓瘤、骨髓转移癌、戈谢病、尼曼-匹克病等
符合性诊断	骨髓呈非特异性改变,但结合临床及其他检查可解释临床者,如溶血性贫血、特发性血小板减少性紫癜、原发性血小板增多症、脾功能亢进等,同时可建议做进一步检查

续表

诊断性质	特 点
排除性诊断	临床上怀疑为某种血液病,但骨髓象不支持或骨髓象大致正常,可考虑排除此病,但应注意也可能是疾病早期,骨髓尚未有明显反应。如临床上怀疑为特发性血小板减少性紫癜的患者,其骨髓中血小板和产板巨核细胞易见,即可作出排除性诊断
疑似性诊断	骨髓象有变化或出现少量异常细胞,临床表现不典型,可能为某种疾病的早期、前期或不典型病例,如难治性贫血等,要结合临床,做进一步检查,并动态观察其变化
提示性诊断	骨髓有较特异性改变,但特异性不强,如缺铁性贫血、再生障碍性贫血、急性白血病亚型等,同时可建议做相应检查
形态学描写	骨髓象有些变化,但提不出上述性质诊断意见,可简述其形态检查的主要特点,并建议动态观察,同时尽可能提出进一步检查的建议

① 肯定性诊断:具有特异性细胞学变化的疾病,其临床表现与细胞学特征都典型,或细胞学变化既特异又非常典型,而无相应的临床表现者,可作肯定性细胞学诊断,如各类白血病。

② 符合性诊断:有特征性细胞学变化但特异性不强的疾病,其临床表现与骨髓象相符,或骨髓象有其部分改变,又可以解释其临床表现时,可提出支持某病的诊断意见,如"符合缺铁性贫血"。有时尚可提示作进一步的补充诊断性试验。

③ 排除性(或阴性)诊断:常见于临床上已初步诊断为某种血液病,但骨髓象不支持或骨髓象大致正常时,可供临床上考虑是否排除此病,如骨髓象无巨幼细胞贫血的改变,又未用过维生素 B_{12}、叶酸治疗者,可排除此病。但应注意,某些血液病的早期,穿刺部位的骨髓尚未有明显的反应。特别是临床症状典型者,应作多次、多部位穿刺,经仔细检查,甚至长期追踪随访观察,才能否定。这种情况一般只能报告"骨髓象大致正常"。

④ 疑似性诊断:骨髓发现少量病理细胞,但临床表现尚不典型,或骨髓象较典型,但临床完全不相符时,则应考虑是否为疾病的早期,可作动态观察,或提示建议作其他辅助性诊断试验,以明确诊断。

⑤ 描述骨髓象特征:若骨髓象有些特征性但并非特异性的改变,对临床诊断不出具体支持或反对意见,也不能用临床表现加以解释者,可直接扼要地描述骨髓象特征,以后再继续观察和随访。

(6)填写报告日期并签名:目前国内骨髓报告单多数采用专用的软件系统,将有诊断意义的典型骨髓细胞图像、血涂片的细胞图像、细胞化学染色图像录入计算机,同时将图文报告单内容存入计算机,最后打印骨骼图文报告单,同时还可打印一幅或多幅彩色细胞图片。骨髓报告单一式两份,其中一份发给患者,另一份存档。骨髓细胞形态检查报告单填写举例见表 4-17。

骨髓象检查注意事项有以下几点。

(1)由于细胞形态学变化多样,不能仅仅根据细胞的某一、两个特点就轻易地作出肯定或否定的判断,而应全面观察细胞形态(包括胞体、胞核、胞质),并应注意与周围细胞进行比较。

(2)同一患者的骨髓涂片,因涂片的制备、染色、观察部位的不同,其显微镜下的细胞形态差别较大。至少观察两张骨髓涂片,如涂片制备偏厚,其细胞变小、胞质量变少、细胞结构不清楚。如染色偏深,其细胞核染色质结构及颗粒偏粗,胞质染色偏深;如染液偏酸或偏碱,其涂片上细胞偏红或偏蓝。

(3)血细胞的发育是一个连续过程,为了便于识别,通常将各系细胞人为地划分为若干个阶段,但实际观察中常会见到一些细胞介于上、下两个阶段之间,一般将它归入下一个阶段。

(4)对于个别介于两个系统之间的细胞,如难以判断,可采用大数归类法(即归入细胞多的细胞系列中)。例如,介于原粒细胞与原淋巴细胞之间的细胞,应归为原粒细胞,因为一般情况原粒细胞较原淋巴细胞易见,但如果是急性淋巴细胞白血病的患者,应归为原淋巴细胞。

(5)急性白血病时,各系统原始细胞虽各有特征,但有时极为相似,很难鉴别,此时应注意观察伴随出现的幼稚细胞、成熟细胞,与其比较,推测原始细胞的归属。也可观察血涂片中细胞的形态特点,如能结合细胞化学染色更容易鉴别。

表 4-17 骨髓细胞形态检查报告单

姓名:×× 性别:男 年龄:33 科别:血液科 病区:×× 病号:×× 住院号:×××

门诊号:×× 采取部位:右髂后上棘 采取日期:×年×月×日 采取者:××× 临床诊断:××

细胞名称		血涂片	骨髓涂片		
		%	平均	±标准	%
粒细胞系	原粒细胞		0.64	0.35	
	早幼粒细胞		1.31	0.74	1.0
	中性粒细胞 中幼		6.11	1.67	5.0
	中性粒细胞 晚幼		8.7	1.72	7.0
	中性粒细胞 杆状核	6.0	23.2	3.00	16.0
	中性粒细胞 分叶核	57.0	9.07	1.96	12.0
	嗜酸性粒细胞 中幼		0.26	0.22	
	嗜酸性粒细胞 晚幼		0.47	0.30	
	嗜酸性粒细胞 杆状核		1.25	0.71	1.0
	嗜酸性粒细胞 分叶核	2.0	0.94	0.81	
	嗜碱性粒细胞 中幼		0.02	0.04	
	嗜碱性粒细胞 晚幼		0.05	0.07	
	嗜碱性粒细胞 杆状核		0.09	0.10	
	嗜碱性粒细胞 分叶核		0.04	0.06	
红细胞系	原红细胞		0.48	0.36	2.0
	早幼红细胞		0.73	0.41	6.0
	中幼红细胞		7.23	1.88	16.0
	晚幼红细胞		11.77	2.49	14.0
	早巨红细胞				
	中巨红细胞				
	晚巨红细胞				
淋巴细胞系	原淋巴细胞		0.03	0.07	
	幼淋巴细胞		0.34	0.35	
	淋巴细胞	32	22.71	5.87	19.0
单核细胞系	原单核细胞		0.02	0.05	
	幼单核细胞		0.22	0.26	
	单核细胞	3.0	2.87	1.09	1.0
浆细胞系	原浆细胞		0.01	0.02	
	幼浆细胞		0.09	0.13	
	浆细胞		0.66	0.37	
组织细胞	单核样组织细胞		0.16	0.20	
	淋巴样组织细胞				
	浆细胞样组织细胞				
	组织嗜酸细胞				
	组织嗜碱细胞				
	吞噬性组织细胞				
其他细胞	成骨细胞				
	破骨细胞				
	网状细胞				
	不明细胞				
	分裂细胞				
	退化细胞				

巨核细胞计数:30个/全片

巨核细胞系		
原巨核细胞:		
幼巨核细胞:		
颗粒型巨核细胞:10个		
有血小板形成型巨核细胞:17个		
裸核型:3个		
变性型:		

骨髓涂片有核细胞 计数:500个	血涂片有核细胞 计数:100个

粒细胞系:红细胞系=
1.15:1(参考值:(2~4):1)

化学染色		
碱性磷酸酶:	氯酸染色:	
酯酶染色:	NaF抑制:	
细胞内铁:Ⅰ型 1%		
细胞外铁:阴性		
糖原染原:		
过氧化物酶:		

周围血象数据

红细胞:$2.10\times10^{12}/L$	白细胞:$5\times10^{9}/L$
血小板:$140\times10^{9}/L$	血红蛋白:70 g/L

1. 骨髓涂片特征

①取材满意,涂片及染色良好。②骨髓有核细胞增生明显活跃,粒细胞系占42%,红细胞系占38%,粒细胞系:红细胞系=1.15:1。③红细胞系明显增生占38%,以中幼红细胞增生为主,晚幼红细胞亦见增多,幼红细胞大多胞体较小,有的边缘不整齐,胞质嗜碱色调明显,晚幼红细胞其胞质仍有一定的嗜多色性,核小而致密。成熟红细胞约半数大小不均,中心染色过淡,易见嗜多色性红细胞。④粒细胞占42%,各阶段比例及形态染色大致正常。⑤淋巴细胞及单核细胞系等大致正常。⑥巨核细胞30个/片,血小板不少。⑦未见寄生虫及特殊细胞。

2. 血涂片特征

①涂片及染色良好。②白细胞分类结果大致正常。③红细胞大小不均,可见中心染色过浅,嗜多色性红细胞,未见有核红细胞。④血小板不少,形态大致正常。⑤未见寄生虫。

3. 铁染色特征

细胞内铁Ⅰ型1%,细胞外铁阴性。

意见建议:根据骨髓象、血象、组化特征,结合临床资料,符合缺铁性贫血诊断。

检验医师: 审核医生:

回报日期: 年 月 日

（6）有时见到难以识别的细胞,可参考涂片上其他细胞后作出判断,如仍不能确定可归入"分类不明"细胞,但不宜过多,若有一定数量,则应通过细胞化学染色、集体阅片或会诊等方法进行识别。

（7）骨髓涂片中血小板数减少也可以是人为造成的。血小板数量正常的患者,其骨髓涂片出现凝固现象,则显微镜下呈条索状,其间有一些有核细胞和大量聚集的血小板,而其他部位血小板明显减少或消失。涂片中血小板数量减少者,要排除标本凝固的可能性。

（五）标本保存与资料存档

细胞形态学检查主要用于观察骨髓、血液以及淋巴结涂片或印片细胞数量和质量的变化,借以了解造血功能。对疾病的诊断、疗效观察、预后判断及理论研究等都具有重要意义。血细胞各种染色是在观察形态的基础上进一步对细胞化学成分、血细胞各种生化成分及代谢产物作定性、定位和定量的观察,临床上常用以协助诊断,鉴别诊断血液病和其他疾病。为此,骨髓标本（含血涂片）须完整登记,并长期保存。故骨髓标本的保存和存档是一项非常重要的工作,必须认真做好。

（1）登记:骨髓涂片要立即登记编号,编号可以按年度连续编号。登记项目必须完整,除骨髓涂片编号、检验日期、检验者外,还应有患者姓名、性别、年龄、病历号、床号、骨髓采集部位及时间、次数、临床诊断及形态学诊断意见。当今计算机非常普及,骨髓图文报告单已广泛应用于临床,便于将图文记录输入计算机,长期保存及随时调用。

（2）保存:涂片要立即用乙醚乙醇混合液（4∶1）将骨髓涂片、血涂片及细胞化学染色的涂片固定,贴上标签,装入特制的袋中,按年度顺序放置、保存。如遇特殊情况,最迟不能超过 24 h,以防细胞皱缩、变性、从玻片上脱落。加镜油后的标本,务必用二甲苯将镜油洗脱干净,不得遗留油迹,否则易于褪色或弄脏。编号归档时,玻片之间应有一定间隙,最好以薄纸袋装好涂片。

（3）骨髓申请单、骨髓图文报告单也应妥善保存,按年度以登记编号为序,输入电脑存档,以供复查、总结、研究及教学使用,标本存档至少 5 年。

（4）投寄会诊的涂片标本,应妥善包装,防止损坏。

（5）外借标本应及时追回。

骨髓细胞形态学检查的流程见图 4-35。复查的患者一般不需要做细胞化学染色,是否同时送检血涂片,可根据具体情况确定。

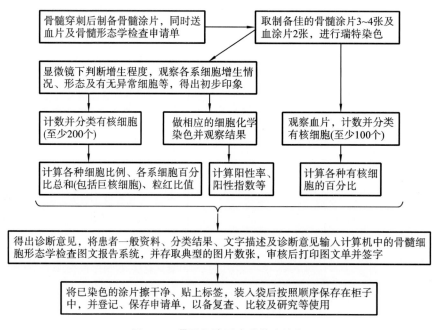

图 4-35　骨髓细胞形态学检查流程

（六）骨髓象检查质量保证

（1）检验者的个人临床诊断水平是骨髓象检查质量保证的关键,检验者应有较丰富的临床工作经验,熟悉临床和病案。

（2）检验者的个人熟练操作技术是保证质量不可缺少的必要条件。骨髓的取材、涂片、染色对检验结果可靠性影响很大，操作者必须熟练地掌握这些基本功。正确认识细胞形态是骨髓象检查的前提，各类细胞的形态特征变化幅度很大，检查者必须反复实践，积累经验；检查骨髓象一定要按上述步骤进行全面的观察，如首先将涂片放在油镜下分类计数，不仅细胞可能难以识别，而且难免得出错误的结果。检验者需经较长时间的锻炼才能熟练地掌握，如果其中任何一项掌握不好，不要勉强地进行检查，更不能勉强地作结论。

（3）利用单克隆抗体进行血细胞分类，是保证质量的必要手段。1985年由Milsieim等开发出了单克隆抗体的制作技术，人的白细胞随着不同的分化期会产生各种各样的抗原，由此制造出多种单克隆抗体。随着细胞分化的阶段不同，血细胞的细胞膜上会产生特异性的抗原，因此对细胞表面标志物的测定，在白血病的诊断上得到广泛的应用。如涂片上出现大量原始细胞（急性白血病），因各细胞系的原始细胞虽有特征，但相互之间仍较为相似，特别是有形态异常时更难以鉴别，应利用单克隆抗体进行血细胞分类。流式细胞技术是这个领域应用最成熟的技术，对于造血组织内血细胞的免疫表型监测、正常造血前体细胞分化程度的确定，以及造血系统恶性肿瘤特征的识别均具有重要意义，使形态学不易辨认的细胞得以正确区分。可用流式技术使用荧光标记的单克隆抗体标记细胞表面标志来判断细胞发育的阶段和特征，以明确诊断。

五、正常骨髓象

由于骨髓标本采集的部位、方法和采集量的不同，再加上检验人员掌握各种细胞的程度及细胞划分标准的不同及被检者的个体差异，因此，正常成人骨髓各种细胞的参考值范围变动较大，目前全国尚无统一的参考值，可参考表4-18。正常骨髓象应具备以下四个条件。

（1）有核细胞增生活跃。

（2）各系、各阶段细胞所占有核细胞的比例大致在正常参考范围内。

（3）各系、各阶段细胞形态上无明显异常。

（4）无特殊病理细胞及血液寄生虫。

表 4-18 正常成人骨髓象特点

骨髓增生程度	增 生 活 跃
粒红比值	（2～4）∶1
粒细胞系	占40%～60%，其中原粒细胞<2%，早幼粒细胞<5%，中性中幼粒细胞约8%，中性晚幼粒细胞约10%，中性杆状核粒细胞约20%，中性分叶核粒细胞约12%，嗜酸性粒细胞<5%，嗜碱性粒细胞<1%
红细胞系	占20%～25%，以中、晚幼红细胞为主（各占10%），原红细胞<1%，早幼红细胞<5%
淋巴细胞系	占20%～25%，均为淋巴细胞，原淋巴细胞罕见，幼淋巴细胞偶见
单核细胞系	<4%，均为单核细胞，原单核细胞罕见，幼单核细胞偶见
浆细胞系	<2%，均为浆细胞，原浆细胞罕见，幼浆细胞偶见
巨核细胞系	在1.5 cm×3 cm的骨髓涂片上，可见巨核细胞7～35个，其中原巨核细胞不见或偶见，幼巨核细胞占0～5%，颗粒型巨核细胞占10%～27%，产血小板型巨核细胞占44%～60%，裸核型巨核细胞占8%～30%。血小板较易见，呈成堆存在
其他细胞	如组织细胞、成骨细胞、吞噬细胞等偶见，分裂象细胞少见，不见寄生虫和异常细胞
细胞形态	红细胞、血小板及各种有核细胞形态正常

归纳起来，正常成人骨髓象一般具有下列特征。

1. 骨髓有核细胞　骨髓有核细胞增生活跃，粒红比值为（2～4）∶1。

2. 粒细胞系　粒细胞系在骨髓全部有核细胞中占最大比例，约1/2(40%～60%)，其中原粒细胞小于2%，早幼粒细胞小于5%，以下各阶段依次增多，但分叶核少于杆状核。嗜碱性粒细胞小于1%，嗜酸性粒细胞一般小于5%，各阶段细胞形态无异常。

3. 红细胞系 幼红细胞在全部有核细胞中占 1/5 左右(20％～25％),其中原红细胞一般小于 1％;早幼红细胞小于 3％;中、晚幼红细胞各约占 10％。幼红细胞和成熟红细胞无形态异常。

4. 巨核细胞系 通常在一张骨髓涂片(1.5 cm×3 cm)上,可见巨核细胞 7～35 个,主要是颗粒型和产血小板型巨核细胞。血小板散在或成簇,无异常和巨大血小板。

5. 淋巴细胞系 淋巴细胞系占 1/5 左右(20％～25％),小儿偏高,可达到 40％,主要是成熟淋巴细胞。

6. 单核细胞及其他细胞 单核细胞不超过 4％,浆细胞不超过 2％,通常都是成熟阶段。其他细胞如组织细胞、组织嗜碱细胞、巨噬细胞等可少量存在。无其他异常细胞及寄生虫。

六、骨髓象分析

造血系统等疾病也会导致血液中细胞的数量、形态、功能等发生变化,因此血象与骨髓象密切相关。临床上做骨髓细胞学检查时,应同时送检外周血涂片(尤其是初诊患者)。

(一)骨髓有核细胞增生程度

骨髓有核细胞增生程度包括增生极度活跃、增生明显活跃、增生活跃、增生减少和增生极度减少。由于增生程度分级是一种较粗的估算方法,受多种因素(如取材情况、年龄、观察部位、骨髓涂片厚薄等)的影响,所以判断其意义时要考虑到各方面因素的影响。

1. 增生极度活跃 反映骨髓造血功能亢进,常见于各种急性白血病、慢性粒细胞白血病、淋巴瘤白血病等。

2. 增生明显活跃 反映骨髓造血功能旺盛,常见于缺铁性贫血、巨幼细胞贫血、溶血性贫血、失血性贫血、特发性血小板减少性紫癜、骨髓增生异常综合征、慢性淋巴细胞白血病、慢性中幼粒细胞白血病、真性红细胞增多症、原发性血小板增多症、类白血病反应、化疗后恢复期等。

3. 增生活跃 反映骨髓造血功能基本正常,常见于正常骨髓象、传染性单核细胞增多症、不典型再生障碍性贫血、多发性骨髓瘤、骨髓部分稀释、骨髓造血功能较差的贫血等。

4. 增生减少 反映骨髓造血功能降低,常见于再生障碍性贫血、阵发性睡眠性血红蛋白尿、骨髓增生低下、低增生性白血病、骨髓部分稀释、化疗后等。

5. 增生极度减少 反映骨髓造血功能衰竭,常见于再生障碍性贫血、骨髓稀释、化疗后等。

(二)粒红比值改变

1. 粒红比值增加 由粒细胞增多或有核红细胞减少所致。常见于各种粒细胞白血病、类白血病反应、纯红细胞性再生障碍性贫血等。

2. 粒红比值正常 由粒细胞和有核红细胞比例正常或两系细胞同时增加或减少所致。常见于正常人骨髓、多发性骨髓瘤、再生障碍性贫血、传染性单核细胞增多症、特发性血小板减少性紫癜、原发性血小板增多症、骨髓纤维化等。

3. 粒红比值降低 由粒细胞减少或有核红细胞增多所致。常见于粒细胞缺乏症、缺铁性贫血、巨幼细胞贫血、铁粒幼细胞贫血、溶血性贫血、红白血病、红血病、真性红细胞增多症、急性失血性贫血等。

(三)粒细胞系的细胞数量改变

1. 粒细胞增多

(1)以原粒细胞增多为主:见于急性粒细胞白血病(原粒细胞≥30％)、慢性粒细胞白血病急变期(原粒细胞≥20％)、急性粒单核细胞白血病。

(2)以早幼粒细胞增多为主:见于急性早幼粒细胞白血病(颗粒增多的早幼粒细胞≥30％)粒细胞缺乏症恢复期、早幼粒细胞型类白血病反应。

(3)以中性中幼粒细胞增多为主:见于急性粒细胞白血病 M2b 型(以前曾称亚急性粒细胞白血病)、慢性粒细胞白血病、粒细胞型类白血病反应。

(4)以中性晚幼粒、杆状核粒细胞增多为主:见于慢性粒细胞白血病、粒细胞型类白血病反应、药物中毒(汞中毒、洋地黄中毒)、严重烧伤、急性失血、大手术后等。

（5）嗜酸性粒细胞增多：见于变态反应性疾病，即过敏性疾病、寄生虫感染、嗜酸性粒细胞白血病、慢性粒细胞白血病（包括慢性期、加速期和急变期）、恶性淋巴瘤、高嗜酸性粒细胞综合征、家族性粒细胞增多症、某些皮肤疾病等。

（6）嗜碱性粒细胞增多：见于慢性粒细胞白血病（包括慢性期、加速期和急变期）、嗜碱性粒细胞白血病、放射线照射反应等。

2. 粒细胞减少 见于粒细胞缺乏症、再生障碍性贫血、急性造血停滞等。

（四）红细胞系的细胞数量改变

1. 有核红细胞增多

（1）以原红细胞和早幼红细胞增多为主：见于急性红血病、急性红白血病。

（2）以中幼红细胞和晚幼红细胞增多为主：见于溶血性贫血、缺铁性贫血、巨幼细胞贫血、急性失血性贫血、特发性血小板减少性紫癜（急性期）、真性红细胞增多症、铅中毒、红白血病等。

（3）巨幼红细胞或巨幼样变幼红细胞增多：见于巨幼细胞贫血、急性红血病、急性红白血病、骨髓增生异常、白血病化疗后、铁粒幼细胞贫血等。

（4）铁粒幼红细胞增多：见于铁粒幼细胞贫血、骨髓增生异常综合征。

2. 有核红细胞减少 见于纯红细胞再生障碍性贫血、急性粒细胞白血病未分化型、急性单核细胞白血病未分化型、慢性粒细胞白血病、化疗后等。

（五）巨核细胞系的细胞数量改变

1. 巨核细胞增多 见于骨髓增殖性疾病（包括真性红细胞增多症、慢性粒细胞白血病、原发性血小板增多症、骨髓纤维化早期）、急性巨核细胞白血病、全髓白血病、特发性血小板减少性紫癜、Evans 综合征、脾功能亢进、急性大出血、急性血管内溶血等。

2. 巨核细胞减少 见于再生障碍性贫血、急性白血病、慢性中幼粒细胞白血病、化疗后。

（六）单核细胞系的细胞数量改变

1. 以原单核细胞及幼单核细胞增多为主 见于急性单核细胞白血病（原单核细胞及幼单核细胞≥30%）、慢性粒细胞白血病急变、急性粒单核细胞白血病。

2. 以成熟单核细胞增多为主 见于慢性单核细胞白血病、慢性粒单核细胞白血病、单核细胞型类白血病反应、慢性粒细胞白血病、某些感染等。

（七）淋巴细胞系的细胞数量改变

1. 以原淋巴细胞及幼淋巴细胞增多为主 见于急性淋巴细胞白血病、慢性粒细胞白血病急淋变、淋巴瘤白血病、慢性淋巴细胞白血病急性变等。

2. 以成熟淋巴细胞增多为主 见于慢性淋巴细胞白血病、淋巴瘤白血病、再生障碍性贫血、淋巴细胞型类白血病反应、传染性淋巴细胞增多症、传染性单核细胞增多症、某些其他病毒感染、巨球蛋白血症、淀粉样变等。

（八）其他血细胞数量改变

1. 浆细胞增多 见于多发性骨髓瘤、浆细胞白血病、再生障碍性贫血、过敏性疾病、结缔组织病、恶性淋巴瘤、急性单核细胞白血病、肝硬化、巨球蛋白血症、寄生虫感染、粒细胞缺乏症、慢性细菌性感染等。

2. 组织细胞增多 见于恶性组织细胞病、感染性疾病、恶性贫血、真性红细胞增多症、多发性骨髓瘤、特发性血小板减少性紫癜等。

第三节 血细胞检验应用评价

细胞形态学是在显微镜检查的基础上建立并随着细胞染色法的改进而逐步完善起来的。从广义上讲，细胞形态学检验是指应用细胞化学、细胞同位素标记、细胞培养和相差、荧光、电子显微镜下显示血（骨髓)细胞更为精细的形态和结构。从狭义上讲,血细胞形态学检验是指应用光学显微镜辨认瑞氏染色后的外周血和骨髓涂片的细胞形态,方法虽较为古老,但在血液病的诊断、治疗及科研方面,仍是不可缺少的方法之一,是对血液学检验工作者的基本要求。

血液疾病是常需借助于实验室检查而确诊的疾病,因而血液学是一门实验性极强的学科之一,有必要对血细胞检验的临床应用进行评价。

一、结果的可靠性

血细胞形态学检验结果的可靠性取决于三个方面:①血液学检验人员临床操作技能(染色方法、实验条件的稳定性);②标本与试剂的质量;③血液学检验人员的临床诊断水平。

血液和骨髓液的制片、染色,受很多因素影响,条件不易固定,因此同一细胞在不同涂片上形态结构往往不完全相同。因为不同的涂片其厚薄、细胞多少及展开的程度、染色的深浅、偏酸或偏碱(与染色时间的长短、染色液的新旧、缓冲液的加入量以及玻片的清洁程度等有关)都很难控制得完全一致。染色方法及试剂质量是检验结果可靠的先决条件,不同染色方法对病态血细胞的敏感性、特异性不同。在自备染色试剂的实验室,必须考虑所用试剂的厂家、品牌、批号、纯级、保存过程中是否受潮以及是否需要现用现配等。目前,各种检验试剂盒大量推出,和以往必须自备全部染色试剂相比,似乎提高了实验条件的稳定性,但一定要注意详细阅读说明书,注意试剂的质量、用法、保存和标准品等。

受检者的自然情况及血液学诊断人员的临床工作水平对细胞形态学检验结果亦有重要影响。患者的年龄、性别、环境因素及服用药物等可引起血细胞数量和形态的变化。血细胞形态学检查工作需不断积累经验,同时又需不断扩大有关的临床知识和实践,才能获得准确的结果。

二、实验方法评价

普通光镜和电镜下的血细胞形态学、细胞化学、细胞培养及染色体检查技术对血液病的诊断具有不可替代的作用,并作为监测抗贫血、抗代谢药物的临床应用及判断或估计疗效和预后的重要指标,此外对造血系统的理论研究和临床实践也有肯定的作用和价值。正常细胞动力学及白血病细胞动力学的研究对于血液病的发病机制、药物筛选等方面有着重要的促进作用。血液病诊断中的骨髓检验,传统上均以取骨髓穿刺液涂片进行细胞形态学的观察与分析为主要依据,涂片确能提供优良的各系血细胞的形态结构,细胞与组织水平的骨髓细胞形态学和组织病理学改变相结合的诊断模式,仍然是血液病诊断的主要手段,也是更复杂诊断技术探索的重要起点,但仅凭细胞形态学检查诊断的局限性也是显而易见的。

(1)单用光镜下形态学观察和细胞化学方法认识细胞有一定的局限性,有时对疾病的诊断和分型会有很大出入,少数病例难以准确分型,有些疾病的形态学变化无明显特征,如急性微分化型白血病,急性混合型白血病及尚处于早期的急粒、急单、急淋白血病的原始细胞等。随着分子生物学的技术发展,单克隆抗体(单抗)技术的应用,白血病的免疫分型已用于临床,对于造血组织内血细胞的免疫表型检测、正常造血前体细胞分化程度的确定,以及造血系统恶性肿瘤特征的识别均具有重要意义,使形态学不易辨认的细胞得以正确区分。可用流式细胞技术使用荧光标记的单克隆抗体标记细胞表面标志来判断细胞发育的阶段和特征,以明确诊断。

(2)穿刺细胞失去组织结构,对某些疾病(如骨髓纤维化、某些不典型的再生障碍性贫血)的诊断必须结合骨髓活检或病理切片。

(3)各实验室所用的试剂、方法、技术不尽相同,又缺乏检测方法的标准化和严格的质量控制,结果受主观因素影响较大,给实验结果的分析和判断及临床的诊断、鉴别诊断带来一定困难。

(4)虽然血细胞形态学的检查有其相对独立性,不了解临床的人也能作形态学诊断,但不注意研究患者的病史,不参考临床资料也可能得出错误的结论(如某些抗贫血药物可在数小时内使骨髓象改变)。

对于疑难病例应根据临床表现、组织病理学观察、细胞化学染色、细胞遗传学检查、流式细胞术分析相互结合,才能得出正确的诊断结论。

(魏桂芬)

第四节 血细胞化学染色

一、概述

血细胞化学染色是根据化学反应的原理，应用涂片染色的方法，观察细胞的化学成分（如铁、酶类、脂类、糖类、蛋白质、核酸等）及其变化的重要方法，也可用作血细胞类型的鉴别，以及对某些血液病的诊断和鉴别诊断、疗效观察、发病机制的研究等。血细胞化学染色的基本要求是能原位显示细胞的化学成分，保持细胞原有形态和结构的完整，并且反应产物具有一定的稳定性。

不同细胞化学染色步骤不尽相同，但基本步骤为固定、显示和复染。

（一）固定

固定的目的是保持细胞结构及化学成分不变。根据染色成分的不同，选择合适的固定液，使细胞内的蛋白质、酶类、糖等变成不溶性物质。固定的方法有物理法和化学法：物理法包括干燥和火焰固定；化学法包括蒸气固定和液体固定，常用甲醛、乙醇、甲醇、丙酮等化学试剂，是临床上常用的固定方法。

1. 蒸气固定 常用40%甲醛蒸气固定。在封闭的玻璃器皿中加入40%甲醛，将涂片血膜朝下，固定5～10 min，用于酯酶染色、苏丹黑B染色。

2. 液体固定 将涂片浸在甲醛、乙醇、甲醇、丙酮等固定液中，也可将两种或两种以上固定液混合，如10%甲醛甲醇液、甲醛丙酮液等。

（二）显示

通过不同的化学反应，形成稳定的有色沉淀，显示出被检测的化学物质。常用的化学反应有以下几种。

1. 偶氮偶联法 含萘酚的底物在相应酶的作用下释放出萘酚，后者与重氮盐（如坚牢紫酱GBC、坚牢蓝B、六偶氮付品红等）结合，偶氮偶联形成有色沉淀，如中性粒细胞碱性磷酸酶染色、特异性酯酶染色、非特异性酯酶染色、酸性磷酸酶染色等。

2. 联苯胺法 粒细胞和单核细胞中的过氧化物酶（主要是髓过氧化物酶），能分解过氧化氢释放出新生态氧，使无色的联苯胺氧化形成有色沉淀，如过氧化物酶染色。

3. 普鲁士蓝反应 细胞内、外的铁与酸性亚铁氰化钾作用，形成亚铁氰化铁蓝色沉淀，如铁染色。

4. 雪夫反应 过碘酸氧化细胞糖类中的乙二醇基形成乙二醛基，醛基与雪夫试剂作用，使无色品红形成红色沉淀物，如过碘酸-雪夫反应。

5. 金属沉淀法 某些金属化合物有颜色，形成沉淀后可以显示相应的物质，如钙-钴法中性粒细胞碱性磷酸酶染色。

（三）复染

复染的目的在于使各种细胞能显示出来以便于观察。选择复染液的颜色应与有色沉淀的颜色有明显的对比度，既能使细胞结构显示，又能清楚地看出细胞化学染色结果。对细胞核着色效果较好的有中性红、甲基绿、苏木精、核固红、沙黄等，使细胞质着色较好的有伊红、刚果红、光绿等。

复染后应首先用显微镜观察染色是否成功，然后观察相应细胞的染色情况，用阳性率、积分或阳性分布情况报告结果。

二、常用细胞化学染色

血细胞化学染色方法很多，各实验室也有差别，下面介绍几种常用的细胞化学染色方法。

（一）铁染色

【目的】 掌握骨髓铁染色的原理、方法、注意事项及临床意义。

【原理】

骨髓小粒中的含铁血黄素和幼红细胞内的铁蛋白聚合物与酸性亚铁氰化钾溶液发生普鲁士蓝反应，生成蓝色亚铁氰化铁沉淀，定位于含铁的部位。化学反应过程为：

$$4Fe^{3+}+3K_4[Fe(CN_6)]\xrightarrow{酸性}Fe_4[Fe(CN_6)]_3+12K^+$$

【器材与试剂】

1. 器材 骨髓片、染色缸、水浴箱、显微镜等。

2. 试剂

（1）酸性亚铁氰化钾溶液：临用前取 5 mL 200 g/L 亚铁氰化钾溶液置于试管中，缓慢滴加 1 mL 浓盐酸，边滴边摇匀，至出现白色沉淀，再滴加 200 g/L 亚铁氰化钾溶液至沉淀消失为止，滤纸过滤后备用。

（2）2 g/L 核固红-硫酸铝溶液（核固红染液）：取硫酸铝 2 g 溶于 100 mL 蒸馏水中，再加入核固红 0.2 g。置于 37 ℃ 水浴中 1 h 并随时振荡使其溶解，过滤后备用。

【操作】

（1）干燥涂片用甲醇固定 10 min，待干。

（2）涂片上滴满酸性亚铁氰化钾溶液，37 ℃ 染色 30 min。

（3）蒸馏水冲洗后用核固红染液复染 10～15 min。

（4）流水冲洗，待干，镜检。

【结果观察】

1. 细胞外铁 用低倍镜观察涂片，特别是涂片尾部和髓粒附近，注意蓝色颗粒的存在，可分（一）、（＋）、（＋＋）、（＋＋＋）、（＋＋＋＋）五级标准，如图 4-36 所示。

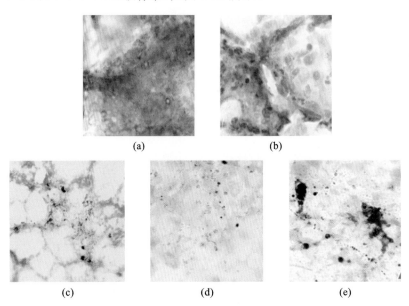

(a) (b)

(c) (d) (e)

图 4-36 骨髓细胞外铁染色

注：(a)无颗粒，为（一）；(b)有少数铁颗粒或偶见铁小珠，为（＋）；

(c)有较多的铁颗粒和铁小珠，为（＋＋）；(d)有很多的铁颗粒、铁小珠和少数铁小块，为（＋＋＋）；

(e)有极多的铁颗粒、铁小珠，有很多的铁小块，密集成堆，为（＋＋＋＋）。

2. 细胞内铁 幼红细胞核呈鲜红色，胞质呈淡黄红色，铁粒呈蓝绿色。用油镜计数 100 个中、晚幼红细胞，记录胞质中含有蓝色铁粒细胞的百分比。根据细胞内铁颗粒的数目、大小、染色深浅和颗粒分布情况，将铁粒幼细胞分为四型。

Ⅰ型：幼红细胞内含小铁颗粒 1～2 个。

Ⅱ型：幼红细胞内含小铁颗粒 3～5 个。

Ⅲ型：幼红细胞内含小铁颗粒 6～10 个，或 1～4 个大铁颗粒。

Ⅳ型：幼红细胞内含小铁颗粒 11 个以上，或 5 个以上大铁颗粒。

3. 环形铁粒幼细胞 含铁颗粒 6 个以上,其中 2/3 以上绕核分布且围绕核周 1/2 以上区域,见图 4-37。

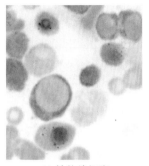
(a) 铁粒幼细胞

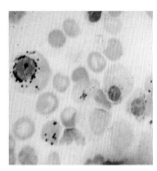
(b) 环形铁粒幼细胞

图 4-37 骨髓细胞内铁染色

【参考区间】

(1) 细胞外铁:正常见少数铁颗粒和铁小珠(+~++),约 1/3 人为+,约 2/3 人为++。

(2) 细胞内铁:铁粒幼红细胞阳性率为 19%~44%,平均为 21.4%,以 Ⅰ 型为主,少数为 Ⅱ 型,无 Ⅲ 型、Ⅳ 型。

【质量保证】

(1) 玻片须经去铁处理:将新玻片用清洁液浸泡 24 h,取出后反复水洗,浸入 95% 乙醇中 24 h,晾干,再浸泡于 5% 盐酸中 24 h,用蒸馏水反复冲洗,取出烤干后备用。

(2) 骨髓取材要满意,骨髓涂片一定要有骨髓小粒。

(3) 酸性亚铁氰化钾溶液须新鲜配制。

(4) 计算细胞内铁时仅计数中、晚幼红细胞,其他阶段细胞不计数在内。

(5) 应注意骨髓铁与污染铁的鉴别,前者见于骨髓小粒、幼红细胞或巨噬细胞内,后者往往浮在骨髓小粒之上或散在细胞之外。

【临床意义】 铁染色是观察各种贫血患者体内铁的多少和骨髓利用情况,也是指导铁剂治疗的一个灵敏而可靠的指标。

1. 缺铁性贫血 细胞外铁消失,铁粒幼红细胞减少。

2. 铁粒幼细胞贫血 细胞外铁显著增高,出现较多环形铁粒幼细胞,占幼红细胞的 15% 以上。

3. 骨髓增生异常综合征 伴环形铁粒幼红细胞增多的难治性贫血,其环形铁粒幼红细胞数量大于 15%,细胞外铁也常增加。

4. 非缺铁性贫血 溶血性贫血、巨幼细胞贫血、再生障碍性贫血、多次输血后和白血病等,细胞外铁和细胞内铁正常或增加;感染、肝硬化、慢性肾炎、尿毒症、血色病等,细胞外铁明显增加,而铁粒幼红细胞可减少。

(二) 过氧化物酶染色

【目的】 掌握血细胞过氧化物酶染色的原理、方法、注意事项及临床意义。

四甲基联苯胺法

【原理】 细胞质内的过氧化物酶(peroxidase,POX)能将底物(H_2O_2)分解产生出新生态氧,将无色的四甲基联苯胺(tetramethylbenzidine,TMB)氧化为联苯胺蓝,后者与加入的亚硝基铁氰化钠结合,可形成稳定的蓝色颗粒,定位于细胞质酶所在的部位。

【器材与试剂】

1. 器材 新鲜骨髓片或血片、染色缸、显微镜等。

2. 试剂

(1) 0.1% 四甲基联苯胺(TMB)乙醇溶液:0.1 g TMB 溶于 100 mL 88% 乙醇溶液中,置于棕色瓶内,

4 ℃保存。

（2）亚硝基铁氰化钠饱和溶液（360 g/L）：在少量蒸馏水中加入亚硝基铁氰化钠晶体，搅拌至不再溶解为止，置于棕色瓶内，4 ℃保存。

（3）1％过氧化氢溶液（新鲜配制）：取 30％过氧化氢 1 mL，加入蒸馏水 29 mL。

（4）稀过氧化氢溶液（新鲜配制）：取 1％过氧化氢 1 滴，加 10 mL 蒸馏水稀释。

（5）瑞氏染液。

【操作】

（1）干燥新鲜骨髓片或血片用铅笔标记。

（2）取 0.1％ TMB 乙醇溶液 1 mL，加亚硝基铁氰化钠饱和溶液 10 μL，溶液呈淡棕黄色。

（3）在已标记的涂片上，加 0.1％ TMB-亚硝基铁氰化钠饱和溶液的混合试剂 0.5 mL，放置 1 min，再加稀过氧化氢溶液 0.7 mL，吹匀，染色 6 min。

（4）直接用流水冲洗，待干，再用瑞氏染液复染 15～20 min。

（5）用流水冲洗后待干，用油镜镜检。

【质量保证】

（1）涂片要新鲜制作，厚薄要适宜。

（2）配制 TMB 乙醇溶液时 85％～88％的乙醇中效果较好，勿用 90％～95％乙醇，否则细胞表面蛋白质很快凝固，妨碍试剂向细胞内渗入而导致染色效果差。

（3）染液量要足，防止挥发干燥。

（4）H_2O_2 需新鲜配制，其浓度与加入量不能随意更改。涂片中粒细胞看不见颗粒，红细胞呈棕色或者绿色，即表示 H_2O_2 过浓。若 H_2O_2 加于玻片上无气泡，则表示无效。

（5）染色液 pH 值应为 5.5，若 pH<5.0 会出现假阳性结果。

（6）试剂应放入冰箱保存，以防止光线照射而失效。

【结果观察】

（1）用油镜观察，胞质内出现蓝色或蓝黑色颗粒为阳性反应。

（2）阳性程度判断。

阴性：无颗粒。

弱阳性：颗粒小，分布稀疏。

阳性：颗粒稍粗，分布较密集。

强阳性：颗粒粗大，密布于整个胞质。

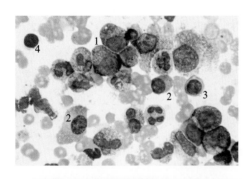

图 4-38 正常血细胞的 POX 染色

注：1—粒细胞系细胞呈阳性反应；2—浆细胞呈阴性反应；3—幼红细胞呈阴性反应；4—淋巴细胞呈阴性反应。

（3）正常血细胞染色结果见图 4-38。

过氧化物酶主要存在于粒细胞系，细胞越成熟，其反应越强。原单核细胞呈阴性反应，幼单核细胞和成熟单核细胞呈弱阳性反应。淋巴细胞系、巨核细胞系、红细胞系各阶段细胞均呈阴性反应。

【临床意义】

（1）过氧化物酶染色主要用于鉴别急性白血病类型：急性粒细胞白血病时，原粒细胞可呈阳性反应，阳性颗粒一般较多，较粗大，常呈局限性分布；急性淋巴细胞白血病时，原淋巴细胞和幼淋巴细胞均呈阴性反应；急性单核细胞白血病时，原单核细胞呈阴性反应，有时少数可呈弱阳性反应，但阳性颗粒少而细小，常弥散分布（图 4-39）。

（2）成熟中性粒细胞过氧化物酶活性的变化。

① 活性增高：可见于再生障碍性贫血、感染（特别是化脓菌感染）、急性淋巴细胞白血病和慢性淋巴细胞白血病。

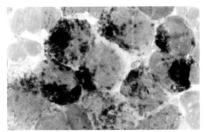 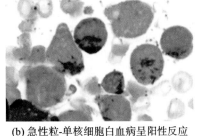

(a) 急性早幼粒细胞白血病呈强阳性反应　　　(b) 急性粒-单核细胞白血病呈阳性反应

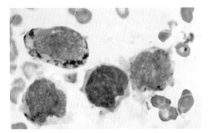 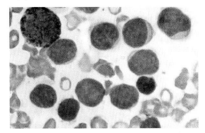

(c) 急性单核细胞白血病呈阴性或弱阳性反应　　(d) 急性淋巴细胞白血病呈阴性反应

图 4-39　急性白血病的 POX 染色

② 活性降低:可见于急性粒细胞白血病、慢性粒细胞白血病、急性单核细胞白血病、骨髓增生异常综合征、放射病及退化性中性粒细胞。

改良 Pereira 染色法

【原理】　细胞质中的 POX 分解 H_2O_2 释放出新生态氧,使碘化钾氧化生成碘,后者与染液中的煌焦油蓝作用形成蓝绿色沉淀定位于酶活性所在部位。

【结果观察】

(1)用油镜观察,阳性产物为蓝绿色颗粒,分布在细胞质内或覆盖在细胞核上。阳性程度判断同四甲基联苯胺法。

(2)正常血细胞染色结果:同四甲基联苯胺法。

【临床意义】　同四甲基联苯胺法。

(三) 苏丹黑 B 染色

【原理】　苏丹黑 B(Sudan black B,SB)是一种能溶解于脂肪中的色素染料,可使细胞内的中性脂肪、磷脂和类固醇呈棕黑色或深黑色颗粒着色而显示出来。

【器材与试剂】

1. 器材　新鲜骨髓片或血片、染色缸、显微镜等。

2. 试剂

(1)苏丹黑 B 储存液:称取苏丹黑 B 300 mg 溶于 100 mL 无水乙醇中,振摇使其溶解。

(2)缓冲液:称取酚 16 g 溶于 30 mL 无水乙醇后,加入 3 g/L 磷酸氢二钠溶液 100 mL 中。

(3)苏丹黑 B 染色液:量取苏丹黑 B 储存液 60 mL 和缓冲液 40 mL 混合即可。

(4)70%乙醇。

(5)瑞氏染液。

【操作】

(1)新鲜涂片用甲醛蒸气固定 10 min。

(2)取出涂片放置在流通的空气中 10~15 min。

(3)置于染色液中染色 60 min。

(4)用 70%乙醇脱色,流水冲洗。

(5)用瑞氏染液复染 20~30 min。

【质量保证】

(1) 复染选用瑞氏染色有利于与骨髓染色标本对比观察,也可选用甲基绿或中性红复染。

(2) 为了避免染料沉着,可在染色时将染液放于平皿内,两端放置小竹签,血膜向下进行架空染色。

(3) 已经固定的旧标本作 SB 染色,其阳性程度比 POX 染色效果明显。

【结果观察】

(1) 用油镜观察,阳性产物为棕黑色或深黑色颗粒,定位于胞质中。阳性程度判断同四甲基联苯胺法。

(2) 正常血细胞染色结果。

① 粒细胞系:原粒细胞一般为阴性反应,有的可出现少量阳性颗粒,早幼粒细胞及以下各阶段细胞呈阳性,并随着细胞的成熟阳性反应逐渐增强,颗粒增多;中性粒细胞的颗粒较细小均匀;嗜酸性粒细胞阳性颗粒粗大,着色偏棕色,颗粒中心着色浅而边缘着色深;嗜碱性粒细胞呈阴性或阳性反应,阳性颗粒大小不一。

② 单核细胞系:原单核细胞一般为阴性反应,幼单核细胞和单核细胞呈弱阳性反应,颗粒细小弥散分布。

③ 其他细胞:淋巴细胞、幼红细胞、巨核细胞和血小板均呈阴性反应,网状细胞、巨噬细胞可呈弱阳性反应。

【临床意义】 本染色主要用于急性白血病类型鉴别,基本同过氧化物酶染色。但 POX 染色的特异性高,染色需要涂片新鲜;而 SB 染色的敏感性高,可用陈旧的涂片进行染色。

神经磷脂及脑苷脂 SB 染色呈阳性,有助于对类脂质沉积病的诊断。

(四) 过碘酸-雪夫反应

【目的】 掌握过碘酸-雪夫反应的原理、方法、注意事项及临床意义。

【原理】 过碘酸-雪夫反应(periodic acid Schiff reaction, PAS 反应)曾称糖原染色,原理为过碘酸将细胞内含有乙二醇基的糖类氧化产生双醛基,后者与雪夫染液(Schiff 染液)中的无色品红结合,形成紫红色染料,沉着于含有多糖类的细胞中。

【器材与试剂】

1. 器材 骨髓片、染色缸、水浴箱、显微镜等。

2. 试剂

(1) 10 g/L 高碘酸溶液:1 g $HIO_4 \cdot 2H_2O$,加蒸馏水至 100 mL,溶解后保存于 4 ℃冰箱中备用。

(2) 雪夫染液:取 1 g 碱性品红溶于 200 mL 煮沸的蒸馏水中。摇荡 5 min,冷却至 60 ℃左右,过滤,并向滤液中加入 1 mol/L 盐酸 20 mL,混匀。冷却至 25 ℃时,加 2 g 偏重亚硫酸钠(或钾)($Na_2S_2O_5$)。将此液置于带塞的棕色玻璃瓶中,放暗处 24 h。加 1 g 活性炭,摇动 1 min,滤纸过滤。保存于 4 ℃冰箱中。

(3) 偏重亚硫酸钠溶液:每次用前新鲜配制。

100 g/L 偏重亚硫酸钠溶液	6 mL
1 mol/L 盐酸	5 mL
蒸馏水	100 mL

(4) 20 g/L 甲绿:甲绿 2 g,加蒸馏水至 100 mL 溶解。

(5) 淀粉酶:嚼石蜡以刺激分泌唾液,收集唾液后离心取上清液,内含淀粉酶,或将麦芽糖淀粉酶 0.1~1.0 g 溶于 0.02 mol/L 磷酸盐缓冲液(pH=6.0)100 mL 中。

【操作】

(1) 新鲜干燥涂片用 95% 乙醇固定 10 min,蒸馏水冲洗,待干。

(2) 加入 10 g/L 高碘酸溶液氧化 15~20 min,蒸馏水冲洗,待干。

(3) 置于雪夫染液中于 37 ℃或室温下染色 30~60 min。

(4) 用偏重亚硫酸钠溶液冲洗 3 次后,再用自来水冲洗 2~3 min,待干。

(5) 20 g/L 甲绿复染 10~20 min。

(6) 水洗,待干,镜检。

【质量保证】

(1) 所用染色缸及器具应十分清洁、干燥。

(2) 雪夫染液应避光保存,试剂无色,变红则失效。

(3) 10 g/L 高碘酸溶液质量要保证,变黄则不能用。氧化时间要准确,否则将导致假阳性或假阴性。

(4) 染色时间和温度应相对恒定,一般以 37 ℃染色 30 min 为宜。

(5) 固定试剂不同,染色效果不同。目前较常用的有 95% 乙醇、纯甲醇及甲醛蒸气,其中乙醇固定后糖原颗粒明显,各成熟粒细胞的反应有较明显的颜色差异,易于判断阳性反应的程度,且唾液消化后的对照标本没有假阳性,故通常选用乙醇为固定剂。

(6) 碱性品红试剂对染色的影响。不同品牌的碱性品红染色效果不一,碱性品红的质量是试验成败的关键因素之一。

(7) 染色后标本应及早观察和记录,因标本保存 8 天后,将逐渐褪色,保存时间延长,褪色更为明显。

【结果观察】

(1) 阳性反应为胞质中出现弥散状、颗粒状或块状红色,阴性反应为胞质无色,胞核染成绿色。

(2) 阳性程度判断标准。

① 中性粒细胞的分级标准:

(-)胞质无色;

(+)胞质呈淡红色,有极少量颗粒;

(++)胞质呈红色,厚而不透明,或有少量颗粒;

(+++)胞质呈深红色,颗粒较紧密,但尚有空隙;

(++++)胞质呈深紫红色,颗粒紧密,无空隙。

② 淋巴细胞的分级标准:

(-)胞质无色;

(+)胞质呈弥散淡红色或有少量颗粒(<10 个);

(++)胞质呈弥散较深红色,或有较多细颗粒(≥10 个);

(+++)胞质内有较粗颗粒或少量小块状红色物质;

(++++)胞质内有较多粗颗粒并有大块红色物质。

③ 幼红细胞的分级标准:

(-)胞质无色;

(+)胞质内有少量分散细小颗粒或浅红色弥散物质;

(++)胞质内有 1~2 个浓的颗粒环或胞质呈弥散红色;

(+++)胞质内有较粗红色颗粒,直至出现小块红色物质;

(++++)胞质内有粗大红色块或有粗大致密的紫红色颗粒。

④ 巨核细胞的分级标准:

(-)胞质内无红色颗粒,如弥散性着色,此为其他多糖类物质;

(+)少量糖原包涵体,常定位于核膜附近;

(++)中等量糖原包涵体,定位于核膜处或分散在胞质中,约占胞质的 1/3;

(+++)大量糖原包涵体分散在胞质中,约占胞质的 1/2;

(++++)糖原包涵体充满整个胞质。

(3) 正常血细胞糖原染色结果,见图 4-40。

① 粒细胞系:分化差的原粒细胞呈阴性,分化好的原粒细胞至中性分叶核粒细胞均呈阳性,并随着细胞的成熟逐渐增强;嗜酸性粒细胞中颗粒之间的胞质呈红色;嗜碱性粒细胞中的嗜碱性颗粒呈阳性。

② 红细胞系:有核红细胞及红细胞均呈阴性。

③ 单核细胞系:分化差的原单核细胞呈阴性,其他为阳性,颗粒细小,常位于胞质边缘。

④ 淋巴细胞系:大多数呈阴性,少数呈阳性,阳性反应物质为粗颗粒或块状。

⑤ 巨核细胞系:巨核细胞和血小板呈阳性,阳性反应的程度随细胞的发育成熟而增强,成熟巨核细胞

多呈强阳性,阳性反应物质呈颗粒状或块状。

　　⑥ 其他细胞:浆细胞一般呈阴性,少数呈阳性。巨噬细胞可为阳性,两者阳性反应物质均呈细颗粒状。

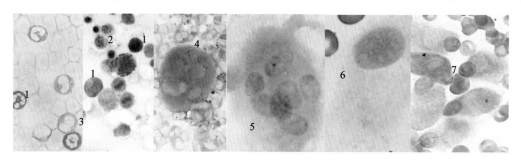

图 4-40　正常血细胞糖原染色

注:1—成熟粒细胞呈强阳性反应,2—正常幼红细胞呈阴性反应,3—单核细胞呈弱阳性反应,4—巨核细胞呈
强阳性反应,5—破骨细胞呈阴性反应,6—网状细胞呈阴性反应,7—成骨细胞呈阴性反应。

【临床意义】　本法主要用于造血系统疾病的鉴别,见图 4-41。

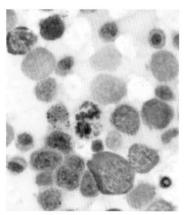

(a) 红白血病幼红细胞呈阳性反应

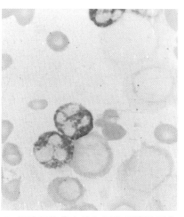

(b) 巨幼细胞贫血幼红细胞呈阴性反应

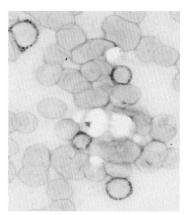

(c) 慢性淋巴细胞白血病淋巴细胞呈阳性反应

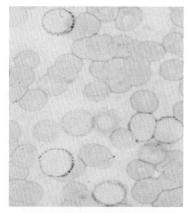

(d) 急性淋巴细胞白血病淋巴细胞呈阳性
反应,幼红细胞呈阴性反应

图 4-41　血液病的糖原染色

　　1. 红细胞系统疾病　正常人、再生障碍性贫血、巨幼细胞贫血的幼红细胞均呈阴性反应;溶血性贫血及慢性白血病的幼红细胞,偶有弱阳性反应。红白血病、缺铁性贫血、地中海贫血的幼红细胞呈阳性反应。

　　2. 白细胞系统疾病　急性粒细胞白血病的原粒细胞及早幼粒细胞的糖原一般呈阳性反应,但早幼粒细胞胞质内多呈弥漫性着色颗粒;急性淋巴细胞白血病有 1/5～1/2 呈阳性反应,并可见红色粗大颗粒,形成环状。淋巴肉瘤细胞白血病及慢性淋巴细胞白血病、巨核细胞白血病的原巨核细胞、幼巨核细胞,特别是小巨核细胞的糖原呈强阳性反应,弥漫于胞质内。

　　3. 其他细胞　戈谢细胞呈强阳性,尼曼-匹克细胞呈阴性或弱阳性,故 PAS 染色有助于两者的鉴别;

Reed-Sternberg(RS)细胞呈阴性或弱阳性;骨髓转移性腺癌细胞呈强阳性。

（五）酯酶染色

氯乙酸 AS-D 萘酚酯酶染色

【原理】 氯乙酸 AS-D 萘酚酯酶(naphthol AS-D chloroacetate esterase,AS-D NCE)几乎只出现在粒细胞中,特异性高,故又称特异性酯酶(specific esterase,SE)、粒细胞酯酶。此酶能将基质液中的氯乙酸 AS-D 萘酚水解,产生萘酚 AS-D,进而与重氮盐 GBC 偶联,形成不溶性红色沉淀,定位于细胞质内。

【器材与试剂】

1. 器材 骨髓片、染色缸、水温箱、显微镜等。

2. 试剂

(1) 10%甲醛-甲醇固定液:取 10 mL 甲醛与 90 mL 甲醇混合,置于带盖染色缸中室温保存。

(2) Veronal-醋酸缓冲液。

甲液:取 1.94 g 醋酸钠(含 3 个结晶水)、2.94 g 巴比妥钠,溶于 100 mL 蒸馏水中。

乙液:取盐酸(1.190 g/mL)0.85 mL 加蒸馏水至 100 mL。

取甲液 50 mL、乙液 45 mL,再加蒸馏水 135 mL,用 1 mol/L 盐酸调 pH 值至 7.5～7.6。

(3) 作用液:

氯乙酸 AS-D 萘酚	10 mg
丙酮	0.5 mL
蒸馏水	5 mL
Veronal-醋酸缓冲液	5 mL
坚牢紫酱 GBC	10 mg

溶解、过滤后立即染色,一次用完。

(4) 1 g/L 苏木素复染液。

【操作】

(1) 固定:新鲜干燥涂片在固定液中固定 0.5～1 min,或用甲醛蒸气熏蒸 5～10 min,水洗,待干。

(2) 放入作用液中,37 ℃作用 30 min,水洗。

(3) 1 g/L 苏木素复染液复染 5 min,水洗,待干,镜检。

【质量保证】

(1) 冬季室温低,萘酚和坚牢紫酱 GBC 盐不易溶解,可放于 37 ℃水温箱中促溶。

(2) 配制作用液时可先将萘酚在丙酮中溶解后再加其他液体。

(3) 氯乙酸 AS-D 萘酚酯酶最适宜的反应 pH 值为 7.0～7.6,且此酶不被氟化钠抑制。

(4) 底物配制后可能出现混浊,但不影响染色效果。

(5) 涂片染色后不能长期保存。

(6) 重氮盐可选用新品红、坚固蓝等。

【结果观察】 阳性反应为红宝石色颗粒,定位于胞质中。

1. 粒细胞系 分化好的原粒细胞可见弱阳性反应,早幼粒细胞和中幼粒细胞出现强阳性反应,中性分叶核粒细胞酶活性反而减弱,嗜酸性粒细胞为阴性,嗜碱性粒细胞一般为阴性,偶可呈弱阳性,见图 4-42。

2. 其他细胞 单核细胞呈阴性反应,个别呈弱阳性;巨核细胞、血小板、淋巴细胞和红细胞系均呈阴性;肥大细胞呈强阳性。

【临床意义】 本染色法主要用于急性白血病细胞类型的鉴别,见图 4-43。

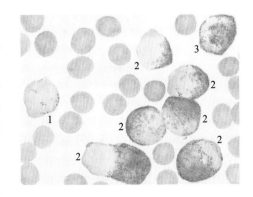

图 4-42　粒细胞系特异性酯酶染色(沙黄复染)

注:1—原粒细胞呈弱阳性;2—幼粒细胞呈强阳性;
3—中性杆状核粒细胞呈强阳性。

1. **急性粒细胞白血病** 原粒细胞呈阳性或阴性,故结果阴性也不能完全排除急性粒细胞白血病。

2. **急性早幼粒细胞白血病** 早幼粒细胞呈强阳性。

3. **急性单核细胞白血病** 原单核细胞及幼单核细胞几乎呈阴性。

4. **急性粒-单核细胞白血病** 原粒细胞及早幼粒细胞呈阳性,原单核细胞及幼单核细胞呈阴性。

5. **急性淋巴细胞白血病和急性巨核细胞白血病** 白血病细胞均呈阴性。

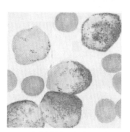 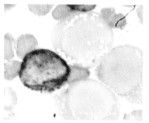

(a)急性粒细胞白血病　　　　(b)急性单核细胞白血病

图 4-43　白血病的特异性酯酶染色

α-醋酸萘酚酯酶染色

【目的】　掌握 α-醋酸萘酚酯酶染色的原理、方法、注意事项及临床意义。

【原理】　细胞中的 α-醋酸萘酚酯酶(alpha-naphthol acetate esterase,α-NAE)存在于单核细胞、粒细胞和淋巴细胞中,是一种中性非特异性酯酶,能将 α-醋酸萘酚水解,产生 α-萘酚,后者再与重氮盐(如坚牢蓝 B)偶联,生成不溶性的有色沉淀,定位于酶活性处。

【器材与试剂】

1. **器材**　骨髓片、染色缸、水浴箱、显微镜等。

2. **试剂**

(1) 0.067 mol/L 磷酸缓冲液。

甲液:2.388 g $Na_2HPO_4 \cdot 12H_2O$ 加蒸馏水至 100 mL。

乙液:0.908 g KH_2PO_4 加蒸馏水至 100 mL。

取甲液 87 mL,乙液 13 mL 混合,调 pH 值至 7.6。

(2) 作用液:0.067 mol/L 磷酸缓冲液 50 mL,加 10 g/L α-醋酸萘酚(用 50%丙酮为溶剂)1.0 mL,充分振荡,直至最初产生的混浊物大部分消失为止,加重氮盐(坚牢蓝 B 等)50 mg,振荡,过滤后立即使用。

(3) 10 g/L 甲绿水溶液。

【操作】

(1) 将新鲜干燥涂片置于 10%甲醛生理盐水中 5 min 或甲醛蒸气固定 5~10 min,流水冲洗 5 min,待干。

(2) 放入作用液中,37 ℃作用 1 h,水洗。

(3) 用 10 g/L 甲绿水溶液复染 5~15 min,充分水洗,待干,镜检。

(4) 氟化钠抑制试验:1 mL 作用液中加入 1.5 mg 氟化钠,其余按本染色法进行,染色步骤同上。

【质量保证】

(1) 标本必须新鲜,应于取材后 2 天内染色。

(2) 重氮盐的选择以坚牢蓝 B、坚牢蓝 R 及坚牢黑 B 的染色效果为好。

(3) 染色时间与温度应相对恒定。

【结果观察】

(1) 胞质中有灰黑色或棕黑色弥散性或颗粒状沉淀为阳性。

(2) 正常血细胞染色反应,见图 4-44。

① 单核细胞系:NAE 主要存在于单核细胞系,从原单核细胞到成熟单核细胞逐渐增强,且这种阳性反应能被氟化钠抑制。所谓氟化钠抑制是指在工作液中加入氟化钠后细胞染色由阳性转阴或阳性程度

减弱。

抑制率计算公式为：

$$抑制率(\%)=\frac{抑制前阳性率或阳性积分-抑制后阳性率或阳性积分}{抑制前阳性率或阳性积分}\times100\%$$

抑制率大于 50% 时为抑制。

② 粒细胞系：各阶段粒细胞多呈阴性，少数呈弱阳性，阳性反应不被氟化钠抑制。

③ 淋巴细胞系：各阶段淋巴细胞多呈阴性，少数呈点状弱阳性，阳性不被氟化钠抑制。

④ 其他细胞：巨核细胞和血小板呈阳性，阳性反应不能被氟化钠抑制；少数有核红细胞呈弱阳性，阳性反应不能被氟化钠抑制；浆细胞呈阴性。

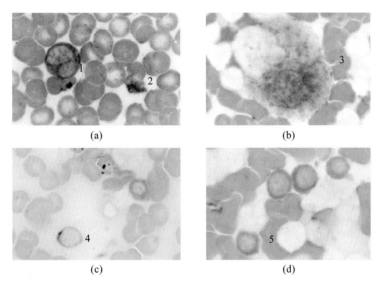

(a)　　　　　　　　　　　(b)

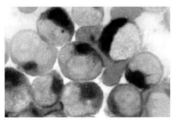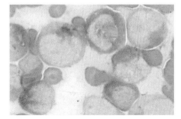

(c)　　　　　　　　　　　(d)

图 4-44　血细胞的非特异性酯酶染色

注：1—单核细胞呈弥漫性阳性反应，2—血小板呈弥漫性阳性反应，3—巨核细胞呈弥漫性

阳性反应，4—淋巴细胞呈点状弱阳性反应，5—幼红细胞呈阴性反应。

【临床意义】　本法主要用于急性单核细胞白血病的诊断及其与急性粒细胞白血病的鉴别，见图 4-45。

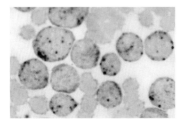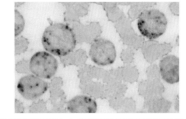

(a)急性单核细胞白血病呈强阳性反应　　(b)急性单核细胞白血病强阳性反应被氟化钠抑制

(c)急性粒细胞白血病呈弱阳性反应　　　(d)急性粒细胞白血病弱阳性反应不被氟化钠抑制

图 4-45　非特异性酯酶染色及氟化钠抑制试验

(1) 急性单核细胞白血病：各阶段单核细胞多呈强阳性，且阳性反应能被氟化钠抑制。

(2) 急性粒细胞白血病：原粒细胞呈阴性或弱阳性，阳性反应不被氟化钠抑制。

(3) 急性早幼粒细胞白血病：早幼粒细胞呈强阳性，阳性反应不被氟化钠抑制。

（4）急性淋巴细胞白血病：原淋巴细胞及幼淋巴细胞呈阴性或阳性，阳性反应不被氟化钠抑制。

（5）急性粒-单核细胞白血病：原粒细胞呈阴性或阳性，阳性反应不被氟化钠抑制；原单核细胞及幼单核细胞呈阳性，单核细胞系阳性反应能被氟化钠抑制。

α-丁酸萘酚酯酶染色

【原理】　细胞内的 α-丁酸萘酚酯酶（alpha-naphthol butyrate esterase，α-NBE）在碱性条件下水解基质液中的 α-丁酸萘酚，释放出 α-萘酚，进而与基质液中的重氮盐偶联形成不溶性的有色沉淀，定位于细胞质内酶所在的部位。

【结果观察】

（1）胞质内出现蓝色颗粒状沉淀为阳性。

（2）正常血细胞染色反应。

① 单核细胞系：单核细胞系细胞多呈阳性，阳性反应能被氟化钠抑制。

② 粒细胞系：各阶段粒细胞为阴性反应。

③ 淋巴细胞系：T 细胞可呈致密的局限性点状阳性反应，B 细胞呈阴性反应，非 T 细胞、非 B 细胞也可呈颗粒状阳性反应。

④ 其他细胞：巨核细胞、幼红细胞、浆细胞呈阴性反应或弱阳性反应；组织细胞呈阳性反应，但不被氟化钠抑制。

【临床意义】

1. 鉴别急性白血病类型　与 α-NAE 意义相同。

2. 鉴别急性单核细胞白血病和组织细胞白血病　异常组织细胞可呈阳性反应，但此酶不被氟化钠抑制；急性单核细胞白血病时白血病细胞的阳性反应可被氟化钠抑制。

酸性 α-醋酸萘酚酯酶染色

【原理】　血细胞中的酸性 α-醋酸萘酚酯酶在弱酸性（pH＝5.8）条件下，可水解基质液中的 α-醋酸萘酚，产生 α-萘酚，进而与重氮盐六偶氮付品红形成不溶性红色沉淀，定位于细胞质内酶所在的部位。

【结果观察】

（1）胞质中有弥散性、颗粒状或块状红色沉淀为阳性。

（2）正常血细胞染色反应。

① 单核细胞系：单核细胞系细胞常呈强阳性反应。

② 淋巴细胞系：T 细胞呈阳性，B 细胞多呈阴性。

③ 其他细胞：粒细胞系细胞、红细胞系细胞、巨核细胞系细胞含量较少。

【临床意义】

（1）粗略地鉴别 T 细胞、B 细胞：T 细胞呈阳性，而 B 细胞多数呈阴性。

（2）鉴别急性白血病类型：与 α-NAE 意义相同。

（3）多发性骨髓瘤、多毛细胞白血病细胞多为阳性；恶性组织细胞呈强阳性；霍奇金淋巴瘤 R-S 细胞呈阳性。

酯酶双染色

在同一张涂片上进行两种酯酶染色的方法称为酯酶双染色。一般采用一种特异性酯酶染色加一种非特异性酯酶染色，故常用的有氯乙酸 AS-D 萘酚酯酶和 α-醋酸萘酚酯酶双染色、氯乙酸 AS-D 萘酚酯酶和 α-丁酸萘酚酯酶双染色。反应原理同各自的染色原理。这种染色对诊断急性粒-单核细胞白血病具有独特的价值，即在同一张片中出现两种酯酶染色阳性或同一种细胞中同时出现两种酯酶染色阳性结果。

（六）中性粒细胞碱性磷酸酶染色

中性粒细胞碱性磷酸酶（neutrophilic alkaline phosphatase，NAP）染色方法有钙-钴法和偶氮偶联法两种。钙-钴法是指碱性磷酸酶在碱性条件下将基质液中的 β-甘油磷酸钠水解产生磷酸钠，磷酸钠依次与硝酸钙、硝酸钴、硫化铵发生反应,形成不溶性棕黑色的硫化钴,定位于酶活性处。由于操作烦琐、需时长,故临床应用较少。以下主要介绍偶氮偶联法。

【目的】 掌握中性粒细胞碱性磷酸酶染色的原理、方法、注意事项及临床意义。

【原理】 成熟中性粒细胞胞质内的碱性磷酸酶在 pH 值为 9.6 左右的碱性环境中,能水解基质液中的磷酸萘酚钠底物,释放出萘酚,后者与重氮盐偶联,生成不溶性的有色沉淀,定位于细胞质酶活性所在之处。不同的底物与重氮盐的组合不同,其阳性反应物质的颜色可有不同,但其化学反应过程基本相似。

【器材与试剂】

1. 器材 新鲜外周血片、染色缸、水浴箱、显微镜等。

2. 试剂

(1) 10%甲醛-甲醇固定液。

(2) 丙二醇缓冲液储备液(0.2 mol/L):取 2-氨基-2-甲基-1,3-丙二醇 10.5 g 加入 500 mL 蒸馏水,溶解后置于冰箱内保存。

(3) 丙二醇缓冲液应用液(0.05 mol/L,pH=9.75):取 0.2 mol/L 储备液 25 mL 和 0.1 mol/L 盐酸 5 mL,加蒸馏水至 100 mL。

(4) 基质孵育液(pH=9.5~9.6):α-磷酸萘酚钠 20 mg 溶于 0.05 mol/L 丙二醇缓冲液应用液 20 mL,再加坚牢紫酱 GBC 盐(或重氮坚牢蓝)20 mg 混合后用滤纸过滤,用前临时配制。

(5) Mayer 苏木素染色液。

【操作】

(1) 新鲜干燥的涂片用冷 10%甲醛-甲醇固定液固定 30 s,用流水轻轻冲洗 30~60 s,待干。

(2) 将涂片浸入基质孵育液中,在室温(冬季放水浴箱)下温育 10~15 min。

(3) 用流水冲洗 1~2 min,加 Mayer 苏木素染色液复染 5~8 min,流水冲洗,待干,镜检。

【质量保证】

(1) 基质孵育液必须临用前新鲜配制,应先将血膜固定干燥后,再开始配制基质液。

(2) 若无 2-氨基-2-甲基-1,3-丙二醇,可用巴比妥缓冲液(pH=9.2)或 0.2 mol/L Tris 缓冲液(pH=9.2)代替。

(3) 磷酸萘酚盐和重氮试剂品种繁多,应根据基质选择相应的重氮盐,见表 4-19。坚牢蓝等重氮盐质量的好坏是本法成败的关键。

表 4-19 NAP 染色的偶氮偶联法常用的基质与重氮盐的组合

基 质	重 氮 盐
α-磷酸萘酚钠	坚牢蓝 RR、坚牢紫酱 GBC
磷酸萘酚 AS-MX	坚牢蓝 RR
磷酸萘酚 AS-BI	坚牢紫红、坚牢紫红 CB、坚牢蓝 RR
磷酸萘酚 AS	坚牢蓝 BBN

【结果观察】

1. 阳性判断 NAP 主要存在于中性成熟粒细胞(包括中性杆状核粒细胞和中性分叶核粒细胞),故中性成熟粒细胞呈阳性反应,其他细胞基本呈阴性。阳性反应表现为胞质中出现棕黑色或棕红色颗粒。判断标准见图 4-46。

胞质中无阳性染色颗粒为-(0 分)。

胞质中含少量颗粒或呈弥漫浅色为+(1 分)。

胞质中含中等量的颗粒或呈弥漫着色为++(2 分)。

胞质中含较多颗粒或呈弥漫较深色为+++(3 分)。

胞质中充满粗大颗粒或呈弥漫深色为++++(4 分)。

2. 报告方式 阳性率和积分值:在油镜下,连续观察 100 个成熟中性粒细胞,记录其阳性反应细胞所占百分比即为阳性率;对所有阳性反应细胞逐个按其反应强度作出(+)~(++++)的分级,将各级所占

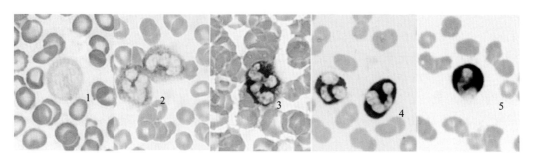

图 4-46　成熟中性粒细胞碱性磷酸酶染色结果判断
注:1—阴性,2~5 分别表示＋、＋＋、＋＋＋、＋＋＋＋。

的百分比赋以分值,然后相加,即为积分值。

【参考区间】　健康成人阳性率<40％,NAP 积分值为 7~51 分,但实验室差别很大,应建立本实验室的参考范围。

【临床意义】

1. NAP 积分增加　见于细菌性感染、类白血病反应、再生障碍性贫血、某些骨髓增殖性疾病、慢性粒细胞白血病加速期或急变期、急性淋巴细胞白血病、慢性淋巴细胞白血病、恶性淋巴瘤、骨髓转移癌等。

2. NAP 积分下降　见于慢性粒细胞白血病慢性期、阵发性睡眠性血红蛋白尿症、骨髓增生异常综合征、恶性组织细胞病等。

3. 疾病的鉴别　不同疾病中性粒细胞碱性磷酸酶染色见图 4-47。

(1)慢性粒细胞白血病与类白血病反应:慢性粒细胞白血病无继发性感染时,NAP 积分一般明显下降,常低于 13 分,甚至为零分;类白血病反应则显著增高,积分常高于 200 分。

(2)慢性粒细胞白血病(慢性期)与慢性中性粒细胞白血病:前者明显下降,后者明显增加。

(3)细菌性感染与病毒性感染:前者明显增加,后者常无明显变化。

(4)再生障碍性贫血与阵发性睡眠性血红蛋白尿症:前者常增加,后者常下降。

(5)急性白血病的鉴别:急性粒细胞白血病常下降,急性淋巴细胞白血病常增加,急性单核细胞白血病一般正常或降低。

(6)恶性淋巴瘤与恶性组织细胞病:前者常增加,后者常下降。

(7)恶性组织细胞病与反应性组织细胞增多症:前者常下降,后者无明显变化。

(8)真性红细胞增多症与继发性红细胞增多症:前者常增加,后者无明显变化。

(9)原发性血小板增多症与继发性血小板增多症:前者常增加,后者无明显变化。

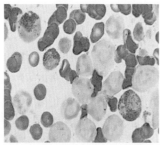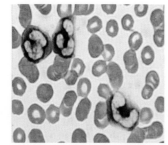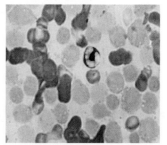

(a) 慢性粒细胞白血病未见阳性反应　　(b) 急性细菌性感染强阳性反应　　(c) 急性淋巴细胞白血病阳性反应

图 4-47　不同疾病中性粒细胞碱性磷酸酶染色

(七) 酸性磷酸酶染色

酸性磷酸酶(acid phosphatase,ACP)染色有硫化铅法和偶氮偶联法。

【原理】　硫化铅法:血细胞内的酸性磷酸酶在酸性(pH＝5.0)条件下将基质液中的 β-甘油磷酸钠水解,产生磷酸钠,然后与硝酸铅反应,生成磷酸铅沉淀,再与硫化铵反应形成棕黑色硫化铅沉淀,定位于细胞质内。

偶氮偶联法:血细胞内的酸性磷酸酶在酸性(pH＝5.0)条件下,能将萘酚 AS-BI 磷酸盐水解,释放出磷酸与萘酚,后者与重氮盐偶联生成有色沉淀,定位于细胞质中。

【结果观察】

(1) 胞质内出现棕黑色(硫化铅法)或紫红色(偶氮偶联法)颗粒为阳性反应。

(2) 正常血细胞染色反应:粒细胞、单核细胞、淋巴细胞、巨核细胞、血小板、浆细胞、巨噬细胞均呈阳性。

【临床意义】

1. 协助诊断多毛细胞白血病(hairy cell leukemia,HCL) 多毛细胞白血病的多毛细胞 ACP 染色呈阳性或强阳性反应,且其活性不被 L-酒石酸抑制,见图 4-48。

2. 协助鉴别 T 细胞与 B 细胞 T 细胞呈阳性,B 细胞呈阴性。

3. 协助鉴别戈谢病与尼曼-匹克病 戈谢细胞 ACP 染色呈阳性,而尼曼-匹克细胞呈阴性。

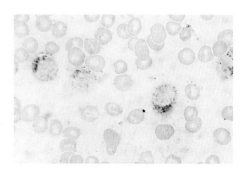

图 4-48 多毛细胞白血病血液抗 L-酒石酸酸性磷酸酶染色

(八) 细胞化学染色小结

目前,血细胞化学染色结合细胞形态学仍是我国大多数医院特别是基层医院诊断血液病的主要手段,应根据患者临床特征及细胞形态学特征有选择地应用细胞化学染色,帮助诊断或鉴别诊断各种类型的血液病。

1. 协助白血病的诊断

(1) 急性白血病:先做过氧化物酶染色,根据白血病细胞阳性率判断。①若阳性率<3％,提示可能是急性淋巴细胞白血病,进一步做糖原染色,白血病细胞呈粗颗粒状或块状阳性、胞质背景清晰则支持诊断。②若阳性率>3％,则为急性非淋巴细胞白血病。过氧化物酶染色以强阳性为主者,提示急性或亚急性粒细胞白血病,可进一步做特异性酯酶染色验证;弱阳性为主者,考虑急性单核细胞白血病,用非特异性酯酶染色加氟化钠试验验证;强、弱阳性均占相当数量者,可能是急性粒-单核细胞白血病,也可用非特异性酯酶染色加氟化钠试验加以验证;对疑似红白血病者可做糖原染色,幼红细胞呈强阳性则支持诊断。

(2) 慢性白血病:慢性粒细胞白血病的诊断可用中性粒细胞碱性磷酸酶染色,积分明显下降则支持诊断;慢性淋巴细胞白血病时淋巴细胞糖原染色呈阳性反应。

2. 协助贫血的诊断 主要应用为骨髓铁染色。

(1) 缺铁性贫血:细胞内、外铁均减少。

(2) 铁粒幼细胞贫血:细胞内、外铁均增多,并伴有环形铁粒幼细胞。

(3) 再生障碍性贫血:细胞内、外铁均可增多;中性粒细胞碱性磷酸酶染色活性和积分增高。

(4) 巨幼细胞贫血:细胞内、外铁均增多;糖原染色原、幼红细胞呈阴性可与红白血病相鉴别。

(余先祥)

第五节 骨髓组织病理学检查

骨髓组织病理学检查简称骨髓活检,属于骨髓组织形态学检查方法,它受骨髓干抽和稀释的影响较小,不仅能了解骨髓的细胞成分,而且能保持完整的骨髓组织结构,了解骨髓组织病理学全貌,对某些血液病、以骨髓局灶性病变为特征的疾病,如再生障碍性贫血、骨髓增生异常综合征、恶性肿瘤骨髓转移等尤为重要。骨髓细胞形态学检查和骨髓组织切片检查互为补充,两者联合应用大大提高了血液病诊断的准确性。

一、骨髓活检适应证

(1) 多次骨髓穿刺抽吸取材失败。

（2）正确判断全血细胞减少患者骨髓的增生程度及其原因。

（3）可疑罹患骨髓纤维化、骨髓增生异常综合征、原发性血小板增多症、真性红细胞增多症、恶性淋巴瘤、多发性骨髓瘤、淀粉样变性、转移瘤等疾病的诊断。

（4）急性白血病的诊断，化疗是否达到真正完全缓解的判断，以及骨髓移植前、后的动态观察。

除血友病和严重血小板减少症外，骨髓活检目前尚无绝对的禁忌证。

二、骨髓活检标本制备与观察

（一）骨髓活检的取材

骨髓活检取材部位常采用髂后上棘。皮肤经消毒、局部麻醉后，将套上针芯的骨髓活检针以一定方向旋转进入骨皮质，感觉阻力减弱再推进 1 cm 左右，抽出针芯，做骨髓抽吸涂片，然后套上活动套管，插回针芯，再将活检针推进 2～3 cm，将针管顺时针和逆时针各旋转几圈，使针管内的骨髓组织与周围脱离，以一定方向旋转退针，取出活动套管，插入针芯推出骨髓组织块（约米粒大小），标本立即放入 Bouin 固定液后送检。

目前，国内外许多血液病理研究室已将骨髓穿刺涂片和活检切片同时检查，大大提高了诊断的准确性。但由于活检针管径较大（约 0.2 cm），易发生血液稀释，影响结果的正确判断，因而有人将骨髓穿刺方法做了改进，即在同一皮肤进针点，于抽吸处旁开 1～2 cm 的另一方向再做针刺活检，即可避免上述人为现象的发生。

（二）骨髓活检标本的制备和染色

骨髓活检日益受重视，尤其用塑料包埋半薄切片技术代替了石蜡包埋技术以后，标本细胞收缩少、切片薄，利于观察内部结构，其主要制备程序包括固定、脱水、塑料包埋及切片。

骨髓活组织切片的染色除采用常规的 Giemsa 染色、May-Grünwald Giemsa（MGG）染色、苏木素-伊红（HE）染色以及苏木素-Giemsa-酸性品红（HGF）染色外，还可进行一些特殊染色，如 Gomori 网状纤维染色、淀粉样物质染色、Masson 胶原纤维染色。此外，骨髓活组织也可进行组织化学染色，如铁染色、过氧化物酶（POX）染色、过碘酸-雪夫（PAS）染色及免疫酶染色检测各种血细胞的标志性分化抗原。

（三）骨髓活组织切片的血细胞定位

骨髓组织由实质和间质两部分组成，实质为造血细胞，包括各阶段的红细胞、粒细胞、巨核细胞以及淋巴细胞、单核细胞等，间质由网状-巨噬细胞、网硬蛋白纤维支架、血管系统和脂肪细胞组成，主要对造血细胞起支持和营养作用。

在正常的骨髓活检切片中，具有严格的局部解剖和血细胞定位。幼红细胞紧靠血窦表面，常见数个细胞形成细胞群，可见几个原红细胞及幼红细胞围绕着一个巨噬细胞，内层的幼红细胞较外层更幼稚，称为幼红细胞岛（erythroblastic island）或幼红细胞簇（erythroblastic cluster）。在半薄切片中，一般为中央无巨噬细胞的幼红细胞簇，带巨噬细胞的典型幼红细胞岛少见。正常情况下，骨髓原粒细胞和早幼粒细胞常单个散在定位于骨小梁骨髓旁区，随着细胞发育成熟，逐渐向小梁间中央区移动，自晚幼粒以下阶段细胞向静脉窦移动，最终释放入血。当小梁旁区或间区出现 5～8 个聚集成小簇或片状，远离血管及骨小梁的骨髓中央区存在，称为幼稚前体细胞异常定位（abnormal localization of immature precur-Sor，ALIP）。这是骨髓增生异常综合征的组织病理学特征。巨核细胞位于小梁间区，不发生群集现象，在血窦附近单个存在，数量为(7.6±2.7)个/mm²，即在 50 个高倍镜视野有 30～60 个巨核细胞。淋巴细胞、单核细胞、浆细胞常定位于造血组织的小动脉和小静脉四周。

三、骨髓活检切片检查

在常规的骨髓活检组织塑料包埋切片中，HE 染色很难辨认各系统血细胞的细微结构，尤其是原始细胞和幼稚细胞。因此，骨髓活检切片一般采用 HGF 或 MGG 染色的标本。

骨髓活检切片观察的主要内容包括：骨小梁—骨髓造血组织—脂肪组织的全貌、造血细胞的形态与定位、间质结构（包括脂肪、纤维组织、血管与静脉窦、网状-巨噬细胞等）、切片内有无人为所致的骨髓形态改变以及外来恶性细胞等。观察步骤如下。

(1) 低倍镜下观察切片的取材、染色是否满意,然后接目镜(10×)装入 5 mm×5 mm 的网形目镜测微器。

(2) 以计点法算出切片内三种主要组织构形的测定值,一般造血组织所占体积百分比为 40%±9%,脂肪组织的体积百分比为 28%±8%,骨小梁体积百分比为 26%±5%,再按造血组织所占比例判定骨髓增生程度。在骨髓切片中,若 75% 以上成分为造血细胞,即可判定为增生明显活跃或极度活跃,若 70% 以上成分为脂肪细胞,即可判定为增生减低。

(3) 观察切片内粒细胞系、红细胞系和巨核细胞系造血细胞的分布与定位及有无幼稚细胞过度增生和位置异常,并算出粒红比值。

(4) 巨核细胞的形态观察与描述。必要时需测定巨核细胞数,即每平方毫米骨髓面积的个数或每 100 平方毫米骨髓面积的个数。较简便的方法是计算 10 个低倍镜(LPF)视野内细胞的平均数,正常值为 8~15 个/LPF。

(5) 观察淋巴细胞、嗜酸性粒细胞和浆细胞的形态与增生情况。

(6) 观察与描述肥大细胞的形态,必要时可测定肥大细胞数。

(7) 观察骨小梁是否萎缩、变细和侵蚀破坏,注意有无骨内膜细胞、原(成)骨细胞以及破骨细胞。

(8) 观察有无血管系统的异常、间质水肿、肉芽肿、红细胞渗出、脂肪细胞坏死和胶状变性等间质异常。

(9) 贫血患者应常规做切片铁染色检查,进行细胞内(包括幼红细胞和网状-巨噬细胞)含铁血黄素量的判断。

(10) 观察 Gomori 染色切片上有无网硬蛋白纤维增多,必要时进行 Masson 胶原纤维染色。

综合分析骨髓切片内所得资料信息,再结合骨髓涂片、血涂片检查以及其他实验室检查结果,可得出以下结论。

(1) 如果活检切片内出现显著的特征性改变,且与骨髓涂片完全吻合,即可得出明确的诊断,如骨髓组织学检查符合急性再生障碍性贫血。

(2) 如果切片内出现某种非特异性组织形态改变,不能做出肯定或否定意见,可直接描述组织形态学所见,并提出一些补充检查建议。

(3) 当切片活组织象在正常范围内,可报告为"正常或大致正常骨髓活检组织象"。

四、骨髓活检临床价值

(1) 全面了解骨髓的组织结构、间质成分的组织病理学全貌,准确判断骨髓的增生程度、粒红比值。

(2) 判断骨髓铁储存情况,尤其怀疑储存铁降低或缺铁时,诊断价值比骨髓涂片更大。

(3) 发现骨髓涂片检查不易发现的病理变化,如骨髓纤维化、骨髓坏死、淀粉样变性、肉芽肿病及多发性骨髓瘤等,骨髓活检有重要意义。

(4) 明确"干抽"原因,探讨其是否为骨髓增生低下、骨髓纤维组织增生或髓腔因细胞增生极度活跃所致,必须作骨髓活检明确诊断。

(5) 对各种急性或慢性白血病和骨髓增生异常综合征的确诊、化疗效果和预后判断有重要价值,对骨髓转移癌、恶性组织细胞病、戈谢病和尼曼-匹克病的诊断阳性率比骨髓涂片高。

(6) 协助诊断慢性骨髓增生性疾病,如真性红细胞增多症、原发性血小板增多症等。

(7) 对某些疾病,如缺铁性贫血、再生障碍性贫血、骨髓增生异常综合征等应明确诊断。

第六节　造血细胞培养

造血细胞培养是在体外模拟体内的生理环境,利用克隆形成试验(colony-stimulating assays),以半固体培养基(胶体凝胶或甲基纤维素)作支托,培养从机体中取出的造血干/祖细胞,使之生存、增殖分化。由于体外缺乏造血细胞赖以生存的微环境,只能维持造血干/祖细胞在1~2周内形成细胞集落。造血细胞培养主要应用于:①研究造血细胞分化、成熟的调控机制和造血生长因子对造血的作用机制;②造血细胞和非造血细胞之间的相互作用及造血调控的分子机制;③造血系统疾病的发病机制、诊断和疗效分析;④药物对造血的影响,药物的筛选及生产。

一、粒-单核系祖细胞培养

受检者血液或骨髓经分离获得单个造血干/祖细胞,在造血生长因子(HGFs)的作用下,于半固体琼脂上形成由不同成熟阶段的粒细胞和单核细胞组成的细胞集落,称为粒-单核系集落形成单位(CFU-GM)。每个集落可视为由一个粒-单核系祖细胞增殖分化而来。现阶段用于CFU-GM刺激的因子较多,如G-CSF、M-CSF、GM-CSF、IL-3等。

二、红系祖细胞培养

红系祖细胞培养包括早期红系祖细胞(BFU-E)和晚期红系祖细胞(CFU-E)。在培养体系中以甲基纤维素为支持物,在适量HGFs刺激下,使骨髓中造血干/祖细胞在半固体培养基上形成由红细胞组成的集落(BFU-E和CFU-E),CFU-E的集落培养所用HGFs主要为EPO,BFU-E的集落培养主要联合应用EPO和IL-3。

三、巨核系祖细胞培养

巨核系祖细胞(CFU-Meg,BFU-Meg)包括幼巨核系祖细胞的爆式集落形成单位(BFU-MK)和成熟巨核系祖细胞的集落形成单位(CFU-MK)。CFU-MK和BFU-MK的含量较低,体外培养需要新鲜的、无血小板的人AB型血浆,实验操作相对困难。用于巨核系祖细胞培养的因子主要有TPO、IL-3、IL-6、牛血清白蛋白(BSA)以及植物凝集素刺激的白细胞条件培养液(PHA-LCM)。TPO单独应用能引起巨核系细胞的增殖和分化,而其他细胞因子对巨核系细胞的作用不是特异性的。

四、混合祖细胞培养

混合祖细胞集落(CFU-Mix)中含有红细胞、粒细胞、巨核细胞和单核细胞等两系、三系和四系的混合,刺激的HGFs有GM-CSF、EPO、IL-3和PHA-LCM。

第七节 造血干细胞检验

造血干细胞具有自我更新和多向分化两个基本特征,因此造血干细胞的检测方法应反映这两个特征。将造血干细胞输注到受放射线致死剂量照射的同种小鼠体内,能恢复重建受体小鼠的造血功能,这种体内造血重建实验是判断造血干细胞最直接、最可靠的方法。对于人类造血干细胞的研究,一般通过体外克隆形成实验间接反映造血干细胞的存在,也能通过造血干细胞表面特异标志分子的组合,进行造血干细胞的鉴定与分离。

一、体内造血重建实验

(一)脾集落形成单位测定法

脾集落形成单位(colony forming unit-spleen,CFU-S)测定法是最早检测造血干细胞的方法。1961年Till和Mc Culloch给受放射线致死剂量照射的小鼠输注同种骨髓细胞,8~10天后在受试小鼠的脾内出现肉眼可见的集落,并逐渐恢复造血功能而存活。研究证实,一个CFU-S是由一个造血干细胞(脾集落形成细胞)增殖分化而来,不仅能重建髓系造血,还能重建淋巴系造血。给受致死剂量照射的小鼠输入同种分选的CD34⁺细胞,在第8天和第14天计数小鼠脾表面的集落,脾集落的生成量与输入的骨髓细胞数之间呈良好的线性关系。因此,利用该实验可以检测造血干细胞的相对数量。

（二）长期重建实验和骨髓重建实验

长期重建实验（long-term repopulating assay，LTRA）和骨髓重建实验（marrow repopulating assay，MRA）是将造血干细胞输注给受放射线致死剂量照射的小鼠或重症联合免疫缺陷（SCID）小鼠，以观察受体小鼠长期造血重建或骨髓重建髓系的造血情况，具有长期多系造血重建能力的细胞称为长期重建细胞（LTRC），而定居于受试小鼠骨髓并能重建髓系的造血细胞称为骨髓重建细胞。LTRC 是一种比 CFU-S 更早的造血干细胞。

将人的造血干细胞植入 SCID 小鼠，可用来检测人的造血干细胞，其操作相对容易，但这种细胞并不完全等同于造血干细胞，确切地应称其为 SCID 小鼠重建细胞（SCID repopulating cell，SRC）。后者只存在于 CD34$^+$、CD38$^-$细胞群，它比长期培养启动细胞（long-term culture initiating cell，LTC-IC）更接近于造血干细胞，被认为是人体最原始的造血细胞。通过有限稀释法测定造血移植物中 SRC 的数量，是目前唯一可定量分析人骨髓细胞中所含造血重建细胞数量的方法，也是判断 HSC 体外扩增是否成功的重要依据。

（三）竞争性再植实验

竞争性再植实验（competitive repopulating assay）将具有不同遗传学标志的两种造血干细胞，同时输注给经放射线致死剂量照射的小鼠，使成熟细胞含量高或干细胞存在缺陷的细胞群体在体内造血重建的能力受抑，通过观察不同来源造血干细胞长期造血重建能力的差别，以反映某些因素对造血干细胞造血重建能力的影响。这种具有长期造血重建能力的细胞称为竞争性再植单位（competitive repopulating unit，CRU）。

二、体外克隆形成实验

体外克隆形成实验是通过模拟体内的造血微环境和造血过程，在体外观察造血干细胞的增殖和分化，从而反映造血干细胞的存在。目前，检测造血干细胞和早期造血祖细胞的体外克隆实验主要有 LTC-IC 实验、延长的长期培养启动细胞（extended long-term culture initiating cell，ELTC-IC）实验、高增殖潜能集落形成细胞（high proliferative potential colony forming cell，HPP-CFC）实验、鹅卵石样区域形成细胞（cobblestone area-forming cell，CAFC）实验和原始集落形成单位（colony forming unit，CFU）实验等。

（一）长期培养启动细胞和延长的长期培养启动细胞实验

在受照射骨髓基质细胞的支持下，经 35～60 天生长产生的集落称为 LTC-IC，生长 60～100 天的集落称为 ELTC-IC。LTC-IC 和 ELTC-IC 是一群迄今为止体外培养获得最原始的造血细胞。绝大多数祖细胞寿命有限，在长期培养体系中向终末细胞分化而失去集落形成能力，或出现凋亡现象，而具有自我更新能力的细胞则能维持其低分化特性而长期存活。

（二）高增殖潜能集落形成细胞实验

在多种造血生长因子存在下，骨髓细胞经半固体培养 10～12 天后能形成大集落（直径>0.5 mm，约 5×10^4 个细胞），这种大集落细胞称为 HPP-CFC。HPP-CFC 具有以下特点：①在体内对细胞毒药物 5-FU 不敏感；②具有向髓系和淋巴系分化的潜能；③对多种细胞因子有反应；④与受致死剂量射线照射小鼠的造血重建密切相关。

（三）鹅卵石样区域形成细胞实验

造血干细胞的维持依赖于造血微环境，造血微环境为造血干细胞提供自我更新和多向分化所必需的分子信号，并使干细胞定位于特定区域形成多个鹅卵石样的增殖区（cobblestone areas，CSAs）。CAFC 实验是一种基于 Dexter 体系的微型基质依赖骨髓培养法，将骨髓细胞接种于受致死剂量射线照射的基质细胞层培养 10～28 天，观察基质细胞层鹅卵石样造血区域形成细胞情况。

（四）原始集落形成单位实验

CFU 是早期的造血细胞，经半固体培养 18～32 天，能形成形态上未分化的细胞组成的小集落（>25 个细胞）。这种形态上未分化的细胞具有高度再克隆能力、自我更新潜能和产生多系定向祖细胞的能力。

三、造血干细胞表面标志测定

通过体内造血重建和体外克隆形成实验,能检测造血干细胞的生物学特性和功能,间接判断造血干细胞的存在,但并不能识别单个造血干细胞。长期以来,人们对造血干细胞或造血祖细胞的表面分子标志一直存有争议,目前认为 CD34$^+$ 是人类最早的造血干/祖细胞的重要标志,细胞表面的 CD34 抗原在造血干细胞呈强阳性,在早期的祖细胞也呈阳性,一直持续到晚期祖细胞。CD34$^+$ 细胞并不是均一的细胞群体,进一步采用 CD38 分子标记分离 CD34$^+$ 的细胞亚群,发现 CD34$^+$、CD38$^-$ 细胞亚群是维持持久造血功能的干细胞,还发现 CD90(Thy-1)是比 CD34 更早的干细胞标志,Lin$^-$ 是各系特征性分化抗原表达阴性的细胞。故有学者将 CD34$^+$、CD90$^+$、Lin$^-$ 视为造血干细胞的标志。近来有人认为血管内皮生长因子受体(KDR)是造血干细胞的标志,造血干细胞存在于 CD34$^+$、KDR$^+$ 的细胞亚群中。研究者不断探寻更为明确的造血干细胞标志,为造血干细胞的分离和鉴定提供有益的帮助。

第八节　细胞因子检验

一、集落刺激因子检测

在造血细胞的体外研究发现,一些细胞因子可刺激不同的造血干细胞在半固体培养基中形成细胞集落,这类因子被命名为集落刺激因子(CSF),它是血细胞发生必不可少的刺激因子,对不同发育阶段的造血干细胞起增殖分化作用,也作用于多种成熟细胞,促进其功能具有多相性作用。目前,采用的 CSF 测定方法较多,主要包括:①生物学检测方法(如骨髓细胞集落形成实验、依赖细胞株增殖实验等);②免疫学检测方法(如 ELISA、EIA、免疫荧光、免疫电镜、原位免疫杂交等);③荧光激活细胞与分类术(FCM)。

1. 生物学检测法　在体外,CSF 作用于培养的骨髓细胞形成造血祖细胞集落,其集落倍数的多少与 CSF 生物学活性密切相关;CSF 依赖株在相应 CSF 的作用下,其生长速度与 MTT 或 3H-TdR 掺入量有关。前者用体外形成的集落数反映体内 CSF 活性,后者用 MTT 或 3H-TdR(cpm)反映体内 CSFs活性。由于 CSF 的骨髓细胞培养及依赖株增殖试验存在缺陷,近年来生物学检测法逐步被免疫学检测法取代。

2. 免疫学检测法　①ELISA 法:包括夹心法、间接法和竞争法三大类,备受实验室关注并采用。②免疫荧光法:待测细胞可以是悬浮的活细胞,也可以是固定细胞或组织切片,用特异性抗体与细胞膜上结合的因子或细胞内源性因子作间接免疫荧光测定。③蛋白质电泳转移法:采用电泳法将蛋白质从凝胶转移到硝酸纤维素膜上,然后进行抗原抗体免疫反应及显色。

【临床意义】　CSF 测定已应用于临床,但因体内的含量低,且存在一些抑制因子,使 CSF 的测定受到限制。其正常参考区间因测定方法不同而异,各实验室应建立自己的参考区间。CSF 测定的意义:①有助于阐明某些血液系统疾病的发病机制,因为 CSF 量和质的改变会导致相应疾病的发生;②阐明某些对造血系统有影响的药物作用机制;③判断某种因子在新的宿主细胞中有无表达,主要用于基因工程研究;④诊断某些血液系统疾病;⑤指导血液病的临床治疗及疗效观察。

二、白细胞介素检测

白细胞介素(interleukin, IL)是非常重要的细胞因子家族,现发现了 26 个;它们在免疫细胞的成熟、活化、增殖和免疫调节等一系列过程中均发挥着重要作用,还参与机体的多种生理和病理反应,其检测对造血系统疾病的研究有一定价值。

1. 生物学检测法　根据细胞因子对特定白细胞介素依赖株或敏感效应细胞具有促增殖或抑制增殖作用,将不同稀释度的待测样品或细胞因子标准品与培养的依赖细胞株共同培养一定时间,检测增殖细胞的数量,前者的增殖细胞数与细胞因子含量成正比,而后者则成反比。常用的检测细胞增殖的方法有 3H-TdR 掺入法、比色法、染色法和直接计数法等,测定细胞代谢酶反映细胞增殖数的比色法包括 MTT、

XTT、MTS 和 NAG 等方法,可用酶标仪自动化检测,且不接触同位素,是较为常用的方法。生物学活性检测法敏感,能测出 pg 水平,且能显示 IL 的生物学活性。但由于 IL 存在一个因子具有多种功能或多种因子具有同种功能,除非采用单抗阻断,否则不能区别 IL 的依赖株,且体液中存在 IL 拮抗剂或受体能抑制细胞因子的功能,使 IL 的测定结果低于实际水平。

2. 免疫学检测法 将 IL 作为抗原进行定量检测,通过标准品制作标准曲线,计算其含量。目前采用的方法主要有:免疫斑点法、ELISA 法、RIA 法、免疫印迹法(West blot)、酶联免疫斑点法(enzyme-linked immunospot assay, ELISPOTS)和反向溶血空斑试验(reversed hemolytic plaque assay, RHPA)。ELISPOTS 的原理是先将抗细胞因子抗体包被于固相载体,加入不同来源的细胞,待细胞分泌的 IL 与包被的单抗结合后洗去细胞,再加入相应酶标抗 IL 的抗体,通过测定酶与底物显色反应的深浅反映结合在固相载体上的 IL 含量。RHPA 是一种体外检测抗体分泌细胞的试验,先将待测分泌 IL 的细胞置于单层经 SPA 包被的 SRBC 中,抗 IL 抗体被 SPA 固定于 SRBC 表面,并结合待测细胞所分泌的 IL。IL 和抗体复合物激活补体,溶解附近的红细胞形成溶血空斑,其空斑的大小与细胞分泌 IL 的量成正比。用免疫化学法染色溶血空斑中心的细胞,可确定分泌 IL 的细胞类型。

免疫学检测法简单、可靠,不需要维持细胞系,只要有相应的单克隆抗体或可溶性受体均可测定 IL 含量,但不能确定其生物学活性。由于单克隆抗体所针对的表位不同,对 IL 的亲合力不同,其测定结果误差较大。免疫学检测法的灵敏度低于生物学检测法,但近年来 ELISA 法的灵敏度有了很大提高,ELISPOTS 法能检测单个细胞分泌的 IL,且测定结果也由显微镜计数发展为计算机扫描,提高了检测的准确性、灵敏度和客观性。

3. 分子生物学方法 目前,主要采用的有 RNA 印迹法(Northern blot)、Southern blot、核酸保护分析、斑点杂交(Dot-blotting)、原位杂交和 RT-PCR。主要通过细胞因子基因转录 mRNA 的量,判断细胞因子的合成量。此法敏感度更高,但有的细胞尽管有基因转录,但始终没有蛋白质表达。因此,分子生物学方法检测结果并不能真实反映细胞的分泌状态,不能完全替代生物学方法或免疫学方法,而且方法较复杂,试剂较贵,仪器要求也较高,临床上应用不多。

4. 流式细胞技术 近年来相继采用 FCM 免疫荧光技术从单细胞水平检测细胞内细胞因子,更确切地反映了不同细胞或亚群产生细胞因子的能力,用多色标记的荧光抗体可检测同一种细胞内多种不同的细胞因子。其原理主要是直接荧光标记技术。

【临床意义】 白细胞介素不仅在炎症反应或免疫应答时升高,而且在某些血液系统疾病中也增高,如多发性骨髓瘤、淋巴瘤、单核细胞白血病等 IL-6、IL-8 升高。

 # 第九节 血细胞染色体检验及流式细胞仪检测

血细胞染色体检验主要包括染色体显带技术、染色体非显带技术、染色体高分辨显带技术、姐妹染色单体互换技术、染色体脆性部位显示技术和早熟凝集染色体技术等。20 世纪 80 年代又发展了染色体原位杂交技术(FISH),这一技术将分子探针与染色体杂交,它不仅用于检测分裂中期细胞,而且可检测分裂间期细胞,从而拓展了检测范围,提高了检测的灵敏度。自动化染色体分析技术提供了菜单式操作,简单易行,在资料存储、染色体图像处理和核型分析方面显示了独特优势,提供了高效、快速和方便的细胞遗传学研究手段。

一、染色体显带技术

经特殊处理或特异染色后,染色体可显示出一系列连续的明暗条纹,称显带染色体(banding chromosome)。1971 年巴黎会议确定的四种显带技术是奎吖染色法、姬姆萨(Giemsa)染色法、逆相姬姆萨(Giemsa)染色法和着丝粒区异染色质法,即 Q 显带方法、G 显带方法、R 显带方法和 C 显带方法。显带染色体克服了染色体的识别困难,为深入研究染色体的异常和基因定位奠定了基础。

（一）显带方法

不同的显带方法其原理不完全相同,下面简单介绍各种显带法。

1. Q 显带方法　Q 显带方法是人类最先创立的染色体显带技术,其原理是荧光染料喹吖能特异性地结合到染色体富含 A—T 碱基对的区域,在荧光显微镜中一定波长紫外光的激发下,富含 A—T 碱基对的染色体区域发出较强的荧光;而富含 G—C 碱基对的染色体节段则无荧光产生(暗带),从而使染色体上呈现明暗交替的横纹,即 Q 带。利用 Q 带技术可使人类 23 对染色体显示出各自特异的带纹,根据带纹数的多少、带的宽窄和带的亮度能更准确地识别人类的 23 对染色体。

2. G 显带方法　标本经特殊处理,用姬姆萨染色使染色体显带。一般认为富含 A—T 碱基对的 DNA 与组蛋白结合紧密,胰酶处理时不易高度抽提,和染料亲和力较强,呈深带,而富含 G—C 碱基对的区段结合的蛋白质被胰酶抽提,和染料亲和力降低,呈浅带。G 显带方法具有设备要求低(不需要荧光显微镜)、试剂便宜、标本容易保存及观察方便等优点,为遗传病的诊断、染色体结构研究和基因定位等提供了极大的方便。

3. R 显带方法　R 带的带纹与 Q 带和 G 带正好相反,即前者(R 带)的阳性带相当于后者(Q 带和 G 带)的阴性带,而前者的阴性带相当于后者的阳性带。按制备方法不同,R 带可分为荧光 R 带和姬姆萨 R 带两种类型。热处理 R 显带(RHG)是最基本的方法,其显带原理尚不清楚,DNA 受热变性,使富含 A—T 碱基对的区段单链化,不易为姬姆萨染色,呈浅带;而富含 G—C 碱基对的区段仍保持双链结构,易于染色,故显深带。R 带特征与 G 带相同,只是浅带和深带颠倒而已。R 带可以弥补 Q 带和 G 带的不足。

4. C 显带方法　用强碱溶液加热处理染色体标本使其 DNA 变性,再以温热的盐溶液处理使其复性,由高度重复 DNA 顺序组成的着丝粒(centromere)、部分次缢痕(secondary constriction)和异染色质区域的 DNA 复性速度明显快于其他区段,因而易被姬姆萨深染,在染色体上呈现特有的着丝粒和副缢痕浓染区,即所谓的 C 带,也称为着丝粒异染色质带(centromere heterochromatin bands)。其他常染色质部分仅显示较淡的轮廓。本法可用于人类不同种族和个体之间染色体多态性研究,鉴别染色体上不同的染色质类型,也可用于基因定位、产前诊断,以及作为各种异常细胞双着丝粒染色体乃至多着丝粒染色体的来源等。

（二）显带染色体的命名

显带染色体上的明暗条纹称作带(band)。染色体上明显而恒定的形态特征,如着丝粒和某些特别显著的带,称作界标(landmark)。两界标之间的区域称为染色体区(region)。区的划分是以着丝粒开始向短臂(p)或长臂(q)的臂端延伸,依次编为 1 区、2 区、3 区等。用作界标的带就是该区的 1 号带,例如 6p23,即表示第 6 号染色体短臂,2 区,3 带。因此,在表示一个指定的带时需要四项内容,即染色体号、臂号、区号和带号。一个带需要再分,则称为亚带(subband),亚带的描述就是在带的后面加一个小数点,再写出指定的亚带数,如 6p23.1 即指 6 号染色体短臂,2 区 3 带的第 1 亚带。如果亚带再划分,则其命名只在亚带后加数字,不再加标点。

二、染色体非显带技术

非显带染色体是显带染色体的基础。制备染色体的关键是获取足够的分裂中期细胞。人体增殖细胞(如骨髓)可直接得到分裂中期细胞,而外周血淋巴细胞需经体外培养,再用植物凝集素(PHA)刺激分裂而获得中期细胞。

（一）非显带染色体制备方法

骨髓细胞常规染色体的制备有直接法和培养法两种。

1. 直接法　抗凝骨髓标本直接用 PBS 稀释后加入秋水仙素"阻留"中期细胞,经低渗处理,再经预固定、固定即可制片染色镜检。秋水仙素能干扰有丝分裂纺锤体形成,使细胞"阻留"在分裂中期,增加中期细胞数。低渗处理可使染色体彼此铺展,便于分析。

2. 培养法　抗凝骨髓标本在含小牛血清的培养液中于 37 ℃培养 24 h 或 48 h,加入秋水仙素"阻留"中期细胞,其他同直接法。

（二）非显带染色体的命名

1. 染色体的结构和形态　每一中期染色体的两条染色单体通过着丝粒（centromere）连接，该处为染色体的缩窄处，又称为主缢痕（primary constriction），其位置在每条染色体上各不相同，从而把染色体分成大致相等或长短不同的两部分，较短的一端称短臂（p），较长的一端称长臂（q）。①着丝粒的位置位于或接近染色体中央，称中着丝粒染色体；②着丝粒偏于一端，称亚中着丝粒染色体；③着丝粒接近一端，称近端着丝粒染色体。有些近端着丝粒染色体的短臂可见一球形小体，称随体（satellite），在正常人类染色体中，可出现随体的有 13、14、15、21 和 22 五对，但并不是每个人每个细胞同时出现。

2. 染色体识别的指标　着丝粒的位置和相对长度是染色体的最主要形态特征，因此识别染色体有三个重要指标：①染色体相对长度，即每一条染色体的长度占 22 条常染色体和一条 X 染色体总长度的百分率；②臂率，即 q 与 p 之比，q/p；③着丝粒指数，指每条染色体短臂的长度占该染色体总长的百分率，即 $\frac{p}{p+q} \times 100\%$。随体的有无亦是识别染色体的一个指标。

3. 染色体的分组与正常核型　①染色体的分组：人类体细胞有 23 对即 46 条染色体。其中，22 对为男性和女性共有，称为常染色体；另一对则与性别有关，称为性染色体，男性为 XY，女性为 XX。依据以上识别指标，按大小将人类染色体顺序编号为 1～22，并分为 A～G 共七个组，A 组为 1～3，B 组为 4～5，C 组为 6～12，D 组为 13～15，E 组为 16～18，F 组为 19～20，G 组为 21～22，性染色体表达为 X 和 Y，分别归入 C 组和 G 组。②正常核型：核型（karyotype）是指个体体细胞的染色体组成。用显微摄影或显微描绘的方法得到单个细胞中所有的染色体，并按照编号顺序系统排列，以观察核型。正常男性核型为 46，XY；正常女性核型为 46，XX。染色体检查的目的是发现染色体异常和诊断由染色体异常引起的疾病，大于或小于 46 都属于染色体的数目异常。

三、染色体高分辨显带技术

中期染色体常规显带法在一套单倍体仅能显示 322 条带，分裂中期的早、中阶段染色体较长，而晚中期以后的染色体较短，为获得较长而带纹更加丰富的染色体，可采用氨甲蝶呤（MTX）等药物，阻止 DNA 合成，阻滞细胞于 G_1/S 期，当阻断作用解除后各细胞的 DNA 合成重新同步进行，细胞即处于同一分裂周期，在有丝分裂达高峰时，用低浓度秋水仙素作短时处理，可获得分裂较早期的细胞。在上述同步化基础上，使用某些抑制剂抑制染色体的收缩，可使染色体长度增加 20% 左右，显带后可达到 400～800 条带，即所谓的染色体高分辨显带。该技术的优点是染色体长，带型多，大大提高了识别染色体细微结构改变的能力，有助于观察染色体的细微缺陷，如染色体易位、缺失和重排的精确位置等，以提高对各种遗传性疾病（如某些肿瘤）的检出率。

四、姐妹染色单体互换技术

姐妹染色单体互换（sister chromatid exchange，SCE）是指一对染色体的两条染色单体在同一位点发生同源片段的交换。其原理是将 5-溴脱氧尿嘧啶核苷（BrdU）掺入 DNA 分子，DNA 双链如经两次复制均掺入 BrdU，则染色变浅。由于 DNA 复制是半保留复制，在第一周期时每条染色单体的 DNA 双链中均有一条链被取代，因而两条单体没有区别。但第二次复制后，染色体的一条单体的双链中仍有一条未被取代，而另一条单体的两条链却均已被 BrdU 取代。如用 Hoechst-33258 荧光染料染色，DNA 双股均含 BrdU 染色单体的荧光强度比仅一股 DNA 含 BrdU 的染色单体弱。由于染色体呈对等互换，其形态没有改变。目前可用姬姆萨染色显示 SCE，而不需要用荧光染色。姐妹染色单体互换技术为研究肿瘤细胞遗传学、染色体分子结构、DNA 复制、DNA 损伤修复、细胞周期及检验多种致癌剂的致癌机制等提供了新的方法。

五、染色体及核型异常

（一）染色体异常

染色体异常是指染色体数目或结构异常，又称染色体畸变。

1. 染色体数目异常 ①多倍体(polyploid):正常的人类生殖细胞染色体为 23 条,体细胞染色体为 46 条,称二倍体(diploid)($2n$)。在病理情况下,细胞染色体的数目成倍增加,称为多倍体,如三倍体(triploid)($3n$)、四倍体(tetraploid)($4n$)等。恶性血液病常有多倍体细胞。②非整倍体(aneuploid):染色体数目增加或减少不是成倍的,称为非整倍体。少于 46 条者称亚二倍体(hypodiploid),少于 69 条者为亚三倍体(hypotriploid);多于 46 条者称为超二倍体(hyperdiploid),多于 69 条者称超三倍体(hypertriploid)。如果染色体数是 $2n$,但不是正常的 23 对,而是个别染色体增加,其他染色体相应减少,称为假二倍体(pseudodiploid)。在急性白血病和恶性淋巴瘤等常见多种非整倍体异常。③嵌合体(mosaic):同一个体具有两种或两种以上不同核型的细胞,称为嵌合体,有性染色体嵌合体和常染色体嵌合体,常见于先天性异常的患者。人体恶性肿瘤细胞核型的改变不能称嵌合体。

2. 染色体结构异常 导致染色体结构改变的基础是断裂及断裂后重排。染色体的断裂可以是自发的,也可以是某种致畸变因素所致。常见染色体的结构异常有以下几种。①缺失(deletion,del):染色体长臂或短臂部分节段的丢失,包括末端缺失和中间缺失,见于急性单核细胞白血病的 del(11)(q23),即在第 11 号染色体长臂 2 区 3 带断裂,末端缺失。②倒位(inversion,inv):一条染色体两处断裂后,形成三个断片,中间断片作 180° 倒转后重新接合,即倒位,如 inv(3)(q21q26)就是发生于第 3 号染色体长臂内的倒位。③易位(translocation,t):染色体断裂的断片离开原来位置而接到同一条染色体的另一处或另一条染色体上,造成染色体的重排。无着丝粒的断片易位到同一染色体的另一部位又称移位;无着丝粒的断片易位到另一染色体上又称转位;两个染色体发生断裂后相互交换片段称相互易位(reciprocal translocation)。易位是白血病、淋巴瘤十分常见的染色体结构异常。④环状染色体(ring chromosome):当染色体的长臂和短臂两末端断裂,两端断面相互连接,即形成环状染色体,常见于辐射损伤。⑤等臂染色体(isochromosome,i):横相分裂而产生的两条新染色体,一条有原来染色体的两条长臂而没有短臂,而另一条只有原来染色体的两条短臂而没有长臂,这种染色体称为等臂染色体;通过两条同源染色体的着丝粒融合,然后短臂和长臂分开,两条短臂和两条长臂借着丝粒各自连接亦可形成等臂染色体。⑥脆性位点(fragile site):在接触某种特殊的化学物质或体外培养而出现的非随机染色体裂隙、断裂位点。

3. 异常核型的描述 异常核型有简式和繁式两种描述方法,临床上多使用简式描述,按照 ISCH 对肿瘤细胞进行命名。染色体数目异常的描述,在"＋"或"－"号后写上染色体号或性染色体,表示该染色体增加或丢失,如 46,XY,－5,即表示少一条 5 号染色体;46,XY,5－,即表示 5 号染色体部分缺失。描写结构异常,如 46,XY,t(5;17)(q32;q12),即表示第 5 号和第 17 号染色体出现相互易位,断点在第 5 号染色体为长臂第 3 区第 2 带以及第 17 号染色体长臂第 1 区第 2 带。异常核型见表 4-20。常用的缩写符号见表 4-21。

表 4-20 非显带染色体和显带染色体异常核型举例

异 常 核 型	意 义
45,X,－Y	少一条 Y 染色体
45,X/46	XY 两个细胞株的嵌合
46,XY,del 6q	6 号染色体长臂部分缺失
46,XY,3p－	3 号染色体短臂部分缺失
46,X,dic(Y)	性染色体一条为 X,一条 Y 染色体为双着丝粒染色体
46,XY,i(17q)	17 号染色体为长臂等臂染色体
46,XY,＋18,－21	染色体数 46,性染色体 XY,多一个第 18 号染色体,少一个第 21 号染色体
47,XY,＋8	多一条 8 号染色体
47,XX,? ＋21	染色体数 47,性染色体 XX,可能第 21 号染色体多一个染色体
69,XXY	染色体数 69,性染色体 XXY,三倍体
46,XY,t(9;11)(p21;q23)	第 9 号染色体短臂 2 区 1 带断裂,其远端易位至 11 号染色体长臂 2 区 3 带,而 11 号染色体长臂 2 区 3 带断裂,其远端易位至 9 号染色体
46,XY,inv(3)(q21;q26)	臂内倒位,断裂点发生在 3 号染色体长臂 2 区 1 带和长臂的 2 区 6 带

续表

异 常 核 型	意 义
46,XY,inv(16)(p13;q22)	臂间倒位,断裂点发生在 16 号染色体短臂 1 区 3 带和长臂的 2 区 2 带
46,XY,del(6q)(q15)	中间缺失,6 号染色体长臂 1 区 5 带断裂,其中间部分缺失
46,XY,del(6)(q21)	末端缺失,6 号染色体长臂 2 区 1 带断裂,其远端缺失

表 4-21 染色体核型描述中常用的缩写符号

缩 写 符 号	意 义	缩 写 符 号	意 义
+,-	在染色体编号和性染色体前代表整个染色体增减,在其后代表染色体长度增减	inv	倒位
→	从……到……	Mos 或"/"	嵌合体
:	断裂	p	染色体短臂
::	断裂并连接	q	染色体长臂
=	总数	r	环形染色体
?	不能肯定识别的染色体或染色体结构	rob	罗伯逊易位
A~G	常染色体分组号	t	易位
1~22	常染色体编号	ter	末端
ace	无着丝粒碎片	tri	三着丝粒染色体
cen	着丝粒	X,Y	性染色体
del	缺失	dic	双着丝粒染色体
dup	重复	h	次缢痕
i	等臂染色体	ins	插入
cs	染色体	ct	染色单体
mat	来自母体	pat	来自父体
rcp	相互易位	rec	重组染色体

(二)染色体异常的临床意义

血细胞染色体检验是诊断遗传性疾病和恶性血液病不可缺少的项目。染色体异常,特别是染色体易位,常涉及癌基因易位、融合基因及其产物,它们在肿瘤的发生和发展中起重要作用。特异染色体异常与肿瘤细胞的形态学改变、肿瘤的预后及疗效判断等密切相关,现已用于疾病的诊断、分型、治疗方案的选择,在预后判断和微小残留病灶检测等方面发挥着越来越重要的作用。

1. 白血病

(1)白血病诊断和分型:常规显带技术可发现 50%~80%急性髓细胞白血病(AML)有克隆性染色体异常,最常见的是+8、-7 和-5。染色体易位、缺失、倒位是常见的染色体结构异常。特异性染色体异常是指在疾病早期阶段发生,并决定疾病的基本生物学特征的一类染色体异常。如 t(8;21)(q22;q22)异常绝大多数见于 AML-M$_2$型,t(15;17)(q22;q12)目前仅见于 AML-M$_3$型,可作为 AML-M$_3$型的诊断标准。AML-M$_3$型的变异易位分三类:①简单型,15 号或 17 号染色体与另一种染色体易位;②复杂型,累及 3 条或 3 条以上染色体,包括 15 号和 17 号;③隐匿型,在细胞水平未发现 15 号和 17 号染色体受累,但分子水平可见 RARα 和(或)PML 重排及融合基因,提示存在亚显微异位。75%左右的急性淋巴细胞白血病可见染色体数目和结构异常,以超二倍体较多见,亚二倍体则少见。结构异常有几十种之多。染色体异常与 ALL 免疫学分型相关,20%~30%的前 B 细胞-ALL 表现为 Ph 染色体 t(9;22)(q34;q11);t(4;11)(q21;q23)见于早前 B 细胞-ALL。

(2)白血病预后判断和指导治疗:AML 中具有 t(15;17),inv(16),t(8;21)异常的患者治疗反应良好,缓解期较长,而具有-5、-7、+8 及 t(9;22)的 AML 患者预后较差。在 ALL 中,染色体数超过 50 超二倍体的患者治疗反应良好,其次是染色体数在 47～50 的异常者及正常核型者,而 t(9;22)、t(4;11)及 t(8;14)者预后很差,多数生存期多不足 1 年。慢性粒细胞白血病出现双倍 Ph、+8、i17q 等新的异常克隆预示急变,核型异常对慢性淋巴细胞白血病(CLL)的预后有肯定价值。

(3) 鉴别白血病微小残留病灶:微量残留白血病(minimal residual leukemia,MRL)是指白血病经化疗或骨髓移植后达到完全缓解,而体内仍残存微量白血病细胞(10^6～10^8)的状态,但形态学很难检出白血病细胞。在微小残留病灶的检测中,FISH 技术的灵敏性远远超过常规技术,通过多种探针直接对中期和间期染色体进行检测,可发现各种染色体数目异常或结构异常,能达到在 10^3 个细胞中检出一个异常细胞的水平。常规显带技术能观察到 500 个分裂象,其异常细胞的检出率约为 1%。因此,染色体检查常用于疾病即将复发的监测。当临床及形态学还没有复发证据时,如检测出已消失的克隆性染色体异常和(或)出现新的克隆性染色体异常,常提示疾病即将复发。

2. 骨髓增生异常综合征(MDS)　40%～80% 的 MDS 有染色体异常,常表现为染色体丢失或部分缺失,也有染色体增加或结构异常,如−7、−17、−Y、5q−、7q−以及+8、+11 和 t(3;3)(q21;q26)、t(5;17)(q32;q12)等。在 MDS 与再障、阵发性睡眠性血红蛋白尿(PNH)的鉴别中,细胞遗传学异常有利于 MDS 的诊断,也可用于预后判断及转归预测。随着 MDS 向白血病转化危险性的增加,在 RAEB 和 RAEB-T 中克隆性染色体异常检出率相应增加。−7 及复杂染色体异常者,常预示疾病的转化和预后较差。

3. 淋巴瘤　越来越多的证据表明,核型异常与恶性淋巴瘤亚型相关,如大多数 Burkitt 淋巴瘤具有 t(8;14),少数为 t(2;8)和 t(8;22)。t(11;18)是黏膜相关淋巴样组织(MALT)淋巴瘤最常见的染色体易位,约 40% 的胃和肺 MALT 淋巴瘤发生,少数为 t(1;14)。淋巴瘤核型异常与预后有关,约 85% 的滤泡型(follicular)淋巴瘤有 t(14;18),单独存在或与其他异常并存,前者预后良好而后者预后较差。

4. 其他血液病　约 40% 的真性红细胞增多症(polycythemia vera,PV)有克隆性染色体异常,常见的染色体异常有 del(2v)(q11),+8 和+9,见于 PV 病程的全过程,对临床表现和病程影响很小。染色体核型分析为 PV 诊断和鉴别诊断继发性红细胞增多症提供了有力的依据。原发性骨髓纤维化染色体异常核型检出率约为 30%,最常见的染色体异常为−7、−9、+8、+2 或 1q、13q 等结构异常。

5. 骨髓移植　在骨髓移植中性染色体常作为遗传标记,方法简便而稳定。当男性受者接受女性骨髓,移植后的造血细胞中 X 染色体消失或女性受者接受了男性骨髓,造血细胞中出现了 Y 染色体,均说明完全植入。利用显带技术发现 13、14、15、21、22 等染色体上的随体也可作为植入的遗传证据,如移植前具有随体而移植后随体消失,或移植前不具有随体而移植后出现随体,均说明植入。

六、流式细胞仪检测

流式细胞仪(flow cytometer,FCM)是一项集荧光激发、电子物理、光电测量、计算机以及细胞荧光化学、单克隆抗体等多项技术为一体的新型高科技仪器,是对处于快速直线流动状态中的细胞或生物颗粒进行多参数、快速定量分析和(或)分选的技术,目前已成为细胞分析和筛选的重要工具之一。

FCM 根据其性能分为两类:单分析型,仪器的光路调节系统固定,自动化程度高,操作简单易掌握;分选分析型,除具备单分析型功能外,还可将所需要的细胞分选出来。FCM 有台式机和大型机两种类型,前者多为单分析型,后者常为分选分析型,可快速分选所感兴趣的细胞,并将单个或指定个数的细胞分选到特定的培养孔(板)上,同时可选配多种波长和类型的激光器,适用于更广泛、更灵活的科学研究。

(一)流式细胞仪的工作原理

待测样本的细胞悬液,在鞘液的包围和约束下,细胞排成单列高速由流动室喷嘴喷出,形成细胞液柱。当液柱通过检测区,在入射激光束的照射下产生前向散射光(FSC)和侧向散射光(SSC),它们分别反映细胞的大小和颗粒度,据此将细胞分类。经一种或几种特殊荧光标记后,在激光束的激发下产生特定的荧光,经光学系统检测并输送计算机分析,得到细胞相应的各种特性。

(二)临床意义

1. 白血病和淋巴瘤免疫分型　应用流式细胞术可快速确定白血病和淋巴瘤细胞膜或细胞质内的抗原,尤其对白血病免疫学分型更有意义,急性非淋巴性白血病表达髓系抗原,如 CD13、CD15、CD33、

CD34、HLA-DR。急性淋巴细胞白血病表达淋巴系统抗原,如 B-ALL 表达 CD10、CD19、CD22、HLA-DR、SmIg 等,T-ALL 表达 CD2、CD3、CD7、TdT。随着新白血病细胞抗原的发现,对白血病和淋巴瘤的诊断、治疗、病情观察和预后判断更有价值。

2. 血小板疾病诊断 测定血小板膜糖蛋白 GPIb-IX(CD42b-CD42a)、GPIIb-IIIa(CD41-CD61)复合物对巨大血小板综合征和血小板无力症具有诊断意义。FCM 检测血小板活化比血小板活化指标(如 β-TG、PF4、GMP-140)在血栓性疾病、DIC 的诊断中更有参与价值。

3. 阵发性睡眠性血红蛋白尿(PNH)诊断 业已证实,PNH 与血细胞膜上缺乏糖基磷脂酰肌醇(GPI)-锚相关联的膜蛋白有关,而 CD55 和 CD59 是补体调节过程中起重要作用的 GPI 蛋白。因此,应用 FCM 技术测定 CD55、CD59 有助于 PNH 的诊断。

4. DNA 分析 通过 FCM 技术测定大量的骨髓细胞、血细胞及其他肿瘤细胞 DNA 的相对含量,可描绘出 DNA 不同含量的分布曲线,得到细胞增殖周期(如 S 期、G 期、G_2+M 期)细胞的百分比,尤其对白血病、肿瘤细胞动力学的了解更为重要。通过 DNA 分析,可迅速得知化疗后细胞内 DNA 的含量变化,为指导初治或复发白血病患者及时选用或更换化疗方案提供依据。

随着 FCM 技术的不断完善,其临床应用更为广泛,不仅可分析细胞膜和细胞质内抗原成分、DNA、RNA 含量,而且能有效地进行靶细胞的分离和纯化,除了在上述血液系统疾病中有应用外,还可应用于细胞凋亡、网织红细胞分析等领域,具有广阔的应用前景。

(侯振江 李红岩)

能力检测

1. 骨髓细胞发育成熟及形态演变的一般规律是什么?

2. 各系统的原始细胞如何鉴别?

3. 骨髓穿刺的适应证与禁忌证分别是什么?

4. 骨髓取材满意的指标是什么?

5. 如何划分骨髓增生程度?

6. 正常骨髓象有什么特点?

7. 铁染色、过氧化物酶染色、过碘酸-雪夫反应、酯酶染色、中性粒细胞碱性磷酸酶染色的原理分别是什么?正常血细胞的染色反应和临床意义如何?

8. 骨髓组织活检的适应证是什么?骨髓活组织切片血细胞定位规律是什么?

9. 骨髓活检切片观察的主要内容有哪些?

10. 骨髓活检的临床价值是什么?

第二篇　红细胞疾病与检验

第五章　贫血概述

第一节　红细胞的生成与破坏

贫血是由于多种原因引起的外周血单位容积内血红蛋白(Hb)浓度、红细胞计数(RBC)以及血细胞比容低于正常参考值下限的一种症状。贫血并不是一种独立的疾病,而是目前世界上最为常见的临床症状之一,可以原发于造血系统疾病,也可是其他系统疾病的临床表现。

一、红细胞的生成与调节

红细胞生成的部位是骨髓。多功能造血干细胞在骨髓造血微环境中,通过促红细胞生成素等因子和甲状腺素、雄性素等激素的调控,分化和增殖为红系祖细胞和原红细胞。一个原红细胞需要经过 $3\sim4$ 次分裂形成 $8\sim16$ 个晚幼红细胞,约 5 天后发育成网织红细胞,从网织红细胞发育至成熟红细胞约需 2 天。很多物质参与到红细胞生成的过程中,除蛋白质之外,还需要以下一些重要的原料。

1. 铁元素　血红蛋白是由珠蛋白和血红素组成,而后者则由原卟啉与铁元素合成,所以铁元素是合成血红素的必要原料之一。如果机体缺铁,血红蛋白就会合成不足,导致缺铁性贫血。如果原卟啉合成有缺陷,铁利用就会出现障碍,导致铁粒幼细胞贫血。

2. 叶酸和维生素 B_{12}　在红细胞的 DNA 合成过程中,叶酸和维生素 B_{12} 都是重要辅酶,两者缺一不可,否则就会导致 DNA 合成障碍,引起巨幼细胞性贫血。

二、红细胞的破坏

红细胞平均寿命在 120 天左右。衰老是红细胞生理性破坏的主要原因。每天由骨髓释放入血的红细胞与衰老死亡的红细胞大致相当,所以外周血中的红细胞计数能维持动态平衡。

（一）红细胞的老龄化

成熟的红细胞在长期存活的过程中逐渐衰老,红细胞衰老的改变表现为:红细胞膜的活性降低、红细胞酶活性下降及血红蛋白的改变等。关于老龄红细胞的衰老机制仍不清楚,可能与红细胞破裂、渗透性溶解、噬红细胞作用、补体诱导的红细胞溶解及糖代谢途径中酶活性降低等因素相关。

（二）红细胞的衰亡

如前所述,衰老是红细胞生理性破坏的主要原因。衰老的红细胞易被吞噬细胞吞噬。在体内破坏红细胞的场所主要在单核-巨噬细胞系统,首要器官是脾脏和肝脏。脾脏具有清除老龄红细胞和消除已受损伤红细胞的功能。当红细胞破坏后,释放出的蛋白质和铁被机体重新利用。血红素分解产生的原卟啉转变为胆红素经胆汁排出体外。当某些原因使红细胞破坏加速或者丢失过多,而骨髓的代偿增生能力又无法达到平衡时,外周血中红细胞数量和血红蛋白的含量就会减少,从而出现贫血。

在骨髓内红细胞系分裂成熟的过程中,由于某些原因使其在成熟和进入外周循环之前就被破坏甚至死亡,称为无效造血或原位溶血。这种情况常见于巨幼细胞贫血、铁粒幼细胞贫血和珠蛋白合成障碍性贫血等。

第二节 贫血的分类和临床表现

一、贫血的分类

只有明确贫血的类型,才有利于纠正贫血。临床上常用的贫血分类方法有如下几种。

(一)贫血的形态学分类

此种方法根据患者红细胞数量、容积及其变异系数、Hb 浓度进行分类,有 Wintrobe 分类法和 Bessman 分类法两种。

1. Wintrobe 分类法 根据平均红细胞容积(MCV)、平均红细胞血红蛋白量(MCH)、平均红细胞血红蛋白浓度(MCHC),将贫血分为四种类型,如表 5-1 所示。

表 5-1 根据 MCV、MCH、MCHC 提示的贫血类型

类 型	MCV/fL	MCH/pg	MCHC	举 例
正常细胞性贫血	80~100	26~32	0.31~0.35	急性失血、溶血、再生障碍性贫血、白血病
大细胞性贫血	>94	>32	0.31~0.35	巨幼细胞贫血
单纯小细胞性贫血	<80	<26	0.31~0.35	缺铁性贫血、珠蛋白生成障碍性贫血
小细胞低色素性贫血	<80	<26	<0.31	感染、中毒、尿毒症

上述方法的优点在于能够推测贫血的发病机制和可能病因,尤其对临床上较为常见的小细胞低色素性贫血及大细胞性贫血的病因推测有很大帮助,但同时也具有过于简单、对正细胞性贫血的许多病因难以估计的缺点。同时,需要有 Hb、RBC、MCV 的准确测定结果,才能计算出准确的平均参数,否则将导致分类错误或结果自相矛盾。

根据血片中红细胞形态,可粗略进行贫血的细胞形态学分类,并与计算法的结果相互核对。明显的小细胞低色素性贫血或大细胞贫血,其红细胞的大小和色泽与正常红细胞截然不同。通过观察细胞形态,还可发现群体间的差异,如双相性贫血。

2. Bessman 分类法 1983 年由 Bessman 提出的新贫血分类法对贫血病因鉴别诊断具有更大意义,此种方法利用 MCV 和 RDW 两个指标来辨别贫血的类型,了解不同大小的红细胞群体分布状态。RDW 又称红细胞容积分布宽度(red cell distribution width,RDW)。该法的分类及其结果见表 5-2。

表 5-2 根据 MCV、RDW 提示的贫血类型

红细胞形态	MCV	RDW	举 例
正细胞均一性	—	—	急性失血、溶血、遗传性球形红细胞增多症
大细胞均一性	↑	—	骨髓增生异常综合征、肝病性贫血
小细胞均一性	↓	—	轻型地中海贫血
正细胞不均一性	—	↑	早期造血物质缺乏、铁粒幼细胞贫血
大细胞不均一性	↑	↑	巨幼细胞贫血、骨髓增生异常综合征
小细胞不均一性	↓	↑	缺铁性贫血

(二)贫血的病因和发病机制分类

根据贫血的病因和发病机制可将贫血分为红细胞生成减少、红细胞破坏增加和丢失过多三大类(表5-3)。

表 5-3　根据贫血的病因和发病机制分类

病　因	发病机制	举　例
红细胞生成减少	干细胞增殖分化障碍	再生障碍性贫血、纯红细胞再生障碍、骨髓增生异常综合征等
	骨髓被异常组织侵害	骨髓病性贫血（白血病、骨髓瘤、转移癌、骨髓纤维化等）
	骨髓造血功能低下	继发性贫血（肾病、肝病、感染性疾病、内分泌疾病等）
	铁缺乏和铁利用障碍	缺铁性贫血、铁粒幼细胞贫血等
	维生素 B_{12} 或叶酸缺乏	巨幼细胞贫血等
红细胞破坏增加	红细胞膜异常	遗传性球形红细胞增加症、遗传性椭圆形红细胞增加症、遗传性口形红细胞增加症、阵发性睡眠性血红蛋白尿症等
	红细胞酶异常	葡萄糖-6-磷酸脱氢酶缺乏症、丙酮酸激酶缺乏症等
	血红蛋白异常	珠蛋白生成障碍性贫血、异常血红蛋白病、不稳定血红蛋白病
	免疫性因素	自身免疫性疾病、药物诱发、新生儿同种免疫性溶血性贫血、血型不合的输血等
	理化感染	微血管病性溶血性贫血，化学、物理、生物因素导致的溶血性贫血
红细胞丢失过多	—	脾功能亢进
		急性失血性贫血
		慢性失血性贫血

（三）根据骨髓有核细胞增生情况分类

1. 增生性贫血　见于溶血性贫血、失血性贫血及缺铁性贫血。

2. 增生不良性贫血　如再生障碍性贫血。

3. 骨髓细胞成熟障碍性贫血　如骨髓增生异常综合征、巨幼细胞贫血和慢性病性贫血。

二、贫血的临床表现

贫血的临床表现不仅与贫血的程度有关，也与贫血发生的快慢、患者的年龄、有无基础疾病及心脑血管的代偿能力有一定关系。一般而言，急性贫血如急性失血或溶血，虽贫血程度较轻，亦可引起严重症状甚至休克；而慢性贫血，早期由于机体各器官的代偿功能较好，可无症状或症状较轻，当代偿不全时才逐渐出现症状。贫血的临床表现取决于贫血的严重程度、贫血的速度、机体的代偿能力、患者的日常体力活动、患者的年龄及身体状况等。

（一）一般表现

皮肤、黏膜苍白为突出表现。由于红细胞数及血红蛋白含量减少，使皮肤（面、耳轮、手掌等）、黏膜（睑结膜、口腔黏膜）及甲床呈苍白色。重度贫血时皮肤往往呈蜡黄色，易误诊为合并轻度黄疸，相反伴有黄疸、青紫或其他皮肤色素改变时可掩盖贫血的表现。此外，病程较长的还常有易疲倦、毛发干枯、营养低下、体格发育迟缓等表现。

（二）心血管系统症状贫血

由于组织缺氧，可出现一系列代偿功能改变，如通过心率加快和呼吸加速来达到增加运输氧气的能力的目的（活动后更明显）。体格检查可发现心率加快、脉搏加强、动脉压增高，有时可见毛细血管搏动。重度贫血代偿功能失调时，出现心脏扩大、心前区收缩期杂音，甚至发生充血性心力衰竭。

（三）神经系统症状

常表现为精神不振、注意力不集中、易激动等，脑组织严重缺氧时可出现昏厥。可有头痛、昏眩及耳鸣等，老年患者可出现神志模糊及精神异常的表现。重症患者可出现各种神经损害的表现，如神经根痛、感觉神经障碍、瘫痪和大小便失禁等。

（四）消化系统症状

胃肠蠕动及消化酶的分泌功能均受到影响，出现食欲减退、恶心、腹胀或便秘等，偶有舌炎、舌乳头萎缩等。

（五）泌尿生殖系统症状

严重患者可出现轻度的蛋白尿和尿浓缩功能的改变，表现为夜尿增多，如发生循环衰竭，则出现少尿、无尿和急性肾功能衰竭。女性患者可出现月经不规则甚至闭经。严重贫血患者常伴性功能减退。

（六）其他

个别患者可出现眼底苍白及视网膜出血等症状。

第三节 贫血的诊断

如前所述，贫血不是一种疾病，而是临床上常见的一类症状，只有经多方面综合分析才能正确地诊断贫血。常进行的实验室检查有血象检查、红细胞形态的观察、网织红细胞计数、骨髓细胞形态学检查及骨髓病理组织检查等。总的来说，需经过三步来诊断贫血：确定有无贫血、划分贫血程度及查明贫血原因。

一、确定有无贫血

根据调查资料，一般认为成人贫血的诊断标准见表5-4。

表5-4　贫血的诊断标准

诊 断 项 目	男	女
血红蛋白含量/(g/L)	<120	<110(孕妇<100)
红细胞数/($\times 10^{12}$/L)	<4.0	<3.5
红细胞压积/(L/L)	<0.40	<0.35

以上诊断标准的地区以海平面计，海拔每增高1000 m，血红蛋白应升高约4%。同时在贫血的诊断过程中不能忽视血液浓缩和血液稀释对诊断的影响。

二、划分贫血程度

根据血红蛋白的浓度，成人贫血可划分为4个等级。由轻到重依次如下。

轻度贫血：相应组别Hb参考范围至91 g/L，症状较轻。

中度贫血：Hb降至90～61 g/L，进行体力活动时可伴有心慌、气促。

重度贫血：Hb降至60～31 g/L，休息时感到心慌、气促。

极重度贫血：Hb降至30 g/L以下，常合并贫血性心脏病。

三、查明贫血原因

贫血诊断的关键是查明贫血的性质和病因，所以除了分析各项实验室检查结果之外，还要紧密结合临床进行分析。

（一）临床资料的收集及分析

1. 详细了解患者的病史　比如饮食习惯、药物史及有无接触有毒有害物质，有无出血史、月经史及经量是否过多，有无慢性病、疾病的家族史、输血史等。

2. 详细进行体格检查　体检时要注意患者有无肝、脾、淋巴结肿大，观察皮肤、黏膜是否苍白，是否出现紫癜和黄疸等。

（二）实验室检查

要有的放矢地选择最直接、最有效、最有价值、最经济的病因检查项目、项目组合和检验步骤（表5-5）。

（1）确定贫血的形态学类型，进一步明确思路、分析诊断并寻找病因。

（2）依据骨髓的增生程度和临床资料考虑患者可能的贫血原因，选择相应的实验室检查方法，进行最终诊断。

（3）选择针对性的实验室检测项目进行贫血的筛查、确诊和鉴别诊断。

表 5-5 根据形态学特征诊断贫血的思路

血片红细胞形态学特点	Hb	RBC	Ret	病 因
红细胞大小不等，小细胞为主，中心苍白区扩大	↓↓	↓	轻度↑	慢性失血或缺铁
红细胞大小、形态、染色大致正常	↓	↓	常低于0.5%	骨髓再生障碍
红细胞大小不等，易见大、巨红细胞，中心浅染区消失，可见幼红细胞	↓	↓↓	轻度↑	维生素B₁₂、叶酸缺乏
红细胞大小、形态、染色大致正常，易见多染性红细胞	↓	↓	↑↑↑	急性失血
易见多染性大红细胞，可见幼红细胞	↓	↓	↑↑	急性溶血

（佘红纯）

能力检测

1. 什么是贫血？如何分类？
2. 贫血按病因和发病机制如何分类？
3. 贫血的临床表现有哪些？
4. 如何进行贫血的诊断？

第六章 铁代谢障碍性贫血

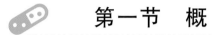

第一节 概 述

一、铁代谢

铁是人体必需的微量元素,在人体氧化代谢、细胞生长与增殖、氧的运输和储存中均有重要作用。铁是人体合成血红蛋白的原料,也是肌红蛋白、细胞呼吸酶(如细胞色素酶、过氧化物酶和过氧化氢酶)的组成成分,是正常人体生理活动不可缺少的物质。

(一)铁的分布

铁是人体必需微量元素中含量最多的一种,总量为 3~5 g。人体内几乎所有组织都含有铁(表 6-1),其中肝、脾含量最为丰富。体内 60%~75% 的铁存在于血红蛋白中,4% 存在于肌红蛋白,1% 存在于含铁酶类。以上形式存在的铁又称之为功能性铁,其余 31% 为储存铁,呈运输状态的铁仅占全身铁的极小部分。多余的铁以铁蛋白和含铁血黄素的形式储存于肝、脾、骨髓和肠黏膜等处,储存铁的多少因人而异。

表 6-1 正常人体内铁的分布

铁存在部位	铁含量/mg	约占全身铁的比率/(%)
血红蛋白	2000	62.1
储存铁(铁蛋白及含铁血黄素)	1000(男),400(女)	31.0
肌红蛋白	130	4.0
易变池铁	80	2.5
组织铁	8	0.3
转运铁	4	0.1
合计	3222(男),2622(女)	

(二)铁的来源

体内铁的来源有两条途径:一是食物中的铁;二是衰老红细胞破坏释放出的血红蛋白铁。后者可被机体储存利用,再次合成血红蛋白,因此很少丢失。

1. 外源性铁 含铁量较高的食物有海带、紫菜、木耳、香菇、动物肝等,而乳类、瓜果含铁量较低,用铁制炊具烹调食物可使食物中铁的含量明显增加,食物中铁的吸收量因人体对铁的需求而异,如瘦肉、肝脏、鱼类中铁的吸收率为 10%~20%,而面粉、大米、玉米等食物中铁的吸收率只有 1%~3%。大豆中铁含量高,吸收率也较高。

2. 内源性铁 体内红细胞衰老破坏时释放出的铁经处理后作为铁的来源被再利用,每 24 h 约有 6.3 g 血红蛋白被氧化为高铁血红蛋白,随后血红素与珠蛋白解离,并释放出约 21 mg 的铁,其中大部分与运铁蛋白相结合,继而被机体再次利用。

(三)铁的吸收

摄入的食物铁在胃内,经胃酸的消化作用,溶解、离子化并由高铁状态还原成为亚铁状态,从而有利于铁的吸收。铁吸收的部位主要在十二指肠及小肠上段 1/4 处。吸收量主要取决于体内铁的储存量及红细胞的生成速度。健康人从一般膳食中能吸收所有铁的 5%～10%,而缺铁者吸收量约占 20%。不同身体状况的人群对铁的吸收量不同,如健康成年男性及无月经的妇女,每天需吸收铁 0.5～1 mg,婴儿为 0.5～1.5 mg,月经期的妇女 1～2 mg,孕妇 2～5 mg。此外,身体内铁的储存量、食物中铁的存在形式、药物及胃酸的分泌等因素都会影响机体对铁的吸收。

（四）铁的转运和利用

吸收入血的亚铁被氧化成高价铁之后,Fe^{3+} 与血清中转铁蛋白结合并运送至利用和储存场所。每分子转铁蛋白可结合 2 个 Fe^{3+}。幼红细胞和网织红细胞膜上有丰富的转铁蛋白受体,与转铁蛋白结合形成受体-转铁蛋白复合物,通过胞饮作用进入胞质,复合物在胞质中释放铁,转铁蛋白则返回细胞表面,再回到血浆中。当红细胞衰老死亡时,即被肝、脾和骨髓内的巨噬细胞吞噬并破坏,血红蛋白首先被氧化成高铁血红蛋白,然后血红素与珠蛋白分解,释放出的铁 80% 以上被重新利用。

（五）铁的储存和排泄

铁主要储存在肝、脾和骨髓中,储存的形式主要为铁蛋白和含铁血黄素。铁蛋白的形状近似球形,包括两部分:一部分是不含铁的蛋白质外壳,称去铁蛋白;另一部分为中心腔,含铁多少不一,核心最多可容纳约 4500 个铁原子,具有很大的储铁能力。含铁血黄素是铁蛋白脱去部分蛋白质外壳后的聚合体,是铁蛋白变性的产物,但比铁蛋白中的铁更难以动员和利用。由于含铁血黄素存在于幼红细胞外,位于巨噬细胞等多种细胞内,因此称为细胞外铁。幼红细胞内存在的细颗粒铁蛋白聚合体,称为细胞内铁,这种幼红细胞称为铁粒幼细胞。在铁代谢平衡时,储存铁很少动用,缺铁时首先储存铁被消耗,通过转铁蛋白的运输而动用,由此可足够合成全身 1/3 的血红蛋白。当储存铁耗尽而继续缺铁时才出现贫血。

铁代谢过程如图 6-1 所示。

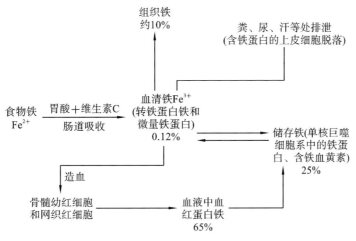

图 6-1 铁代谢示意图

正常人铁的排泄量很少,常通过胆汁、尿液、皮肤及胃肠道脱落细胞排出体外,每日大约丢失 1 mg,相应地需要补充与丢失等量的铁。成年男性平均每天排泄约 1 mg;成年女性由于月经、妊娠、哺乳等原因,平均每天排泄约 2 mg;当机体内铁负荷过多时,每日可排出 4 mg 铁。

二、铁代谢检验

（一）血清铁测定

【目的】 掌握联吡啶比色法测定血清铁的原理、方法、质量保证和临床意义。

【原理】 血清铁以 Fe^{3+} 形式与转铁蛋白(transferrin,Tf)结合而存在,降低介质 pH 值或加入还原剂(如抗坏血酸、羟胺盐酸盐等)能将 Fe^{3+} 还原为 Fe^{2+},使转铁蛋白对铁离子的亲和力下降而解离,解离出的 Fe^{2+} 与显色剂(如菲咯嗪或 2,2'-联吡啶)反应生成有色络合物,与标准管比较,计算血清铁的含量。

【器材与试剂】

1. 器材 试管、分光光度计、微量加样器、水浴箱等。

2. 试剂

(1) 0.5 mol/L、pH=5 醋酸缓冲液:0.5 mol/L 醋酸溶液 150 mL,加 0.5 mol/L 醋酸钠溶液 350 mL,混合,调节 pH 值为 5。

(2) 显色剂:2,2'-联吡啶 0.375 g,羟胺盐酸盐 0.5 g,以 0.5 mol/L 醋酸缓冲液溶解并稀释至 500 mL,可稳定保存 3 个月。

(3) 1.791 mmol/L 铁标准储存液(100 mg/L):精确称取优级纯硫酸高铁铵 0.8635 g,溶于 50 mL 去离子水中,逐滴加入浓硫酸 2 mL,再转移至 1 L 的容量瓶中,以去离子水稀释至 1000 mL,混匀,置于棕色瓶中可长期保存。

(4) 17.91 μmol/L 铁标准应用液(1 mg/L):吸取铁标准储存液 1 mL,加入 100 mL 容量瓶内,以去离子水稀释至刻度。

【操作】

(1) 按表 6-2 测定步骤进行操作。

表 6-2 血清铁测定步骤

加入物/mL	测 定 管	标 准 管	空 白 管
血清	1.5	—	—
铁标准应用液	—	1.5	—
去离子水	—	—	1.5
显色剂	5.5	5.5	5.5

(2) 混匀,沸水浴 5 min,冷却后离心,取上清液比色,以空白管调零,波长 530 nm,比色杯直径 2 cm,读取各管的吸光度。

(3) 计算:

$$血清铁(\mu mol/L) = (测定管吸光度/标准管吸光度) \times 17.91$$

【参考区间】 成年男性 11～30 μmol/L;成年女性 9.0～30.27 μmol/L。

【质量保证】

(1) 必须用去离子水。玻璃器材须用体积比为 10% 的盐酸浸泡 24 h,取出后再用去离子水冲洗干净方可使用。试剂用去离子水配制,以确保无铁污染。

(2) 可用肝素抗凝血,但要避免溶血,因 Hb 内的铁影响测定结果。

(3) 三支试管同时煮沸,时间要准确。煮沸离心后若上清液混浊,可加氯仿 1 mL 振荡片刻,离心,再取上清液比色。

【临床意义】

1. 降低 见于缺铁性贫血(IDA)、慢性炎症或感染。

2. 增高 见于肝坏死、溶血性贫血(HA)、再生障碍性贫血(AA)、巨幼细胞贫血(MA)、铁粒幼细胞贫血(SA)、反复输血等。

(二) 血清总铁结合力及转铁蛋白饱和度测定

【目的】 掌握血清总铁结合力及转铁蛋白饱和度测定原理、操作及临床意义。

【原理】 血清铁与 Tf 结合,进行铁的转运,健康人血清中的转铁蛋白约 1/3 的与铁结合。总铁结合力是指血清(浆)中转铁蛋白全部与铁结合后铁的总量,实际上反映血清转铁蛋白的水平。先在标本中加入过量的铁,使血清(浆)中 Tf 完全被铁饱和,然后加入碳酸镁吸附未结合的铁,再以测定血清铁的方法测定结合铁的总量,即总铁结合力(total iron binding capacity,TIBC)。血清铁占总铁结合力的百分比为转铁蛋白饱和度(transferrin saturation,TS)。

【器材与试剂】

1. 器材 同血清铁测定。

2. 试剂

(1) 碳酸镁粉剂。

（2）179.1 μmol/L 铁标准液：取铁标准储存液（1.791 mmol/L）10 mL 于 100 mL 容量瓶中，以去离子水稀释至刻度。

（3）其他试剂同血清铁测定。

【操作】

（1）取待检血清 1.2 mL，加铁标准液 1.2 mL 混匀，放置 5 min，加入碳酸镁粉剂 100 mg，混匀，放置 30 min，每隔 10 min 用力混匀一次。

（2）3000 r/min 离心 10 min，吸取上清液 1.5 mL，按测血清铁的方法测定铁含量。

（3）计算：

$$\text{TIBC}(\mu\text{mol/L})=（测定管吸光度/标准管吸光度）\times 17.91\times 2$$
$$\text{TS}(\%)=（血清铁/总铁结合力）\times 100\%$$

【参考区间】 TIBC：男性 50～77 μmol/L，女性 54～77 μmol/L。TS：33%～35%。

【质量保证】

（1）所用容器要洁净，无铁剂污染。

（2）不同厂家生产的碳酸镁粉剂吸附力可能有差异，用前要测定其吸附力，以标准液代替血清进行测定，完全吸附为合格。

【临床意义】

1. TIBC ①增高。见于：转铁蛋白合成增加，如 IDA，铁摄入不足或需要增加；肝细胞坏死等储存铁蛋白从单核-吞噬细胞系释放入血。②降低。见于：转铁蛋白合成不足，如遗传性转铁蛋白缺乏症；储存铁蛋白缺乏，如肝硬化、血色病；转铁蛋白丢失，如肾病综合征、尿毒症等。

2. TS ①增高。见于：铁利用障碍，如 SA、AA；铁负荷过重，如血色病。②降低。见于：缺铁或 IDA；慢性感染性贫血。

（三）血清转铁蛋白测定

【目的】 掌握免疫扩散法测定血清转铁蛋白的原理、操作、质量保证及临床意义。

【原理】 转铁蛋白是血浆 β_2-球蛋白与铁结合的复合物，根据琼脂扩散原理，将抗转铁蛋白抗血清按一定效价与溶化的琼脂混合，制成含抗体的琼脂凝胶，打孔，加入待测血清（抗原），将琼脂凝胶板水平放置于一定湿度的盒中，37 ℃温箱孵育，观察白色沉淀环，沉淀环的大小与浓度有关。同时以标准液制作标准曲线，计算出待测血清中 Tf 的浓度。

【器材与试剂】

1. 器材 温箱、扩散用塑料盒或载玻片、3 mm 打孔器、坐标纸等。

2. 试剂

（1）抗转铁蛋白血清、转铁蛋白参考血清。

（2）0.01 mol/L、pH＝7.4 的 PBS、琼脂粉。

【操作】

（1）以 PBS 稀释参考血清，使浓度为 0.1 g/L、0.2 g/L、0.3 g/L、0.4 g/L 和 0.5 g/L。

（2）3% 琼脂：称取 3 g 琼脂，加 100 mL PBS，隔水煮沸至完全溶化，置于 56 ℃水浴箱中。

（3）按抗血清效价 1/2，以 PBS 稀释抗血清，并置于 56 ℃水浴箱中。

（4）2 mL 抗血清加 2 mL 琼脂，充分混合，加在水平放置的塑料盒或载玻片上，待凝固后以 3 mm 打孔器打孔，每板打 10 个孔编号。

（5）用 PBS 将待测血清稀释 10 倍，依次按编号小孔加入系列标准液及待测血清 10 μL，静置数分钟，37 ℃温箱孵育 24 h，测量沉淀环直径（精确至 0.2 mm）。

（6）计算以 5 个浓度标准液的相关沉淀环直径在坐标纸上作图，得标准曲线。从标准曲线上查出待测稀释血清浓度，乘以 10 即为原血清浓度。

【参考区间】 2～4 g/L。

【质量保证】

（1）琼脂的浓度不能过高或过低，所制琼脂板应尽量平整。

（2）厂家提供的抗血清效价有时并非最佳应用效价,在实际工作中可作适当调整。

（3）为保证测定结果准确可靠,实际操作中,宜每板加入系列参考标准。

【临床意义】

1. 增高 见于铁缺乏和 IDA、妊娠、慢性失血等。

2. 降低 见于溶血性贫血、肝硬化、遗传性转铁蛋白缺乏症、肾病综合征、慢性感染等。

（四）血清铁蛋白测定

【目的】 掌握酶联免疫吸附试验测定血清铁蛋白的原理、方法、质量保证和临床意义。

【原理】 吸附在固相载体的抗铁蛋白抗体与血清中的铁蛋白结合,形成铁蛋白-抗铁蛋白抗体复合物,再与酶标记的抗铁蛋白抗体作用,复合物中的辣根过氧化物酶催化 H_2O_2 产生新生态氧,后者作用于邻苯二胺(OPD)底物,产生有色物质,与标准铁蛋白比较,即求出血清中铁蛋白的含量。

【器材与试剂】

1. 器材 酶标仪、塑料试管、半对数坐标纸和微量加样器等。

2. 试剂

（1）9.0 g/L 氯化钠溶液。

（2）洗涤液:0.05 mol/L、pH＝7.2 的 PBS,内含 0.05％聚山梨酯(吐温-20)。

（3）稀释液:含 5 g/L 牛血清清蛋白洗涤液。

（4）铁蛋白标准液(商品供应):用稀释液配制成浓度为 5 μg/L、15 μg/L、25 μg/L、35 μg/L、45 μg/L 的溶液,4 ℃保存。

（5）抗铁蛋白血清(商品供应)。

（6）酶标记抗体:辣根过氧化物酶(HRP)与抗铁蛋白抗体的结合物(商品供应)。

（7）底物和显色溶液:0.1 mol/L Na_2HPO_4 5.14 mL,加 0.05 mol/L 枸橼酸钠 4.86 mL 和邻苯二胺(OPD)4 mg 混匀溶解,临用前加 3％ H_2O_2 0.05 mL。

【操作】 取聚苯乙烯微孔反应板,按以下程序操作。

（1）测定孔、标准孔和空白孔各均加 100 μL 抗铁蛋白血清,放置于 4 ℃冰箱中过夜包被抗体,用洗涤液洗 3 次,每次置室温下 3 min。

（2）标准孔和测定孔内分别加 100 μL 系列铁蛋白标准液和样品(用稀释液稀释 10 倍),置于 37 ℃水浴中 50 min。各孔用 9 g/L 氯化钠溶液洗 3 次,洗法同上。

（3）各孔均加 100 μL 的酶标记抗体,置于 37 ℃水浴 50 min,再用 9 g/L 氯化钠溶液洗 3 次。

（4）每孔加 100 μL 底物溶液,置于 37 ℃水浴 30 min,显色。

（5）每孔加 2 mol/L 硫酸 50 μL,终止反应。

（6）用酶标仪在 492 nm 波长比色,读取各孔吸光度。

（7）计算:用系列铁蛋白标准孔吸光度和相应浓度制作标准曲线。根据样品吸光度自标准曲线上求得相应铁蛋白含量,再乘以样品稀释倍数,即为样品中铁蛋白含量。

【参考区间】 酶联免疫吸附试验:男性 20～250 μg/L,女性 10～120 μg/L。

【质量保证】

（1）3％ H_2O_2 应新鲜配制。

（2）不同的包被抗体要求的浓度各不相同。

（3）洗涤过程中避免用力过猛,以免将吸附于聚苯乙烯上的结合物冲掉。

（4）除加 OPD 显色步骤外,每次反应板洗涤后必须甩干。

【临床意义】 血清铁蛋白(SF)含量能准确反映体内储铁情况,与骨髓铁染色结果有良好的相关性。SF 的减少是诊断早期缺铁性贫血的敏感指标,也可作为孕妇和儿童铁营养状况的流行病学调查指标。

1. 降低 常见于缺铁性贫血早期、失血、慢性贫血等。

2. 增高 常见于肝病、血色病、铁粒幼细胞贫血、过量输血、急性感染、恶性肿瘤等。

（五）血清可溶性转铁蛋白受体测定

【目的】 掌握酶联免疫法测定血清转铁蛋白受体的原理、方法、质量保证及临床意义。

【原理】 采用定量酶联免疫双抗体夹心法。把对转铁蛋白受体(transferrin receptor,TfR)特异的多克隆抗体包被在聚苯乙烯反应板上,用标准品和待测样品与转铁蛋白受体的多克隆抗体进行反应,形成抗原-抗体复合物,然后加入酶标记的多克隆抗体,使之与抗原-抗体复合物进行反应,通过洗板去掉未与酶标记的多克隆抗体结合部分,再加入底物使之与酶联复合物发生颜色反应。颜色的深浅与转铁蛋白受体的量成正比。

【器材与试剂】

1. 器材 经转铁蛋白受体的多克隆抗体包被的聚苯乙烯反应板、酶标仪、水浴箱等。

2. 试剂

(1) 转铁蛋白受体多克隆抗体的辣根过氧化物酶。

(2) 不同浓度的转铁蛋白受体标准品。

(3) 洗板液(磷酸盐缓冲液,pH=7.4,含1‰牛血清清蛋白)。

(4) 底物1(四甲基苯烯丁)。

(5) 底物2(3%过氧化氢)。

(6) 终止液(0.5 mol/L硫酸)。

【操作】

(1) 在经转铁蛋白受体的多克隆抗体包被的聚苯乙烯反应板上,每孔分别加入不同浓度的转铁蛋白标准品、待测血清(或血浆)100 μL,密封后置于37 ℃水浴箱中2 h。

(2) 倾倒上清液,并在吸水纸上拍干。

(3) 每孔加入100 μL转铁蛋白多克隆抗体的辣根过氧化物酶,密封后置于37 ℃水浴箱中2 h。

(4) 用洗板液清洗96孔板3次,每次均要倒去上清液,并在吸水纸上拍干。最后一次洗板后,要在吸水纸上尽可能地拍干。

(5) 每孔加入100 μL底物混合液(底物1与底物2等量混合),室温孵育30 min。

(6) 每孔加入100 μL终止液,在630 nm波长的酶标仪上比色。

(7) 计算。以不同浓度标准品的吸光度在普通坐标纸上绘制点到点的标准曲线,或用四参数logistic的标准修正曲线。以吸光度为纵轴,通过标准曲线查出待测标本的转铁蛋白受体水平。

【参考区间】 以不同浓度标准品的吸光度绘制标准曲线,通过标准曲线查出待测标本的TfR水平。各实验室应根据试剂说明书上的参考值进行判断。

【质量保证】 标本采集后迅速分离血清或血浆,置于−20 ℃下保存,避免反复冻融。所有标本在测定前均应进行不低于1∶100的稀释。底物1与底物2混合后在30 min内使用。

【临床意义】

1. 升高 常见于IDA和HA,血清TfR浓度大于8 mg/L作为缺铁性红细胞生成指标。对IDA和慢性炎症的小细胞性贫血有鉴别价值。

2. 减低 常见于AA、慢性病贫血及肾功能衰竭患者。

3. 用于观察骨髓增生状况和治疗反应 如肿瘤化疗后骨髓受抑制的程度和恢复情况、骨髓移植后的骨髓重建情况,以及用EPO治疗各类贫血过程中,用血清转铁蛋白受体观察EPO的治疗效果和调整EPO的剂量,并可作为观察骨髓纤维化红系造血状况的指标。

第二节 缺铁性贫血

【典型病例】

患者,女,22岁,因头晕、乏力、气短、面色苍白近半年,加重10天入院。近2年来每次月经期持续7～8天,有血块。查体:中度贫血貌,皮肤黏膜无出血与黄染,浅表淋巴结无肿大,肝、脾未触及,可见匙状指。实验室检查:RBC 3.15×10^{12}/L,Hb 75 g/L,Ret 2.6%,MCV 76 fL,MCH24pg,MCHC 303 g/L,RDW 20.6%;WBC 4.7×10^{9}/L,N 62%,L 27%,M 3%,E 8%;PLT 168×10^{9}/L;SI 7.6 μmol/L,TIBC 80/

μmol/L。

【思考题】

1. 本例诊断线索有哪些？诊断是什么病？

2. 本病的诊断依据是什么？病因有哪些？

3. 小细胞低色素性贫血常见于哪些疾病？其主要鉴别诊断要点有哪些？

4. 对本例实验室检查诊断价值较大的项目有哪些？

一、概述

缺铁性贫血(iron deficiency anemia，IDA)是各种原因引起机体对铁的需求和供给失衡，导致体内储存铁消耗殆尽，使合成血红蛋白的铁不足而导致的小细胞低色素性贫血。根据病情的发展，缺铁可分为储存铁缺乏(iron depletion，ID)、缺铁性红细胞生成(iron depletion erythropoiesis，IDE)和缺铁性贫血三个阶段。缺铁性贫血是世界范围内的常见病，发病人数占全世界总人数的 10％～20％，占各类贫血的 50％～80％，尤其在多数发展中国家，其好发人群为育龄期妇女、婴幼儿和儿童。

本病发生没有明显的季节性，治愈率为 80％。缺铁性贫血的原因如下：一是铁的需要量增加和摄入不足，如婴幼儿、青春期、妊娠期和哺乳期妇女对铁的需求量增大，营养不良、偏食的人群对铁的摄入不足；二是铁的吸收不良，如胃酸缺乏、胃大部切除、萎缩性胃炎及其他胃肠道疾病等；三是失血过多，如消化道出血、月经过多和慢性血管内溶血等。上述原因均会影响血红蛋白和红细胞生存而发生贫血。

缺铁性贫血常见的症状为面色苍白、乏力、头晕、头痛、心悸、气短、眼花、耳鸣、食欲减退和腹胀等。儿童表现为发育迟缓、体力下降、智商低、注意力不集中、烦躁、易怒和异食癖等。还可出现缺铁的特殊表现和其基础疾病的临床表现，如口角炎、舌炎，皮肤干燥、黏膜苍白，头发易折与脱落，指甲扁平、无光泽，重者呈反甲等体征。患者的免疫功能也会受到影响，常导致免疫功能障碍和免疫调节紊乱。

二、实验室检查

(一) 血象

轻度贫血红细胞数量可在正常参考区间，血红蛋白含量可降低，红细胞形态改变不明显，可出现大小不均、红细胞分布宽度(RDW)增加。典型的缺铁性贫血呈明显的小细胞低色素性贫血，MCV 小于 80 fL、MCH 小于 26 pg、MCHC 小于 0.31 g/L。血涂片中红细胞大小不等，以小细胞为主，其中心淡染区扩大，甚至呈环形，染色变浅(图 6-2)。可出现异形红细胞，如椭圆形红细胞、靶形红细胞。网织红细胞正常或轻度增加，白细胞和血小板数量一般正常，慢性失血血小板可增多，寄生虫感染引起的缺铁性贫血，嗜酸性粒细胞可增多。

(二) 骨髓象

骨髓增生活跃或明显活跃，红细胞系增生为主，以中、晚幼红细胞居多，粒红比值减小。各阶段幼红细胞体积较正常值偏小，胞质少而着色偏蓝，边缘不整，呈破布状或锯齿状，此为血红蛋白充盈不足的表现。细胞核小而致密、深染，结构不清，出现核质发育不平衡，表现为"老核幼浆"(图 6-3)。成熟红细胞的形态与外周血一致。粒细胞系比值相对减少，各阶段比例及细胞形态大致正常，因寄生虫感染引起的缺铁性贫

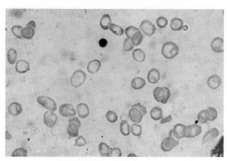

图 6-2　IDA 血象

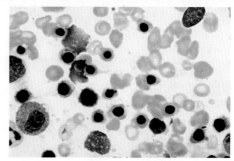

图 6-3　IDA 骨髓象

血,可见各阶段嗜酸性粒细胞增多。淋巴细胞、单核细胞和巨核细胞正常。

（三）铁代谢检查

骨髓涂片铁染色是诊断缺铁性贫血的一种可靠而直接的方法。常表现为细胞外铁消失,铁粒幼细胞明显减少,铁颗粒数量减少,颗粒变小,染色变浅(图6-4)。血清铁、血清铁蛋白、转铁蛋白饱和度均明显降低,血清总铁结合力、可溶性转铁蛋白受体和红细胞游离原卟啉均升高。

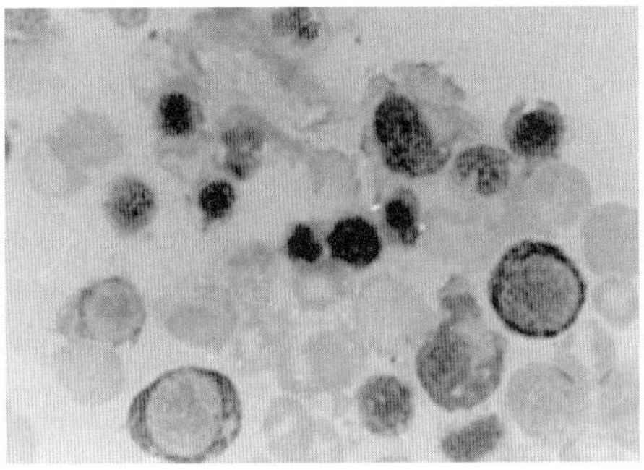

图 6-4 IDA 骨髓涂片铁染色

三、诊断与鉴别诊断

（一）诊断

1. 储存铁缺乏的诊断标准 符合以下任何一条即可诊断。

（1）血清铁蛋白<12 $\mu g/L$。

（2）骨髓铁染色显示,骨髓小粒可染铁消失,铁粒幼细胞$<15\%$。

2. 缺铁性红细胞生成诊断标准 符合储存铁缺乏的诊断标准,同时有以下任何一条者即可诊断。

（1）运铁蛋白饱和度<0.15。

（2）红细胞游离原卟啉(FEP)>0.9 $\mu mol/L$。(全血)或血液锌原卟啉(ZPP)>0.96 $\mu mol/L$,(全血),或FEP/Hb>4.5 $\mu g/gHb$。

（3）骨髓铁染色 骨髓小粒可染铁消失,铁粒幼红细胞$<15\%$。

3. 缺铁性贫血诊断标准 符合第1条和第2~8条中任何两条以上者即可诊断。

（1）小细胞低色素性贫血:男性Hb$<120/L$,女性Hb<110 g/L,孕妇Hb<100 g/L;MCV<80 fL,MCH<26 pg,MCHC<0.31 g/L;红细胞形态可有明显低色素表现。

（2）有明确的缺铁病因和临床表现。

（3）血清(血浆)铁$<8.95\mu mol/L$,总铁结合力$>64.44\mu mol/L$。也有采用血清铁$<10.7\mu mol/L$、总铁结合力$>62.7\mu mol/L$为诊断缺铁的标准。

（4）运铁蛋白饱和度<0.15。

（5）骨髓铁染色显示:骨髓小粒可染铁消失,铁粒幼红细胞$<15\%$。

（6）全血红细胞游离原卟啉(FEP)$>0.9\mu mol/L$,或全血锌原卟啉(ZPP)$>0.96\mu mol/L$,或FEP/Hb>4.5 $\mu g/gHb$。

（7）血清铁蛋白<12 $\mu g/L$,有的采用血清铁蛋白<14 $\mu g/L$。

（8）血清可溶性运铁蛋白受体(s-TfR)浓度>26.5 nmol/L。

（9）铁剂治疗有效。

4. 其他 缺铁性贫血在合并感染、炎症、肿瘤等时,除符合贫血的诊断标准外,还需满足以下标准中任何一条。

（1）细胞内碱性铁蛋白降低(<6.5 $\mu g/$细胞)。

（2）血清可溶性运铁蛋白受体(s-TfR)浓度>26.5 nmol/L。

（3）骨髓铁染色显示骨髓小粒可染铁消失。

（4）铁治疗有效。

（二）鉴别诊断

缺铁性贫血需要与其他小细胞性贫血相鉴别,如珠蛋白生成障碍性贫血、慢性系统性疾病贫血、铁粒幼细胞贫血等。

1. 珠蛋白生成障碍性贫血(地中海贫血) 常有家族史,血片中可见较多靶形红细胞,血红蛋白电泳中可见胎儿血红蛋白(HbF)或血红蛋白A_2(HbA$_2$)增加。血清铁及转铁蛋白饱和度、骨髓可染铁均增多。

2. 慢性系统性疾病贫血 多为正细胞正色素性或小细胞正色素性贫血。血清铁降低,但总铁结合力不增加或降低,转铁蛋白饱和度正常或稍增加。血清铁蛋白常增高。骨髓中铁粒幼细胞数量减少,巨噬细胞内铁粒及含铁血黄素颗粒明显增多。

3. 铁粒幼细胞贫血 临床上不多见,好发于老年人。主要是铁利用障碍所致。常为小细胞正色素性贫血。血清铁增高而总铁结合力正常,转铁蛋白饱和度增高。骨髓中铁颗粒及铁粒幼细胞明显增多,可见较多环状铁粒幼细胞。血清铁蛋白也增高。

缺铁性贫血骨髓涂片观察

【目的】 掌握缺铁性贫血血象、骨髓象特征,正确书写 IDA 骨髓检查报告单。

【标本】 制备良好的缺铁性贫血血片和骨髓片。

【观察内容】 按照骨髓细胞学检查方法进行细胞形态学观察。

(1)血象:小细胞低色素性贫血。红细胞大小不等,以小细胞为主,中心淡染区扩大,严重者可见环形红细胞及幼红细胞,异形红细胞增多,可见少量靶形、椭圆形或不规则红细胞。白细胞数量大致正常,其比例、形态无明显变化。血小板易见,成堆分布,形态正常。

(2)骨髓象:增生活跃或明显活跃,个别增生减少,粒红比值降低。红细胞系增生,以中、晚幼红细胞为主,其形态特征如下:"小",胞体较正常为小;"蓝",胞质少而着色偏蓝,边缘不规则,呈锯齿状;"密",胞核小、染色质致密、深染,呈"老核幼浆"发育不平衡。成熟红细胞大小不等,以小细胞为主,中心淡染区扩大,可见嗜多色性红细胞和嗜碱性红细胞,红细胞系分裂象易见。粒细胞系细胞相对减少,各阶段比例及形态基本正常。淋巴细胞、单核细胞和巨核细胞正常。

(3)鉴别。

① "老核幼浆"的幼红细胞与淋巴细胞鉴别:IDA 患者的中、晚幼红细胞胞体小,胞质量少,嗜碱性,呈"老核幼浆"改变,易误认为小淋巴细胞,两者鉴别见表 6-3。

表 6-3 "老核幼浆"幼红细胞与小淋巴细胞的鉴别

鉴 别 点	小淋巴细胞	"老核幼浆"的幼红细胞
胞体	$6 \sim 9\ \mu m$,(类)圆形、蝌蚪形,有时可见胞质毛状突起	比正常中、晚幼红细胞小,与前者相仿或略大,胞体边缘不整齐
核形	圆形或有小切迹	圆形
染色质	大块状、副染色质不明显	结块、副染色质明显
核仁	消失、有时可有假核仁	无
胞质量	常很少,位于局位	较少,围绕核周
胞质颜色	深蓝色	灰蓝色、灰红色
颗粒	一般无颗粒	无

② 与其他小细胞低色素性贫血鉴别:珠蛋白生成障碍性贫血、慢性病性贫血和铁粒幼细胞贫血均可表现为小细胞低色素性贫血的血象和骨髓象特征,可通过铁染色和铁代谢指标与 IDA 相鉴别。

【质量保证】

(1)观察骨髓片时应选择合适的部位。如在片尾,幼红细胞胞体增大,胞质量似正常,甚至出现成熟红细胞淡染区消失。在较厚的部位,即使正常的幼红细胞也会呈缺铁样改变。

(2)注意观察嗜碱性红细胞、点彩红细胞和嗜多色性红细胞、Howell-Jolly 小体及细胞分裂象等增生性贫血的骨髓象特征。

(3)骨髓中幼红细胞缺铁样改变并非是 IDA 所特有,所以贫血或怀疑为 IDA 的患者均要做骨髓铁染色,其结果显示骨髓小粒可染铁消失,铁粒幼红细胞<15%。

(4)书写骨髓报告单时,由于病变主要在红细胞系,应首先描述红细胞系,详细描述幼红细胞比例、形态和成熟红细胞形态特征。

第三节 铁粒幼细胞贫血

一、概述

铁粒幼细胞贫血(sideroblastic anemia,SA)是多种原因引起铁的利用不良、血红素合成障碍而引起的血红蛋白合成不足和无效造血的一类贫血。铁利用不良,血红素合成障碍和红细胞无效生成是本病发病的主要环节。与血红素合成有关的各种酶和辅酶的缺乏,活性降低和活性受阻为本病的发病机制。任何原因影响这些酶的活性均可导致铁利用不良和血红素合成障碍。由于血红素合成障碍,铁不能与原卟啉螯合,积累在线粒体内而利用障碍,储存过量,导致红细胞内线粒体形态和功能受损,使红细胞过量破坏,即无效生成。由于线粒体在幼红细胞内围绕核排列,故经铁染色可形成环形铁粒幼细胞。过量的铁可损坏线粒体或细胞内的微细结构和功能,使红细胞过早破坏。本病特征为:①高铁血症,大量铁沉积于单核-巨噬细胞和各器官实质细胞内;②铁动力学显示,红细胞无效生成,呈低色素性贫血;③骨髓红系增生,细胞内、外铁明显增加,并伴随大量环形铁粒幼红细胞。

本病分为获得性贫血和遗传性贫血,获得性贫血又分为原发性贫血和继发性贫血。原发性贫血多于50岁以上发病。继发性贫血多见于使用异烟肼、比秦山胺、氯霉素及抗癌药时间过长后发病,亦可见于肿瘤及骨髓增殖性疾病。遗传性贫血较少见,主要表现为性联不完全显性遗传,多为青少年、男性及有家族史者。本病主要临床表现为进行性贫血,发病缓慢。常有皮肤苍白,部分患者皮肤呈暗黑色,乏力,活动后有心悸、气促等表现。肝、脾轻度肿大,后期发生血色病时(即含铁血黄素沉积症),肝、脾肿大显著并可出现心、肾、肝、肺功能不全,少数可发生糖尿病。

二、实验室检查

(一)血象

贫血可轻可重,血片上细胞大小正常或偏大,部分为低色素性或正色素性,呈低色素和正色素两种红细胞并存的"双形性"是本病的特征之一。亦可表现红细胞大小不均、以小细胞低色素为主。可见异形红细胞、碎片红细胞、靶形红细胞或有核红细胞等。嗜碱性点彩红细胞增多(尤其是继发于铅中毒者)。网织红细胞正常或轻度增高。白细胞和血小板正常或减少(图6-5)。

(二)骨髓象

骨髓增生活跃,红细胞系增生明显活跃,以中幼红细胞为主,幼红细胞形态异常,可伴巨幼样改变,出现双核、核固缩、胞

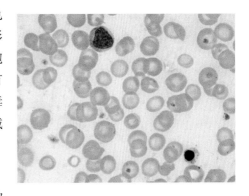

图6-5 铁粒幼细胞贫血的血象

质呈泡沫状伴空泡形成。粒系相对减少,原发性患者可见粒系的病态造血。巨核细胞一般正常。骨髓铁染色显示细胞外铁增加,铁粒幼细胞明显增加,颗粒增大变粗。幼红细胞铁颗粒在6个以上,围绕并靠近核排列成环形或半环形(绕核1/2以上),称为环形铁粒幼细胞(图6-6)。此类细胞常占幼红细胞的15%以上,为本病特征和重要诊断依据。

(三)铁代谢检查

铁代谢检查的各项结果与缺铁性贫血明显不同,血清铁、血清铁蛋白均明显增加,转铁蛋白饱和度增加甚至达到饱和;血清总铁结合力正常或降低;红细胞游离原卟啉常增加。

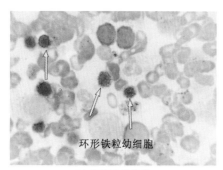
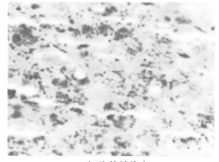

环形铁粒幼细胞

(a) 细胞内铁染色   (b) 细胞外铁染色

图 6-6 铁粒幼细胞贫血的细胞内铁染色和细胞外铁染色

三、诊断与鉴别诊断

（一）诊断

铁粒幼细胞贫血的诊断依据 小细胞低色素或呈双相性贫血，骨髓红系明显增生，细胞内铁和细胞外铁明显增加，并伴有大量环形铁粒幼细胞出现。血清铁、铁蛋白、转铁蛋白饱和度增加，总铁结合力降低。诊断为铁粒幼细胞贫血要结合病史和临床表现区分其类型。

1. 遗传性铁粒幼细胞贫血 男性多见，常伴有家族史，多为不完全 X 染色体性连锁隐性遗传，一般男性患病，通过女性遗传，极个别为常染色体隐性遗传。患者呈小细胞低色素性贫血，晚期可出现血色病表现。

2. 原发性铁粒幼细胞贫血 本病为干细胞克隆性疾病，多见于中老年，男女均可发病。除贫血外，实验室检查还可见三系病态造血。现已将此病归入骨髓增生异常综合征（MDS），命名为难治性贫血伴环形铁粒幼细胞增多（MDS-RAS）。

3. 继发性铁粒幼细胞贫血 常有原发病表现，或者有药物或毒物接触史。铁粒幼红细胞大于 10% 即可诊断。

（二）鉴别诊断

本病需要和其他小细胞低色素性贫血进行鉴别。

1. 缺铁性贫血 见本章第二节。

2. 珠蛋白生成障碍性贫血 血红蛋白电泳异常，环形铁粒幼细胞计数和家族调查。

3. 红白血病 红白血病早期，骨髓增生明显活跃，以红细胞系为主，两者鉴别较困难，须做全面检查和反复动态观察，方能诊断。

（关 颖）

能力检测

1. 铁代谢检验指标有哪些？原理是什么？有何意义？
2. 缺铁性贫血的病因和临床表现是什么？
3. 缺铁性贫血的血象和骨髓象如何？
4. 缺铁性贫血的诊断标准是什么？
5. 如何进行缺铁性贫血的鉴别诊断？
6. 铁粒幼细胞贫血特征是什么？如何分类？
7. 铁粒幼细胞贫血的血象和骨髓象如何？
8. 铁粒幼细胞贫血的诊断标准是什么？
9. 如何进行铁粒幼细胞贫血的鉴别诊断？

第七章　DNA 合成障碍性贫血

【典型病例】

患者,女,28 岁,面色苍白、头晕、气短、腹泻、腹痛 3 个月,患者妊娠已 5 个月,妊娠反应剧烈,严重恶心、呕吐,进食少。查体:重度贫血貌,皮肤黏膜无出血与黄染,浅表淋巴结无肿大,牛肉样舌。实验室检查:RBC $1.9×10^{12}$/L,Hb 71 g/L,Ret 1.5%,MCV 106 fL,MCH 37 pg,MCHC 349 g/L,RDW 19.5%,WBC $4.1×10^9$/L,N 61%,L 31%,M 3%,E 5%;PLT $167×10^9$/L,血清叶酸 3.05 nmol/L。

【思考题】

1. 本例的骨髓象中红细胞系有何特征性改变?

2. 本例的细胞"老浆幼核"的原因有哪些?

3. 本例的骨髓象中除红细胞系之外的其他系细胞为什么也出现巨幼样变?

第一节　概　　述

DNA 合成障碍性贫血是指由于不同原因导致的 DNA 合成障碍所引起的一类贫血。发生此类贫血最常见的原因为维生素 B_{12} 和(或)叶酸的缺乏。此类贫血的共同特点为外周血红细胞平均体积、平均血红蛋白含量增高,骨髓中出现巨幼细胞,并且此类细胞出现质核发育不平衡的表现,细胞核的发育落后于细胞质。

一、维生素 B_{12} 和叶酸代谢

(一) 维生素 B_{12}

维生素 B_{12}(vitamine B_{12})是一种含钴的结构复杂的红色化合物,又名钴胺素或氰钴胺,由咕啉环、钴原子和一个核甘酸组成,为水溶性 B 族维生素,耐热而不耐酸、碱。人类血浆中钴胺的主要形式是甲基钴胺。

人体的维生素 B_{12} 主要来自动物制品。食物中的肝、肾、肉类、禽蛋、乳类和海洋生物等含量丰富,而蔬菜中含量极少。成人每天维生素 B_{12} 的需要量为 2~5 μg,人体内维生素 B_{12} 的储存量为 4~5 mg,可供机体 3~5 年的需要,故一般情况下不会造成维生素 B_{12} 的缺乏。一般情况下,正常的成年人每天的食物中应含维生素 B_{12} 5~30 μg(仅能吸收 1~5 μg),而在身体的特殊时期,如青春期、妊娠期及患甲状腺功能亢进症等时,维生素 B_{12} 的需要量会增加。

维生素 B_{12} 被摄入后,通过一系列的过程被吸收:食物蛋白进入胃内,在酸性环境中被解离而释出维生素 B_{12},后者游离后与壁细胞及涎细胞所分泌的 R 蛋白结合,形成维生素 B_{12}-R 蛋白复合物进入小肠上段。在小肠碱性环境中,该复合物被胰酶溶解,使维生素 B_{12} 游离,并与壁细胞分泌的内因子(intrinsic factor,IF)结合。维生素 B_{12}-IF 复合物运行至回肠末端后,与黏膜上皮细胞的受体结合,使维生素 B_{12} 游离而被吸收入血液。进入血液后,维生素 B_{12} 与转钴蛋白(TCⅡ)结合而转运到其他组织中,其中一半储存于肝细胞中。影响维生素 B_{12} 吸收和转运的因素有以下五个。

1. 摄入减少　人体内维生素 B_{12} 的储存量为 4~5 mg,每天的需要量仅为 2~5 μg。正常时,每天有 5~10 μg 的维生素 B_{12} 随胆汁进入肠腔,胃壁分泌的内因子可足够地帮助重吸收胆汁中的维生素 B_{12}。故

素食者一般多年才会发展为维生素 B_{12} 缺乏。老年人和胃切除患者胃酸分泌减少,常会有维生素 B_{12} 缺乏。由于有胆汁中维生素 B_{12} 的再吸收(肠肝循环),这类患者也和素食者一样,需多年才出现维生素 B_{12} 缺乏的临床表现,故一般由于膳食中维生素 B_{12} 摄入不足而致巨幼细胞贫血者较为少见。

2. 内因子缺乏 主要见于萎缩性胃炎、全胃切除术后和恶性贫血患者。内因子是由胃底黏膜壁细胞分泌的一种糖蛋白,耐碱不耐热,与维生素 B_{12} 结合后不易被蛋白酶水解。当胃酸和胃蛋白酶分泌减少而内因子尚可足够与重吸收胆汁中的维生素 B_{12} 结合时,体内尚可有少量维生素 B_{12} 被吸收。在全胃切除或恶性贫血内因子完全缺乏时,维生素 B_{12} 的吸收影响较大。这类患者由于缺乏内因子,食物和胆汁中维生素 B_{12} 吸收均有障碍。

3. 严重的胰腺外分泌不足的患者 此类患者容易导致维生素 B_{12} 的吸收不良,这是由于在空肠内维生素 B_{12}-R 蛋白复合体需经胰蛋白酶降解,维生素 B_{12} 才能释放出来,与内因子相结合。这类患者一般在 $3\sim5$ 年后会出现维生素 B_{12} 缺乏的临床表现。由于慢性胰腺炎患者通常会及时补充胰蛋白酶,故在临床上合并维生素 B_{12} 缺乏的并不多见。

4. 小肠内存在异常高浓度的细菌和寄生虫 高浓度的细菌和寄生虫可大量摄取和截留维生素 B_{12},从而可影响维生素 B_{12} 的吸收,引起维生素 B_{12} 缺乏。

5. 先天性转钴蛋白Ⅱ(TCⅡ)缺乏及接触氧化亚氮(麻醉剂)等 它们也可影响维生素 B_{12} 的血浆转运和细胞内的利用,亦可造成维生素 B_{12} 缺乏。

维生素 B_{12} 每天从尿中的排泄量为 $0\sim0.25~\mu g$,少量由泪液、唾液、乳汁及胆汁排出,但随胆汁排入肠腔的维生素 B_{12} 约 90% 的被重吸收,因此除非绝对的素食者或有维生素 B_{12} 吸收障碍,否则一般不易产生缺乏。

(二) 叶酸

叶酸(folic acid,FA)属 B 族维生素,广泛存在于绿色蔬菜中。由于它最早从植物叶子中提取而得,故命名为"叶酸"。叶酸又称喋酰谷氨酸(pteroylglutamic acid),由蝶啶、对氨基苯甲酸和谷氨酸组成。由于叶酸参与核酸的嘧啶和嘌呤的合成,所以有助于骨髓中幼稚细胞成熟,若缺乏叶酸可导致红细胞的异常、未成熟细胞的增加和贫血等。

机体不能合成叶酸,必须从食物中获得。某些肠道细菌可以合成叶酸,但量极少。叶酸广泛存在于植物制品中,尤其绿叶蔬菜和新鲜水果中的含量丰富,可达 1 mg/100 g 干重,如柠檬、香蕉、瓜类、香菇等。另外,肝脏、肾脏、蛋类及肉类等动物来源性食物中也含有叶酸。由于叶酸性质极不稳定,不耐热,易被光和热分解破坏,所以食物过度烹煮时叶酸易被破坏。

机体内叶酸的储存量为 $5\sim20$ mg,仅可供成人 4 个月之用。且成人每日消耗量较大,约为 200 μg,所以需要经常摄入富含叶酸的食物。WHO 建议每日叶酸的需要量如下:成人 200 μg,婴儿 60 μg,儿童 100 μg,哺乳期妇女 300 μg,孕妇 400 μg。达到以上标准,机体内就不会出现叶酸缺乏。但如果机体处于生长发育期、妊娠期或者在某些病理条件下(如溶血性贫血、白血病、恶性肿瘤),则每日 FA 的需要量明显增加,为正常情况的 $3\sim6$ 倍,若补充不足,容易造成 FA 的缺乏。孕妇妊娠早期缺乏叶酸有可能导致胎儿出生时出现低体重、唇腭裂、心脏缺陷及胎儿神经管发育缺陷等畸形。

叶酸及其代谢产物主要由尿中排泄,少量经胆汁和粪便排出,其中胆汁中的叶酸浓度为血液中的 $2\sim10$ 倍,大部分可被空肠重吸收。

(三) 维生素 B_{12} 和叶酸在 DNA 合成中的作用

叶酸在肠道吸收后,经门静脉进入肝脏,在肝内二氢叶酸还原酶的作用下,转变为具有活性的四氢叶酸,其功能为作为载体来转运体内的"一碳单位"——含有一个碳原子的基团,从而帮助嘌呤核苷酸代谢的完成,尤其是胸腺嘧啶核苷酸的合成。

维生素 B_{12} 在体内主要是由甲基钴胺参与代谢过程,在同型半胱氨酸转变为甲硫氨酸(蛋氨酸)的反应中提供甲基,使 N_5-甲酰基四氢叶酸转变为四氢叶酸。维生素 B_{12} 和由叶酸转化而来的四氢叶酸均为 DNA 合成过程中的辅酶,在细胞的 DNA 合成过程中发挥着不可替代的重要作用。

二、维生素 B₁₂ 和叶酸代谢检验

（一）维生素 B₁₂ 测定

1. 血清维生素 B₁₂ 的测定 由于放射免疫法具有较高的敏感度和特异度，且测定方便，临床上常使用此法进行血清维生素 B₁₂ 的测定，低于 100 pg/mL 可诊断为维生素 B₁₂ 缺乏（正常值为 200～900 pg/mL）。

2. 血清高半胱氨酸和甲基丙二酸测定 本法用于诊断维生素 B₁₂ 缺乏及鉴定叶酸与维生素 B₁₂ 缺乏。血清高半胱氨酸水平（正常值为 5～16 μmol/L）在叶酸缺乏和维生素 B₁₂ 缺乏时均升高，而血清甲基丙二酸水平（正常值为 70～270 μmol/L）增高仅见于维生素 B₁₂ 缺乏时。

3. 尿甲基丙二酸测定 正常人尿中的甲基丙二酸的排出量极微少，不超过 5 mg/24 h。维生素 B₁₂ 缺乏使甲基丙二酰 CoA 转变为琥珀酰 CoA 受阻，使体内甲基丙二酸含量增加，尿甲基丙二酸可超过 300 mg/24 h。

4. 维生素 B₁₂ 吸收试验（Schilling 试验） 该试验主要用于判断维生素 B₁₂ 缺乏的病因。肌内注射维生素 B₁₂ 1 mg，同时或 1 h 后空腹口服 ⁵⁷C₀ 标记的维生素 B₁₂ 0.5～2 μg，用于置换体内结合的维生素 B₁₂，使标记的维生素 B₁₂ 随尿排出。于口服 2 h 后收集 24 h 尿液，测定尿液中 ⁵⁷C₀-维生素 B₁₂ 的含量。正常人排出量大于 8%，低于此值提示维生素 B₁₂ 吸收不良，恶性贫血者此值只有 0～1.2%。5 天后重复上述试验，同时口服内因子 60 mg，如排泄转为正常，则证实为内因子缺乏，有助于恶性贫血的诊断，否则为肠道吸收不良。如以广谱抗生素代替内因子进行试验，尿中 ⁵⁷C₀ 标记的维生素 B₁₂ 排出增加，则提示维生素 B₁₂ 的缺乏是由肠道细菌过度繁殖与宿主竞争维生素 B₁₂ 所致。此试验与患者的肾功能和尿量等因素有关。

（二）叶酸测定

1. 血清叶酸测定 可用放射免疫法测定血清叶酸。正常血清叶酸浓度为 6～20 ng/mL，叶酸缺乏者血清叶酸浓度常低于 4 ng/mL。血清叶酸易受叶酸摄入量的影响，因此有较大的诊断价值。

2. 红细胞叶酸测定 可用微生物法和放射免疫法测定红细胞叶酸。红细胞叶酸相对较为稳定，不受短期内叶酸摄入的影响，故能反映体内叶酸储存情况。正常红细胞叶酸浓度为 150～600 ng/mL，低于 100 ng/mL 表示叶酸缺乏。但维生素 B₁₂ 缺乏时，红细胞叶酸浓度也可下降。

3. 尿亚胺甲酰谷氨酸（FIGlu）测定 排泄试验中给患者口服组氨酸 15～20 g，收集 24 h 尿测定排出量。正常成人尿 FIGlu 排泄量在 9 mg/24 h 以下。叶酸缺乏时，组氨酸的中间代谢产物 FIGlu 转变为谷氨酸发生障碍，大量 FIGlu 在体内堆积并随尿排出。

（三）其他

1. 脱氧尿嘧啶核苷抑制试验 取骨髓细胞或经植物血凝素（PHA）激活的淋巴细胞，加入脱氧尿嘧啶核苷孵育，再加入 ³H 标记的胸腺嘧啶核苷（³H-TdR）一定时间后，测定掺入细胞核中 ³H-TdR 量。叶酸和（或）维生素 B₁₂ 缺乏时，脱氧尿苷利用障碍，³H-TdR 掺入量明显增加（大于 20%）。如事先加入叶酸或维生素 ³H 来纠正其抑制率的减弱，有助于区别叶酸或维生素 B₁₂ 缺乏。此试验较为敏感，在血清高半胱氨酸和血清甲基丙二酸升高之前即出现异常，可用于尚未出现贫血表现的患者。

2. 诊断性治疗 用生理剂量的维生素 B₁₂（1 μg/d）或叶酸（0.2 mg/d）治疗 10 天，观察患者用药后临床症状是否有所缓解，如网织红细胞升高、巨幼红细胞形态迅速好转以及血红蛋白上升，从而达到诊断目的。此方法有助于鉴别叶酸或维生素 B₁₂ 缺乏。

第二节 巨幼细胞贫血

一、概述

巨幼细胞贫血（megaloblastic anemia，MgA）是由于叶酸和（或）维生素 B₁₂ 缺乏或其他原因引起细胞核

DNA 合成障碍所致的一类贫血,主要特点是骨髓三系细胞质与细胞核发育不平衡及无效造血。此类贫血亦可因遗传性或药物等获得性 DNA 合成障碍引起。本症特点是外周血呈大细胞性贫血,伴有中性粒细胞的核右移,骨髓内粒细胞系、红细胞系、巨核细胞系三系细胞出现巨幼变。患者出现的巨幼红细胞易在骨髓内破坏,出现无效性红细胞生成。约 95% 的病例是因叶酸和(或)维生素 B_{12} 缺乏引起的营养性贫血,其早期阶段单纯表现为叶酸或维生素 B_{12} 缺乏者临床上并不少见。在我国缺乏叶酸所致的营养性巨幼细胞贫血多见,内因子缺乏的恶性贫血(pernicious anemia,PA)主要见于白种人(北欧多见),国内较少见。

（一）临床表现

无论是缺乏叶酸还是维生素 B_{12},其临床表现除了神经系统出现病变外,其他特征基本相似。

1. 血液系统　发病较为缓慢,贫血呈进行性发展,可随病情的加重渐渐出现皮肤黏膜苍白、头晕、疲乏及活动后心悸等症状,还可出现轻度黄疸,即皮肤黏膜黄染等表现。

2. 消化系统　可有舌炎,舌乳突萎缩、味觉异常、有灼痛感,并可见舌表面光滑呈绛红色,即"牛肉样舌"。常出现恶心、食欲不振、呕吐、腹胀、腹痛或便秘等消化系统症状。

3. 神经系统　维生素 B_{12} 缺乏者可有外周神经炎及其他神经系统症状,主要是由于维生素 B_{12} 缺乏导致血液中的丙酰辅酶 A 堆积,进一步生成非生理性单链脂肪酸,影响神经鞘磷脂的生成,造成神经的脱髓鞘表现。患者可出现感觉异常、手足麻木和皮肤刺痛等周围神经症状,还可出现亚急性脊髓联合变性,表现为体位感觉障碍、运动失调、行走困难、语言障碍及抑郁等。小儿及老年患者常表现为脑神经受损的精神异常,如抑郁、嗜睡和精神错乱。

4. 其他　可出现皮肤黑色素沉着(维生素 B_{12} 缺乏使垂体黑色素细胞刺激素分泌增加),部分患者可见肝、脾肿大。

（二）分类

临床上根据病因的不同,巨幼细胞贫血可分为三类:营养性巨幼细胞贫血、恶性贫血和其他原因所致的巨幼细胞贫血。

1. 营养性巨幼细胞贫血　多数由于膳食状况不良,缺少绿色新鲜蔬菜及水果的摄入,或缺乏肉类、蛋类食物,还有部分患者由于烹饪方式不当如烹饪时间过长,导致叶酸受到破坏。如果常年素食,叶酸和维生素 B_{12} 可同时缺乏。慢性胰腺疾病、寄生虫竞争(如绦虫病)、小肠细菌过度生长、回肠疾病等也可导致维生素 B_{12} 吸收利用障碍而引起巨幼细胞贫血。

2. 恶性贫血　此类贫血患者胃腺可严重萎缩,壁细胞丧失,不能分泌内因子。内因子是维生素 B_{12} 吸收的辅助因子,内因子缺乏导致维生素 B_{12} 吸收障碍,从而引起维生素 B_{12} 在体内缺乏,导致贫血。

3. 其他原因所致的巨幼细胞贫血

(1)肠道疾病引起的吸收不良导致的巨幼细胞贫血:热带性口炎性腹泻、麦胶肠病等所致的巨幼细胞贫血。

(2)药物抑制 DNA 合成导致巨幼细胞贫血:如甲氨蝶呤、巯基嘌呤、硫代鸟蝶呤等嘌呤合成抑制药,甲氨蝶呤、6-氮杂尿苷等嘧啶合成抑制药,甲氨蝶呤、氟尿嘧啶等胸腺嘧啶合成抑制药及羟基脲、阿糖胞苷等 DNA 合成抑制药,均可致 DNA 合成障碍从而引起巨幼细胞贫血。

(3)先天性缺陷导致的巨幼细胞贫血:如选择性维生素 B_{12} 吸收不良、先天性钴胺素传递蛋白 II 缺乏、Lesch-Nyhan 综合征、遗传性乳清酸尿症、甲基转移酶和亚氨甲酰基转移酶缺乏症等。

（三）发病机制

巨幼细胞贫血的发病机制主要是细胞内 DNA 合成障碍。四氢叶酸和维生素 B_{12} 是细胞核 DNA 合成过程中重要的辅酶。叶酸缺乏时,四氢叶酸随之缺乏,细胞内脱氧尿嘧啶核苷(dUMP)转变为脱氧胸腺嘧啶核苷(dTMT)的生化反应受阻。参加正常 DNA 合成的 dTTP 被 dUTP 代替,合成异常的 DNA。细胞核的发育停滞,而细胞质仍在继续发育成熟。细胞呈现细胞质与细胞核发育不平衡,体积较正常为大的巨幼型改变,故称为巨幼细胞。这些巨幼细胞均有成熟障碍,表现出无效生成。维生素 B_{12} 与体内四氢叶酸的循环使用有关,而后者作为一碳基团载体生成的 N^5,N^{10}-亚甲酰四氢叶酸为 dUMP 转化为 dTMP 提供甲基,故当维生素 B_{12} 缺乏时,通过影响四氢叶酸的量而使 dTTP 合成障碍,细胞核发育迟缓,同样出现巨幼细胞贫血(图 7-1)。大部分巨幼红细胞在骨髓内因发育成熟障碍而破坏,造成红细胞的无效生成。外周血中的红细胞生存期亦缩短,引起贫血。类似的变化也可发生于粒细胞系和巨核细胞系。

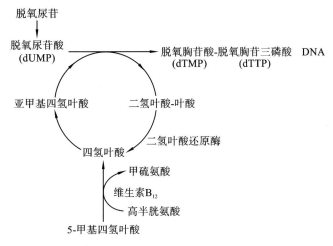

图 7-1 维生素 B_{12} 和叶酸在 DNA 合成过程中的作用

二、实验室检查

(一) 血象

巨幼细胞贫血为典型的大细胞性贫血。RDW 升高,血涂片上红细胞形态明显大小不等,以大细胞为主,可见一定数量的巨红细胞。红细胞中心淡染区不明显甚至消失,可见较多异常形态红细胞,如椭圆形红细胞、泪滴形红细胞、嗜多色性红细胞及嗜碱性点彩红细胞,亦可见 Howell-Jolly 小体及有核红细胞(图 7-2(a))。MCV、MCH 升高,MCHC 正常。RBC 和 Hb 的下降不平行,RBC 下降更明显。网织红细胞绝对值减少,相对值正常或稍增高。白细胞正常或轻度减少,中性粒细胞体积偏大,核分叶过多。5 叶核的粒细胞常常占中性粒细胞的 5% 以上,称为"核右移"现象,分叶多者可达 6~9 叶或以上(图 7-2(b))。病情较重者可出现巨晚幼粒细胞和巨杆状核粒细胞。血小板正常或减少,可见巨大血小板。

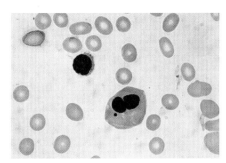
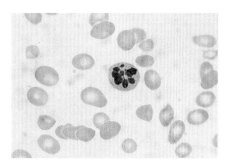

(a) 有核红细胞及Howell-Jolly小体　　　　　　(b) 粒细胞过分叶现象

图 7-2 巨幼细胞贫血的血象

(二) 骨髓象

骨髓有核细胞增生活跃或明显活跃(图 7-3),红细胞系明显增生(图 7-4),粒红比值下降或倒置。以三系细胞均出现巨幼样变为特征。常见异常的有丝分裂象,正常形态的幼红细胞减少或不见,出现各阶段的巨幼红细胞,其比例常大于 10%,高者可达 30%~50%。可见核畸形、碎裂和多核巨幼红细胞。由于发育成熟受阻,原巨幼红细胞和早巨幼红细胞比例增高。核分裂象和 Howell-Jolly 小体易见。

识别巨幼样变的要点为胞核的形态和"老浆幼核"的改变。粒细胞系增生相对减少。中性粒细胞自中幼阶段以后可见巨幼变,以巨晚幼粒和巨杆状核粒细胞多见。可见部分分叶核细胞分叶过多,各叶大小差别甚大,可畸形,称为巨多叶核中性粒细胞。骨髓细胞学检测对巨幼细胞贫血的诊断起决定性作用,特别是发现粒系细胞巨幼变,对疾病的早期诊断和疑难病例的诊断更有价值。

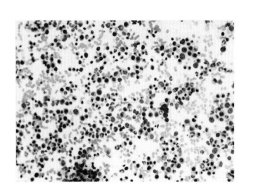
图 7-3 巨幼细胞贫血骨髓有核细胞增生明显活跃

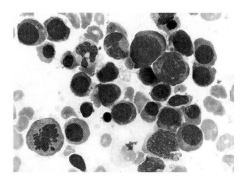
图 7-4 巨幼细胞贫血红细胞系明显增生

1. 巨幼红细胞发育各阶段形态特点

（1）原巨幼红细胞（promegaloblast）：胞体比原红细胞大，直径 18～30 μm，核呈圆形或椭圆形，常偏位，染色质细粒状，分布均匀，疏松纤细似网，核仁 2～4 个，常融合在一起，胞质丰富，染深蓝色，着色不均，核周淡染区明显（图 7-5）。

（2）早巨幼红细胞（basophilic megaloblast）：胞体直径 15～25 μm，核大，呈圆形，染色质部分开始聚集，多数无核仁，早期还可见核仁的痕迹，胞质丰富，染深蓝色不透明，有些细胞由于开始出现血红蛋白而呈灰蓝色胞质（图 7-5）。

（3）中巨幼红细胞（polychromatic megaloblast）：胞体直径 10～20 μm，核呈圆形或不规则，染色质开始聚集成块，但较正常中幼红细胞细致，副染色质清晰，呈略粗的网状，灰蓝色或淡红色（图 7-6）。

（4）晚巨幼红细胞（orthochromatic megaloblast）：胞体直径 10～18 μm，常呈椭圆形，胞核较小，常偏于一侧，可见多核、核碎裂等现象，核染色质仍保持网状结构痕迹，胞质较多，含较为丰富的血红蛋白，着色可略呈灰色，可见 Howell-Jolly 小体（图 7-6）。

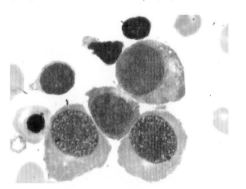
图 7-5 原巨幼红细胞和早巨幼红细胞

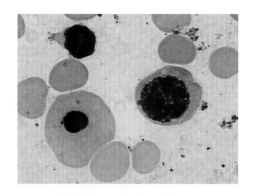
图 7-6 中巨幼红细胞和晚巨幼红细胞

2. 粒细胞系特点 粒细胞系增生相对减少，中性粒细胞自中幼阶段以后可见巨幼样变，以巨晚幼粒细胞和巨杆状核粒细胞多见（图 7-7）。粒细胞巨幼样变有如下表现。

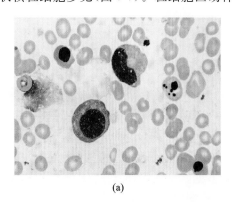
(a)

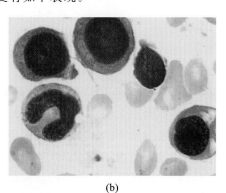
(b)

图 7-7 巨晚幼粒细胞和巨杆状核粒细胞

(1) 胞体增大,直径可达 $30\ \mu m$。

(2) 胞质可呈蓝灰色,颗粒减少,胞质中可出现空泡。

(3) 核肿胀,染色质疏松,可呈现马蹄形或不规则形状。

(4) 分叶核粒细胞分叶过多,常为 $5\sim 9$ 叶,称为巨多叶核中性粒细胞。

3. 巨核细胞系特点 巨核细胞系改变不明显,巨核细胞数量正常或减少,可见巨核细胞胞体过大,分叶过多(正常在 5 叶以下)与核碎裂,胞质内颗粒减少。

（三）细胞化学染色

骨髓铁染色:细胞外铁与细胞内铁均增高(图 7-8)。糖原染色:原红细胞、幼红细胞呈阴性(图 7-9),偶见弱阳性。

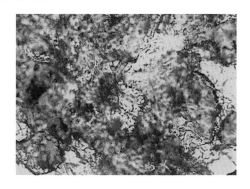

图 7-8 细胞外铁增高

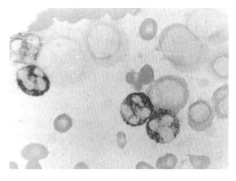

图 7-9 糖原染色:原红细胞、幼红细胞呈阴性

（四）维生素 B_{12} 和叶酸的检验

1. 血清维生素 B_{12} 和叶酸含量的测定 血清维生素 B_{12} 小于 75 pmol/L(<100 pg/mL)为缺乏。正常血清叶酸浓度为 $6\sim 20$ ng/mL,若叶酸缺乏者常低于 4 ng/mL。上述两者均可用放射性免疫法进行测定。由于这两种维生素的作用位于细胞内而非血浆中,因此部分患者也有出现血清维生素 B_{12} 和叶酸含量在正常范围,故上述测定仅可作为初筛试验,仅凭单纯的血清叶酸和维生素 B_{12} 测定,不能作为叶酸和维生素 B_{12} 缺乏的诊断标准。

2. 红细胞叶酸含量测定 红细胞叶酸含量较为稳定,不受当时叶酸摄入量的影响,能反映机体叶酸的总体水平及组织叶酸水平,诊断价值更大。红细胞叶酸小于 227 nmol/L 时,为红细胞叶酸缺乏。

3. 甲基丙二酸测定 缺乏维生素 B_{12} 的患者血清和尿中该物质含量增高(参考区间 $70\sim 270$ nmol/L)。

4. 血清高半胱氨酸测定 在钴胺和叶酸缺乏时血清高半胱氨酸水平升高。

5. 维生素 B_{12} 吸收试验(Schilling 试验) 维生素 B_{12} 尿中排出量降低,本试验主要用于对钴胺缺乏的病因诊断,而不是诊断是否存在钴胺缺乏。如内因子缺乏,加入内因子可使结果正常。

6. 诊断性治疗试验 无法进行上述试验时,可采用试验性治疗以达到诊断目的。疗法是给患者小剂量叶酸或维生素 B_{12} $7\sim 10$ 天,若 $4\sim 6$ 天后网织红细胞上升,应考虑相应物质的缺乏。巨幼细胞贫血对治疗药物的反应很敏感,用药 48 h 左右网织红细胞即开始增加,于 $5\sim 10$ 天达高峰,患者的血象、骨髓象和临床症状会有所改善甚至恢复。据此设计的试验简便易行,准确性较高,对不具备进行叶酸和维生素 B_{12} 测定的单位,可用以判断叶酸缺乏抑或维生素 B_{12} 缺乏。

（五）其他检验

巨幼细胞贫血由于无效造血伴溶血,血清间接胆红素可轻度增高,血清铁及转铁蛋白饱和度可增高。恶性贫血患者血清中,内因子阻断抗体的阳性率在 50% 以上;胃液检查可出现胃液中游离胃酸消失,对组氨酸反应下降。

三、诊断与鉴别诊断

（一）诊断

巨幼细胞贫血可根据患者的病史、体征和临床表现,并结合血象和骨髓象的变化加以诊断,诊断一般并无较大困难,同时需叶酸和维生素 B_{12} 的测定结果进行综合分析。维生素 B_{12} 和叶酸的测定以及尿甲基丙二酸、血清高半胱氨酸和维生素 B_{12} 吸收试验等特殊检查,不仅可以对巨幼细胞贫血进行诊断,还可进一步鉴别是维生素 B_{12} 缺乏还是叶酸缺乏所致。没有条件进行特殊检查,且并非危重患者时,可用治疗性试验帮助诊断。对已肯定诊断为营养性巨幼细胞贫血的患者应明确其病因,因为维生素 B_{12} 缺乏的患者如用叶酸治疗纠正贫血会加重其神经病变。

巨幼细胞贫血诊断标准如下。

1. 临床表现 ①一般具有慢性贫血症状。②消化道症状:食欲不振或消化不良,常见舌红、舌痛及舌乳头萎缩等症状。③神经系统症状:见于维生素 B_{12} 缺乏患者,恶心贫血患者本症状更为典型。

2. 实验室检查 ①大细胞性贫血(红细胞平均体积 MCV>100 fL,红细胞呈大椭圆形);②白细胞和血小板可减少,中性分叶核分叶过多(5 叶者常在 5% 以上);③骨髓呈巨幼细胞贫血形态改变(巨幼红细胞>10%,粒细胞系和巨核细胞系也出现巨型变);④血清叶酸<6.91 nmol/L,红细胞叶酸<227 nmol/L;⑤血清维生素 B_{12}<75 pmol/L,红细胞叶酸<227 nmol/L;⑥血清维生素 B_{12}<29.6 pmol/L;⑦血清内因子阻断抗体阳性;⑧放射性维生素 B_{12} 吸收试验,24 h 尿中排出量<4%,加内因子之后可恢复正常(>7%);用放射性核素双标记维生素 B_{12} 进行吸收试验,24 h 维生素 B_{12} 排出量<10%。

具备上述临床表现的①或②,和实验室检查的①、③或②、④者可诊断为叶酸缺乏的巨幼细胞贫血;具备上述临床表现的①和③和实验室检查的①、③或②、⑤者诊断为维生素 B_{12} 缺乏的巨幼细胞贫血;具备上述临床表现的①、②、③和实验室检查的①、③、⑥、⑦者怀疑有恶性贫血,⑧为恶性贫血确诊试验。

(二) 鉴别诊断

下列疾病与巨幼细胞贫血的临床症状相似,甚至在细胞形态学上也具有巨幼变的特点,应与巨幼细胞贫血进行鉴别。

1. 急性红白血病 急性红白血病为急性非淋巴细胞白血病的一种类型。在其红血病期,骨髓中红细胞系可极度增生,以原红细胞和早幼红细胞为主,出现明显的病态造血(如类巨幼样变、核畸形及核分叶等),同时还伴有白细胞的异常增生,如原粒细胞和早幼粒细胞比例常在 30% 之上。细胞组织化学染色 PAS 反应可见幼红细胞呈阳性或强阳性,而巨幼细胞贫血幼红细胞则为阴性,此为鉴别的重要依据。血清叶酸和维生素 B_{12} 测定正常或稍高,叶酸和维生素 B_{12} 诊断性治疗无效。

2. 骨髓增生异常综合征(MDS) 骨髓增生异常综合征是一类造血干细胞克隆性疾病引起的造血功能异常。部分患者可有红细胞系显著增生,并伴有明显的病态造血。粒细胞系和巨核细胞系也有病态造血。骨髓铁染色异常(环形铁粒幼细胞常大于 15%)。PAS 反应幼红细胞呈阳性。还可以通过染色体检查及骨髓活检鉴别。

3. 再生障碍性贫血 由于部分巨幼细胞贫血患者外周血三系减少,所以需要与其他全血细胞减少性疾病(如再生障碍性贫血)进行鉴别,骨髓象检查有明显的区别。巨幼细胞贫血骨髓内有核细胞增生常明显活跃,分类以红细胞系为主。而再生障碍性贫血骨髓内有核细胞增生减低或重度减低,细胞形态无明显异常,淋巴细胞、浆细胞及网状细胞等非造血细胞相对增多。此外,再生障碍性贫血患者血清叶酸和维生素 B_{12} 测定无异常。

巨幼细胞贫血骨髓片观察

【目的】 掌握巨幼细胞贫血(megaloblastic anemia,MgA)血象、骨髓象特征,正确书写 MgA 骨髓检查报告单。

【标本】 制备良好的 MgA 血片和骨髓片。

【观察内容】 按照骨髓细胞学检查方法进行细胞形态学观察。

1. 血象 巨幼细胞贫血为典型的大细胞性贫血。血片上红细胞形态明显大小不等,以大细胞为主,可见一定数量的巨红细胞。红细胞中心淡染区不明显甚至消失,可见较多异常形态红细胞,如椭圆形红细胞、泪滴形红细胞、嗜多色性红细胞及嗜碱性点彩红细胞,亦可见 Howell-Jolly 小体及有核红细胞。白细胞正常或轻度减少,中性粒细胞体积偏大,核分叶过多。5 叶核的粒细胞常常占中性粒细胞的 5% 以上,称之为“核右移”现象,分叶多者可达 6~9 叶甚至以上。病情较重者可出现巨晚幼细胞和巨杆状核粒细胞。

血小板正常或减少,可见巨大血小板。

2. 骨髓象 骨髓增生活跃或明显活跃,红细胞系、粒细胞系和巨核细胞系细胞均出现巨幼样变。红细胞系明显增生,粒红比值降低或倒置,正常形态的幼红细胞减少或不见,各阶段巨幼红细胞明显增多,其比例常大于 10%,其中原巨幼红细胞、早巨幼红细胞增多明显。核分裂象和 Howell-Jolly 小体易见,可见核畸形、核碎裂和多核巨幼红细胞。巨幼红细胞的形态特征为:①胞体大,胞质丰富;②胞核大,排列呈疏松网状或点网状,随着细胞的成熟,染色质也逐渐密集,但不能形成明显的块状;副染色质明显,核着色较正常幼红细胞浅;③核质发育不平衡,细胞质较细胞核成熟,表现为"老浆幼核"。

粒细胞系比例相对降低,可见巨幼样变,以巨晚幼粒细胞和巨杆状核细胞多见。其形态特征为:①细胞体积增大;②胞核肿胀,粗大,可不规则,常见马蹄铁样,染色质疏松,可见染色不良现象;③可见部分分叶核细胞分叶过多,常为 5~9 叶甚至以上,各叶大小差别悬殊,可为畸形,称为巨多叶核中性粒细胞;④胞质因特异性的颗粒减少,着色可呈灰蓝色,可见空泡。

巨核细胞正常或减少,部分细胞可见胞体过大、分叶过多(正常在 5 叶以下)、核碎裂,胞质内颗粒减少,血小板生成障碍。

淋巴细胞形态一般无变化,单核细胞也可见巨幼样变。

【质量保证】

(1) 单纯粒细胞巨幼样变具有重要诊断价值:①粒细胞巨幼样变常于红细胞形态出现巨幼样变和贫血前出现,为 MgA 的早期表现;②当患者经过治疗后,巨幼红细胞常在 48 h 后转为正常形态,而巨幼样变的粒细胞常持续 1~2 周,故可根据粒细胞系改变作出明确诊断;③当巨幼细胞贫血合并缺铁性贫血时,巨幼红细胞形态特征常被掩盖而不明显,但粒细胞系的巨幼样变不被掩盖;④少数患者骨髓象中红细胞系增生不良,幼红细胞少见或不见,巨核细胞也明显减少,但可见大量的巨幼样变粒细胞系,可根据粒细胞系的形态学改变作出巨幼细胞贫血的诊断。

(2) 注意观察嗜碱性点彩红细胞和嗜多色性红细胞、Howell-Jolly 小体及细胞分裂象等增生性贫血的骨髓象特征。

(3) 营养不良或胃大部分切除等原因引起的巨幼细胞贫血往往同时伴有缺铁,这种贫血称为混合性贫血,曾称双相性贫血,即血象和骨髓象表现为巨幼细胞贫血与缺铁性贫血并存的细胞形态学改变。

(4) 书写骨髓检查报告单时,应将红细胞系置于首位描述,详细描述巨幼红细胞的比例、形态特征以及成熟红细胞的形态特征。

(关 颖)

能力检测

1. 维生素 B_{12} 和叶酸的代谢检验指标有哪些?
2. 巨幼细胞贫血如何分类?
3. 巨幼细胞贫血实验室检查特点是什么?
4. 巨幼细胞贫血的诊断标准是什么?
5. 如何进行巨幼细胞贫血的鉴别诊断?

第八章　造血功能障碍性贫血

【典型病例】

患者,男,半个月前因腹泻服用氯霉素后出现头晕、乏力、心悸气短、四肢皮肤散在出血点等。查体:浅表淋巴结无肿大,肝、脾未触及。实验室检查:RBC 2.5×10^{12}/L,Hb 72 g/L,Ret 0.2%,MCV 88 fL,MCH 29 pg,MCHC 331 g/L,RDW 12.4%;WBC 3.3×10^9/L,N 44%,L 48%,E 3%,M 5%;PLT 50×10^9/L。

【思考题】

1. 本病的诊断线索有哪些?

2. 本病诊断为何种病? 诊断依据是什么?

3. 本病需要与哪些疾病相鉴别?

造血功能障碍性贫血是由各种原因引起的造血干细胞增殖、分化障碍和(或)造血微环境发生异常或被破坏,导致外周血全血细胞、两系或一系细胞减少,以贫血为主要表现的一组综合征,主要包括各种类型的再生障碍性贫血、再生障碍危象和纯红细胞再生障碍性贫血。

据国内省、直辖市、自治区调查发现,造血功能障碍性贫血年发病率为 0.74/10 万人口,明显低于白血病的发病率;其中,慢性再生障碍性贫血年发病率为 0.60/10 万人口,急性再生障碍性贫血年发病率为 0.14/10 万人口;各年龄均可发病,但以青壮年多见;男性发病率略高于女性。临床表现为贫血、出血、发热和感染,并伴乏力、头晕等症状。

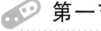 第一节　再生障碍性贫血

一、概述

再生障碍性贫血(aplastic anemia,AA),简称再障,是由多种原因所致的骨髓造血功能衰竭,引起外周血细胞减少的一组造血干细胞性疾病。其特征是造血干细胞和(或)造血微环境功能障碍,红骨髓被脂肪组织替代,导致全血细胞减少。

(一) 分类

再障可分为先天性再障和获得性再障。

1. 先天性再障　先天性再障(Fanconi anemia,FA)是一种进行性骨髓造血功能衰竭伴多种先天性畸形为特征的异质性常染色体隐性遗传性疾病。本病于 1927 年由 Fanconi 首先报道,临床上少见,多数于 5～10 岁发病,男女比例约为 1.3:1。患者智力低下,发育不良,随年龄增长出现发育停滞现象,多合并显著的多发性先天畸形,发病无种族或地域差别,可见兄弟姐妹多人发病现象。血象为全血细胞减少,网织红细胞减少,贫血为正细胞或轻微大细胞性,血象中偶见有核红细胞和幼粒细胞。骨髓增生减低,但发病初期表现增生活跃。浆细胞和组织嗜碱细胞增多。

2. 获得性再障　有半数以上的患者无明确病因,称为原发性再障;有明确病因者称为继发性再障。目前比较公认的导致再障的原因包括药物及化学物质、电离辐射、生物感染和其他因素。①药物及化学物质:药物和化学物质是引起再障最常见的病因,常见的药物有氯霉素、保泰松、阿司匹林和治疗肿瘤的细胞

毒药物,其中,氯霉素引起再障报道最多,引起再障的化学物质有苯及其衍生物、杀虫剂和重金属等,以苯和苯类化合物最常见。②电离辐射:骨髓是对电离辐射最敏感的组织,X线、γ射线和放射性核素等均可导致骨髓损伤,其损伤程度与剂量成正相关。电离辐射直接损伤造血干细胞和造血微环境,骨髓细胞对电离损伤的敏感性依次为红细胞系、粒细胞系和巨核细胞系,网状细胞和浆细胞能耐受照射。③生物感染:多种病毒感染与再障有关,如肝炎病毒、EB病毒、微小病毒和带状疱疹病毒等,其中病毒性肝炎相关性再障最为常见。④其他因素:内分泌因素包括腺-脑垂体功能减退症、妊娠并发再障等,类风湿关节炎、系统性红斑狼疮也与再障有关。

（二）发病机制

再障的发病机制比较复杂,至今尚不清楚。发病呈明显的异质性,可能是多种因素共同作用的结果。目前认为其发病机制包括造血干细胞异常、造血微环境缺陷和免疫机制异常。

1. 造血干细胞异常（种子学说） 绝大多数再障患者骨髓细胞体外培养没有或仅有少量造血干/祖细胞集落生长。再障患者 CD34$^+$ 细胞较正常人显著减少,集落形成能力明显低于正常水平。造血干/祖细胞体外对造血生长因子反应性明显降低。骨髓移植可使部分再障患者造血功能恢复,这说明再障患者存在造血干细胞异常。

2. 造血微环境缺陷（土壤学说） 骨髓微环境对造血的调节主要是基质细胞的作用,分泌胞外基质和释放多种造血生长因子（HGFs）,支持和调节造血细胞的生长和发育。某些致病因素在损伤造血干/祖细胞或诱发异常免疫反应的同时,累计造血微环境中的基质细胞,使其分泌的多种细胞因子出现紊乱,影响造血干细胞的增殖分化。

3. 免疫机制异常（虫子学说） 部分再障患者骨髓造血衰竭的发生与其细胞免疫和体液免疫调节异常有关,T细胞及其分泌的某些造血负调控因子可导致造血干/祖细胞增殖和分化损伤。有证据表明,免疫功能异常是再生障碍性贫血发病常见和重要的因素。

（三）临床表现

再障的临床表现为进行性贫血、出血、反复感染和发热等,由全血细胞减少所致。其中出血和感染是患者死亡的重要原因。一般无肝、脾和淋巴结肿大。根据临床表现、病程、血象和骨髓象特征将再障分为急性再障和慢性再障两型。

1. 急性再障 急性再障又称为重型再障Ⅰ型。起病急,进展迅速。贫血呈进行性,伴有严重出血和感染,常伴有败血症,病程短,治疗效果较差,大多数患者在1年内死亡。

2. 慢性再障 慢性再障又称为轻型再障。起病缓慢,病程较长,多为数年不等,贫血呈慢性过程,常见乏力、头晕、心悸等。出血较轻,常见皮肤出血点或轻微牙龈出血,内脏出血少见。半数患者有发热,以中度发热多见,发热时间短,很少持续1周以上。合并感染者很少,即使发生感染也较轻,易于控制。如轻型再障病情恶化,与急性再障相似时,称为重型再障Ⅱ型。

二、实验室检查

1. 血象

（1）急性再障:全血细胞重度减少（图8-1）,血红蛋白可降到30 g/L左右,为正细胞正色素性贫血。血片红细胞形态基本正常,无红细胞增生的迹象,无嗜多色性红细胞和有核红细胞,网织红细胞<1%,绝对值<15×10^9/L（图8-2）。白细胞降至 1.0×10^9/L 左右,中性粒细胞<0.5×10^9/L,分类时淋巴细胞相对增多,常多于60%。血小板<20×10^9/L。

（2）慢性再障:全血细胞减少较急性再障轻,血红蛋白多在50 g/L左右,红细胞形态和急性再障相似。白细胞、中性粒细胞、血小板和网织红细胞较急性型高。白细胞多为2.0×10^9/L,中性粒细胞约占25%,血小板计数>20×10^9/L,网织红细胞可高于1%。

2. 骨髓象

（1）急性再障:多部位穿刺显示骨髓增生减低或极度减低。粒细胞系、红细胞系和巨核细胞系细胞显著减少,粒细胞多为晚幼粒细胞和成熟粒细胞,红细胞以晚幼红细胞为主,巨核细胞明显减少或缺如。非造血细胞相对增多,淋巴细胞常多于65%。浆细胞、组织嗜碱细胞和网状细胞等增多,如见骨髓小粒,其

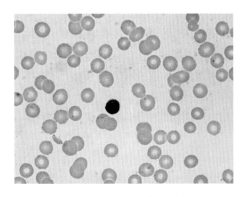

图 8-1　再生障碍性贫血的血象

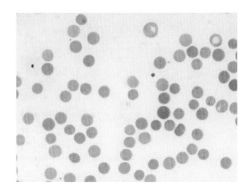

图 8-2　再障的血象示网织红细胞减少

中造血细胞被大量脂肪所代替,为空网状结构或为一团纵横交错的纤维网,其中造血细胞极小,其间散布着非造血细胞,此种非造血细胞团块为再障的重要标志(图 8-3)。

(2)慢性再障:不同的部位骨髓增生程度可不一致,因骨髓受累呈向心性发展,先累及髂骨,后累及脊柱和胸骨,故穿刺部位不同所得结果亦不一致。增生活跃的部位,红细胞系代偿增生,以晚幼红细胞为主,其细胞核高度固缩,染色深而呈"碳核"(图 8-4)。偶见细胞核不规则的分叶者,这反映幼红细胞的成熟和脱核障碍。粒细胞系减少,主要为晚幼粒细胞和成熟粒细胞。巨核细胞减少,非造血细胞增多。增生减少的部位,骨髓象与急性型相似或较轻。

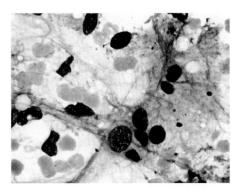

图 8-3　急性再障骨髓象(非造血细胞团)

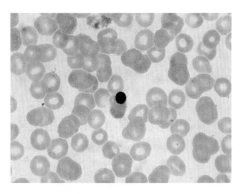

图 8-4　慢性再障骨髓象(碳核样晚幼红细胞)

3. 骨髓活检

骨髓增生减少,造血组织与脂肪组织容积比降低,常小于 0.34。造血细胞减少(尤其是巨核细胞减少),非造血细胞增加,并可见间质水肿、出血,甚至液性脂肪坏死。骨髓活检比骨髓涂片对再障的诊断更有价值。

4. 其他检查

骨髓铁染色显示细胞内、外铁均增加(图 8-5),血清铁增高。中性粒细胞碱性磷酸酶活性增强(图8-6)。造血干细胞培养大多数患者 CFU-C、BFU-C 减少,将再障患者的血清与正常人骨髓细胞共同培养,有些患者血清能抑制正常人造血干细胞的生长。

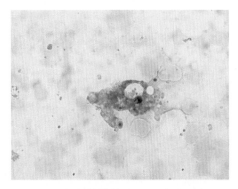

图 8-5　再障骨髓铁染色(内铁增加)

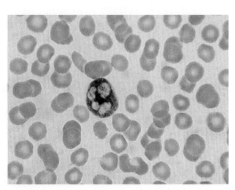

图 8-6　再障血象 NAP 染色(积分增加)

三、诊断与鉴别诊断

1. 诊断标准(1987 年全国再障学术会议修订标准)

(1)全血细胞减少,伴有相应的临床表现。

(2)一般无明显肝、脾、淋巴结肿大。

(3)网织红细胞绝对值低于正常。

(4)骨髓至少有一个部位增生减低,如增生活跃则晚幼红细胞增加,巨核细胞减少,脂肪细胞、非造血细胞增多。骨髓液油滴增加,骨髓小粒的造血细胞少于 50%(有条件者应做骨髓活检)。

(5)除其他全血细胞减少的疾病(如阵发性睡眠性血红蛋白尿(PNH)、骨髓增生异常综合征(MDS)、急性造血功能停滞、骨髓纤维化、急性白血病和恶性组织病等)外。

(6)一般抗生素治疗无效。

诊断再障后应进一步鉴别是急性型还是慢性型(表 8-1)。

表 8-1 急性再障与慢性再障的鉴别

鉴 别 点	急 性 再 障	慢 性 再 障
起因	多急骤,常以感染、出血为首发症状	缓慢,常以贫血为首发症状
贫血	进展快,患者不能耐受	进展慢,患者能耐受
出血	部位多、程度严重,内脏出血多见	部位少、程度较轻,多局限于体表
感染	多见、严重,常合并败血症	少见且较轻
血象	全血细胞减少严重,网织红细胞<1%,绝对值为 15×10^9/L,中性粒细胞<0.5×10^9/L,血小板<20×10^9/L	全血细胞减少较轻,网织红细胞>1%,但绝对值降低,中性粒细胞>0.5×10^9/L,血小板>20×10^9/L
骨髓象	多部位增生低下,非造血细胞增多	增生低下,可有增生灶,非造血细胞增生不明显
骨髓活检	造血组织显著减少,脂肪细胞显著增多	造血组织减少,脂肪细胞增多
预后	病程短,一般治疗在 1 年内死亡,少数存活较长	病程较长,可达数年,部分患者可缓解,部分迁延不愈,少数死亡

2. 鉴别诊断

(1)阵发性睡眠性血红蛋白尿(PNH):部分 PNH 患者无血红蛋白尿发生,而表现为全血细胞减少,不易和再障鉴别。本病溶血试验(Ham 试验)、蔗糖溶血试验、尿含铁血黄素试验为阳性,而再障为阴性。

(2)骨髓增生异常综合征(MDS):MDS 中的难治性贫血(RA)主要为慢性贫血,多有外周全血细胞减少,故与再障难以区别。但 RA 血象可呈全血细胞减少,也可是其中任一两项减少。白细胞分类可见幼稚粒细胞、有核红细胞,有巨大红细胞或畸形红细胞和血小板。骨髓增生不减少,粒、红、巨核三系细胞有病态造血现象。上述表现并非 MDS 特有,但不应见于再障。

(3)低增生性白血病:一般无淋巴结,肝、脾肿大,外周血全血细胞减少,这与再障相似,但骨髓原始细胞大于 30%,此为与再障的主要区别。

(4)原发性慢性骨髓纤维化:晚期患者常有血细胞减少,骨髓穿刺出现干抽,常显示增生低下,但本病有明显的肝、脾肿大,外周血中有幼红细胞、幼粒细胞和泪滴状红细胞。

再生障碍性贫血骨髓涂片观察

【目的】 掌握再生障碍性贫血的骨髓象特点。

【器材与试剂】 光学显微镜、擦镜纸、香柏油、醇醚混合液等。

【标本】 再生障碍性贫血患者的骨髓标本。

【观察内容】

(1) 选择涂片:选择染色良好骨髓涂片,先用低倍镜观察全片,并对以下内容作出判断。

① 骨髓涂片质量:涂片厚薄、染色好坏、骨髓小粒和脂肪滴多少等。

② 判断增生程度:根据有核细胞与成熟红细胞比例,一般按五级法判断增生程度。

③ 巨核细胞计数和分类:用低倍镜计数全片巨核细胞数量,如数量增多可用油镜分类 50 或 100 个巨核细胞,尤其要注意有无异常巨核细胞,并判断巨核细胞产血小板的功能。

④ 特别注意观察涂片尾部有无体积较大或成堆分布的异常细胞。

(2) 选择细胞分布均匀、着色良好的区域,用油镜分类 200 个及以上有核细胞,骨髓增生极度减少可选择多张骨髓片计数共 100 个有核细胞,并注意观察细胞形态结构是否异常。

(3) 注意观察是否有巨大血小板、异常红细胞、寄生虫等异常形态。

【质量保证】

(1) 注意晚幼(碳核)红细胞与小淋巴细胞的区别:晚幼红细胞胞质量较多,着色偏红,而小淋巴细胞胞质量少,呈天蓝色。

(2) 注意成骨细胞与原浆细胞的区别:成骨细胞胞体比原浆细胞大,胞质量丰富,有时含有嗜天青颗粒,有泡沫感但不如浆细胞明显,细胞核染色质为网状结构,核仁明显;成骨细胞之间形态、大小、结构相似。

【评价】 急性再生障碍性贫血患者骨髓象特征明显,诊断准确率较高,但部分慢性再生障碍性贫血患者的骨髓象表现并不典型,需要追踪观察,最好能进行骨髓活检明确诊断。

第二节　再生障碍危象

一、概述

再生障碍危象(aplastic crisis),简称再障危象,是由于某些原因所致的骨髓造血功能急性停滞,表现为全血细胞减少或红细胞及网织红细胞减少。再障危象在原发病(如慢性溶血性贫血、非溶血性血液病或非血液系统疾病)的基础上出现急性造血功能停滞,常先有短暂的感染史(如上呼吸道感染或胃肠炎),病毒感染可能是本病的主要原因。另外,某些药物(如氯霉素、苯妥英钠、磺胺类药物、秋水仙碱等)也可引起再障危象。临床表现不一,除有原发病症状外,当红细胞系造血停滞时,可突然出现贫血或原有贫血加重、乏力加剧;当粒细胞系造血停滞和血小板减少时可伴有高热或原有发热加重和出血倾向。本病预后良好,多数在去除病因后 1～2 周内恢复,治疗目的在于帮助患者度过危象期。因此,及时、正确诊断至关重要。

二、实验室检查

1. 血象 红细胞、血红蛋白和血细胞比容均明显减少,血红蛋白常低至 30 g/L,网织红细胞急剧下降或缺如,红细胞形态主要取决于原发病红细胞形态是否发生改变。当伴有粒细胞减少时,淋巴细胞相对明显升高,粒细胞内可见中毒颗粒。有的可见异型淋巴细胞,偶见组织细胞。当伴有巨核细胞造血停滞时,血小板明显减少。

2. 骨髓象 多数骨髓增生活跃,也可增生减低或极度减低。红细胞系造血停滞时,幼红细胞少见,粒红比值明显增高,可见巨大原红细胞(giant proerythroblast)是其突出特点。粒细胞系和巨核细胞系大致正常。当伴有粒细胞系造血停滞时,粒细胞明显减少,可见巨大早幼粒细胞。当血小板减少时,巨核细胞相应减少,以颗粒型巨核细胞多见,有退行性变。如三系造血均停滞,骨髓增生极度降低,造血细胞明显减少,非造血细胞增多。

三、诊断与鉴别诊断

本病的诊断须结合病史、用药史、血象、骨髓象进行综合分析。如骨髓中出现特征性的巨大原红细胞、巨大早幼粒细胞、异型淋巴细胞和组织细胞增多等,具有提示诊断价值。需要与急性再生障碍性贫血、纯红细胞再生障碍性贫血进行鉴别。

第三节 纯红细胞再生障碍性贫血

一、概述

纯红细胞再生障碍性贫血(pure red cell aplasia,PRCA)是以骨髓单纯红细胞系造血衰竭为特征的一组异质性综合征。临床上按其病因不同分为先天性 PRCA 和获得性 PRCA 两类。

1. 先天性 PRCA 先天性 PRCA 又称为 Diamond-Blackfan 贫血(DBA),贫血为 DBA 的主要临床表现,大约 35% 患儿出生时即表现有贫血,绝大多数(超过 90%)患儿在 1 岁内确诊。婴幼儿患者一般不伴有外周血白细胞及血小板减少,但随年龄增长,少数患者可呈不同程度的白细胞减少和(或)血小板减少,DBA 可出现先天性体格发育畸形,但一般较 FA 轻。

2. 获得性 PRCA 获得性 PRCA 可分为原发性和继发性两种,前者原因不清楚,后者又分为一过性和永久性。①一过性:暂时性儿童期幼红细胞减少、溶血性贫血再障危象、B_{19} 微小病毒感染。②永久性:由肿瘤(胸腺瘤、恶性淋巴瘤、慢性淋巴细胞白血病)、自身免疫性疾病(系统性红斑狼疮、类风湿关节炎、特发性血小板减少性紫癜)和药物(苯妥英钠、氯霉素、异烟肼等)等引起的 PRCA。获得性按病程可分为急性型和慢性型。

获得性 PRCA 因病因不同,其发病机制也不同,主要有以下几个方面:①免疫介导性 PRCA。②药物相关性 PRCA:主要药物为氯霉素、异烟肼、硫唑嘌呤、甲基多巴等,它们对 BFU-Es,CFU-Es 有直接毒性作用。③病毒诱发性 PRCA:主要为 B_{19} 微小病毒感染诱发。免疫作用在病因和发病中占主要地位。PRCA 的贫血呈逐渐发展的缓慢过程,有贫血的一般症状,多无出血、发热和肝、脾和淋巴结肿大,获得性患者有原发病症状。

二、实验室检查

1. 血象 贫血呈正细胞正色素性,网织红细胞显著减少(<0.1%)或缺如。白细胞和血小板正常或轻度减少,白细胞分类、红细胞和血小板形态正常。HCT 减少,MCV、MCH 和 MCHC 均正常。

2. 骨髓象 骨髓增生活跃,红细胞系各阶段均显著减少,幼红细胞<5%。粒细胞系和巨核细胞系各阶段均正常。红细胞系严重减少时,粒细胞系相对增加,但各阶段比例正常。个别患者巨核细胞增加。三系细胞形态正常,无病态造血(图8-7)。

3. 其他检查 Ham 试验和 Coombs 试验阴性;血清铁结合力和铁蛋白增加;骨髓祖细胞培养 BFU-E 及 CFU-E 减少;血清中可有多种抗体,如抗幼红细胞抗体、抗 EPO 抗体、抗核抗体、冷凝集素、抗线粒体抗体、类风湿因子和红斑狼疮因子等。

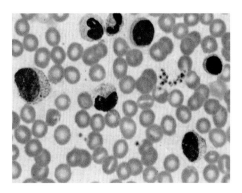

图 8-7 PRCA 的骨髓象

三、诊断与鉴别诊断

PRCA 的诊断主要根据其血象、骨髓象和临床表现,一般诊断不难。骨髓增生良好,而红细胞系显著减少或缺如为主要诊断依据。其形态学特征为单纯红细胞减少,网织红细胞显著减少,而粒细胞系和巨核细胞系正常。红细胞、粒细胞、巨核细胞形态正常,无病态造血和髓外造血。有关溶血性贫血的实验室检查均为阴性。临床表现有一般贫血的症状,无出血、发热和肝、脾和淋巴结肿大。同时应积极寻找原发病及诱因,以确定是否为继发性,如粒细胞系和巨核细胞系同时受累引起全血细胞减少,应注意与再生障碍性贫血相鉴别,尤其应该注意与 MDS 鉴别,个别 MDS 以纯红再障形式出现,但前者有病态造血是主要鉴别点。

（王　林）

能力检测

1. 再生障碍性贫血的定义是什么？如何分型？
2. 再生障碍性贫血血象和骨髓象特点是什么？
3. 再障危象诊断指标是什么？
4. PRCA 的形态学特征是什么？
5. 比较再生障碍性贫血、再障危象和 PRCA 的诊断要点。

第九章　溶血性贫血

 第一节　概　　述

溶血性贫血（hemolytic anemia,HA）是指由于某种原因使红细胞寿命缩短、破坏增加,超过骨髓造血代偿能力而引起的一类贫血。由于红细胞破坏刺激正常骨髓,红细胞系增生的能力达到正常的6～8倍。正常红细胞的平均寿命约为120天,只有在红细胞的寿命缩短至15～20天,超过骨髓的代偿能力时才发生贫血。如果红细胞寿命缩短、破坏增加,仍在骨髓造血的代偿范围内,虽有溶血,但不出现贫血,称为代偿性溶血性疾病。

一、溶血性贫血类型

溶血性贫血有多种分类方法:按发病和病情不同可分为急性溶血性贫血和慢性溶血性溶血;按溶血部位不同可分为血管内溶血和血管外溶血(表9-1)。血管内溶血:红细胞在血管中破坏,多为急性发作,脾肿大不明显,以获得性多见。血管外溶血:红细胞在单核-巨噬细胞系统内破坏,多为慢性经过,常伴脾肿大,以遗传性多见。按病因和发病机制可将其分为遗传性溶血性贫血和获得性溶血性贫血(表9-2)。遗传性溶血性贫血多由红细胞的内在缺陷所致,如膜、酶、血红蛋白合成异常,但葡萄糖-6-磷酸脱氢酶缺乏症只有外因存在时才发病;获得性溶血性贫血多由红细胞外在因素异常所致,如免疫、药物、生物、物理因素等,但阵发性睡眠性血红蛋白尿症例外,是获得性以红细胞内在缺陷为特征的溶血性疾病。

表 9-1　血管内溶血和血管外溶血的鉴别

特　　征	血管内溶血	血管外溶血
病因	获得性多见	遗传性多见
红细胞破坏场所	血管内	单核-吞噬细胞系统
病程	多为急性	常为慢性,急性加重
贫血、黄疸	常见	常见
肝、脾肿大	少见	常见
红细胞形态改变	少见	常见
红细胞脆性改变	变化小	多有改变
血红蛋白	常>100 mg/L	轻度增高
血红蛋白尿	常见	无或轻度
尿含铁血黄素	慢性可见	一般阴性
骨髓再障危象	少见	急性溶血加重时可见
LDH	增高	轻度增高

表 9-2　溶血性贫血的病因和发病机制分类

遗传性溶血性贫血	获得性溶血性贫血
红细胞膜缺陷	免疫性
遗传性球形红细胞增多症	自身免疫性溶血性贫血
遗传性椭圆形红细胞增多症	血型不合输血
遗传性口形红细胞增多症	新生儿溶血病
β-脂蛋白缺乏症(棘形红细胞增多症)	免疫性药物性溶血性贫血
红细胞酶缺乏	微血管病性溶血性贫血
葡萄糖-6-磷酸脱氢酶缺乏症	溶血尿毒症综合征
丙酮酸激酶缺乏症	血栓性血小板减少性紫癜
磷酸葡萄糖异构酶缺乏症	弥散性血管内凝血
磷酸果糖激酶缺乏症	感染因素
磷酸丙糖异构酶缺乏症	原虫感染
己糖激酶缺乏症	细菌感染
磷酸甘油酸激酶缺乏症	物理因素
嘧啶 5'-核酸酶缺乏症	烧伤
腺苷三磷酸缺乏症	人工心脏瓣膜
腺苷酸激酶缺乏症	行军性血红蛋白尿症
谷胱甘肽合成酶缺乏症	化学因素
珠蛋白结构异常或合成障碍	化学毒物
血红蛋白病	药物
镰状细胞贫血	蛇毒
珠蛋白生成障碍性贫血	获得性膜缺陷
其他纯合子性血红蛋白病	阵发性睡眠性血红蛋白尿症

二、溶血性贫血发病机理

红细胞过早地破坏可以发生在血管外或血管内。血管外溶血(extravascular hemolysis)即红细胞被脾、肝中的巨噬细胞(单核-巨噬细胞系统)吞噬后破坏。血管内溶血(intravascular hemolysis)是红细胞直接在血循环中破裂,红细胞的内容物(血红蛋白)直接释放入血浆。

(一) 血管外溶血

红细胞在巨噬细胞中破坏后,血红蛋白释放出来,在巨噬细胞内分解成珠蛋白(globin)和血红素(hematin),血红素分解为铁、一氧化碳、碳氧血红蛋白、胆绿素(biliverdin),血红蛋白最后变成胆红素,(bilirubin)被血浆运至肝脏。在肝内,胆红素与葡萄糖醛酸结合为直接胆红素。未与葡萄糖醛酸结合的胆红素称间接胆红素。胆红素葡萄糖醛酸复合物经胆汁排入小肠,分解为粪(尿)胆原,粪(尿)胆原被吸收入血液后随尿排出。

血管外溶血发生于脾、肝或骨髓的巨噬细胞。脾脏能最有效地清除有轻微损伤的红细胞,它是除去和吞噬广泛损伤红细胞的重要部位,IgM 和补体致敏的红细胞很容易在肝脏被有 C_{3b} 受体的肝巨噬细胞除去。反之,IgM 致敏而没有补体成分附着的红细胞,其生存期正常,因为巨噬细胞没有 IgG 致敏的红细胞,可激活或不激活补体,因红细胞表面 IgG 的许多分子只与一个补体分子结合,而 IgG 致敏的红细胞,即使没有补体也能被巨噬细胞清除。IgG 致敏的红细胞主要在脾脏被巨噬细胞(有 IgG-Fe 受体,还有 C_{3b} 受体)清除。IgG 和补体同时致敏的红细胞的清除较迅速,因为吞噬作用受两种受体介导,所以血管外溶血的部位和程度取决于抗体的种类和有无补体存在。骨髓巨噬细胞清除有内在异常的成熟的前体细胞,导致无效红细胞生成,如珠蛋白合成障碍性贫血和巨幼细胞贫血。遗传性红细胞膜、血红蛋白和细胞内酶缺陷等伴发的溶血性贫血,都有一定程度的无效红细胞生成。

(二)血管内溶血

发生血管内溶血时,血红蛋白直接释放入血浆,与结合珠蛋白(haptoglobin)结合,不被肾脏排泄而被肝细胞摄取,最后转变成胆红素。严重溶血者血浆结合珠蛋白显著降低或消失。当血浆内结合珠蛋白全部与血红蛋白结合后,从游离血红蛋白分解出的血红素与血结素(hemopexin)结合后也被肝细胞摄取。大量溶血时血浆血结素的浓度亦降低。

血浆游离血红蛋白被氧化成高铁血红蛋白(methemoglobin),分解为高铁血红素(methematin),再与血浆白蛋白结合形成高铁血红素白蛋白(methemalbumin),最后与血结素结合而被细胞摄取。血浆游离血红蛋白呈粉红色,但由于高铁血红素白蛋白呈棕色,高铁血红蛋白呈褐色,因此其粉红色被掩盖而不易看出。

当血浆中的蛋白质与血红蛋白的结合达到饱和时,未结合的血红蛋白由于分子较小(相对分子质量66000)出现于尿内,使尿色变红。高铁血红蛋白亦出现于尿内,使尿呈褐色,高铁血红素白蛋白由于分子较大,不出现于尿内。

血红蛋白被肾小管上皮吸收分解的铁以铁蛋白及含铁血黄素的形式储积于肾小管上皮细胞,随细胞脱落随尿排出,以尿沉渣作亚铁氰化钾染色,可见上皮细胞内有蓝色的含铁血黄素颗粒,常见于慢性血管内溶血,如阵发性睡眠性血红蛋白尿、机械性溶血性贫血。

三、溶血性贫血诊断

溶血性贫血的诊断比较容易,但病因确定较难。目前,常将生物化学、免疫学、遗传学等手段用于溶血性贫血的病因诊断。

(一)确定溶血性贫血的存在

溶血的存在是以红细胞寿命缩短或破坏过多与骨髓红细胞造血代偿性增加同时并存为特征。红细胞寿命缩短或破坏过多的证据有:红细胞寿命明显缩短,血红蛋白降低,血浆游离血红蛋白增加,乳酸脱氢酶总活性或(和)同功酶活性增加,血清间接胆红素增加,尿胆原阳性,血红蛋白尿和含铁血黄素尿等。

红细胞破坏刺激红细胞生成素分泌增加所致的骨髓红细胞系统代偿性增生的证据有:外周血网织红细胞增加,骨髓呈增生性改变,粒红比值倒置。

(二)确定主要的溶血部位

血管内溶血多为急性发作,脾肿大不明显,以获得性溶血性贫血多见。血管外溶血的红细胞在单核-巨噬细胞系统内破坏,多为慢性经过,常伴脾肿大。严重的溶血两者常同时存在。根据临床特征和实验室检查进行鉴别。

(三)确定溶血的病因

明确溶血病因应从临床证据和实验室证据两个方面入手。

1. 临床证据 通过病史和临床检查提供的第一手资料对分析溶血是先天性还是后天性非常重要。幼年时发病,家庭成员中有贫血、黄疸或脾肿大提示遗传性溶血性贫血,成年以后起病多考虑获得性溶血性贫血。当溶血与服药有时间关系时,应考虑酶缺乏所致的先天性溶血性贫血。获得性溶血性贫血中最多见的是自身免疫性溶血性贫血,此时如全身淋巴结肿大应考虑恶性淋巴瘤,冷环境下手足发绀和溶血加重应考虑支原体感染,关节痛、面部红斑和心、肾受损提示 SLE。有联合瓣膜损害或心脏瓣膜置换术后的溶血应考虑机械性溶血。突然出现贫血、黄疸和出血三联征及多器官功能障碍是典型的微血管病性溶血。

2. 实验室证据 诊断溶血性贫血的病因时应将最初的全血细胞和后续的病因诊断试验结合起来进行分析。仔细地进行显微镜下细胞形态学检查对鉴别诊断有特殊的意义,发现形态异常的球形红细胞,几乎可以肯定遗传性球性红细胞增多症;裂形细胞增多同时伴小球性红细胞,对于机械溶血是特异性;靶形红细胞增多见于珠蛋白合成障碍性贫血和不稳定血红蛋白病。红细胞渗透脆性试验可作为遗传性溶血性贫血病因诊断的筛选试验:①渗透脆性增高提示红细胞膜异常,应特别注意结合红细胞的形态学结果;

②正常提示红细胞酶异常,应进一步测定红细胞酶类的活性;③降低提示血红蛋白异常,应进一步做血红蛋白电泳。

四、溶血性贫血过筛试验

在溶血性贫血时,由于红细胞寿命缩短、破坏增加,实验室常测定血浆游离血红蛋白、血清结合珠蛋白、尿含铁血黄素和高铁血红素白蛋白等红细胞在血管内破坏的证据,作为溶血性贫血的过筛试验,以鉴别溶血的部位是血管内溶血还是血管外溶血。

（一）血浆游离血红蛋白测定

【原理】 利用血红蛋白中的亚铁血红素具有类过氧化物酶的作用,能催化过氧化氢(H_2O_2)释放新生态氧,进而使无色的邻-联甲苯胺氧化为蓝色。根据蓝色的深浅,即可测出血浆游离血红蛋白的含量。

【参考区间】 0～40 mg/L。

【临床意义】 正常情况下,血浆中血红蛋白大部分与结合珠蛋白结合,仅有微量游离血红蛋白。测定血浆游离血红蛋白可判断红细胞的破坏程度。游离血红蛋白明显增高是判断血管内溶血的指征。蚕豆病、阵发性睡眠性血红蛋白尿症、阵发性寒冷性血红蛋白尿症、冷凝集素综合征、溶血性输血反应等明显增高;自身免疫性溶血性贫血、珠蛋白生成障碍性贫血可轻至中度增高。血管外溶血、红细胞膜缺陷不增高。

【评价】 血浆游离血红蛋白检测为血管内溶血的筛选试验,方法简便易行,是溶血的常规筛检方法之一。

（二）血清结合珠蛋白测定

【原理】 在待测血清中加入一定量的血红蛋白液,使之与待测血清中的结合珠蛋白(Hp)结合形成 Hp-Hb 复合物。通过电泳法将结合的 Hp-Hb 复合物与未结合的 Hb 分开,测定 Hp-Hb 复合物的量,从而得到血清中结合珠蛋白的含量。

【参考区间】 0.5～1.5 gHb/L。

【临床意义】 正常情况下,血浆中的血红蛋白与结合珠蛋白结合形成复合物,在单核-吞噬细胞系统和肝内被清除。溶血时血浆中血红蛋白与 Hp 结合增多,使血清中结合珠蛋白减少,测定血清中结合珠蛋白的含量可反映溶血的情况。

1. 减低 常见于各种溶血,尤其是血管内溶血。严重肝病、先天性无珠蛋白血症、巨幼细胞贫血等 Hp 也明显降低,此时不能以此判断有无溶血。

2. 增高 常见于妊娠、慢性感染、恶性肿瘤等。如 Hp 正常,不能排除合并溶血的可能。

【评价】 血清结合珠蛋白检测可与血浆游离血红蛋白和尿含铁血黄素检测同时进行,用于溶血存在的实验室诊断,尤其是血管内溶血。

（三）尿含铁血黄素试验

【原理】 尿含铁血黄素试验又称尿 Rous 试验(Rous test)。当血红蛋白通过肾小球滤过时,部分铁离子以含铁血黄素的形式沉积于上皮细胞,然后脱落并随尿液排出。尿中含铁血黄素是不稳定的铁蛋白聚合体,其中的高铁离子与亚铁氰化钾作用,在酸性环境下产生普鲁士蓝色的亚铁氰化铁沉淀。尿沉渣肾小管细胞内外可见直径为 1～3 μm 的蓝色颗粒。

【参考区间】 正常人呈阴性。

【临床意义】 Rous 试验阳性提示慢性血管内溶血。无论有无血红蛋白尿,只要存在慢性血管内溶血,本试验即呈阳性反应,并可持续数周。但在溶血初期,虽然有血红蛋白尿,上皮细胞内尚未形成可检出的含铁血黄素,本试验可呈阴性反应。

【评价】 Rous 试验阳性提示血管内溶血(尤其是慢性血管内溶血)的存在,但阴性不能排除血管内溶血存在的可能。

（四）高铁血红素白蛋白试验

【原理】 血液中白蛋白和特异性血红素结合蛋白(hemopexin,Hx)均能与血红素结合。但血红素与

Hx 的亲和力远高于它与白蛋白的亲和力,当 Hp 耗尽后,血红素与 Hx 结合成复合物运送到肝脏降解。血浆中游离的血红蛋白可先被氧化为高铁血红蛋白,再分解为珠蛋白和高铁血红素,后者先与血中的血红蛋白结合,血红蛋白消耗完后,高铁血红素与白蛋白结合形成高铁血红素白蛋白(methemalbumin,MHAIb),后者与硫化铵形成一个容易识别的铵血色原,用光谱仪观察,在 558 nm 波长处有一最佳吸收区带。

【参考区间】 正常人呈阴性。

【临床意义】 血管内溶血时,血浆中游离血红蛋白大量增加,血浆中可检测出高铁血红素白蛋白。血清中出现高铁血红素白蛋白是严重溶血的指标。

【评价】 血红素首先与血红素特异性结合蛋白结合,当后者耗尽后高铁血红素才与白蛋白结合形成高铁血红素白蛋白,故本试验阳性说明患者有严重血管内溶血,若为阴性也不能排除血管内溶血存在。出血性胰腺炎也可在 580 nm 波长处有吸收光带,出现假阳性。

 # 第二节 红细胞膜缺陷检查及应用

【典型病例】

遗传性球形红细胞增多症

患者,女,15 岁,发现贫血、黄疸 5 年。脾肋下 2.5 cm,质中。血红蛋白 90 g/L,网织红细胞 0.05,白细胞和血小板均正常。红细胞渗透脆性试验:0.7%盐水溶液开始溶血。其父也有轻度黄疸,外周血涂片检查球形红细胞占 25%。

【思考题】

1. 患者哪种贫血最有可能?
2. 实验室检查项目有哪些?结果如何?

一、概述

(一)红细胞膜组成

红细胞膜是由蛋白质(49.3%)、脂质(42%)、糖类(8%)和无机离子等组成,其特点是脂质含量高,蛋白质与脂质的比值约为 1∶1,比值变化与膜的功能密切相关。膜蛋白质:大多数是与脂质或糖结合在一起的脂蛋白或糖蛋白。膜脂质包括 3 种成分:磷脂(60%)、胆固醇和中性脂肪(33%),其余为糖脂。其中磷脂分为两大类:甘油磷脂和鞘磷脂,前者通常与丝氨酸、乙醇胺、胆碱及肌醇结合,分别称为丝氨酸磷脂(PS)、乙醇胺磷脂(PE)、胆碱磷脂(PC)和肌醇磷脂(PI),鞘磷脂(SM)不含甘油,代之为鞘氨醇。人红细胞膜总磷脂中,PC 占 28%,PE 占 27%,PS 占 14%,SM 占 27%,PI、磷脂酸和溶血胆碱磷脂占 2%~3%。磷脂是两性物质,即一个分子内有极性和非极性两种基团,这种特性在膜脂质双层形成中起重要作用。红细胞膜含游离胆固醇较多,胆固醇酯减少。胆固醇含量与磷脂含量有一定的比例,胆固醇/磷脂(C/P)值为 0.8~1.0。磷脂与胆固醇能与血浆中脂类交换。糖类:细胞膜所含糖类甚少,主要是一些寡糖和多糖,他们都以共价键的形式和膜脂质或蛋白质结合,形成糖脂(属鞘糖脂,它以鞘糖脂为骨架)和糖蛋白;含量较多的是氨基糖类,包括氨基半乳糖(GalNH2)、氨基葡萄糖(GlCnh2)、乙酰氨基葡萄糖(GlcNAc)和乙酰氨基半乳糖(GalNac)。此外还有岩藻糖(Fuc)和乙酰神经氨酸(NANA),又称唾液酸或涎酸。糖链绝大多数裸露于膜的外面侧,这些糖链的意义之一在于以其单糖排列顺序上的特异性,可以作为它们所结合蛋白质特异性的"标志"。例如,有些糖链可以作为抗原决定簇,表示某种免疫信息;有一些是作为膜受体的"可识别性"部分,能特异地与某种递质、激素或其他化学信号分子相结合。如人的红细胞 ABO 血型系统中,红细胞的不同抗原特性就是由结合在膜脂质的鞘糖脂的寡糖链所决定的。A 型抗原和 B 型抗原的差别仅在于此糖链中一个糖基的不同。由此可见,生物体内不仅是多聚糖核苷酸中的碱基排列和肽链中氨基酸的排列可以起"分子语言"的作用,而且有些糖类物质中所含糖基序列的不同也可起类似的作用,故有细胞"天线"之称,具有受体反应、抗原性、信息传递等多种功能。

（二）红细胞膜结构

红细胞膜与其他细胞膜的结构相似，根据液态镶嵌型学说，红细胞膜为脂质双层结构，蛋白质镶嵌在脂质双层内，又相互连续形成膜的骨架。电镜下观察红细胞膜呈3层：暗—亮—暗区带，外层含糖脂，具有水性，中间层含磷脂、胆固醇、蛋白质，为疏水性，内层主要包含蛋白质，呈水性。

膜结构有两个最基本的特征：红细胞膜的不对称性和膜的流动性。质膜内、外两层的组分和功能有明显的差异，称为膜的不对称性。膜的不对称性包括膜脂、膜蛋白和复合糖在膜上均呈不对称分布，导致膜功能的不对称性和方向性，即膜内、外两层的流动性不同，使物质传递有一定方向，信号的接受和传递也有一定方向等。

1. 膜脂的不对称性　脂分子在脂双层中呈不均匀分布，质膜的内、外两侧分布磷脂的含量和比例也不同。PC和SM主要分布在外小叶，而PE和PS主要分布在质膜内小叶，这种不对称性变化，使红细胞形态发生改变。近年来发现，PS外翻还与红细胞的老化、凋亡、细胞识别及细胞吞饮有关。膜蛋白在脂质双层两侧的分布不对称是绝对的，如糖蛋白、糖链都位于膜的外侧。膜蛋白结构上两侧的不对称性保证了膜的方向性。红细胞膜的不对称性是维持其正常形态和功能的基础之一。

2. 膜蛋白的不对称性　膜蛋白的不对称性是指每种膜蛋白分子在细胞膜上都具有明确的方向性和分布的区域性。某些膜蛋白只有在特定膜脂存在时才发挥其功能，如蛋白激酶C结合于膜的内侧，需要磷脂酰丝氨酸的存在才发挥作用；线粒体内膜的细胞色素氧化酶，需要心磷脂存在才具有活性。各种膜蛋白在膜上都有特定的分布区域。

3. 复合糖的不对称性　在任何情况下，糖脂和糖蛋白只分布于细胞膜的外面，这些成分可能是细胞表面受体，并且与细胞的抗原性有关。

（三）红细胞膜功能

红细胞膜在红细胞生存过程中起重要作用，除维持红细胞的正常形态外，还通过红细胞膜（如物质运输、免疫功能、信息传递和药物的作用等）与外界环境发生一系列联系和反应。

1. 物质运输　红细胞内、外物质交换需要通过细胞膜，红细胞内、外无机离子及糖和水等浓度差异很大，通过红细胞膜的运输机制，以维持膜内外物质的浓度。

2. 免疫功能　红细胞不仅参与机体的免疫反应，还参与免疫调控，红细胞的一些免疫功能是其他免疫细胞无法代替的，如清除免疫复合物的作用、对淋巴细胞的调控作用、对吞噬细胞的作用和对补体活性调节等。

3. 抗原性

（1）血型抗原：红细胞膜上的抗原性物质是由遗传基因决定的，其化学组成为糖蛋白或糖脂。在红细胞系统中，已发现400多种抗原物质，分属于20多个血型系统，还发现许多膜蛋白质都带有某种血型抗原。

（2）老化抗原：衰老或病变红细胞的清除主要是通过脾脏吞噬细胞的吞噬作用完成的，异常红细胞膜表面出现了新的抗原，老化抗原可被血浆自身抗体识别并结合，吞噬细胞有IgGFc段受体，可识别结合在异常红细胞上的IgG，将这些异常红细胞吞噬。

4. 变形性　红细胞的变形性与红细胞的功能和寿命密切相关，有利于自身通过微循环。红细胞直径约为 $7.2\ \mu m$，某些微血管（如脾窦）的毛细血管直径仅为 $2\sim3\ \mu m$，正常的红细胞通过时形态发生改变，从盘状变为细长条状得以通过。如果膜变形性差，红细胞无法通过微循环。因此，红细胞的变形性也有助于机体对异常红细胞的清除。衰老或有病变的红细胞其变形能力下降，在通过微血管时受挤压而破溶，或受阻于狭小的脾窦裂隙被脾窦的吞噬细胞清除。红细胞生存期愈长，其变形性降低愈明显。变形性下降是老化细胞破坏的一个重要因素。

膜的变形性也有助于防止未成熟红细胞进入血循环，红细胞由骨髓进入血循环必须经过骨髓血窦裂隙。成熟红细胞无核，变形后易通过，而未成熟的有核红细胞变形性差，不易通过。红细胞变形性还可影响血黏度，如变形性好，可降低血黏度，从而使血流通畅。

影响红细胞的变形性主要有以下几个因素：①膜骨架蛋白组分和功能状态：骨架过于僵硬则不易变

形,骨架松散则易于碎裂。②膜脂质流动性大,有利于变形。③细胞表面积与细胞体积比值:正常红细胞呈双凹盘状,有较大比值,变形性良好;如果比值减小,细胞趋于口形或球形则变形性降低。④血红蛋白的质和量:红细胞内的血红蛋白浓度增高,或有变性血红蛋白附着在膜上,均使变形性降低。⑤膜的离子通透性:一般离子通过膜的速度很慢,相比之下极性弱的易通过,极性强的不易通过。

(四)影响红细胞膜稳定性的因素

影响红细胞膜的稳定性,临床上会导致溶血,常见的因素如下。

(1)细胞膜蛋白有遗传性缺陷:包括收缩蛋白、锚蛋白、带 3 蛋白、4.1 蛋白、4.2 蛋白等的缺陷。当某组分蛋白缺乏或结构异常致连接缺陷时,可导致膜的稳定性和变形性下降。膜蛋白的缺陷还可致膜脂质双层结构不稳定,形成囊泡而丢失。临床上常见的有遗传性球形红细胞增多症、阵发性睡眠性血红蛋白尿症等。

(2)细胞酶缺陷:参与红细胞代谢(主要是糖代谢)的酶,由于基因突变导致酶活性或酶性质改变所引起的溶血性疾病,常见的有红细胞葡萄糖-6-磷酸脱氢酶缺陷、红细胞丙酮酸激酶缺陷症等。

(3)免疫因素:红细胞结合了自身抗体和(或)补体 C3b 后,被吞噬细胞识别,整个细胞被吞噬或部分膜被反复多次吞噬,造成膜蛋白及膜脂质过度丧失,使红细胞变为球形,还可有补体被激活形成膜攻击复合物(C5b6789),导致膜穿通。

(4)能量代谢紊乱,ATP 生成不足,钠-钙泵功能失调,膜钙积聚;膜收缩蛋白磷酸化作用减弱,影响钙与膜收缩蛋白-肌动蛋白的网络结构,均可使膜僵硬失去变形性,还导致 K^+、H_2O 外流,使红细胞脱水变形。

(5)生物因素:生物毒素(某些蛇毒、蜂毒、细菌毒素等)可直接破坏红细胞膜,如产气荚膜梭状芽胞杆菌产生的磷脂酶 C 能直接分解红细胞膜磷脂。

二、实验室检查

(一)红细胞渗透脆性试验

【原理】 渗透脆性试验(osmotic fragility test)可检测红细胞对不同浓度低渗盐溶液的抵抗力。红细胞在低渗盐溶液中,当水渗透其内部达一定程度时,红细胞发生膨胀破裂。根据不同浓度的低渗盐溶液中红细胞溶血的情况,通过红细胞表面积与容积的比值,反映对低渗盐溶液的抵抗性。比值愈小,红细胞抵抗力愈小,渗透脆性增加;反之,抵抗力增大,渗透脆性降低。

【参考区间】 简易半定量法。

开始溶血,4.2~4.6 g/L 氯化钠溶液;完全溶血,2.8~3.2 g/L 氯化钠溶液。与正常值对照比较,溶血管的氯化钠溶液浓度相差 0.4 g/L 具有诊断价值。

【临床意义】 脆性增高见于遗传性球形细胞增多症、椭圆形细胞增多症等;脆性降低见于阻塞性黄疸、珠蛋白生成障碍性贫血、缺铁性贫血等。

(二)红细胞孵育渗透脆性试验

【目的】 掌握红细胞孵育渗透脆性试验的原理、方法和临床意义。

【原理】 将血液置于 37 ℃孵育 24 h 后,进行孵育渗透脆性试验。在孵育过程中,红细胞消耗能量,储备的 ATP 减少,导致需要能量的红细胞膜对阳离子的主动传递受阻,造成钠离子在红细胞内聚集,细胞膨胀,孵育渗透脆性增加。正常人红细胞经孵育处理后,其渗透脆性变化不明显,而有细胞膜缺陷及某些酶缺陷的红细胞能量很快耗尽,孵育渗透脆性明显增加。

【器材与试剂】

1. 器材 分光光度计、离心机、试管、一次性 5 mL 注射器、一次性肝素抗凝无菌管和消毒干棉签。

2. 试剂

(1) pH=7.4 的氯化钠磷酸盐缓冲液:NaCl(干燥)9 g,Na_2HPO_4 1.365 g,$NaH_2PO_4 \cdot 2H_2O$ 0.243 g,加水至 1000 mL。

(2) 碘伏溶液。

【操作】

(1) 静脉采血 2 mL,置于一次性肝素抗凝无菌管内,加塞,于 37 ℃孵育 24 h。

（2）取 13 支试管按表 9-3 配制不同浓度的氯化钠溶液。

表 9-3　红细胞孵育渗透脆性试验操作表

试管号	1	2	3	4	5	6	7	8	9	10	11	12	13
缓冲液/mL	4.25	3.75	3.50	3.25	3.00	2.75	2.50	2.25	2.00	1.75	1.50	1.00	0.50
蒸馏水/mL	0.75	1.25	1.50	1.75	2.00	2.25	2.50	2.75	3.00	3.25	3.50	4.00	4.50
氯化钠溶液 /(mmol/L)	145.3	128.3	119.7	111.1	102.6	94.1	85.5	76.9	68.4	59.8	51.3	34.2	17.1
/(g/L)	8.5	7.5	7.0	6.5	6.0	5.5	5.0	4.5	4.0	3.5	3.0	2.0	1.0

（3）将以上各管均加入孵育后的肝素抗凝血 0.05 mL，轻轻颠倒混匀，于室温放置 20 min 后，然后以 750 r/min 的速度离心 5 min，取上清液进行比色，波长 540 nm，以 pH＝7.4 的氯化钠磷酸盐缓冲液作空白管，以第 13 号管为 100%溶血管，计算各管的溶血率。

$$溶血率（\%）＝\frac{某管的吸光度}{完全溶血管的吸光度}×100\%$$

（4）以各管氯化钠浓度为横坐标，相应溶血率为纵坐标绘制曲线，从曲线中找出 50%溶血的氯化钠溶液浓度，为红细胞中间脆性。

（5）同时以相同方法测定正常人标本作为正常对照。

【参考区间】　未孵育：50%溶血为 4.00～4.45 g/L NaCl。37 ℃孵育 24 h：50%溶血为 4.65～5.98 g/L NaCl。

【质量保证】　氯化钠必须干燥后准确称量，用前新配。每次试验应作正常对照，其结果应在正常范围内。所有器具应干燥，避免溶血。血液标本应避免用柠檬酸盐、草酸盐和 EDTA 盐抗凝，防止增加离子强度。

【临床意义】　本试验用于轻型遗传性球形红细胞增多症、先天性非球形红细胞溶血性贫血的诊断和鉴别诊断。脆性增加：见于遗传性球形红细胞增多症、遗传性椭圆形红细胞增多症、先天性非球形细胞溶血性贫血。脆性降低：见于珠蛋白合成障碍性贫血、缺铁性贫血、镰状细胞贫血、脾切除术后。

（三）红细胞自身溶血试验及其纠正试验

【原理】　红细胞在 37 ℃孵育 48 h，由于膜异常引起钠内流明显增加，ATP 消耗过多；或糖酵解途径酶缺乏引起 ATP 生成不足等导致溶血，称为自身溶血试验。在孵育时，加入葡萄糖或 ATP 作为纠正物，观察溶血可否纠正，称为纠正试验。

【参考区间】　正常人红细胞孵育 48 h 不加纠正物的溶血度小于 3.5%，加葡萄糖溶血度小于 1.0%，加 ATP 的溶血度小于 1.0%。

【临床意义】　膜缺陷患者溶血度增加，加纠正物可被纠正；G-6-PD 缺陷症者溶血度轻度增加，能被葡萄糖纠正；自身免疫性溶血性贫血溶血度结果各有不同，对诊断意义不大；PNH 本试验常正常。本试验仅对遗传性球形红细胞增多症有较大诊断价值，其他仅作为筛选试验。

（四）酸化甘油溶血试验（acidified glycerin hemolysis test，AGLT）

【原理】　甘油存在于低渗氯化钠磷酸缓冲液时，可阻止其中的水快速进入红细胞内，使溶血过程缓慢，但甘油与膜脂质有亲和性，可使膜脂质减少。当红细胞膜蛋白及膜脂质有缺陷时，它们在 pH＝6.85 的甘油缓冲液中比正常红细胞溶解速度快，导致红细胞悬液的吸光度降至 50%的时间（$AGLT_{50}$）明显缩短。

【参考区间】　正常人 $AGLT_{50}$＞290 s。

【临床意义】　遗传性球形细胞增多症 $AGLT_{50}$ 明显缩短（15～25 s），肾功能衰竭、慢性白血病、自身免疫性溶血性贫血患者和妊娠妇女也常缩短。

（五）酸化血清溶血试验

【目的】　掌握酸化血清溶血试验的原理、方法及临床意义。

【原理】 阵发性睡眠性血红蛋白尿症(PNH)患者体内存在对补体敏感的红细胞。酸化血清溶血试验(Ham test),即红细胞在酸性(pH=6.4~6.6)的正常血清中孵育,补体被激活,PNH红细胞破坏产生溶血。正常红细胞不被溶解,无溶血现象。

【器材与试剂】

1. 器材 离心机、试管(架)、静脉采血器材、移液管、三角烧瓶、水浴箱等。

2. 试剂 0.25 mol/L HCl溶液、0.85%的生理盐水。

【操作】

(1)取患者静脉血5~8 mL,取下针头,将血轻轻注入装有小玻璃珠的三角烧瓶内,再轻轻摇三角烧瓶,至纤维蛋白析出,血液不再凝固。

(2)将去纤维蛋白血倾入试管中,低速离心沉淀,分离血清和红细胞。

(3)将红细胞用0.85%的生理盐水洗涤3次,配成50%红细胞悬液。

(4)用同样方法制备与患者同型或AB型正常人血清和50%红细胞悬液。

(5)按表9-4进行操作。

表9-4 酸化血清溶血试验操作步骤

反应物/mL	待 测 管	对 照 管
健康人血清	0.5	0.5
患者50%红细胞悬液	0.025	—
健康人50%红细胞悬液	—	0.025
0.25 mol/L HCl溶液	0.5	—

(6)两管均加塞,置于37 ℃水浴箱中1 h。

(7)直接观察或低速离心后观察两管有无溶血现象。

【结果观察】 溶血为阳性,不溶血为阴性。

【参考区间】 健康人为阴性。

【质量保证】

(1)采血时绝对避免溶血。

(2)本试验常用去纤维蛋白血液,因抗凝剂阻碍溶血,降低敏感性,可出现假阴性。

(3)血清酸化后立即塞紧管口,以防二氧化碳逸出。

(4)血清需新鲜,以免补体失活,造成假阴性。

(5)器具应干燥,针头要粗,红细胞悬液要直接滴入,不要沿管壁流下以免溶血。

(6)由于PNH患者接受大量输血,可因输入正常的RBC,其结果为阴性。

【临床意义】 本试验是PNH的确诊试验。阳性主要见于PNH,某些自身免疫性溶血性贫血发作严重时也可呈阳性,如果血清加热破坏补体后,试验结果由阳性转变为阴性,更支持PNH的诊断。

(六)蔗糖溶血试验

【原理】 PNH患者的红细胞膜有缺陷时对补体敏感,在低离子强度的蔗糖溶液中对补体敏感性增强,经孵育后补体与红细胞膜结合加强,使对补体敏感的红细胞膜造成缺损,蔗糖溶液进入红细胞内,导致渗透性溶血。正常红细胞不发生溶血。

【参考区间】 健康人为阴性。

【临床意义】 PNH患者为阳性,且较酸化血清溶血试验敏感,但特异性差,可用于PNH简易过筛试验。自身免疫性溶血性贫血也可呈阳性,白血病、巨幼细胞贫血、AA时可出现假阳性。

(七)血细胞表型分析

【原理】 PNH是一种获得性基因突变导致的克隆性疾病,其异常的血细胞膜糖化磷脂酰肌醇(GPI)-锚连接蛋白(如CD59、CD55等)表达明显减少或缺乏,细胞膜对补体的敏感性增强引起溶血性贫血。用GPI-锚连接蛋白如CD59的单克隆抗体作分子探针,采用流式细胞术分析红细胞和白细胞膜

CD59 等分子表达量并计数其缺乏表达(阴性)细胞的数量对 PNH 诊断与鉴别诊断有重要意义。

【参考区间】 以 CD59 阴性的红细胞>5%和 CD59 阴性的中性粒细胞>10%作为 PNH 诊断的临界值,非 PNH 患者和正常人两者值均小于 5%;PNH 患者 CD59 阴性的红细胞均多于 9%,多数患者多于 20%;CD59 阴性的中性粒细胞均多于 16%。

【临床意义】 该试验的灵敏度和特异性可达 100%,是目前诊断 PNH 最准确且可定量的检测方法,但需要流式细胞仪,价格比较贵。

（八）红细胞膜蛋白电泳分析

【原理】 将制备的红细胞膜样品进行 SDS-PAGE 电泳,根据样品中各蛋白相对分子质量的不同,得到红细胞膜蛋白的电泳图谱,分析各种膜蛋白组分的百分比。

【参考区间】 各种膜蛋白组分百分比变化较大,多与正常红细胞膜蛋白电泳图谱进行比较。或以带 3 蛋白为基准,各膜蛋白含量与带 3 蛋白的比例来表示。

【临床意义】 膜蛋白组分异常多见于红细胞膜蛋白异常的溶血性疾病,如遗传性球形红细胞增多症有收缩蛋白含量降低或结构异常的作用,血红蛋白病骨架蛋白明显异常。

三、红细胞膜缺陷检查应用

（一）遗传性球形红细胞增多症

【概述】 遗传性球形红细胞增多症(hereditary spherocytosis,HS)是一种红细胞膜蛋白结构异常所致的遗传性溶血病,是先天性膜缺陷引起的溶血性贫血中最常见的一种类型。其特点是外周血中出现较多小球形红细胞。本病多呈常染色体显性遗传,少数呈常染色体隐性遗传,男女均可患病,父母一方患病,子女出生即患病。HS 的发病机制是红细胞膜蛋白基因异常引起的分子病,主要涉及膜收缩蛋白(spectrin)、锚蛋白(ankyrin)区带 4.2 蛋白和区带 4.1 蛋白。由于红细胞膜收缩蛋白自身聚合位点及其结构的区域异常,影响收缩蛋白四聚体(SPT)的形成,与其他骨架蛋白结合,引起膜的结构与功能异常,出现红细胞膜蛋白磷酸化及钙代谢缺陷,钠泵功能亢进,钠、水进入细胞增多,红细胞呈球形。球形红细胞需要更多的 ATP 加速过量钠的排出,使细胞内 ATP 相对减少。同时钙-ATP 酶受抑制,钙易沉积于膜上,使膜的柔韧性降低。红细胞的球形、变形性和柔韧性降低,通过脾脏时易被截留于巨噬细胞内而被破坏。当这种破坏超过机体代偿时则出现溶血性贫血。

HS 为慢性溶血过程,伴有急性发作的溶血性贫血。贫血、黄疸和脾肿大是 HS 最常见的临床表现。感染或持久的重体力活动可诱发溶血加重,甚至发生再障危象。多在儿童期发病,轻型到成年才被诊断,多数病例有阳性家族史。

【实验室检查】

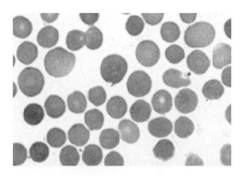

图 9-1 遗传性球形红细胞增多症的血象

1. **血象** 贫血多为轻度或中度,危象发作时贫血加重。MCV 多正常或轻度减少,MCHC 常升高。外周血片可见一定数量的小球形红细胞,其胞体小、中心淡染区消失、深染(图 9-1),多在 10% 以上(正常人小于 5%),可高达 60%～70%。网织红细胞升高。血片和阳性家族史有决定性诊断价值。

2. **骨髓象** 红细胞系增生明显,幼红细胞升高,占有核细胞的 25%～60%。再障危象时幼红细胞明显减少,偶见特征性的巨早幼红细胞。骨髓检查并非诊断本病所必需。

3. **红细胞渗透脆性试验** 异常球形红细胞在低渗盐水中较正常红细胞易于溶血,即渗透脆性升高,常于 5.2～7.2 g/L 的低渗盐水中开始溶血,4.0 g/L 完全溶解,孵育后脆性更高,加入葡萄糖或 ATP 能够纠正。本试验较敏感,但约 25% 的患者缺乏典型球形红细胞,从而使结果正常,但孵育后脆性增高。以往的自身溶血试验、甘油溶血试验与渗透脆性试验相比并无优越之处,现已少用。

4. **红细胞膜电泳分析** 约 80% 的患者 SDS-PAGE 电泳发现膜蛋白组分异常。

5. 红细胞膜蛋白定量 绝大多数 HS 有一种或多种膜蛋白缺乏,可采用放射免疫法或 ELISA 法直接测定红细胞膜蛋白含量。

6. 分子生物学技术 应用单链构象多态性分析、PCR,结合核苷酸测序等分子生物学技术可检出膜蛋白基因的突变位点。

【诊断与鉴别诊断】 HS 无特异的临床表现和实验室特点,诊断时应结合病史、临床表现和实验室检查综合分析。血片小球形红细胞比例>10%,红细胞渗透脆性增加,有阳性家族史,本病的诊断即可成立。应注意与自身免疫性溶血性贫血所致继发性球形细胞增多鉴别,后者 Coombs(+)。对 Coombs 多次呈阴性者,应做红细胞膜蛋白分析和组分定量,必要时采用基因序列分析,寻找诊断依据,结合家系调查以鉴别诊断。

(二)遗传性椭圆形红细胞增多症

【概述】 遗传性椭圆形红细胞增多症(hereditary elliptocytosis,HE)是一组异质性家族遗传性溶血性疾病,特点是外周血存在大量椭圆形红细胞。HE 首先由 Dresbach 于 1904 年报道,同年,Hunter 描述了 HE 的临床特征并确定它为一种遗传病。经过近百年的研究,目前认为,HE 是一组由于红细胞膜蛋白分子异常而引起的遗传性溶血病。HE 多数为常染色体显性遗传,极少数为常染色体隐性遗传。本病的原发病变是膜骨架蛋白异常,其膜收缩蛋白结构有缺陷,膜骨架稳定性降低。HE 的红细胞在骨髓释放入血液循环后由于膜骨架蛋白的缺陷,在通过微循环时由于切变力的作用变成椭圆形后不能恢复正常;同时由于红细胞膜骨架稳定性降低,大多数椭圆形红细胞在脾脏被破坏。HE 的临床表现差异大,贫血程度轻重不一,常见肝、脾肿大。隐匿型无症状,无贫血和明显的溶血证据。溶血代偿型有慢性溶血,无贫血;纯合子症状严重,感染等因素可诱发溶血加重,出现再障危象。

【实验室检查】

1. 血象 贫血轻重不等。血片中椭圆形红细胞比例>25%,呈椭圆形、卵圆形、棒状或腊肠形,红细胞横径与纵径之比<0.78,硬度增加,中心淡染区消失(图 9-2)。

2. 骨髓象 骨髓红细胞系统增生活跃,为增生性贫血骨髓象。

3. 红细胞渗透脆性试验 红细胞渗透脆性试验和自身溶血试验多增加。

4. 红细胞膜蛋白电泳分析及低离子强度非变性凝胶电泳膜收缩蛋白分析 结果异常有助于膜分子病的确定。

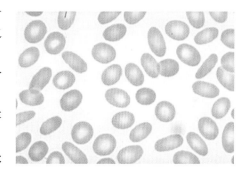

图 9-2 遗传性椭圆形红细胞增多症的血象

5. 分子生物学检查 检测某些膜蛋白基因突变。

【诊断与鉴别诊断】 依据临床表现、家族史和相关实验室检查多数病例可确诊,无阳性家族史者若椭圆形红细胞多于 50%也可确诊。本病应与缺铁性贫血、巨幼细胞贫血、骨髓纤维化、骨髓病性贫血、骨髓增生异常综合征、珠蛋白生成障碍性贫血等鉴别。上述疾病除有少数椭圆形红细胞外,常伴有其他异形红细胞和特殊的临床表现。

(三)阵发性睡眠性血红蛋白尿症

【概述】 阵发性睡眠性血红蛋白尿症(paroxysmal noctural hemoglobinuria,PNH)是一种获得性造血干细胞基因突变引起的红细胞膜缺陷所致的溶血病。本病为造血干细胞的糖化磷脂酰肌醇(GPI)-锚基因突变,导致 GPI-锚磷脂合成障碍所致的造血系统的良性克隆性疾病。多种调节细胞对补体敏感性的蛋白(如 CD59、CD55)都属于 GPI-锚连接蛋白,需 GPI-锚磷脂才能连接于细胞膜上。PNH 由于 GPI-锚磷脂缺乏,CD59 和 CD55 等补体调节蛋白不能连接于细胞膜上,使细胞对补体的敏感性增加。这种补体敏感的异常细胞不断增殖、分化,形成一定数量的细胞群后随即发病,表现为血管内溶血。由于干细胞病变,同时会影响粒细胞和血小板,常见全血细胞减少。

根据对补体的敏感性,PNH 细胞分为三型:Ⅰ型对补体的敏感性正常;Ⅱ型对补体中度敏感;Ⅲ型对补体高度敏感。补体敏感细胞的多少决定临床表现和血红蛋白尿的发作频率。临床表现为与睡眠有关的间歇性溶血发作,以血红蛋白尿为主要特征,多为慢性血管内溶血,可伴有全血细胞减少和反复血栓形成。

【实验室检查】

1. 血象 几乎所有患者都有贫血,多数 Hb<60 g/L,呈正色素性或低色素性贫血,铁丢失过多,可呈小细胞性贫血。网织红细胞增高,可见有核细胞和红细胞碎片。粒细胞常减少,血小板中度至重度减少,半数全血细胞减少。

2. 骨髓象 半数以上患者骨髓三系细胞增生活跃,以红系造血旺盛为特征,穿刺部位不同增生程度差异明显,可呈增生低下。血红蛋白尿导致机体缺铁时,可见细胞内、外铁减少。

3. 特殊溶血试验

(1) 溶血存在的依据:尿含铁血黄素试验阳性。

(2) 补体敏感的红细胞存在证据:蔗糖溶血试验(筛选试验)阳性,本试验较酸溶血试验敏感,但特异性较差;热溶血试验(阴性可排除 PNH)阳性;酸化血清溶血试验(确诊试验)阳性,特异性高,是诊断的重要依据。

4. 流式细胞术检测 发现异常的 GPI-锚连接蛋白(如 CD55 或 CD59)低表达群的增多,支持 PNH 诊断,是目前诊断 PNH 特异性和敏感性最高且定量的检测方法。

【诊断与鉴别诊断】

1. 诊断 ①临床表现符合 PNH 或上述必须考虑为 PNH 的情况;②有肯定血红蛋白尿发作或血管内溶血的直接或间接证据;③证明有补体敏感的红细胞群存在:蔗糖溶血试验、热溶血试验、含铁血黄素试验只作为 PNH 的筛选试验,标准化的酸溶血试验阳性和检测 CD55 及 CD59 锚蛋白相关抗原表达为确诊试验。

2. 鉴别诊断 应除外其他溶血病,如遗传性球形红细胞增多症、自身免疫性溶血性贫血、G-6-PD 缺乏症及阵发性冷性血红蛋白尿症。全血细胞减少还应与再障鉴别。

第三节　红细胞酶缺陷检查及应用

【典型病例】

患儿,男,6 岁,祖籍四川。因皮肤发黄、头晕 4 天,伴呕吐、尿呈浓茶色 2 天入院。于入院前 6 天进食蚕豆,入院前 4 天出现皮肤发黄并加重,伴头晕、恶心、呕吐,无头痛,无咳嗽,无抽搐,无视物模糊。院外服用板蓝根颗粒并输液治疗(药物及剂量不详),无好转,遂来院就诊。既往有 3 次类似发病,均与进食蚕豆有关。

查体:T 37 ℃,R 20 次/分,P 106 次/分,BP 120/75 mmHg。神志模糊,精神差,面色蜡黄,颜面及周身皮肤黄染,全身皮肤未见皮疹及出血点,全身浅表淋巴结未触及肿大,巩膜黄染,口唇苍白,口腔黏膜苍白干燥,咽部无充血,扁桃体无肿大,心肺听诊未见异常,腹软,肝、脾未触及肿大,无包块,肠鸣音正常,神经系统查体未见异常。

实验室检查:①血象:WBC 3.0×10⁹/L,RBC 1.20×10¹²/L,HGB 30 g/L,HCT 0.093/L,MCH 32.3 pg,LYM 0.70×10⁹/L,MON 12.0%,PLT 165×10⁹/L。②尿常规:pH=6.0,GLU(−),BLD(−),PRO(−),BIL(−),URO(−),KET(−),LEU(−),镜检未见红细胞及白细胞。血片:单核细胞 11%,网织红细胞 1.3%。

【思考题】

1. 本例初步诊断为何种疾病?

2. 需要做哪些筛选试验?

3. 诊断本病的确诊试验是哪项?

一、概述

红细胞酶缺陷是指由于基因突变导致参与红细胞代谢(主要是糖代谢)酶的活性或性质改变引起的溶

血和(或)其他表现的疾病。按细胞代谢作用不同,红细胞酶缺陷分为如下三类。

1. 糖酵解途径的酶缺陷 糖酵解途径是红细胞生存所需能量的主要代谢途径,通过葡萄糖的无氧酵解生成 ATP,维持红细胞的正常形态、代谢和生理功能。此途径与溶血有关的酶包括己糖激酶(HK)、丙酮酸激酶(PK)、磷酸果糖激酶(PFK)等。

2. 磷酸戊糖途径代谢的酶缺陷 磷酸戊糖途径代谢主要形成 NADPH,提供红细胞的还原能力,对抗氧化剂,保护细胞膜、血红蛋白和酶蛋白的巯基等不被氧化,维持红细胞的正常功能。葡萄糖-6-磷酸脱氢酶(G-6-PD)、6-磷酸葡萄糖酸脱氢酶(6-PGD)等缺陷可引起溶血。

3. 核苷酸代谢的酶缺陷 红细胞的成熟过程中 RNA 被核苷酸酶降解为各种核苷酸。嘧啶5′核苷酸酶(P5′N)和腺苷酸激酶(AK)缺乏等可引起溶血。

在红细胞糖代谢(图 9-3)过程中,引起遗传性溶血性贫血的疾病有近 20 种,最常见的为葡萄糖-6-磷酸脱氢酶缺陷症、丙酮酸激酶缺陷症。

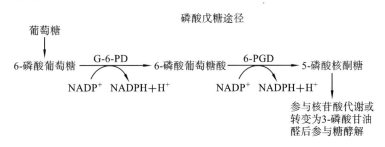

图 9-3 红细胞糖代谢

二、实验室检查

(一)高铁血红蛋白还原试验

【目的】 掌握高铁血红蛋白还原试验的原理、方法及临床意义。

【原理】 高铁血红蛋白还原试验(methemoglobin reduction test,MHb-RT)是在血液中加入亚硝酸盐使红细胞中的亚铁血红蛋白转变成高铁血红蛋白,正常红细胞的 G-6-PD 催化磷酸戊糖旁路使 $NADP^+$(氧化型辅酶Ⅱ)变成 NADPH(还原型辅酶Ⅱ),其脱下的氢通过亚甲蓝试剂的递氢作用而使高铁(Fe^{3+})血红蛋白还原成亚铁(Fe^{2+})血红蛋白,通过比色可观察还原率的多少。G-6-PD 缺乏时,高铁血红蛋白还原率下降。

【器材与试剂】

1. 器材 分光光度计、离心机、水浴箱、一次性 5 mL 注射器和消毒干棉签、试管、枸橼酸钠抗凝管等。

2. 试剂

(1) 0.18 mol/L 亚硝酸钠(含 5% 葡萄糖)溶液:亚硝酸钠 1.25 g,葡萄糖 5 g,加蒸馏水至 100 mL,储存于棕色瓶保存 1 个月。

(2) 0.4 mmol/L 亚甲蓝溶液:亚甲蓝 15 mg 加少量蒸馏水研磨后加蒸馏水溶至 100 mL。

(3) 0.02 mol/L 磷酸盐缓冲液(pH=7.4):磷酸二氢钠 52.2 mg,磷酸氢二钠 229.5 mg,加蒸馏水至 100 mL。

(4) 反应液:0.18 mol/L 亚硝酸钠(含 5% 葡萄糖)溶液 1 份加 0.4 mmol/L 亚甲蓝溶液 1 份,充分混合。

(5) 碘伏溶液。

【操作】

(1) 取枸橼酸钠抗凝血 2 mL,加入 20 mg 葡萄糖,混匀后以 1500 r/min 离心 5 min。弃去部分血浆,调整血细胞与血浆比例为 1:1 后再混匀。

(2) 取已混匀血标本 1 mL,加入 0.1 mL 反应液,颠倒混匀 15 次,与空气中的氧充分接触。

(3) 加塞放置 37 ℃水浴箱温浴 3 h,同时将剩余血标本同样温浴 3 h。

（4）取孵育后混匀的标本 0.1 mL,加入 pH＝7.4 的磷酸盐缓冲液 10 mL,混匀后放置 2 min,用分光光度计测定吸光度(波长 635 nm),以磷酸盐缓冲液调零。测定标本吸光度为 S_A。

（5）同样取未加反应液的孵育标本 0.1 mL,加入 pH＝7.4 的磷酸盐缓冲液 10 mL,混匀后放置 2 min,用分光光度计测定吸光度为 B。再加入亚硝酸钠葡萄糖混合液 1 滴,混匀后放置 5 min,再测定其吸光度为 S_t,此为高铁血红蛋白对照。

（6）结果计算：

$$高铁血红蛋白还原率(\%) = \left(1 - \frac{S_A - B}{S_t - B}\right) \times 100$$

【参考区间】 健康人高铁血红蛋白还原率大于 75%。

【质量保证】

（1）抗凝剂应选用枸橼酸钠,标本可保存 1 周左右。

（2）标本被细菌污染后可产生亚硝酸盐导致假阳性,故试管等必须无菌。

（3）贫血者应将血细胞比容调整至 0.35～0.40,血细胞比容过低时,高铁血红蛋白还原率降低。

（4）分光光度计的检测波长应准确,一般 S_t 应大于 B 的 8 倍以上。

（5）温浴后的血标本应注意充分混匀,否则可能出现大于 100% 的实验结果。

（6）本试验的特异性和敏感性不理想,高脂血症、HbH、不稳定血红蛋白等均可出现假阳性结果。离心后用上清液比色,以减少影响。

【临床意义】 本试验应用较多,简便易行,可作为 G-6-PD 缺乏的过筛试验。其高铁血红蛋白还原率下降。中度缺乏(杂合子)时为 31%～74%,严重缺乏(半合子或纯合子)时小于 30%。

（二）变性珠蛋白小体生成试验

【目的】 掌握变性珠蛋白小体生成试验的原理、方法及临床意义。

【原理】 向 G-6-PD 缺乏症血样加入乙酰苯肼于 37 ℃ 孵育 2～4 h,用煌焦油蓝染色,观察红细胞中珠蛋白小体生成情况,计算含 5 个及 5 个以上珠蛋白小体的红细胞的百分率。

【器材与试剂】

1. 器材 水浴箱、显微镜、试管、肝素抗凝管、刻度吸管、一次性 5 mL 注射器、消毒棉签、载玻片等。

2. 试剂

（1）1 g/L 乙酰苯肼溶液：乙酰苯肼 2 mL 加 pH＝7.4 PBS 缓冲液 2 mL。

（2）10 g/L 煌焦油蓝盐水溶液：煌焦油蓝 0.4 g,109 mmol/L 枸橼酸钠溶液 20 mL,生理盐水加至 100 mL,混匀溶解过滤后置于棕色瓶内。

（3）碘伏溶液。

【操作】

（1）采集静脉血置于肝素抗凝管内充分混匀,取 0.1 mL 抗凝血加入 2 mL 乙酰苯肼溶液混匀,于 37 ℃ 水浴 4 h。

（2）取 0.5 mL 温浴后的红细胞混悬液,加 0.5 mL 煌焦油蓝盐水溶液,混匀后染色 10 min。

（3）取以上标本推片,置于油镜下观察红细胞。含变性珠蛋白小体的红细胞是在红细胞内出现多个蓝紫色、大小不均、形状不规则的颗粒。

（4）计数 1000 个红细胞并计算含 5 个及 5 个以上变性珠蛋白小体的红细胞的百分率。

（5）同时取正常人血标本按以上方法检测作为正常对照。

【参考区间】 健康人含 5 个及 5 个以上珠蛋白小体的红细胞一般小于 30%。

【质量保证】

（1）每次都应该新鲜配制乙酰苯肼溶液。

（2）仔细辨认含 5 个及 5 个以上的蓝紫色变性珠蛋白小体的红细胞。

【临床意义】 G-6-PD 缺乏症时常高于 45%,故可作为 G-6-PD 缺乏的筛选试验,但还原型谷胱甘肽缺乏症时也增高。不稳定血红蛋白病含变性珠蛋白小体的细胞百分率为 75%～84%,HbH 病和化学物质中毒时也增高。

（三）G-6-PD 荧光斑点试验和活性测定

【原理】 在 G-6-PD 和 NADP$^+$存在下，G-6-PD 能使 NADP$^+$还原成 NADPH，后者在紫外线照射下会发出荧光。NADPH 的吸收峰在 340 nm 波长处，可通过单位时间 NADPH 的生成量来测定 G-6-PD 活性。

【参考区间】 健康人有很强荧光，酶活性为(12.1±2.09)U/gHb(WHO 推荐的 Zinkham 法)；G-6-PD 缺陷者荧光很弱或无荧光；杂合子或某些 G-6-PD 变异者可能有轻到中度荧光。

【临床意义】 G-6-PD 缺陷见于蚕豆病、伯氨喹啉型药物性溶血。利用此试验可对高发区域人群或疑诊的新生儿进行筛查。

（四）丙酮酸激酶荧光斑点试验和活性测定

【原理】 在二磷酸腺苷(ADP)存在的条件下，丙酮酸激酶(PK)催化磷酸烯醇丙酮酸(PEP)转化成丙酮酸，在还原型辅酶Ⅰ(NADH)存在情况下，丙酮酸被 LDH 转化为乳酸，若标记荧光于 NADH 上，此时有荧光的 NADH 变为无荧光的 NAD$^+$，在紫外线照射下，检测以上荧光消失的时间可反映 PK 的活性。

【参考区间】 健康人荧光在 25 min 内消失。酶活性为(15.0±1.99)U/gHb(37 ℃)(ICSH 推荐的 Blume 法)。

【临床意义】 此法为诊断 PK 缺乏的定性试验，特异性较高，方法简便易行。PK 严重缺乏者荧光 60 min 不消失；PK 中等缺乏者荧光 25～60 min 消失。纯合子 PK 值在正常活性的 25% 以下，杂合子为正常活性的 25%～50%。

三、红细胞酶缺陷检查应用

（一）葡萄糖-6-磷酸脱氢酶缺陷症

【概述】 葡萄糖-6-磷酸脱氢酶缺陷症(glucose-6-phosphatase dehydrogenase deficiency，G-6-PDD)是由于 G-6-PD 基因突变所致红细胞 G-6-PD 活性降低和(或)酶性质改变所致的以溶血为主要表现的一类疾病，是一种 X 性连锁隐性或不完全显性遗传性疾病。G-6-PD 基因位于 X 染色体上，携带 G-6-PD 疾病基因的男性和纯合子女性为疾病患者，表现为酶活性缺乏或严重降低。女性 G-6-PD 缺乏，杂合子为隐性表现，血中存在含酶活性正常和缺乏的两类红细胞，多数为中间缺乏值，少数女性半合子可发病。本病是遗传性红细胞酶缺乏病中最常见的一种，见于世界各地，患者在 2 亿以上。国内以广西、海南和云南最为常见，其次为广东、福建、浙江及长江流域各地，淮河以北地区较少见。

红细胞 G-6-PD 有递氢功能，使氧化型辅酶Ⅱ(NADP$^+$)还原为还原型Ⅱ(NADPH)。NADPH 是红细胞内重要的还原物质，可使氧化型谷胱甘肽(GSSG)还原为还原型谷胱甘肽(GSH)，后者有维持血红蛋白及其他酶类中巯基免受氧化损害、保护红细胞的功能。当 G-6-PD 缺乏时，红细胞膜的过氧化损伤可导致膜脂质和膜蛋白巯基氧化，进一步引起红细胞变僵硬，易被脾脏和肝脏中的巨噬细胞破坏而发生血管外溶血，也可发生血管内溶血。根据临床表现将 G-6-PD 缺乏症分为以下四种类型。

1. 急性溶血性贫血 患者在疾病稳定期无贫血表现，在某些诱发因素作用下发生急性溶血。常见的诱因：药物、感染和某些代谢紊乱。

2. 蚕豆病 蚕豆病是指 G-6-PD 缺乏患者食用蚕豆、蚕豆制品或接触蚕豆花粉后引起的急性溶血性贫血。已明确蚕豆中含有蚕豆嘧啶核苷和异戊氨基巴比妥酸葡糖苷，在 β-糖苷酶作用下分别生成蚕豆嘧啶和异戊巴比妥酸，两者是导致 G-6-PD 缺乏红细胞溶血的主要物质。蚕豆病以儿童居多，男性多于女性，发病具有明显的季节性，集中于蚕豆收获季节(3～5 月)。患者有进食新鲜蚕豆史(哺乳期婴儿可因母亲进食蚕豆诱发)，在摄入后数小时至数天(最长 15 天)突然发生急性血管内溶血，表现为头痛、恶心、背痛、寒战和发热，继之出现血红蛋白尿、贫血及黄疸。解除诱因溶血可呈自限性。

3. 新生儿高胆红素血症 患儿出生后 1 周内出现黄疸，并进行性加重。

4. 先天性非球形红细胞溶血性贫血 先天性非球形红细胞溶血性贫血是一组红细胞 G-6-PD 缺乏所致的慢性自发性血管外溶血性贫血，至少有 29 种变异酶与本病有关。其共同特点是体外酶活性降低且极不稳定，一般有轻至中度贫血，感染或某些药物可加重溶血，引起溶血危象或再障危象。

【实验室检查】

1. 溶血检查 除遗传性非球形红细胞溶血性贫血外,患者无明显异常改变,在诱因的作用下出现血管内溶血共同的实验室特征,而遗传性非球形红细胞溶血性贫血具有慢性血管外溶血的实验室特征,红细胞形态一般无明显异常,可有少数异形或破碎红细胞。

2. G-6-PD 活性筛选试验 ①高铁血红蛋白还原试验:正常还原率大于 75%(脐血大于 78%);中度缺乏(杂合体)31%~74%(脐血 41%~77%);严重缺乏(纯合体或半合体)小于 30%(脐血小于 40%)。本法的敏感性最强。②荧光斑点试验:正常 10 min 出现荧光;中度缺乏 10~30 min 出现荧光;严重缺乏 30 min 不出现荧光。本法特异性最高,是国际血液学标准化委员会(ICSH)推荐的 G-6-PD 缺乏筛查方法。③硝基四氮唑蓝纸片法:正常活性纸片呈紫蓝色;中度缺乏纸片呈淡紫蓝色;严重缺乏纸片仍为红色。

所用上述筛选试验以及 G-6-PD 活性测定均不能准确检出红细胞 G-6-PD 缺乏的杂合子。

3. G-6-PD 确诊试验 G-6-PD 活性定量检测能准确反映酶的活性,但由于 G-6-PD 杂合子患者 G-6-PD 活性变化范围较宽,G-6-PD 活性定量测定 G-6-PD 缺乏杂合子患者的检出率不高,同时测定 G-6-PD 和 6-PGD 活性,并计算 G-6-PD/6-PGD 值,可较敏感地反映 G-6-PD 的缺乏,提高杂合子的检出率。

4. 基因分析 用聚合酶链反应扩增基因片断,再进行限制酶谱分析,可对 G-6-PD 缺陷患者作出准确的诊断和分型。

【诊断】 临床表现及阳性家族史对诊断非常重要。实验室检查出现下列情况之一即可确诊:①筛选试验中两项中度异常;②一项筛选试验中度异常加上 Heinz 小体生成试验阳性(有 40% 红细胞含 Heinz 小体,每个红细胞有 5 个以上 Heinz 小体),并排除其他溶血病因;③一项筛选试验中度异常,伴有明确的家族史;④一项筛选试验严重异常;⑤定量测定 G-6-PD 活性较正常降低 40% 以上。

(二)丙酮酸激酶缺陷症

【概述】 丙酮酸激酶缺陷症(pyruvate kinase deficiency,PKD)是发生频率仅次于 G-6-PD 缺陷症的一种遗传性红细胞酶缺陷症,是由 PK 基因缺陷导致红细胞内无氧糖酵解途径中常见的 PK 酶活性减低或性质改变所致的溶血性贫血。本病为常染色体隐性遗传,男、女性均可发病,纯合子型症状明显,杂合子型无症状或症状轻微。PK 缺陷时糖酵解途径的各种中间产物堆积,ATP 产生减少,维持膜泵功能丧失,K^+ 丢失超过 Na^+ 摄入,细胞内钠、水减少,细胞体积变小,外形出现棘状突起,膜钙增加,变形性降低,引起血管外溶血,表现为慢性溶血性贫血。

【实验室检查】

1. 筛选试验 红细胞自身溶血试验阳性,加入 ATP 可完全纠正,加入葡萄糖不能纠正。PK 荧光斑点试验,正常者 25 min 内荧光消失,中度缺乏者(杂合子型)25~60 min 荧光消失,严重缺乏者(纯合子型)60 min 荧光仍不消失。

2. 酶活性定量试验 PK 活性检测,ICSH 推荐的 Blume 法健康人为 (15.0 ± 1.99) U/gHb(37 ℃);中度缺乏者(杂合子型)为正常活性的 25%~35%,严重缺乏者(纯合子型)为正常活性的 25% 以下。

3. ATP 测定 ATP 参考区间为 (4.32 ± 0.29) μmol/gHb,PK 缺乏时低于正常 2 个标准差以上。

4. 中间代谢产物测定 ①2,3-二磷酸甘油酸(2,3-DPG):参考区间 (12.27 ± 1.87) μmol/gHb,PK 缺乏时较正常增加 2 个标准差以上。②磷酸烯醇式丙酮酸(PEP):参考区间 (12.2 ± 2.2) μmol/RBC,PK 缺乏时较正常增加 2 个标准差以上。③2-磷酸甘油酸(2-PG):参考区间 (7.3 ± 2.5) μmol/RBC,PK 缺乏时较正常增加 2 个标准差以上。

【诊断】

1. 红细胞 PK 缺陷的实验室诊断标准

(1) PK 荧光斑点试验属严重缺乏值范围,荧光 60 min 不消失。

(2) PK 荧光斑点试验属中间缺乏值范围,荧光在 25~60 min 消失,伴有明确家族史和(或)2,3-DPG 含量升高 2 倍以上或有其他中间产物变化。

(3) PK 活性定量属纯合子范围。

(4) PK 活性定量属杂合子范围,伴有明确家族史和(或)中间代谢产物变化。

符合上述 4 项中任何 1 项,均可建立 PK 缺陷的实验诊断。如临床上高度怀疑为 PK 缺乏症,而 PK

活性正常,应进行低底物 PK 活性定量测定,以确定有无 PK 活性降低。

2. 遗传性红细胞 PK 缺乏症的诊断 诊断时应注意与继发性 PK 缺乏进行鉴别。部分红细胞 PK 缺乏变异型在高底物浓度时,其红细胞 PK 活性接近正常,但在低底物浓度时其活性明显下降。另有 PK 缺乏变异型,在实验室检查中主要表现为对其变构因子果糖-1,6-二磷酸的反应异常,应考虑变异型的实验诊断。

(张 杰)

第四节 血红蛋白异常检查及应用

【典型病例】

患儿,男,2 岁 4 个月,苗族。因进行性面色苍黄 1 年半,全身水肿 16 天,伴发热、咳嗽、气促 5 天,于门诊就诊。患儿系第一胎,足月顺产,出生体重 4 kg,出生后 5 个月发现面色苍黄,逐渐加重。1 岁时因面色苍黄去某医院检查,血红蛋白 50 g/L。1 岁半时贫血显著,实验室检查:血红蛋白 25 g/L,血小板 133×10^9/L,红细胞脆性明显减低,尿胆原阳性。入院前 2 个月,曾先后两次患感冒,发热,体温升至 39 ℃以上。1 个月前出现下肢水肿,尿呈淡茶色。半个月来水肿加重,遍及全身。曾两次住院,诊断为"溶血性贫血",经多次输血等治疗无效。父母均为苗族,非近亲结婚,母亲有轻度贫血史,经遗传学检查发现患儿父母均为 β 海洋性贫血杂合子。

【思考题】

1. 本例应诊断为什么病?

2. 本病的诊断依据是什么?

3. 本病的实验室检查项目有哪些?其意义如何?

一、概述

(一)血红蛋白的结构

成熟红细胞内的主要蛋白质是血红蛋白,占细胞干重的 96%,占细胞容积的 35%。约 65% 的血红蛋白合成于有核红细胞期,35% 合成于网织红细胞阶段。血红蛋白是一种由血红素和肽链结合而成的结合蛋白。每一条肽链和一个血红素连接,肽链在生理条件下会盘绕折叠成球形,把血红素分子包在里面,构成一个血红蛋白单体,这条肽链盘绕成的球形结构又称为珠蛋白。珠蛋白有两种肽链,一种是 α 链,由 141 个氨基酸残基构成,另一种是非 α(β、γ 和 δ)链,各有 146 个氨基酸残基。各种肽链有固定的氨基酸排列顺序。人类血红蛋白由 2 对(4 条)血红蛋白单体聚合而成。

血红素分子是一个具有卟啉结构的小分子。在卟啉分子中心,由卟啉中四个吡咯环上的氮原子与一个亚铁离子配位结合,珠蛋白肽链中第 8 位的一个组氨酸残基上的氮原子与亚铁离子配位结合。血红素是血红蛋白、肌红蛋白、多种酶和多种细胞色素的辅基,其合成场所在有核红细胞和肝细胞的线粒体内。血红素合成后,离开线粒体,在胞质内与珠蛋白肽链结合为血红蛋白。在血红素合成过程中酶的缺陷引起卟啉或其前体在体内蓄积,导致卟啉病。铁的供应不足或利用障碍,也会影响血红素的合成。

人类血红蛋白的珠蛋白肽链有 6 种,分别命名为:α、β、γ、δ、ε、ξ。各种肽链都是在各自的珠蛋白基因控制下合成的。α 链的基因在 16 号染色体上,每条染色体上有 2 个 α 珠蛋白基因,非 α 链的基因在 11 号染色体上,以 γ、δ、β 珠蛋白基因的顺序排列。每种珠蛋白基因都含有 2 个非编码区(内含子)分别插入编码序列(外显子)之间。珠蛋白合成过程也就是珠蛋白基因表达过程,首先细胞核内的珠蛋白基因转录成一个相对分子质量较大的 mRNA 前体(含有 2 个内含子互补的 RNA 序列),然后经过剪接加工,切除 2 个内含子的 RNA 互补序列,外显子的 RNA 互补序列按顺序拼接起来,形成有功能的成熟珠蛋白 mRNA,再由细胞核进入细胞质与核糖体结合,通过翻译合成相应的珠蛋白链。内含子从 mRNA 上不正确的剪切是引起 β 海洋性贫血最常见的原因。α 海洋性贫血最常见的病因是 α 基因缺失,镰状细胞贫血

是由 β 链基因单碱基对置换所致。

（二）正常人体血红蛋白

6 种不同的珠蛋白肽链组合成人类 6 种不同的血红蛋白，珠蛋白肽链的合成从胚胎至成人呈规律性变化。受孕后 δ 链和 ξ 链迅速合成，以后 α 链代替 ξ 链，γ 链及之后的 β 链代替 ε 链。在胚胎发育早期（胚胎第 3～12 周），合成 3 种胚胎血红蛋白，即 Hb Gower 1（$\delta_2\varepsilon_2$）、Hb Gower 2（$\alpha_2\varepsilon_2$）、Hb Portland（$\xi_2\gamma_2$）。胎儿期（从第 8 周至出生为止）主要是 HbF（$\alpha_2\gamma_2$），又称胎儿血红蛋白，占血红蛋白总量的 80% 以上。胎儿出生后，HbF 即迅速下降，2 岁时接近成人水平。正常成人血红蛋白有 3 种：HbA（$\alpha_2\beta_2$），占血红蛋白总量的 96%～98%；HbA₂（$\alpha_2\delta_2$），占总量的 1.2%～3.5%；HbF（$\alpha_2\gamma_2$）占总量的 2% 以下。

（三）影响血红蛋白结构和功能的因素

1. 珠蛋白基因缺失或缺陷 珠蛋白基因缺失或缺陷可以造成血红蛋白结构和功能的异常，分为两类：①由于珠蛋白基因缺失或缺陷，导致一种或一种以上珠蛋白肽链不能合成或合成不足，如 α 珠蛋白基因缺失导致 α 链不能合成或合成不足，形成 HbH（β_4）和 Hb Barts（γ_4）两种异常血红蛋白，这两种血红蛋白对氧有极高的亲和力，失去向组织释放氧的功能，且极不稳定，容易发生沉淀形成包涵体，导致溶血；②基因缺陷导致某一肽链的一级结构中的某一氨基酸被替代或丢失，从而影响血红蛋白结构的稳定性和功能，如对氧的亲和力过高导致细胞增多症，结构异常导致血红素中的 Fe^{2+} 易被氧化成 Fe^{3+}，形成高铁血红蛋白（MHb），失去运输氧的功能，而且常不稳定，易形成变性珠蛋白小体导致溶血。

2. 酶缺陷 高铁血红蛋白还原酶系统缺陷，导致高铁血红蛋白（MHb）形成。

3. 化学药物中毒 常见的有氧化性药物、硫化物、一氧化碳等，形成 MHb、SHb、HbCO。

二、实验室检查

（一）血红蛋白电泳

【目的】 掌握醋酸纤维素薄膜血红蛋白电泳的原理、方法、质量保证及临床意义。

【原理】 不同的血红蛋白带有不同的电荷，等电点不同，在一定 pH 值的缓冲液中，血红蛋白的等电点小于缓冲液的 pH 值时带负电荷，在电场中向阳极移动；反之，血红蛋白带正电荷向阴极移动。在一定电压下经过一定时间的电泳，不同的血红蛋白所带电荷不同、相对分子质量不同，其电泳方向和速度不同，可分离出各自的区带，通过对电泳区带进行比色或扫描，即可进行各种血红蛋白的定量分析。

【器材与试剂】

1. 器材 电泳仪、加样器、离心机等。

2. 试剂

（1）pH=8.6 的 TEB 缓冲液：Tris 10.29 g，EDTA 0.6 g，硼酸 3.2 g，加蒸馏水至 1000 mL。

（2）硼酸盐缓冲液：硼砂 6.87 g，硼酸 5.56 g，加蒸馏水至 1000 mL。

（3）染液及漂洗液：可选用以下任意一种。

① 丽春红 S 染液：丽春红 S 0.1 g，二氯醋酸 1.4 g，加蒸馏水至 100 mL。其漂洗液为 3% 醋酸溶液。

② 氨基黑染液：氨基黑 10B 1 g，磺基水杨酸 10 g，冰醋酸 20 mL，加蒸馏水至 400 mL。其漂洗液为乙醇 45 mL、冰醋酸 5 mL，加蒸馏水至 100 mL。

③ 联苯胺染液：联苯胺 0.1 g，溶于 10 mL 的甲醇中，加入 500 mL 缓冲液（冰醋酸 1.2 mL，结晶醋酸钠 0.8 g，加蒸馏水至 500 mL），混匀于 4℃ 保存。临用时取上述溶液 30 mL，加入 1 滴 30% 过氧化氢溶液和 1 滴 5% 亚硝基铁氰化钠。其固定液为 10% 磺柳酸溶液，漂洗液为蒸馏水。

【操作】

1. 血红蛋白液的制备 取肝素抗凝血 3 mL，1500 r/min 离心 10 min 后弃去血浆；用生理盐水洗涤红细胞 3 次（1000 r/min，离心 10 min），再 3000 r/min 离心 10 min，弃去上清液得压积红细胞；在压积红细胞内加入等量的蒸馏水充分振摇，再加入 0.5 倍体积四氯化碳，用力振摇 5 min，2000 r/min 离心 10 min 后将上层 Hb 液吸出备用。

2. 浸膜 将醋酸纤维素薄膜剪成 3 cm×8 cm 的纸条，浸入 pH=8.6 的 TEB 缓冲液，浸透后取出，用滤纸吸干。

3. 点样　用加样器取血红蛋白液 20 μL,然后垂直点样到醋酸纤维素膜毛面上,距边缘 1.5 cm 处。

4. 电泳　将硼酸盐缓冲液作为电泳缓冲液倒入电泳槽中,将点样后的醋酸纤维素膜放于电泳槽架上,点样在阴极端,毛面向下。调电压为 8~15 V/cm 膜长或电流为 0.3~0.5 mA/cm 膜宽,夏季电泳 45 min,冬季电泳 30 min。

5. 染色

(1) 丽春红染色:将薄膜浸入丽春红 S 染液中浸泡 10 min,移入 3% 醋酸溶液中漂洗至背景为无色,贴于玻片上干燥后肉眼观察。

(2) 联苯胺染色:将电泳后的薄膜用 10% 磺柳酸溶液固定 3 min,充分水洗后,浸于联苯胺染液中,至蓝色区带清晰取出水洗,观察电泳结果。

(3) 氨基黑染色:将电泳后的薄膜浸入氨基黑染液中,染色约 30 min,移入漂洗液中浸泡漂洗,更换漂洗液数次,直至背景干净。

【结果观察】

1. 洗脱　分别剪下 HbA、HbA₂ 和与 HbA₂ 大小相当的空白带,如有异常血红蛋白带也应剪下。将各带放入试管内,分别加入 10 mL、2 mL 和 2 mL 的 0.4 mol/L 的 NaOH 溶液浸泡,不时轻轻振摇,待血红蛋白完全洗脱下后混匀。

2. 比色　将以上各管洗脱液用空白管调零,在波长为 600 nm 处测定吸光度。

3. 计算

$$HbA_2(\%)=\frac{HbA_2\ 管吸光度}{HbA\ 管吸光度+HbA_2\ 管吸光度}\times100\%$$

$$异常血红蛋白(\%)=\frac{异常血红蛋白管吸光度}{HbA\ 管吸光度+HbA_2\ 管吸光度+异常血红蛋白管吸光度}\times100\%$$

【参考区间】　pH=8.6 的 TEB 缓冲液醋酸纤维素薄膜电泳法:HbA 大于 95%,HbF 小于 2%,HbA₂ 为 1.0%~3.1%。常见的异常血红蛋白电泳带见图 9-4。

【质量保证】

(1) 电泳时间不能太长,电泳时醋酸纤维素膜不可变干,观察到 HbA 和 HbA₂ 清晰分开即停止电泳,否则区带会因扩散而模糊。

(2) 点样量不能太多,否则色带易脱落或染色不透,出现 HbA₂ 相对增高的假阳性结果。

(3) 电流不应过大,否则血红蛋白各区带不能完全分开。

(4) 应同时做正常、已知异常血红蛋白标本的对照试验。

(5) 染色和漂洗时间与温度有关,温度低可适当延长时间,温度高时间不宜过长,否则会影响结果的准确性。

(6) 避免醋酸纤维素膜被蛋白质污染。

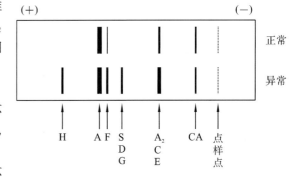

图 9-4　**pH=8.6 的 TEB 缓冲液醋酸纤维素薄膜电泳血红蛋白分带示意图**

【临床意义】

(1) 通过与正常人血红蛋白电泳图进行比较,可发现异常血红蛋白区带,如 HbH、HbF、Hb Barts、HbS、HbD 和 HbC 等。

(2) HbA₂ 增高见于 β 珠蛋白生成障碍性贫血,为杂合子的重要诊断指标。HbF 病可见 HbA₂ 区带变宽,但含量很高(>10%)。HbA₂ 轻度增高见于肝病、肿瘤和某些血液病。

(二) 抗碱血红蛋白检测

【目的】　熟悉抗碱血红蛋白检测的原理、方法、质量保证及临床意义。

【原理】 胎儿血红蛋白(HbF)及某些异常血红蛋白具有比 HbA 更强的抗碱作用,将待检溶血液与一定量的碱性溶液混合,HbF 抗碱作用强,可不变性存在于上清液中,HbA 变性沉淀。取上清液于 540 nm 处测定吸光度,检测抗碱血红蛋白的含量。除 HbF 外,Hb Barts 和部分 HbH 也具有抗碱能力,需通过电泳鉴别。

【器材与试剂】

1. 器材 分光光度计、定时钟、漏斗及滤纸等。

2. 试剂

(1) 0.083 mol/L 氢氧化钠溶液:经标定后置于聚乙烯瓶内,4 ℃下保存,用时倒出少许。

(2) 酸性半饱和硫酸铵溶液:饱和硫酸铵溶液与等体积蒸馏水混合,再加入 1 mol/L 的盐酸(浓度 2%)。

【操作】

(1) 取一定量抗凝血,按照血红蛋白电泳方法制备血红蛋白溶液。

(2) 取 1.6 mL 0.083 mol/L 氢氧化钠溶液置于试管内,(25±1) ℃水浴中放置 10 min。加入 0.1 mL 上述血红蛋白溶液,立即计时,并迅速摇动。碱化 1 min 时,加入 3.4 mL 酸性半饱和硫酸铵溶液终止反应,迅速颠倒混匀 6 次,过滤取滤液,以蒸馏水调零,在 540 nm 处比色测定。

(3) 取 5 mL 蒸馏水,加入血红蛋白溶液 0.02 mL 作为对照管,相同条件下测定吸光度。

(4) 计算

$$抗碱血红蛋白(\%)=\frac{测定管吸光度}{对照管吸光度}\times100\%$$

【参考区间】 成人 HbF 为 1.0%~3.1%,新生儿 HbF 为 55%~85%。

【质量保证】

(1) 每份标本要重复测定以提高准确性,每次要做正常对照。

(2) 碱液浓度和碱化时间、温度应准确,过滤后应在 1 h 内完成比色。

(3) 血红蛋白溶液应新鲜,否则会形成高铁血红蛋白,遇碱变性,测定结果假性偏低。

(4) 滤液必须清澈透明,以免影响比色结果。

【临床意义】

1. HbF 绝对增加 见于珠蛋白合成障碍性贫血,重型者 HbF 为 30%~90%,中间型 HbF 为 5%~30%,轻型 HbF 小于 5%。遗传性胎儿血红蛋白持续综合征 HbF 高达 100%。

2. HbF 相对增加 见于骨髓纤维化、白血病、浆细胞瘤等恶性疾病,以及再生障碍性贫血、血红蛋白尿症、卟啉病等。

3. HbF 生理性增加 见于孕妇及新生儿。

(三)血红蛋白 F 酸洗脱试验

【原理】 HbF 的抗碱性及抗酸性均较 HbA 强。将血片置于酸性缓冲液后,含 HbF 的红细胞抗酸而不被洗脱,可被伊红染为鲜红色;含 HbA 的红细胞可被洗脱,仅留下不着色的细胞轮廓,含两种 Hb 的红细胞着色浅淡。由此可测 HbF 含量及其在红细胞内的分布。

【参考区间】 正常成人血片中只有无色细胞,红色细胞小于 1%。出生 1 个月内的新生儿着红色的红细胞达 55%~85%,出生 4~6 个月后仅偶见。

【临床意义】

(1) 重型 β珠蛋白生成障碍性贫血与新生儿血片相似,着色红细胞增加,而轻型者有极少数红色细胞,染色深浅不一。

(2) 遗传性胎儿血红蛋白持续性综合征全部细胞呈均匀红色,而珠蛋白生成障碍性贫血仅部分细胞呈红色,且染色深浅不一,可鉴别诊断。

(3) 再生障碍性贫血、铁粒幼细胞贫血、正常孕妇等着红色的红细胞轻度增高。

(四)异丙醇沉淀试验

【原理】 异丙醇能降低血红蛋白分子内部的氢键,使不稳定血红蛋白的稳定性下降,较正常血红蛋白更快沉淀。当溶血液中含有不稳定血红蛋白时,加入异丙醇后很快浑浊,并形成绒毛状沉淀。

【参考区间】 健康人为阴性,脐血为阳性,新生儿出生1个月后逐渐转为阴性,6个月后为阴性。

【临床意义】

(1)不稳定血红蛋白病常于5 min时出现浑浊,20 min后开始出现绒毛状沉淀。

(2)血液中含有较多的HbF、HbH、HbE时也可出现阳性。

(五)热变性试验

【原理】 根据不稳定血红蛋白比正常血红蛋白更容易遇热变性的特点,观察血红蛋白溶液在50 ℃时是否出现沉淀,对不稳定血红蛋白进行筛检。

【参考区间】 热沉淀血红蛋白小于5%。

【临床意义】 血红蛋白沉淀率增加,说明不稳定血红蛋白的存在。

(六)红细胞包涵体试验

【原理】 将煌焦油蓝与新鲜血液一起孵育,不稳定血红蛋白易变性沉淀形成包涵体。

【参考区间】 包涵体红细胞小于5%。

【临床意义】

1. 不稳定血红蛋白病 孵育1~3 h多数红细胞内出现变性珠蛋白沉淀形成的包涵体。G-6-PD缺乏或红细胞还原酶缺乏及化学物质中毒等,红细胞中也可出现包涵体。

2. HbH病 孵育1 h可出现包涵体,也称HbH包涵体。

三、血红蛋白异常检查应用

血红蛋白病是一组珠蛋白合成缺陷的遗传性贫血性疾病,分为两大类:珠蛋白生成障碍性贫血(珠蛋白肽链合成数量异常)和异常血红蛋白病(珠蛋白肽链分子结构异常)。

(一)珠蛋白生成障碍性贫血

珠蛋白生成障碍性贫血又称地中海贫血或海洋性贫血,是指由于异常的基因缺陷导致至少一种珠蛋白合成缺乏或不足引起的贫血或病理状态。珠蛋白生成障碍性贫血根据缺乏的珠蛋白链的种类分为β珠蛋白生成障碍性贫血和α珠蛋白生成障碍性贫血两种。

1. β珠蛋白生成障碍性贫血 第11号染色体上控制β珠蛋白链合成的基因突变,使β珠蛋白链合成受抑,杂合子的α链合成速度比β链快2.0~2.5倍,纯合子的α链合成速度超过β链更多,最终使HbA减少,引起小细胞低色素性贫血。相对过剩的α链可与代偿性增多的γ链或δ链聚合,引起HbF或HbA$_2$增高。多余的α链可成为不溶性变性产物,在幼红细胞膜上析出,损害膜和细胞功能,使之在骨髓内破坏,骨髓内红系增生很旺盛,但释放入血循环的红细胞不能增多,即无效造血。本病的临床类型分为3种类型。①轻型:临床可无症状,或轻度贫血,偶有轻度脾大。血片中可见少量靶形细胞,红细胞呈小细胞低色素性。本病的特征性表现为HbA$_2$大于3.5%(4%~8%),HbF正常或轻度增加(小于5%)。②中间型:中度贫血,少数有轻度骨骼改变,性发育延迟。可见靶形细胞,HbF可达10%,呈小细胞低色素性。③重型:重度贫血,有黄疸及肝、脾肿大;生长发育迟缓,骨质疏松,甚至发生病理性骨折;额部隆起,鼻梁凹陷,眼距增宽,呈特殊面容。血红蛋白小于60 g/L,呈小细胞低色素性贫血。靶形细胞为10%~35%,网织红细胞为0.02~0.15。骨髓增生极度活跃,骨髓细胞外铁及内铁增多,HbF高达30%~90%,红细胞渗透脆性明显减低。

2. α珠蛋白生成障碍性贫血 本病是由于α珠蛋白基因的缺乏或缺陷使α珠蛋白链合成速度明显降低或几乎不能合成所致,健康人α链的合成是由第16对染色体上两对联锁的α珠蛋白基因所控制。如果4个α基因仅缺失1个,表现为α珠蛋白生成障碍性贫血静止型;如缺失2个则为标准型,具有轻度临床表现;如缺失3个则为血红蛋白H(β$_4$)病;如4个全部缺失则α链绝对缺乏,γ链可自行聚集成Hb Barts(γ$_4$),临床上表现为极严重的血红蛋白Barts胎儿水肿综合征。

各型α珠蛋白生成障碍性贫血临床表现及实验室检查特点如下。①静止型或标准型α珠蛋白生成障碍性贫血:新生儿期Hb Barts低于5%~15%,几个月后消失。一般无贫血或任何症状,可有轻度红细胞形态异常,红细胞渗透脆性轻度减低,少数红细胞内有 H 包涵体,血红蛋白电泳无异常发现。②血红蛋白 H 病:多数贫血较轻或有中度贫血;感染或服用氧化剂药物后,贫血加重并出现黄疸;红细胞低色素明显,可见数量不等的靶形细胞,红细胞渗透脆性降低,网织红细胞在 0.05 左右,可见大量 H 包涵体,血红蛋白电泳出现 HbH 带。③血红蛋白 Barts 胎儿水肿综合征:α 珠蛋白生成障碍性贫血中最严重的类型,父母双方均为本病患者。Hb Barts 氧亲和力高,使组织严重缺氧,胎儿多在妊娠 30～40 周于宫内死亡或产后数小时死亡。胎儿明显苍白,全身水肿伴腹腔积液,肝、脾显著肿大;血红蛋白多在 60 g/L 左右,外周血靶形细胞、幼红细胞、网织红细胞增多。电泳可见 Hb Barts,占 80%～100%,可有少量 HbH。

(二)异常血红蛋白病

多数异常血红蛋白病是由一种珠蛋白链中一个氨基酸发生替代所致,少数可发生氨基酸缺失、链延伸、链融合或 2～3 个氨基酸替代。迄今已发现 500 多种异常血红蛋白,但多数异常血红蛋白不伴生理功能改变。

1. 镰状细胞贫血(HbS 病) 镰状细胞贫血是 β 珠蛋白链第 6 位谷氨酸被缬氨酸替代所致的血红蛋白 S 病,主要见于非洲及美洲黑人。红细胞内 HbS 浓度较高时对氧的亲和力显著降低,加速氧的释放。患者能耐受严重缺氧,但在脱氧情况下 HbS 分子间相互作用,形成溶解度很低的螺旋形多聚体,使红细胞扭曲成镰状细胞。这类细胞变形性差,在微循环内易被淤滞而破坏,发生溶血性贫血。患者可表现为腹痛、气急、肾区痛和血尿,常因再障危象、贫血加重,并发感染而死亡。血红蛋白降低(50～100 g/L),红细胞大小不均,可见嗜多色、有核及靶形红细胞等,镰状红细胞不多见,网织红细胞增加(>10%)、红细胞镰变试验阳性、红细胞渗透脆性明显降低。血红蛋白电泳可见 HbS 带,位于 HbA 带和 HbA_2 带之间,HbS 占 80% 以上,HbF 增至 2%～15%,HbA_2 正常,HbA 缺乏。

2. 血红蛋白 E 病 血红蛋白 E 病是 β 链第 26 位谷氨酸被赖氨酸替代的异常血红蛋白病,多见于东南亚,为我国各族人民中最常见的异常血红蛋白病,以广东、云南多见。一般为轻度溶血性贫血,呈小细胞低色素性贫血,易感染并使贫血加重,脾不肿大或轻度肿大。红细胞渗透脆性减低,血红蛋白电泳显示 HbE,占 75%～92%,其移动速度与 HbA_2 完全相同,不能分开。异丙醇沉淀试验阳性、热变性试验弱阳性、红细胞包涵体阳性。

3. 不稳定血红蛋白病 不稳定血红蛋白病是由于控制血红蛋白肽链的基因突变,使某些维持稳定性的氨基酸被取代或缺失,导致血红蛋白结构不稳定(称为不稳定血红蛋白)。各种不稳定血红蛋白的不稳定性各异,其临床表现差异较大,可从完全无症状到伴显著脾肿大和黄疸的严重慢性溶血性贫血,多数患者由于骨髓代偿性增生不出现贫血,发生感染或服氧化剂药物后,引起急性溶血发作。对本病有重要诊断意义的试验有:红细胞包涵体试验、异丙醇沉淀试验和热变性试验。一般用异丙醇沉淀试验作筛选,再做红细胞包涵体试验和热变性试验;正细胞性贫血,红细胞大小不均,有异形和碎片,有时可见靶形红细胞,网织红细胞增高。血红蛋白电泳仅有部分可分离出异常血红蛋白区带。

第五节 免疫性溶血性贫血检查及应用

【典型病例】

患儿,女,4 个月。因面色发黄 1 个月余,且进行性加重,食欲差入院。营养欠佳,重度贫血,黄疸、脾肿大。入院时 WBC $6.7×10^9$/L,RBC $1.63×10^{12}$/L,Hb 59 g/L,网织红细胞 0.17,入院次日 Hb 仅 36 g/L,遂采血检查血型备用。备血过程中发现患者 ABO 血型正反定型不符,且红细胞与自身血清发生凝集,考虑可能是免疫性溶血。直接抗人球蛋白试验阳性,间接抗人球蛋白试验弱阳性。对患者红细胞用 37 ℃ 生理盐水洗涤 3 次,再在 56 ℃ 恒温箱中孵育解离抗体后,确定血型为"A 型 Rh(D)阳性"。与数名献血者交叉配血,主、次侧均出现凝集。

【思考题】

1. 自身免疫性溶血性贫血主要有哪些病因?其实验室诊断依据是什么?

2. 抗人球蛋白试验的原理是什么?

3. 红细胞外部因素所致溶血性贫血有哪些？各举一例。

4. 新生儿同种免疫性溶血性贫血的发病机制是什么？

一、概述

免疫性溶血性贫血是一组由于红细胞表面结合抗体和（或）补体而引起的溶血性贫血，根据病因不同分为自身免疫性（温抗体型和冷抗体型）溶血性贫血、同种免疫性（血型不合输血和新生儿溶血病）溶血性贫血和药物免疫性（自身抗体型、免疫复合体型和半抗原型）溶血性贫血。常用的诊断试验有抗人球蛋白试验、冷凝集素试验、冷热溶血试验等。

二、实验室检查

（一）抗人球蛋白试验

【目的】 掌握抗人球蛋白试验的原理、方法、质量保证及临床意义。

【原理】 抗人球蛋白试验（Coombs 试验）检测自身免疫性溶血性贫血（AIHA）的自身抗体（IgG），分为直接抗人球蛋白试验（DAT）和间接抗人球蛋白试验（IAT），分别检测红细胞表面有无不完全抗体和血清中有无游离的不完全抗体。在 AIHA 患者体内，自身抗体能与表面有相应抗原的红细胞结合而致敏，但不发生凝集，直接抗人球蛋白试验应用抗人球蛋白试剂（抗 IgG 和（或）C_3d）与红细胞表面黏附的 IgG 分子结合，因红细胞表面存在自身抗体，因而使红细胞并在一起，出现凝集反应。间接抗人球蛋白试验应用 Rh(D) 阳性 O 型正常人红细胞与受检血清混合孵育，如血清中存在不完全抗体，则正常人红细胞致敏，再加入抗人球蛋白血清，即可出现凝集反应。

【器材与试剂】

1. 器材 水浴箱、离心机、显微镜等。

2. 试剂

（1）抗人球蛋白血清：用人球蛋白免疫兔制备广谱的抗人球蛋白抗体，主要含抗 IgG。

（2）正常 O 型混合比容红细胞：取 2 名以上的 O 型人抗凝血，离心去血浆，用大量生理盐水洗涤 3 次，离心得比容红细胞。

（3）抗 D(Rho)血清：抗 Rh 血型系统 D 抗原的 IgG 型抗体。

（4）AB 型血清。

【操作】

1. 直接抗人球蛋白试验

（1）制备受检者比容红细胞：取受检者抗凝血 2 mL，离心去血浆，用适量生理盐水洗涤 3 次，离心得比容红细胞。

（2）制备对照同型者比容红细胞：方法同上，亦可使用正常 O 型混合比容红细胞。

（3）取 3 支大试管，按表 9-5 加入标本与试剂。

表 9-5 DAT 操作步骤

反应物/滴	①受检管	②阳性对照管	③阴性对照管
受检者比容红细胞	2	—	—
对照同型者比容红细胞	—	2	2
抗 D(Rho)血清	—	4	—
AB 型血清	4	—	4

（4）将②、③管 37 ℃水浴 1 h，各管均用大量生理盐水洗涤 2 次，制成 10% 红细胞悬液。

（5）取小试管 4 支，按表 9-6 加入标本与试剂。

表 9-6 DAT 操作步骤(续)

反应物/滴	①受检管	②盐水对照管	③阳性对照管	④阴性对照管
抗人球蛋白血清	2	—	2	2
①管悬液	2	2	—	—
②管悬液	—	—	2	—
③管悬液	—	—	—	2
生理盐水	—	2	—	—

(6) 混匀后,置于室温下 30 min 后观察结果,如阳性对照管凝集,盐水对照管及阴性对照管均无凝集,表示操作及试剂均无问题。受检管凝集者为 DAT 阳性,无凝集者为 DAT 阴性。

2. 间接抗人球蛋白试验

(1) 取已分离的受检血清、比容红细胞与对照同型者比容红细胞和试剂,按表 9-7 操作。

表 9-7 IAT 操作

反应物/滴	①受检管	②盐水对照管	③阳性对照管	④阴性对照管
受检者血清	2	—	—	—
抗 D 血清	—	—	2	—
AB 型血清	—	—	—	2
受检者比容红细胞	1	1	—	—
对照同型者比容红细胞	—	—	1	1
生理盐水	—	2	—	—

(2) 混匀后,置于 37 ℃水浴箱内 1 h。

(3) 离心去上清液,用大量生理盐水洗涤 2 次,将每管制成 5%红细胞悬液。

(4) 取 4 支小试管,按表 9-8 加入标本与试剂。

表 9-8 IAT 操作(续)

反应物/滴	①受检管	②盐水对照管	③阳性对照管	④阴性对照管
抗人球蛋白血清	2	—	2	2
①管悬液	1	—	—	—
②管悬液	—	2	—	—
③管悬液	—	—	1	—
④管悬液	—	—	—	1
生理盐水	—	1	—	—

(5) 混匀后室温下 30 min 后观察结果:①如盐水对照管及阴性对照管均不出现凝集,而阳性对照管与受检管红细胞出现凝集为阳性,表示受检管血清中有不完全抗体,IAT 阳性;②如所有对照管与受检管红细胞均不凝集,不能判定为阴性,可能是抗人球蛋白血清(AHGS),或抗 D 血清失效,应更换试剂;③如所有对照管与受检管红细胞均出现凝集,不能判定为阳性,可能是 AHGS 中含有非特异性 AHGS,应重做,或用 37 ℃生理盐水充分洗涤阳性对照管红细胞。

【参考区间】 直接和间接抗人球蛋白试验均为阴性。

【质量保证】

(1) 必须设阳性对照、阴性对照和盐水对照。

(2) 抗凝血应用 EDTA 抗凝,也可用去纤维蛋白血。标本应新鲜,以免非特异性补体结合造成假阳性。

(3) 在温抗体型自身免疫性溶血性贫血时,选用单种特异抗人球蛋白抗体(如抗 IgG、抗 IgA 等)对疾病进行分型。

（4）抗人球蛋白血清应新鲜，选择适当的稀释度和用量（阳性对照红细胞出现最强的凝集反应）。

（5）试验所有器具和试剂不能被球蛋白、Cr^{2+}、Fe^{3+} 等污染。

（6）要用大量生理盐水洗涤红细胞，以免球蛋白存在，中和抗人球蛋白而出现假阴性。

【临床意义】　自身免疫性溶血性贫血、冷凝集素综合征、新生儿同种免疫性溶血、阵发性寒冷性血红蛋白尿症、药物免疫性溶血等直接抗人球蛋白试验阳性。当抗体与红细胞结合后，有过剩抗体时直接和间接抗人球蛋白试验均为阳性。

（二）冷凝集素试验

【原理】　冷凝集素综合征患者血清中存在冷凝集素，为 IgM 类完全抗体，低温时可使自身红细胞、O型红细胞或与受检者同型红细胞发生凝集。凝集反应的高峰在 0～4 ℃，但温度回升到 37 ℃时凝集消失。

【参考区间】　血清 IgM 冷凝集素效价小于 1∶16(4 ℃)。

【临床意义】　冷凝集素综合征为阳性，效价可达 1∶1000 以上。支原体肺炎、传染性单核细胞增多症、淋巴瘤、疟疾、流行性感冒等可引起继发性冷凝集素增高。

（三）冷热溶血试验

【原理】　阵发性寒冷性血红蛋白尿症患者血清中有一种特殊的冷反应抗体，即 D-L 抗体，在 20 ℃以下（常为 0～4 ℃）与红细胞结合，同时吸附补体，但不溶血。当温度升至 37 ℃时，补体激活，红细胞膜被破坏而发生急性血管内溶血。

【参考区间】　本试验阴性。

【临床意义】　阵发性寒冷性血红蛋白尿症为阳性，D-L 抗体效价可高于 1∶40。病毒感染如麻疹、流行性腮腺炎等也可呈阳性。

三、免疫性溶血性贫血检查应用

（一）自身免疫性溶血性贫血

自身免疫性溶血性贫血（autoimmune hemolytic anemia，AIHA）是因免疫功能紊乱，自身抗体吸附于红细胞表面而引起的一种溶血性贫血。根据致病抗体作用于红细胞时所需温度的不同，AIHA 分为温抗体型和冷抗体型两种。

1. 温抗体型自身免疫性溶血性贫血　其抗体多为 IgG，属于不完全抗体，37 ℃为最适宜温度，在盐水介质中不凝集红细胞，用胶体介质或抗人球蛋白试验可检测出来，机体的单核-巨噬系统细胞有 IgG 和 C_3b 的受体，患者红细胞和 IgG 结合后，可被单核-巨噬细胞识别、阻留，进而将红细胞全部或部分吞噬。丢失膜的红细胞由于其内容物超过膜的比例，细胞变为球形，可塑性差，在通过肝、脾时多被巨噬细胞吞噬，形成血管外溶血。

温抗体型自身免疫性溶血性贫血，按其病因可分为原发性和继发性两大类。淋巴增殖性疾病是继发性温抗体型 AIHA 最常见的病因，如白血病、淋巴瘤、骨髓瘤；其次是结缔组织病，如系统性红斑狼疮、硬皮病、类风湿性关节炎。继发性原因还有感染性疾病（如儿童病毒感染）、免疫性疾病（如低丙种球蛋白血症）、消化系统疾病（如溃疡性结肠炎）及良性肿瘤（如卵巢皮样囊肿）等。

临床表现：多数起病缓慢，有慢性贫血、轻度至严重贫血不等。轻者无贫血及其他症状，常有肝、脾肿大。贫血较重者可出现黄疸。急性溶血常伴有明显的全身症状如发热、乏力、头晕、头痛、腰酸背痛、腹痛，甚至衰竭。此外，还有尿色加深，个别出现血红蛋白尿。急性溶血多见于儿童感染后发病，静止期可因感染、手术、妊娠等应激状态而使溶血活跃。

实验室检查：为正细胞性贫血，程度不一；红细胞大小不等，常见球形红细胞和有核红细胞，网织红细胞增高，个别高达 50%；急性溶血时白细胞增多，血小板多正常。骨髓增生明显活跃，以红系增生为主。红细胞渗透脆性增强，DAT 阳性。

2. 冷抗体型自身免疫性溶血性贫血　抗体作用于红细胞的体外最适温度为 4 ℃，包括冷凝集素综合征和阵发性寒冷性血红蛋白尿。前者的抗体称冷凝集素，多为 IgM，亦可为 IgA、IgG；后者的抗体为一种特殊的冷抗体（17S，IgG），称为 D-L 抗体。

冷凝集素综合征患者的血清在 4 ℃时,其抗体滴度常超过 1:1000。温度低于 32 ℃时,抗体可吸附于红细胞膜上,产生红细胞凝集现象。随着温度下降,凝集反应增强,0~4 ℃时反应最强。当温度回升后,IgM 从红细胞膜上脱落,红细胞凝集消散。因此冷凝集素综合征患者主要表现为遇寒冷后(如寒冬环境下暴露过久)末梢血循环中的红细胞发生凝集淤塞,以至于手足末端、鼻尖、耳廓及其他皮肤暴露处发绀,肢端麻木、疼痛、动作笨拙不灵。温暖后,症状即可消失。冷凝集素 IgM 的溶血需要补体参与。若患者暴露于严寒的时间过久,大量的抗体、补体结合在红细胞膜上,补体迅速被激活,使红细胞膜受损破坏,发生血管内溶血,出现血红蛋白血症和血红蛋白尿。

实验室检查:球形红细胞较少,因含冷凝集素抗体,室温下制备的血片可见凝集成堆的红细胞,但不呈缗钱状分布;冷凝集素试验阳性、DAT 阳性。

阵发性寒冷性血红蛋白尿患者体内有 D-L 型冷溶血素,补体存在时,遇冷(20~25 ℃)后与红细胞表面结合。在恢复到 37 ℃的血循环中,激活补体发生血管内溶血。本病为罕见的自身免疫性溶血性贫血,平时无明显症状,受冷数十分钟至数小时内发病。起病突然,出现寒战、高热、腰背酸痛、腹痛。尿呈暗红色或酱油样,1~2 次后尿色恢复正常。可伴有轻度黄疸、手足发绀,偶有冷性荨麻疹。如再次暴露于寒冷环境中,上述症状重复出现。多继发于梅毒或病毒感染(如麻疹、流行性腮腺炎、水痘、传染性单核细胞增多症等)。溶血发作时,DAT 阳性,发作后不久即转阴性;确证试验为冷热溶血试验阳性。

(二)新生儿同种免疫性溶血性贫血

新生儿同种免疫性溶血性贫血是母子间 Rh 血型或 ABO 血型不合,母体产生的与胎儿红细胞发生反应的血型抗体,通过胎盘进入胎儿血液,作用于胎儿红细胞,引起溶血性疾病。

Rh 血型不合溶血病是 Rh 阴性的母体在第一次妊娠、分娩或输血时 Rh 阳性的红细胞进入机体,刺激机体产生抗体。最初为少量的 IgM 抗体,故第一胎新生儿一般不发病。在以后的妊娠中,若胎儿为 Rh 阳性,其红细胞通过胎盘进入母体,加强刺激产生大量 IgG 型抗 Rh(D)抗体,该抗体通过胎盘进入胎儿体内,使胎儿红细胞破坏而发生溶血。若母体是由输血致敏,则初次妊娠 Rh 阳性的新生儿即可发生严重的溶血病。

ABO 血型不合的新生儿溶血病大多发生于母亲是 O 型、新生儿是 A 型或 B 型情况下。怀孕期子体带有 A 或 B 抗原的红细胞进入母体,刺激母体产生 IgM 抗 A(B)及 IgG 抗 A(B)。后者可通过胎盘,作用于胎儿红细胞,引起溶血。由于母体可由自然界中其他类似 A 型或 B 型物质刺激产生 IgG 抗 A(B)抗体,故 ABO 血型不合的溶血病亦可发生在第一胎。

新生儿同种免疫性溶血性贫血的患儿,贫血轻微,有轻度黄疸,持续时间 2 周左右。严重者黄疸明显,出现贫血、水肿。若血清胆红素超过 342 μmol/L 可出现核黄疸,表现为嗜睡、肌肉痉挛、抽搐甚至惊厥等,死亡率高。严重者出现重度黄疸和贫血,肝、脾肿大,腹腔积液和全身水肿,出血倾向等,多于出生前或出生后不久死亡。ABO 血型不合的新生儿溶血病黄疸和贫血较轻。

实验室检查:贫血轻重不一,贫血越严重,网织红细胞和有核红细胞越多;白细胞增多,血小板正常或减低;血清胆红素增高,以间接胆红素为主。血清学检查具有诊断意义。

1. ABO 血型不合溶血病 ①母、父、子三方的血型检查。②母亲血清 IAT 阳性,提示抗体的存在。③母亲血清部分中和后的抗人球蛋白试验:用已知 A、B 血型物质中和母亲血清中的天然抗 A(B)抗体,余下免疫性抗 A(B)抗体,再与父或子红细胞做 IAT,阳性者即为 ABO 血型不合溶血病。④患儿红细胞 DAT 常为阴性或弱阳性,与新生儿红细胞抗原性弱、抗原与抗体结合疏松、在洗涤时抗体从细胞上洗脱有关。

2. Rh 血型不合溶血病 ①母、父、子三方的血型鉴定,母亲为 Rh 阴性,父、子为 Rh 阳性;②母亲血清 IAT 同 ABO 血型不合溶血病;③患儿 DAT 呈强阳性,且维持数周。

(三)药物诱发的免疫性溶血性贫血

多种药物可通过免疫反应引起溶血性贫血,可能与药物或其代谢产物首先与红细胞膜发生作用,改变膜结构和红细胞的抗原性,导致机体产生抗红细胞抗体有关。这类贫血既不同于自身免疫性溶血性贫血,也不同于遗传缺陷的红细胞暴露于氧化性药物引起的溶血性贫血。药物诱发的免疫性溶血性贫血主要有以下三种类型(表9-9)。

1. 半抗原型 大剂量的青霉素等药物或其代谢产物作为半抗原与红细胞膜非特异性结合形成复合物而具有很强的免疫原性,刺激机体产生 IgG 抗体,后者吸附的红细胞可被脾内巨噬细胞吞噬破坏,发生血管外溶血。这类溶血一般较轻,停药后溶血消退,但抗体依然存在。

2. 自身免疫型 甲基多巴等药物或其代谢产物作用于红细胞膜蛋白,使红细胞自身抗原决定簇发生变化,刺激机体产生抗自身红细胞抗体,后者与自身红细胞结合后被脾脏吞噬细胞清除,引起血管外溶血,贫血轻微。

3. 免疫复合体型 许多药物(如奎尼丁、奎宁、非那西丁等)与蛋白质载体结合,引起免疫反应,产生抗体。药物与抗体结合构成免疫复合体,吸附于红细胞膜上,同时激活补体,引起血管内溶血。该免疫复合体与红细胞的结合不牢固,与红细胞分离后,可再与其他红细胞结合,因此少量药物也能在血管内使大量红细胞破坏,出现血红蛋白尿和肾衰竭。

表 9-9 药物诱发的免疫性溶血性贫血的抗人球蛋白试验结果

免 疫 类 型	直接 Coombs 试验	间接 Coombs 试验	
		正常红细胞＋患者血清	正常红细胞＋有关药孵育后＋患者血清
半抗原型	＋	－	＋
自身免疫型	＋	＋	＋
免疫复合体型	＋	－	－*

注：* 孵育时加入正常人血清提供补体,结果为"＋"。

第六节 其他溶血性贫血检查

一、机械损伤所致溶血性贫血

当机械外力作用于红细胞,超过红细胞的弹性限度时,即可引起红细胞脆裂而溶血。血片可见到大量椭圆形、球形、泪滴形、新月形、三角形等大小不等的红细胞碎片。机械性溶血主要分为三类。①创伤性心源性溶血性贫血:少数心脏瓣膜狭窄、心脏瓣膜成形术、人工瓣膜置换术及大血管手术后患者,由于机械摩擦及撞击使红细胞破裂,同时血流在病变部位产生强大的涡流,使红细胞损伤碎裂,发生血管内溶血,严重者出现明显贫血。②微血管病性溶血性贫血:因为微血管内有血栓形成,或血管壁有病变,而且管腔变狭窄,红细胞通过时受牵拉撕裂而发生血管内溶血,常见于溶血性尿毒综合征、血栓性血小板减少性紫癜、弥散性血管内凝血和肿瘤等。③行军性血红蛋白尿症:直立姿势的运动、行军、长跑等活动,足底与硬而粗糙的地面长时间摩擦,使浅表微血管内红细胞撞击碎裂,引起血管内溶血。

二、感染所致溶血性贫血

多种微生物及寄生虫感染可引起溶血性贫血。某些微生物的生物毒素有直接的溶血作用,如产气荚膜杆菌产生磷脂酶 C、溶血性链球菌产生磷脂酶 A,它们均可分解膜磷脂导致红细胞破坏。病毒性感染见于科萨基病毒、巨细胞包涵体病毒、E-B 病毒等。原虫感染有疟原虫、弓形虫等。

三、生物化学物质所致溶血性贫血

许多药物和化学物质可以引起溶血性贫血,按其机制可分为:①有遗传缺陷者,因某些药物诱发急性溶血,如 G-6-PD 缺乏症患者服用伯氨喹啉,不稳定血红蛋白病患者服用磺胺;②奎尼丁、青霉素、甲基多巴等药引起的药物相关免疫性溶血性贫血;③苯、蛇毒等化学物质可直接引起红细胞破坏而溶血。

(王红梅)

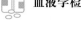

能力检测

1. 什么是溶血性贫血？其临床表现是什么？
2. 溶血性贫血如何分类？发病机制如何？如何进行实验室检查？过筛试验包括哪些？
3. 红细胞膜缺陷溶血性贫血的种类有哪些？如何进行实验室检查？
4. 红细胞酶缺陷溶血性贫血的种类有哪些？如何进行实验室检查？
5. 用于血红蛋白异常的实验室检查项目有哪些？临床意义是什么？
6. 血红蛋白电泳的原理是什么？质量保证有哪些？
7. 免疫性溶血性贫血如何进行实验室检查？

第十章 其他红细胞疾病

第一节 继发性贫血

继发性贫血(secondary anemia)是指造血系统以外的全身性疾病所致的贫血。常见的病因有慢性肝脏疾病、慢性肾脏疾病、内分泌疾病及慢性感染等。

一、慢性系统性贫血

(一)慢性肝脏疾病所致贫血

慢性肝脏疾病所致贫血并不少见,临床上以肝病的临床表现为主,贫血多为轻至中度的大细胞性贫血。引起贫血的主要原因:①代谢障碍所致的造血物质缺乏;②凝血因子合成减少引起的出血;③脾功能亢进及脂肪代谢异常导致红细胞破坏增多;④红细胞生成素合成减少导致红细胞生成障碍。

(二)慢性肾脏疾病所致贫血

慢性肾功能不全时机体发生贫血简称肾性贫血。临床表现主要为慢性肾功能不全的症状和体征。本病易于诊断,一般为中度贫血,以肾功能异常和促红细胞生成素生成减少为特征。贫血的主要原因:①肾小管旁器促红细胞生成素分泌减少;②抑制促红细胞生成素的物质增多。

(三)内分泌疾病所致贫血

内分泌疾病所致的贫血主要见于甲状腺、肾上腺、垂体和性腺功能降低等疾病。由于内分泌紊乱引起红细胞的造血功能受影响,主要调节造血活动的内分泌激素不足,使骨髓增生不良,出现贫血,多为正细胞正色素性贫血。临床上表现以相应内分泌腺的症状和体征为主。

二、慢性病性贫血

慢性病性贫血常发生于慢性感染、炎症或肿瘤等,以结核病、类风湿关节炎、克罗恩病、亚急性细菌性心内膜炎、骨髓炎、败血症、各种肿瘤最为多见。临床表现主要以原发病症状为主。

引起贫血的主要原因:①铁从巨噬细胞动员到血浆有障碍,铁代谢障碍导致血红蛋白合成减少;②某些外在因素导致红细胞寿命缩短;③红细胞生成素释放减少和骨髓对红细胞生成反应迟钝。

实验室检查特征主要有以下几点:①血象:2/3 为正细胞性贫血,1/3 为小细胞性贫血,网织红细胞多正常。②骨髓象:粒红比例正常或红细胞系统增生减少,铁染色示细胞外铁增多,多存在于巨噬细胞中。肿瘤骨转移时,肿瘤细胞转移和浸润到骨髓,使骨髓造血系统受损,做骨髓活检可辅助诊断。③生化检查:血清铁低于正常,总铁结合力也低于正常,转铁蛋白饱和度正常或降低。血象和骨髓象变化无特异性,而血生化指标有助于与缺铁性贫血进行鉴别。

三、骨髓病性贫血

骨髓病性贫血(myelopathic anemia)是指骨髓被异常组织浸润后所致的贫血,如骨髓转移癌和骨髓纤维化等。骨髓中发现转移瘤细胞是本病的诊断依据。

骨髓病性贫血的原因如下:①异常组织或细胞侵入骨髓并恶性增生,使造血组织破坏或被排挤;②异常细胞分泌的某些物质抑制正常造血细胞的功能。

临床表现以一般恶性肿瘤的症状为主,并出现贫血和出血,有明显骨髓浸润所致的全身骨骼疼痛和局部压痛。

第二节 红细胞增多性疾病

红细胞增多性疾病是指单位体积外周血红细胞数量、比积和血红蛋白异常增高,超过参考值上限所引起的临床综合征。红细胞的增多,可由多种病因引起,既可是相对性增多,也可是绝对性增多。相对性红细胞增多是指血浆量少所致红细胞浓缩。绝对性红细胞增多是指体内红细胞总数增多,分为原发性(即真性)红细胞增多症和继发性红细胞增多症。

一、真性红细胞增多症

【概述】 真性红细胞增多症(polycythemia vera,PV)是一种原因未明的以红细胞异常增生为主的三系异常增生的慢性骨髓增殖性疾病,又称原发性红细胞增多症。临床表现为皮肤及黏膜红紫,尤以两颊、唇、眼和手掌等处显著。常有头晕、头痛、乏力、眼花、心慌、怕热、多汗、失眠、皮肤瘙痒和体重下降。随病情发展,可有肝、脾肿大,并有不同部位的出血。

【实验室检查】

1. 血象 血液呈暗红色并黏稠。多次检查红细胞数增多,男性大于 $6.5\times10^{12}/L$,女性大于 $6.0\times10^{12}/L$;血红蛋白男性大于 180 g/L,女性大于 170 g/L;红细胞比容男性大于 0.54,女性大于 0.50;成熟红细胞形态大致正常,或有轻度小细胞低色素表现,偶见幼红细胞;网织红细胞百分数正常,但绝对值增高。白细胞计数为 $(11\sim30)\times10^9/L$,白细胞分类可有核左移现象。中性粒细胞碱性磷酸酶积分大于 100 分,有助于与慢性粒细胞白血病鉴别。血小板常大于 $300\times10^9/L$,可见巨型或畸形血小板。

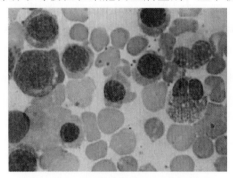

2. 骨髓象 骨髓增生明显活跃或极度活跃,偶有"干抽"现象,红、粒、巨三系均增生,但以红系增生明显。巨核细胞增生,可成堆出现。各系各阶段有核细胞比值及形态大致正常。骨髓铁染色示细胞外铁减少或消失(图 10-1)。

3. 其他检查 全血容量、红细胞容量均增加,血液比重增加至 $1.070\sim1.080$,全血黏度增加,可达正常值的 $5\sim6$ 倍。血沉减慢,维生素 B_{12} 水平和尿酸水平增高,血清铁正常或降低,总铁结合力正常或增高,铁转换率增加。细胞染色体分析少数可见染色体核型异常,如非整倍体、超二倍体、多倍体等。

图 10-1 真性红细胞增多症骨髓象

【诊断与鉴别诊断】

1. 真性红细胞增多症的诊断标准 ①临床上有多血症和脾肿大表现;②红细胞计数男性大于 $6.5\times10^{12}/L$,女性大于 $6.0\times10^{12}/L$,男性 Hb 大于 180 g/L,女性 Hb 大于 170 g/L;③红细胞容量男性大于 39 mL/kg,女性大于 27 mL/kg;④Hct 男性大于 0.54,女性大于 0.50,WBC 大于 $11\times10^9/L$,PLT 大于 $300\times10^9/L$,中性粒细胞碱性磷酸酶积分大于 100 分,骨髓三系均增生,尤以红系增生显著;⑤在排除相对性和继发性红细胞增多症后。凡符合上述①、②、③项,即可确诊。若无条件测定③,则须具备①、②、④、⑤项才可诊断。

2. 鉴别诊断 本病应与继发性红细胞增多症和相对性红细胞增多症鉴别,才能最后诊断,见表 10-1。

表 10-1 红细胞增多症鉴别诊断

鉴 别 要 点	真性红细胞增多症	继发性红细胞增多症	相对性红细胞增多症
血红蛋白与红细胞数	增加	增加	增加
红细胞比容	增加	增加	正常

续表

鉴 别 要 点	真性红细胞增多症	继发性红细胞增多症	相对性红细胞增多症
白细胞数、血小板数	增加	正常	正常
骨髓象	三系增生	红系增生	正常
中性粒细胞碱性磷酸酶	增加	正常	正常
血清维生素 B_{12} 含量	增加	正常	正常
促红细胞生成素	减少或正常	增加	正常
脾肿大	有	无	无

二、继发性红细胞增多症

继发性红细胞增多症(secondary erythrocytosis)是指外周血液中红细胞总数绝对性增多,是由已知病因或疾病引起的疾病。缺氧和促红细胞生成素分泌增多是引起继发性红细胞增多症的主要原因。常见的原发病有低氧性红细胞增多症、高原病、肺心病、先天性血红蛋白异常和病理性促红细胞生成素增多等。

本病的实验室特点如下:红细胞、血红蛋白和红细胞比积增高,白细胞和血小板正常。骨髓增生活跃。血流变学检测全血黏度增高。血清促红细胞生成素释放增加。其预后取决于原发病。

本病应与真性红细胞增多症鉴别。

(张永海)

能力检测

1. 什么是继发性贫血?
2. 什么是红细胞增多症?
3. 真性红细胞增多症的定义和诊断标准是什么?

第三篇　白细胞疾病与检验

第十一章　白　血　病

第一节　白血病概述

白血病(leukemia)是一类造血干细胞的恶性克隆性疾病,属于造血系统的恶性肿瘤。克隆中的白血病细胞失去进一步分化成熟的能力,停滞在细胞发育的不同阶段。此类白血病细胞在骨髓和其他造血组织中大量增生、积聚,并广泛浸润其他组织和器官,进入末梢血,使白细胞出现质和量的异常,正常造血功能受到抑制,引起红细胞和血小板减少。临床上主要表现为不同程度的贫血、感染、出血和肝、脾、淋巴结肿大。

一、发病情况

白血病是我国常见的恶性肿瘤之一,发病率为 2.76/10 万,男性发病率略高于女性(1.81∶1)。在恶性肿瘤死亡率中,白血病居第 6 位(男性)和第 8 位(女性),在儿童及 35 岁以下成人中居第 1 位。急性白血病(acute leukemia,AL)比慢性白血病(chronic leukemia,CL)多见(约 5.5∶1),其中以急性髓细胞白血病(简称急粒白血病或急粒,acute myeloid leukemia,AML,又称急性非淋巴细胞白血病,简称急非淋,acute non-lymphoblastic leukemia,ANLL)最多(1.62/10 万),急性淋巴细胞白血病(简称急淋白血病或急淋,acute lymphoblastic leukemia,ALL)次之(0.69/10 万),慢性髓细胞白血病(简称慢粒白血病或慢粒,chronic myeloid leukemia,CML)(0.36/10 万)、慢性淋巴细胞白血病(简称慢淋白血病或慢淋,chronic lymphoblastic leukemia,CLL)及其他类型白血病少见。成人急性白血病以急粒和急性单核细胞白血病(简称急单白血病或急单,acute monocytic leukemia,AMoL)多见,急淋多见于儿童,慢粒随年龄增长,发病率逐渐升高,慢淋多见于 50 岁以上的老年人。

我国白血病发病率与亚洲其他国家相近,低于欧美国家。我国慢淋少见(不足白血病的 5%),欧美国家则较常见(占白血病的 25%)。目前,有关白血病的病因尚不完全清楚,认为与病毒、化学因素、电离辐射、遗传等因素有关。

二、分类与分型

1. 根据白血病细胞的成熟程度和自然病程分类

(1)急性白血病:白血病细胞分化停滞在较早阶段,多为原始细胞和早期幼稚细胞,病情发展快,自然病程一般小于 6 个月。

(2)慢性白血病:白血病细胞分化较好,多为成熟细胞和较成熟细胞,病情发展慢,自然病程大多大于 1 年。

2. FAB 形态学分类与分型　1976 年法(F)、美(A)、英(B)三国协作组提出一个急性白血病 FAB 形态学分类方案,经修改后将急性白血病分为急性淋巴细胞白血病(L_1、L_2、L_3)和急性髓细胞白血病(M_0 ~ M_7)两大类及其亚型。

3. MICM 分型　随着免疫学、分子生物学技术的发展,FAB 协作组于 1985—1986 年又邀请了相关的免疫学和遗传学家共同提出了形态学(morphology)、免疫学(immunology)、细胞遗传学(cytogenetics)

（即 MIC）分型建议。白血病的特异性染色体易位常发生分子水平改变，因而在 MIC 分型的基础上又增加分子生物学（molecular biology）的检测内容，即 MICM 分型。

4. WHO 分型 2001 年 WHO 推出了一个新的造血与淋巴组织肿瘤分类方案，2008 年进行了修订。该方案主要根据细胞系别的不同分为髓系、淋巴系、组织细胞和树突细胞肿瘤及肥大细胞疾病四大类。再根据 MICM 分型技术及临床综合进行分型，目的在于建立一个能反映疾病本质，且与治疗和预后相关的分类分型体系。

三、临床表现

白血病起病急缓不一，临床症状和体征由骨髓衰竭或白血病细胞浸润所致。

1. 贫血 苍白、疲乏和软弱无力，呈进行性发展。

2. 出血 半数以上有出血，以皮肤、黏膜最为常见，表现为淤点、淤斑、鼻出血、牙龈出血、月经过多等。急性早幼粒细胞白血病出血症状较明显。

3. 发热 白血病本身可有低热，较高发热常提示继发感染，主要与成熟粒细胞明显减少有关。常见的感染有口腔炎、咽峡炎、上呼吸道感染、肺炎、肠炎、肛周炎等，严重者有败血症。

4. 浸润

（1）淋巴结和肝、脾肿大：急淋较急非淋多见，肿大程度也较显著。

（2）骨骼和关节疼痛：胸骨压痛常见。白血病细胞浸润关节、骨膜或在髓腔内过度增殖引起关节痛和骨痛，儿童多见，急淋较急非淋常见且显著。

（3）皮肤和黏膜病变：急单和急性粒-单核细胞白血病较常见。表现为皮肤弥漫性斑丘疹、皮肤结节或肿块、牙龈增生、肿胀等。

（4）中枢神经系统白血病：可发生于疾病各期，以治疗后缓解期常见。急淋较急非淋常见。常表现为头晕、头痛、烦躁，严重时出现颈项强直、呕吐、视神经乳头水肿和脑神经、脊髓瘫痪等。

（5）绿色瘤（chloroma）：又称粒细胞肉瘤（granulocytic sarcoma），见于 2%～14% 的急非淋，常累及骨、骨膜、淋巴结、软组织或皮肤，以眼眶部位最常见，可表现为眼球突出、复视或失明。

（6）睾丸白血病：白血病细胞浸润睾丸，在男性幼儿或青年是仅次于中枢神经系统白血病（central nervous systematic leukemia，CNSL）的白血病髓外复发根源。主要表现为一侧睾丸无痛性肿大，急淋多于急非淋。

（7）其他：白血病细胞还可浸润心脏、呼吸道、消化道等，临床表现不多。胸腔积液多见于急淋。肾脏浸润常见，可发生蛋白尿、血尿。

四、细胞学诊断要点

结合临床表现，根据骨髓、血液和其他造血器官内血细胞变化特点，可作出白血病的细胞学诊断。

1. 某系细胞增生 骨髓中某系细胞数目显著增加，外周血细胞也增加，并可见幼稚细胞，但少数急性白血病外周血白细胞无明显变化，甚至数量减少。

2. 细胞成熟障碍 受累细胞系成熟受阻，停滞于某一阶段，其以下各阶段细胞减少，或缺乏原始细胞与成熟细胞中间过渡阶段的细胞，即"断尾"或"白血病裂孔"现象。

3. 细胞形态畸形 主要表现为：①细胞大小、形态和核质比改变：细胞大于或小于正常，或显著大小不均；细胞形态常不规则、具伪足或拖尾等，常伴核质比增大，胞质减少。②胞质异常：呈强嗜碱性，出现异常粗大颗粒，或正常颗粒减少或消失，出现包涵体、空泡、内外浆等。③核异常：圆形的核可出现凹陷、切迹、分叶等，核仁增大、数目增多或畸形；核染色质变粗糙，分布不均。④核、质发育不平衡：核和胞质的成熟不同步，如成熟致密的核伴嗜碱性具有未分化颗粒的胞质（核老质幼），或具有原粒细胞的核，而胞质内充满中性颗粒等（核幼质老）。⑤细胞易破碎，在涂片中形成破碎（涂抹）细胞，尤以急淋白血病多见。

4. 细胞分裂异常 骨髓中呈有丝分裂的细胞显著增多，且出现各种分裂异常，如多极分裂、不对称分裂等，核分裂而胞质不分裂形成多核细胞，核不能完成分裂形成大的畸形核。

5. 骨髓中其他系细胞受抑制 如淋巴细胞或单核细胞白血病，骨髓中粒系、红系、巨核系细胞受抑制而明显减少。

6. 白血病细胞浸润 除骨髓外,肝、脾、淋巴结等造血器官常有白血病细胞浸润,皮肤、中枢神经系统等器官也受浸润(髓外浸润),这是组织病理学诊断白血病的主要依据。淋巴结穿刺物涂片或印片的细胞学检查亦有助于诊断。中枢神经系统白血病,脑脊液中可找到白血病细胞。

第二节 急性白血病

急性白血病是造血干细胞的恶性克隆性疾病。骨髓中白血病细胞(异常的原始细胞和早期幼稚细胞)大量增殖,广泛浸润各种器官、组织,并抑制正常造血功能。临床表现为贫血,出血,感染和肝、脾、淋巴结肿大等。

一、急性白血病分型

急性白血病的正确分型对白血病的诊断、治疗方案的制订、疗效与预后判断非常重要。

(一) FAB 分型

FAB 分型主要依据骨髓细胞形态和细胞化学特征,规定原始细胞≥30%为急性白血病的诊断标准,并将急性白血病分为急性淋巴细胞白血病(ALL)和急性非淋巴细胞白血病(ANLL)两大类,其中 ALL 有 3 个亚型(L_1、L_2、L_3),ANLL 有 8 个亚型(M_0、M_1、M_2、M_3、M_4、M_5、M_6、M_7),见表 11-1。

表 11-1 急性白血病的 FAB 分型

类 型	分 型 依 据
ALL	
L_1	原始和幼稚淋巴以小细胞(直径≤12 μm)为主,大小较一致,胞质量少,核形规则,染色质较粗,无核仁或有 1~2 个小核仁
L_2	原始和幼稚淋巴以大原淋巴细胞(直径>12 μm)为主,胞体大小不一,胞质丰富,核形不规则,常见凹陷或切迹,染色质颗粒较 L_1 型细致,易见核仁
L_3	原始和幼稚淋巴以大原淋巴细胞(直径>12 μm)为主,胞体大小较一致,胞质丰富、染深蓝色、内含明显小空泡而呈蜂窝状,核形规则,染色质呈细颗粒状,核仁明显
AML	
M_0	急性髓细胞白血病微分化型:原始细胞≥90%(NEC),无 T、B 细胞系标记,至少表达一种髓系抗原,免疫细胞化学或电镜 MPO 呈阳性
M_1	急性粒细胞白血病未分化型:骨髓中原粒细胞(Ⅰ型+Ⅱ型)≥90%(NEC),早幼粒细胞很少,中幼粒细胞以下阶段不见或罕见
M_2	急性粒细胞白血病部分分化型:骨髓中原粒细胞(Ⅰ型+Ⅱ型)占 30%~89%(NEC),早幼粒及以下阶段粒细胞>10%,单核细胞<20%
M_3	急性早幼粒细胞白血病:骨髓中以含大量密集、粗大颗粒的异常早幼粒细胞为主,此类细胞≥30%(NEC),胞质中常有成束的棒状小体(auer body)。M_{3v} 为变异型急性早幼粒细胞白血病,胞质内颗粒较小或无
M_4	急性粒-单核细胞白血病:骨髓及外周血中粒系及单核系细胞增生,骨髓中的原始细胞≥30%(NEC),单核系细胞>20%,粒系细胞>20%;外周血单核系细胞≥5×10⁹/L,或溶菌酶为正常的 3 倍和骨髓前体细胞中单核细胞酯酶阳性细胞>20%。M_{4EO} 为伴嗜酸性粒细胞增多的急性粒-单核细胞白血病,除 M_4 特征外,骨髓中异常嗜酸性粒细胞增多,≥5%(NEC),此类细胞除有典型的嗜酸性颗粒外,还有大的嗜碱性(不成熟)颗粒,还可有不分叶的核

类 型	分 型 依 据
M₅	急性单核细胞白血病:根据细胞分化成熟程度分为两种亚型。①M₅ₐ(未分化型),骨髓中原单核细胞(Ⅰ型＋Ⅱ型)≥80%(NEC);②M₅ᵦ(部分分化型),骨髓中原单核细胞和幼单核细胞(NEC)>30%,原单核细胞(Ⅰ型＋Ⅱ型)<80%
M₆	急性红白血病:骨髓中红系细胞≥50%,且常有形态异常,骨髓非红细胞系原粒细胞(或原单核细胞＋幼单核细胞)Ⅰ型＋Ⅱ型≥30%;血片原粒细胞或原单核细胞>5%,骨髓非红细胞中原粒细胞或原单核细胞＋幼单核细胞≥20%
M₇	急性巨核细胞白血病:骨髓中原巨核细胞≥30%,电镜下血小板过氧化酶(PPO)阳性,外周血中有原巨核(小巨核)细胞,血小板膜蛋白Ⅰb、Ⅱb/Ⅲa或因子Ⅷ相关抗原(vWF)阳性

注:(1)原始细胞不包括原红细胞及小巨核细胞,原始细胞包括Ⅰ型和Ⅱ型,Ⅰ型为典型原始细胞,Ⅱ型胞质可出现少许细小嗜天青颗粒。核质比例稍低,其他同Ⅰ型原始细胞。

(2)NEC即非红系细胞,不包括淋巴细胞、浆细胞、组织嗜碱细胞、巨噬细胞及所有有核红细胞的骨髓有核细胞。

我国于1980年和1986年召开全国白血病分类、分型讨论会,根据FAB分型标准,结合我国的特点制定了我国急性白血病诊断标准,将M₃分为M₃ₐ、M₃ᵦ、M₃ᵥ,将M₄分为M₄ₐ、M₄ᵦ、M₄ᵪ、M₄ₑₒ,并将我国首次提出的亚急性粒细胞白血病列为急性粒细胞白血病部分分化型的另一亚型,即M₂ᵦ,这已被一些国外学者认可并应用。

FAB分型是目前应用最广泛的一种急性白血病的分型方法,使全世界对急性白血病的分型基本统一,且相互之间有可比性,是诊断白血病不可缺少的基本方法之一。但由于白血病细胞的异质性和多态性,细胞形态的识别存在主观性,故判断符合率低(64%~77%)。对一些白血病(如 ALL、AML-M₀、急性混合细胞白血病)难以鉴别,免疫学分型则弥补了上述不足。

(二)免疫学分型

血细胞的表面和胞质有大量的蛋白抗原,可用单克隆抗体识别。造血细胞分化成熟过程中会出现一系列抗原(免疫表型)的变化,某些抗原表达于特定系列不同发育阶段的细胞上,患白血病时受累细胞系成熟受阻,停滞于某一阶段。因此,用单克隆抗体技术检测这些抗原有助于对急性白血病各型的诊断与鉴别,从而指导治疗、判断疗效及预后。近年来采用急性白血病的一线单抗来筛选 AML 及 T 细胞系、B 细胞系白血病,再用二线单抗进一步确定亚型及判别急性混合细胞白血病(表11-2、表11-3)。

表 11-2　急性白血病免疫诊断标志

项　　目	一 线 单 抗	二 线 单 抗
髓系	CD13, CD33, CD117, CDw65, Anti-MPO*	CD14,CD15,CD41,CD61,CD64,血型糖蛋白A,抗溶菌体
B 细胞系	CD22*,CD19,CD10,CD79a*	CD20,CD24,IgM*、κ、λ
T 细胞系	CD3*,CD7,CD2	CD1a, CD3, CD4, CD5, CD8, 抗 TCRα/β, 抗 TCRγ/δ
非系列特异性	TdT**,CD34,HLA-DR	—

注:* 胞质表达;** 胞核表达。

表 11-3　急性白血病免疫学分型

类 型	CD7	CD10	CD13	CD19	CD22(c/m*)	TdT	HLA-DR	CD3(c/m)	CD117	MPO
B-ALL	—	+①	—	+/—	+/—	+②	+	—	—	—
T-ALL	+/—	—	—	—	—	+	—③	+/—	—	—
AML	—⑥	—	+/—	—	—	—④	+⑤	—	+/—	+⑦

注:* 为胞质或胞膜。①急性早期 B 前体细胞白血病为阴性;②B-ALL 为阴性(SmIg 阳性);③近10%的 T-ALL 具有 HLA-DR 表达;④某些 AML-M₁型 TdT 可为阳性;⑤AML-M₃型 HLA-DR 为阴性;⑥<10%的 AML 患者为阳性;⑦AML-M₇型 MPO 为阴性。

1. ALL 的免疫学分型　目前较常用的是将 ALL 分为 T 细胞系 ALL(占 20%)和 B 细胞系 ALL(占 80%)两大型(表 11-4)。T 细胞系 ALL 又分为两个亚型:早 T 前体-ALL 和 T 细胞 ALL(T-ALL)。B 细胞系 ALL 分为四个亚型(表 11-4):早 B 前体-ALL、普通型-ALL(C-ALL)、前 B-ALL 和 B 细胞 ALL(B-ALL)。最近将 C-ALL 归类于早 B 前体-ALL,增加转化型前 B 细胞 ALL("transitional" pre-B-ALL),白血病细胞胞质和表面 M 链表达,但无轻链表达,此型为前 B-ALL 与 B-ALL 间的过渡型。

表 11-4　急性淋巴细胞白血病免疫学分型

亚　型	CD2	CD7	TdT	CD10	CD19	CD20	CyIg[*]	SmIg[*]	FAB 分型
早 T 前体-ALL	−	+	+	−	−	−	−	−	L_1,L_2
T 细胞 ALL	+	+	+	−	−	−	−	−	L_1,L_2
早 B 前体-ALL	−	−	+	−	+	−	−	−	L_1,L_2
普通型-ALL	−	−	+	+	+	−	−	−	L_1,L_2
前 B-ALL	−	−	+	+/−	+	+	+	−	L_1
B 细胞 ALL	−	−	−	−	+	+	−/+	+	L_3

2. AML 的免疫学分型　现已初步确立了 AML FAB 分型与免疫学标志之间的关系(表 11-5),并在以下方面达成共识:①CD34 为造血干细胞标志,CD34 抗原表达与低分化的 AML 相关,在 M_0、M_1 和 M_{5a} 型中有较高表达,而在白血病细胞较成熟的亚型 M_{2b}、M_3 及 M_{5b} 中则极少表达或不表达;②CD13、CD15 和 CD33 与分化程度相对较高的 AML 相关;③CD14 与单核细胞白血病(M_4、M_5)相关;④抗髓过氧化酶(MPO)单抗为 AML 所特有,比 CD33、CD13 更敏感;⑤单抗 CD117 对髓系的特异性比 CD13 和 CD33 更好,且敏感性高;⑥抗血型糖蛋白 A 单抗和抗血小板 GP Ⅱ b/Ⅲ a(CD41a)、Ⅱ b(CD41b)、Ⅱ a(CD61)、Ⅰ b(CD42b)是分别鉴别 M_6、M_7 的敏感而特异的单抗。这些抗原的表达与临床疗效及预后判断密切相关,如 CD34 阳性的 AML 缓解率明显低于阴性的 AML,CD13 阳性的预后差,生存期短,AML 白血病细胞表达淋巴系相关抗原如 CD2、CD4、CD7 和 CD10,预后差。

表 11-5　AML 免疫学标志与 FAB 分型

项　目	M_0	M_1	M_2	M_3	M_4	M_5	M_6	M_7
HLA-DR		+	+	−	+	+	+/−	+/−
CD34		+	+/−	−	+/−	+/−	−	+/−
CD33	+	+	+	+	+	+	+/−	+/−
CD13	+	+/−	+	+	+	+	−	+/−
CD14		−	+/−	−	+	+	−	−
CD15		−	+	+/−	+	+	+/−	−
血型糖蛋白 A		−	−	−	−	−	+	−
血小板 GP Ⅰ b 或 Ⅱ b/Ⅲ a		−	−	−	−	−	−	+

免疫学分型与 FAB 分型相比,避免了主观臆断性,重复性好,更客观,还可鉴别白血病细胞的起源、分化阶段及基因克隆,提高了白血病各亚型诊断准确性,能将 99% 的 AML 与 ALL 区分开,既可对 ALL 进行亚型分析,也可确定形态难以区分的白血病类型和亚型,如 M_0、M_7、混合细胞白血病等,已成为白血病诊断、治疗及基础研究的重要手段,但仍不能取代形态学分型。白血病细胞具有非"同步性"和"异质性"特点,且伴有抗原表达紊乱现象,有时免疫学分型的分化抗原在单抗表达上会出现一些差异,故免疫学分型诊断需要综合分析。

（三）细胞遗传学分型

近年来,随着改良的细胞培养和染色体分带技术的发展,特别是荧光原位杂交(FISH)技术、多元

FISH 和多色频谱核型(spectral karyotyping,SKY)等检测技术的应用,染色体异常的检出率明显提高,已发现多数急性白血病存在特异的染色体异常(如染色体易位、倒位、缺失),可用于分型诊断。目前 AML 核型异常检出率达 93%,90% 以上的 ALL 可检出克隆性核型异常,其中 66% 的为特异性染色体重排,并与免疫学亚型相关。

细胞遗传学改变与预后有关。预后较好的有 t(8;21)、inv(6)、t(15;7),有特征性染色体 5q、7q 缺失或单倍体,3 号染色体易位或倒位,t(6;9),t(9;22)及染色体 11q23 异常,均提示 AML 的预后很差,儿童 AML 有 t(1;22)者预后很差。

(四) 分子生物学分型

白血病的基因重排及各种融合基因的形成,与白血病的发病机制、治疗及预后等密切相关,是可靠的分子标志。ALL 为单克隆淋巴细胞的恶性增殖,产生大量单一和特定的 DNA 重排片段,成为该恶性克隆的分子基因标志。特异性免疫球蛋白重链(1 gH)及轻链基因重排可作为 B 细胞系 ALL 的特异性克隆标志,并对 B 细胞系 ALL 进行分型。ALL 中 t(9;22)/bcr/abl 和 t(4;11)/ALL-AF4 以及表达 P-糖蛋白(MDRl 基因产物)预后较差。

在形态学、免疫学、细胞遗传学和分子生物学分型中,形态学占主导地位,免疫学、细胞遗传学和分子生物学分型可补充形态学分型的不足。

(五) WHO 急性白血病分型

2001 年 WHO 发表了造血与淋巴组织肿瘤分类方案,2008 年进行了修订,根据细胞系别的不同分为髓系肿瘤、淋巴系肿瘤、组织细胞和树突细胞肿瘤及肥大细胞疾病四大类,将急性淋巴细胞白血病与慢性淋巴细胞白血病、淋巴瘤、浆细胞肿瘤等统一归于淋巴肿瘤分类中。

对 ALL 的修订主要包括:将 ALL 并入淋巴瘤,但仍可保留白血病名称;不再使用 L_1、L_2、L_3 分型; ALL 改称为前体 T 细胞白血病、前体 B 细胞白血病和 Burkitt 细胞白血病。

在 FAB 分型的基础上,WHO 建立了 AML 分型方案。WHO 对 FAB AML 分型最显著的修改是将骨髓原始细胞≥30% 的诊断标准降低到外周血或骨髓原始细胞≥20%。对骨髓中原始细胞<20%,但伴有重现性遗传学异常的,应诊断为 AML,归入伴重现性遗传学异常的 AML。由于伴有骨髓增生异常综合征相关特征或在骨髓增生异常综合征基础上发生的 AML,其生物学行为显著不同于缺乏此种背景的 AML,对此新的分类划分了相应的亚型。WHO 对 AML 分型见表 11-6。

WHO 急性白血病分型与 FAB 分型相比,较为全面、合理,对治疗的选择与预后判断更有指导意义,但对每例白血病均进行免疫学、遗传学和分子生物学检查,全面普及有一定难度。

表 11-6　急性髓细胞白血病和相关髓系肿瘤(WHO 分型,2008)

(1) 伴重现性遗传学异常的 AML
　① AML 伴(8;21)(q22;q22);RUNX1-RUNX1T1
　② AML 伴 inv(16)(p13.1q22)或 t(16;16)(p13.1;q22);CBFB-MYH11
　③ APL 伴 t(15;17)(q22;q12);PML-RARA
　④ AML 伴 t(9;11)(p22;q23);MLLT3-MLL
　⑤ AML 伴 t(6;9)(p23;q24);DEK-NUP214
　⑥ AML 伴 inv(3)(q21q26.2)或 t(3;3)(q21;q26.2);RPN1-EVI1
　⑦ AML(megakaryoblastic)伴 t(1;22)(p13;q13);RBM15-MKL1
　⑧ 伴 NPM1 突变 AML
　⑨ 伴 CEBPA 突变 AML

(2) 伴增生异常相关改变的 AML

(3) 治疗相关性髓系肿瘤

续表

(4) AML,非特殊性
① AML 微分化型
② AML 未成熟型
③ AML 部分成熟型
④ 急性粒单细胞白血病
⑤ 急性原单核细胞白血病、急性单核细胞白血病
⑥ 急性红白血病
纯红系白血病
红白血病
⑦ 急性巨核细胞白血病
⑧ 急性嗜碱性粒细胞白血病
⑨ 急性全髓白血病伴骨髓纤维化
(5) 髓细胞肉瘤
(6) 唐氏综合征相关的骨髓增殖
短暂性髓细胞生成异常
髓系白血病伴唐氏综合征
(7) 原始浆细胞样树突状细胞肿瘤

二、急性白血病诊断

急性白血病的诊断是以形态学诊断为基础,结合免疫学、细胞遗传学和分子生物学检验的 MICM 综合诊断方法。

1. 临床表现　临床起病多急骤,主要有发热、进行性贫血、出血和多种浸润表现,多见骨关节疼痛,较明显的肝、脾、淋巴结肿大,甚至中枢神经系统浸润表现。

2. 形态学诊断　①血象:大多数白细胞增多,可出现较多的原始及幼稚细胞,但少数白细胞正常或减少,未发现幼稚细胞可称为"非白血性白血病"。红细胞和血小板进行性减少,幼红细胞可见。②骨髓象:诊断本病的主要依据。骨髓增生明显活跃或极度活跃,白血病性原始细胞增生,多伴有恶性肿瘤细胞形态特征,如细胞大小相差悬殊,胞核大,形态不规则,常有扭曲、折叠、切迹、分叶等畸形变或双核等;核染色质粗糙,核仁明显、数目多,核质发育不平衡;核分裂象多见,胞质内易见空泡,出现 Auer 小体有助于 AML 的诊断。破碎(涂抹)细胞易见,可出现"白血病裂孔"现象。幼红细胞(除 M_6 外)和巨核细胞减少(除 M_7 外)。少数骨髓增生低下,若原始细胞数目达到白血病诊断标准,可诊断为低增生性急性白血病。急性白血病及其亚型的 FAB 形态学诊断标准及步骤见图 11-1。此外细胞化学染色有助于鉴别各种类型的白血病。

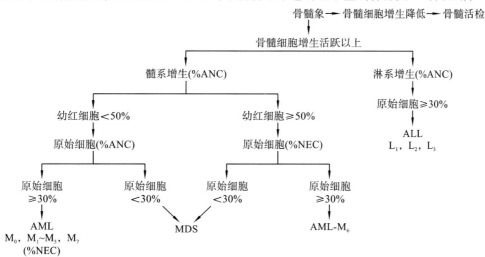

图 11-1　急性白血病及其亚型的 FAB 形态学诊断标准及步骤

3．超微结构 必要时用电镜、电镜细胞化学观察血细胞的超微结构，对血细胞类型识别、白血病诊断和鉴别有很大帮助。

4．免疫学检验 免疫标记诊断及鉴别 T 细胞系-ALL、B 细胞系-ALL 和 AML 及混合型，并可进一步鉴别亚型。

5．细胞遗传学及分子生物学检验 该检验方法对某些类型急性白血病及亚型的诊断和鉴别诊断价值较大。

6．骨髓细胞培养 白血病时正常的 CFU-CM 严重受抑制或不生长，而白血病祖细胞集落生成单位(CFU-L)明显增多。缓解时，CFU-L 不生长或极少成集落，CFU-CM 恢复至正常水平。

三、急性白血病疗效判断标准

急性白血病经治疗后，大部分可以完全缓解，但缓解后部分可复发，有些可达到临床治愈，具体标准见表 11-7。

表 11-7 急性白血病疗效判断标准(1987 年 11 月制定)

(1) 缓解标准
① 完全缓解(complete remission，CR)
临床：无贫血、感染、出血和白血病浸润所致的症状和体征，生活正常或接近正常。
血象：男性血红蛋白≥100 g/L，女性及儿童血红蛋白≥90 g/L，中性粒细胞绝对值≥1.5×10⁹/L，血小板≥100×10⁹/L，外周血白细胞分类无白血病细胞。
骨髓象：原粒细胞Ⅰ型＋Ⅱ型(原单核细胞＋幼单核细胞或原淋巴细胞＋幼淋巴细胞)≤5％，红细胞及巨核细胞系正常。
M₂ᵦ型：原粒细胞Ⅰ型＋Ⅱ型≤5％，中性中幼细胞比例正常。M₃型：原粒细胞＋早幼粒细胞≤5％。M₄型：原粒细胞Ⅰ型＋Ⅱ型、原单核细胞＋幼单核细胞≤5％。M₆型：原粒细胞Ⅰ型＋Ⅱ型≤5％，原红细胞＋幼红细胞以及红系细胞比例基本正常。M₇型：粒、红两系比例正常，原巨核及幼巨核细胞基本消失
② 部分缓解(partial remission，PR)：骨髓原粒细胞Ⅰ型＋Ⅱ型(原单核细胞＋幼单核细胞或原淋巴细胞＋幼淋巴细胞)>5％且≤20％；或临床、血象两项中有一项未达完全缓解标准者
③ 未缓解(non-remission，NR)：临床、血象及骨髓象三项均未达上述标准者
(2) 复发标准 有下列三者之一者称为复发(relapse)：①骨髓原粒细胞Ⅰ型＋Ⅱ型(原单核细胞＋幼单核细胞或原淋巴细胞＋幼淋巴细胞)>5％且<20％，经过有效抗白血病治疗一个疗程仍未达骨髓完全缓解；②骨髓原粒细胞Ⅰ型＋Ⅱ型(原单核细胞＋幼单核细胞或原淋巴细胞＋幼淋巴细胞)≥20％；③骨髓外白血病细胞浸润
(3) 持续完全缓解(continual complete remission，CCR) 从治疗后完全缓解之日起，其间无白血病复发达 3～5 年者
(4) 长期存活 自白血病确诊之日起，无病或带病生存达 5 年或 5 年以上者
(5) 临床治愈 停止化学治疗 5 年或无病生存达 10 年者

注：凡统计生存率时，应包括诱导治疗不足一个疗程者。诱导治疗满一个疗程以上的病例应归入疗效统计范围。

四、微量残留白血病检测

微量残留白血病(minimal residual disease leukemia，MRL)也称微小残留病(minimal residual disease，MRD)，是指白血病患者经化疗完全缓解后或骨髓移植治疗后，体内仍残存微量白血病细胞的状态。一般认为，白血病患者就诊时体内有白血病细胞 10¹²～10¹³ 个，达到完全缓解后估计体内还可能有10⁶～10⁸ 个白血病细胞存在，这些残存的细胞是白血病复发的根源，用常规显微镜检查已难以检出，但更为敏感的方法(如 FCM 及 PCR 等)能检测出这些细胞。检测 MRL 的关键是要找到白血病的相关标志，并要求敏感性高、特异性强、重复性好，快速简便，能定量分析。但由于白血病的高度异质性，目前尚未有一种理想的检测 MRL 的方法，常用 MRL 检测方法的优、缺点见表 11-8。

表 11-8 常用 MRL 的检测方法

方 法	灵 敏 度	主 要 优 点	主 要 缺 点
细胞遗传学	1%～5%	可发现异常核型	不敏感
细胞原位杂交(FISH)	1%	可用于间期细胞	不敏感,受分裂期影响
多参数流式细胞法	10^{-4}～10^{-2}	快速,较敏感,可定量	需特殊探针,有时难与正常细胞区别
分子生物学方法(PCR,RT-PCR)	10^{-6}～10^{-4}	高敏感度,可定量,可自动分析	假阴性或假阳性

第三节 淋巴细胞白血病

【典型病例】

张某,男,17 岁,患者于 20 天前发现颈部结节,一周后牙龈出血,下肢皮肤有淤点、疲乏无力、面色苍白,无关节痛、无鼻血。近 4 天低热、盗汗伴头痛入院治疗。无呕吐,大小便正常,体重无明显减轻。无特殊病史。

体格检查:体温 37.7 ℃,呼吸 26 次/分,脉搏 84 次/分,血压 16/9 kPa。五官端正,巩膜无黄染,瞳孔等大,舌身居中,神志清醒。面色苍白,腹部及下肢可见散在出血点,双侧颈部和腹股沟可触及多个肿大的淋巴结,约 1 cm×1.2 cm,质中等,无压痛。颈软,胸骨压痛,心率 84 次/分,心律整齐,心尖区可闻及二级吹风样收缩期杂音,肺无异常体征。腹软,肝肋下 2 cm,质中等,脾肋下 2 cm,无病理性神经反射。

实验室检查:Hb 60 g/L,RBC 2.8×10^{12}/L,WBC 26×10^9/L,原淋巴细胞 19%,幼淋巴细胞 32%,淋巴细胞 30%。PLT 19×10^9/L。尿、大便常规阴性,肝、肾功能正常,嗜异性凝集反应阴性。胸片示上纵隔影增宽,心电图正常。腹部 B 超检查:肝、脾增大,未见占位性病变,腹膜后淋巴结不大。骨髓象:增生极度活跃,以淋巴细胞系统为主,原淋巴细胞占 23%,幼淋巴细胞占 48%,淋巴细胞占 18%。此类幼淋巴细胞大小不一,核形不规则,部分有凹陷,核仁无或为 1～2 个,胞质量不多,无空泡。红细胞系统占 8.5%,全片见巨核细胞 1 个,血小板较少。原幼淋巴细胞过氧化酶染色反应阴性。脑脊液压力 78 滴/分,WBC 21×10^6/L,可找到幼稚细胞。

【思考题】

1. 本例的临床特点有哪些? 应该诊断为何种病,诊断根据是什么?

2. 本例应和哪些疾病进行鉴别诊断?

一、急性淋巴细胞白血病

【概述】 急性淋巴细胞白血病(ALL)是由于原淋巴细胞和幼淋巴细胞在造血组织中异常增殖所致的恶性血液病。其临床特征除具有一般急性白血病的起病急骤,发热、贫血、出血等表现外,本病的主要特点还有:①可发生于任何年龄,以儿童及青少年多见,是小儿时期最常见的白血病,在成人白血病中 ALL 发病率明显低于 AML;②常有脾、肝及全身淋巴结肿大;③胸骨压痛或骨关节疼痛较明显,尤以小儿多见;④易并发中枢神经系统白血病,尤其在完全缓解期发病率高,是 ALL 复发及死亡的主要原因;⑤儿童及青少年 ALL 缓解率明显高于成人 ALL,80% 的儿童可获得长期无病生存;⑥易发生睾丸白血病及高尿酸血症。

【实验室检查】

1. 血象 多数白细胞增加,约 1/3 的成人 ALL 白细胞正常或减少。分类中原淋巴细胞及幼淋巴细胞增多,中性粒细胞减少或缺如。大多数有不同程度的红细胞和血红蛋白减少,多为正细胞正色素性贫血,血片中可见少量幼红细胞。血小板常减少,约半数小于 50×10^9/L,可伴血小板功能异常。

2. 骨髓象 有骨髓增生极度活跃或明显活跃,少数增生活跃,以原淋巴细胞和幼淋巴细胞为主(≥

30％)。伴有形态异常,如胞核不规则,有凹陷、折叠、切迹等,核染色质为较粗颗粒状,核仁大,胞质内有空泡,这类细胞称为副原淋巴细胞,成熟淋巴细胞少见。粒细胞、红细胞增生受抑,巨核细胞减少或不见,退化细胞明显增多,这是 ALL 的特征之一。

根据白血病细胞大小、核质比例、核仁清楚与否及胞质嗜碱程度将 ALL 分为 L_1、L_2、L_3 三种亚型(表 11-9)。

表 11-9　急性淋巴细胞白血病的 FAB 分型

细 胞 特 征	L_1	L_2	L_3
细胞大小	以小细胞为主,大小较一致	以大细胞为主,大小不均	以大细胞为主,大小较一致
核染色质	较粗,结构较一致	较疏松,结构较不一致	呈细点状,均匀一致
核形	规则,偶有凹陷或折叠	不规则,凹陷或折叠常见	较规则
核仁	少而不清楚,少或不见	清楚,一个或多个	明显,一个或多个,呈小泡状
胞质量	少	不定,常较多	较多
胞质嗜碱程度	轻或中度	不定,有些细胞深染	深蓝
胞质空泡	不定	不定	常明显,呈蜂窝状

注:小细胞,直径≤12 μm;大细胞,直径＞12 μm。

3. 细胞化学染色

(1)过氧化物酶(POX)与苏丹黑(SB)染色:各阶段淋巴细胞均呈阴性,阳性的原始细胞小于3％,阳性者可能是残存的正常原始粒细胞,依此有助于鉴别 ALL 与 AML-M_1 型。

(2)糖原(PAS)染色:20％～80％的原淋巴细胞、幼淋巴细胞呈阳性反应,显红色颗粒状、块状或呈环状排列。

(3)中性粒细胞碱性磷酸酶(NAP)积分:增高。

(4)酸性磷酸酶(ACP)染色:T 细胞呈阳性,B 细胞呈阴性反应。

(5)α-醋酸萘酚酯酶(α-NAE)染色:呈阴性反应。

4. 免疫学检验　首先用一线单抗鉴别诊断 T 细胞系或 B 细胞系急淋与 AML(表 11-3),再进一步应用二线单抗确定 ALL 各亚型。ALL 各亚型细胞免疫标志见表 11-10。

表 11-10　ALL 各亚型细胞免疫标志

ALL 亚型	细胞免疫标志
早 B 前体-ALL	HLA-DR、CD19
普通型-ALL	CD10、CD19、CD20
前 B-ALL	CD19、CD20、CD22、CyIgM
B 细胞 ALL	CD19、CD20、CD22、SmIg
早 T 前体-ALL	CD7、CD5
T 细胞 ALL	CD7、CD5、CD2、CD3

ALL 免疫学分型与预后有关,普通型-ALL 和前 B-ALL 预后较好,早 B 前体-ALL 预后较差,B-ALL 及 T-ALL 预后差。

有10％～15％的儿童 ALL 和25％～30％成人 ALL 其白血病细胞可伴髓系抗原表达,常见 CD13 或 CD33。

5. 遗传学和分子生物学检验　70％～90％的 ALL 有克隆性核型异常,其中66％的为特异性染色体重排。

(1)染色体数目异常:急淋染色体总数减少或增多,其中超二倍体(＞50％)化疗效果较好。

(2)染色体结构异常:可见非特异性结构重排 6q$^-$、t/del(9p)和 t/del(12p)和特异性结构重排。t(9;22)染色体易位形成 bcr/abl 融合基因与慢粒的融合基因不同,临床特点为白细胞显著增高,易复发,生存期短,是导致成人 ALL 疗效差的主要原因之一。t(4;11)染色体易位形成 MLL-AF4 融合基因,易引起中

枢神经系统白血病,预后差。t(12;21)染色体易位形成 TEL-AML1 融合基因或 t(1;19)染色体易位形成
E2A-PBX1 融合基因,化疗后易复发,预后较差。t(8;14)易位形成 MYC-IgH,易并发中枢神经系统白血
病,预后很差。还可见到变异易位 t(2;8)-Igκ-MYC 和 t(8;22)MYC-Igλ。所有 Burkitt 淋巴瘤(FAB 分类
为 ALL-L₃)均有 t(8;14)、t(2;8)或 t(8;22)易位。

T 细胞系 ALL 仅发现 30% 的异常核型,多为假二倍体,如 6q⁻、Ph 等,生存期明显缩短。染色体结构
重排其断裂点常涉及 T 细胞受体基因 α/δ、β 和 γ 所在的 14q11、7q35、7p14-15。其中 t(11;14)、t(10;14)、
t(1;14)和 t(8;14)分别见于 25%、5%~10%、3% 和 2% 的 T-ALL。白细胞升高,肝、脾、淋巴结肿大,可
出现纵隔肿块和中枢神经系统白血病,预后凶险。

【诊断】

1. ALL 的诊断 ①具有急性白血病的临床表现和骨髓象特征,骨髓中原淋巴细胞＋幼淋巴细胞≥
30%,且伴形态学异常,可初步诊断为急性淋巴细胞白血病;②应用末端脱氧核苷酸转移酶(TdT)及一线
单抗诊断 B 细胞系或 T 细胞系急淋并与 AML 鉴别,可确诊为急性淋巴细胞白血病;③再根据 B-ALL、T-
ALL 等单抗分亚型;④细胞遗传学及分子生物学检查,对白血病诊断、判断预后和微量残留病的检测有重
要意义。

2. 中枢神经系统白血病(CNSL)的诊断 CNSL 是急性白血病的并发症,在 ALL 较 AML 发病率高。
白血病细胞主要浸润脑膜和脑实质,临床上常出现脑膜刺激症状和颅内压增高,主要表现为头痛、恶心、呕
吐、颈项强直、抽搐或嗜睡、谵妄、昏迷等,脑脊液改变是诊断 CNSL 的重要依据,诊断标准见表 11-11。

表 11-11 中枢神经系统白血病诊断标准

(1) 有中枢神经系统症状和体征(尤其是颅内压增高的症状和体征)
(2) 有脑脊液的改变 ① 压力增高,>1.96 kPa(200 mmH₂O),或>60 滴/分 ② 白细胞>0.01×10⁹/L ③ 涂片见白血病细胞 ④ 蛋白质>450 mg/L,潘氏试验阳性
(3) 排除其他原因的中枢神经系统疾病或脑脊液有相似改变的疾病

注:1. 符合(3)加(2)中任何一项者,为可疑 CNSL;符合(3)加(2)中涂片见白血病细胞或其他任何两项者可诊断为 CNSL;

2. 无症状但有脑脊液改变,可诊断为 CNSL,但只有单项脑脊液压力增高,暂不确定 CNSL 的诊断。脑脊液压力持续增高,经抗 CNSL
治疗后压力下降或恢复正常者可诊断为 CNSL,应严密进行动态观察;

3. 有症状而无脑脊液改变者,若有脑神经、脊髓或神经根受累的症状和体征,排除其他原因所致,且经抗 CNSL 治疗症状有明显改善
者,可诊断为 CNSL。

二、慢性淋巴细胞白血病

【典型病例】

65 岁男性患者,发现颈部、腋窝、腹股沟肿物伴低热 4 个月。患者于 4 个月前无任何诱因发现右侧颈
部肿物,约蚕豆大小,不痛,无头痛、鼻塞及涕血,自测体温 37.7 ℃,未在意。约 10 天后,左颈部、双侧腋窝
及腹股沟也发现类似右颈部的肿物,初为指头大小,之后逐渐增大,仍低热不退,午后为著,间伴咳嗽,无血
痰,痰黄色,不伴胸痛、气促。曾在社区诊所就诊,胸部透视发现异常,服用抗生素(具体药物及剂量不详)1
周后咳嗽减轻,痰转为白色,但低热依旧,肿物缩小,为进一步诊治而来我院门诊,查血象见白细胞 78×
10⁹/L,分类淋巴细胞 0.84,血红蛋白及血小板正常,门诊拟"淋巴结肿大,白细胞增高待查"收入院。患者
病后常觉乏力、盗汗,近 2 个月来体重减轻 4 kg。胃纳及睡眠尚可,二便正常。

体格检查:体温 37.7 ℃,呼吸 20 次/分,脉搏 75 次/分,血压 14/9 kPa,神志清楚,营养中等,皮肤无出
血点,双侧颈部、腋部、腹股沟淋巴结肿大,质软,无压痛,边界清楚,无粘连。浅表淋巴结未触及肿大。头
颅五官无畸形,睑结膜无苍白,巩膜无黄染,双眼球活动自如。颈软,无抵抗,颈静脉无怒张,甲状腺不大、
居中,胸廓无畸形,胸骨下段轻压痛,双肺无异常,心率 75 次/分,心律整齐,各瓣膜区无病理性杂音。腹不

胀,未见肿物隆起,腹壁静脉无怒张,全腹无压痛,未扪及包块,肝肋下 0.5 cm,质中等无压痛,脾肋下 3 cm,无压痛,边缘钝,腹腔积液征阴性,双肾区无压痛,肠鸣音正常。脊柱、四肢无畸形,下肢无水肿,无病理神经反射及脑膜刺激征。

实验室检查:红细胞 $4.2×10^{12}$/L,血红蛋白 136 g/L,淋巴细胞 0.87,幼淋巴细胞 0.03,中性分叶 0.10,血小板 $103×10^9$/L。尿常规检查:尿蛋白(±),红细胞、白细胞阴性,管型阴性,尿胆原阴性。大便常规阴性,潜血试验阴性,血沉 90 mm/h,血总胆红素,血清钾、钠、氯、钙在正常范围内,血糖 6.0 mmol/L,血尿素氮 7.0 mmol,肌酐 98 μmol/L。ALT、AST、LDH 在正常范围内,抗人球蛋白(Coombs)试验阴性,血清补体 C_3 0.58 g/L,补体 C_4 0.23 g/L,IgG 4.5 g/L,IgA 0.7 g/L,IgM 0.78 g/L。淋巴细胞 SmIg 弱阳性,CD5、CD9 阳性。抗核抗体、抗双链 DNA 抗体阴性。胸部 X 线胸片检查:主动脉增宽,纵隔无肿大,双肺阴性。腹部 B 超检查:肝轻度增大,脾中度增大,腹主动脉旁可见两个肿大淋巴结,分别为 2.7 cm ×2.2 cm、3.1 cm×2.8 cm,双肾未见异常。心电图检查:心肌劳损。骨髓增生明显活跃,以成熟小淋巴细胞为主,占 0.84,幼淋巴细胞 0.06,中性分叶核粒细胞 0.10,颈浅淋巴结活检成熟淋巴细胞广泛浸润,淋巴结结构完整。

【思考题】

1. 本例的诊断思考线索有哪些?诊断是什么?有哪些诊断依据?

2. 本例主要应与哪些疾病鉴别?如何鉴别?

【概述】 慢性淋巴细胞白血病(chronic lymphoblastic leukemia,CLL)简称慢淋,是淋巴细胞克隆性增生的一种恶性肿瘤性疾病,以较成熟的小淋巴细胞增生为主。本病在我国较少见(占白血病 5% 以下),在欧美国家多见(占白血病的 25%)。大部分患者于 50 岁以上发病,起病缓慢,早期无症状,逐渐出现疲倦、乏力、消瘦、食欲下降等,较突出的体征是全身淋巴结肿大及有不同程度的肝、脾肿大,肝、脾肿大较慢粒的轻。晚期有贫血和出血症状。常因正常免疫球蛋白产生减少、细胞免疫功能低下和粒细胞减少,易并发各种感染,是常见的死亡原因。病程长短不一,可为 1～2 年或 5～10 年,亦有存活期超过 20 年者。

【实验室检查】

1. 血象 白细胞增高,常为 $(10～200)×10^9$/L,以成熟小淋巴细胞为主,≥50%,绝对值≥$5×10^9$/L,其形态无明显异常,胞质无颗粒,少数细胞核有切迹。有时可见少量幼淋巴细胞和原淋巴细胞,篮细胞易见,是慢淋的特征之一。中性粒细胞减少,红细胞和血小板早期正常,随病情发展,血小板减少,贫血逐渐明显。少数并发自身免疫性溶血性贫血并加重。

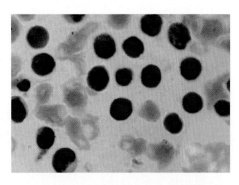

图 11-2 慢性淋巴细胞白血病骨髓象

2. 骨髓象 骨髓增生明显活跃或极度活跃,淋巴细胞≥40%,以成熟淋巴细胞为主,篮细胞易见,原淋巴细胞和幼淋巴细胞<5%。早期可见其他造血细胞,晚期全血细胞减少。并发自身免疫性溶血性贫血时,幼红细胞明显增生,成熟红细胞形态、染色大致正常(图 11-2)。骨髓活检淋巴细胞呈局灶性或弥漫性浸润。

3. 细胞化学染色 PAS 染色淋巴细胞呈阳性反应,为红色粗颗粒状;ACP 染色呈阴性或阳性反应,但阳性可被酒石酸抑制;NAP 积分增高。

4. 免疫学检验 95% 以上的慢淋为 B 细胞异常增生(B-CLL),表达 CD5、CD19、CD20、SmIg、FCM7;少数为 T 细胞异常增生(T-CLL),表达 CD2、CD3、CD7、CD8 或 CD4。

5. 遗传学和分子生物学检验 半数 B-CLL 有核型异常,+12 检出率最高,多见于早期,14q+多见于晚期,可见 t(11;14)(q13;q32)和 t(14;19)(q32;q13)。核型改变与疾病预后相关,正常核型预后较好,染色体畸变或核型异常者预后不良。

6. 其他 约半数患者血清免疫球蛋白减少。

【诊断和鉴别诊断】

1．国内诊断标准

（1）临床表现：可有体力下降、疲乏、消瘦、低热、贫血或出血表现，淋巴结、肝、脾肿大，少数有结外侵犯。

（2）实验室检查：①外周血：WBC＞$10×10^9$/L，淋巴细胞比例≥50％或绝对值≥$5×10^9$/L，以成熟小淋巴细胞为主，可见幼淋巴细胞或不典型淋巴细胞。②骨髓象：增生明显活跃或极度活跃，成熟淋巴细胞≥40％。③免疫分型，B-CLL，CD5、CD19、CD20、SmIg 阳性，T-CLL，CD2、CD3、CD7 阳性。

有临床表现并具备实验室检查中的①＋②或③即可诊断。

2．鉴别诊断 主要与引起淋巴细胞恶性增高的其他疾病鉴别。

（1）幼淋巴细胞白血病：病情较 CLL 进展迅速，淋巴细胞升高更明显，核仁较清晰。表现为 CD79b、CD22、SmIg、FMC7 阳性或 CD2、CD3、CD4、CD5 阳性。

（2）毛细胞白血病：骨髓穿刺常为干抽，外周血和骨髓中发现典型的毛细胞，ACP 染色呈阳性且不被酒石酸抑制，表现为 CD11c、CD25、CD103 阳性。电镜下显示特殊结构。

急性淋巴细胞白血病骨髓涂片观察

【目的】

（1）掌握急性淋巴细胞白血病血片和骨髓片的基本特点。

（2）能识别急性淋巴细胞白血病三种亚型的主要形态特点。

（3）复习急性淋巴细胞白血病细胞化学染色特点。

（4）能正确书写 ALL 骨髓检查报告单。

【标本】 急性淋巴细胞白血病三种亚型（L_1、L_2、L_3）的骨髓片及血片。

【观察内容】

（1）血片。

（2）骨髓片。

【质量保证】

（1）选择涂片厚薄适宜、细胞结构清楚的部位进行观察，涂片厚的部位细胞胞体较小、结构不清楚，易作出错误判断，如易将原淋巴细胞、幼淋巴细胞误认为成熟淋巴细胞。

（2）白血病原始细胞形态变化较大，要注意骨髓片中其他细胞的组成，对涂片整体观察并结合血片进行分析。

（3）篮细胞在急性淋巴细胞白血病中易见是本病的特点，但篮细胞多者也可见于其他疾病或由人为因素所致。

（4）急性白血病一般均能确诊，但要注意判断细胞类型。要结合细胞化学染色，如过氧化物酶染色、过碘酸-雪夫反应、特异性酯酶染色、非特异性酯酶染色（包括氟化钠抑制试验）等。对于细胞类型不肯定者可作出"急性白血病"的诊断意见，尽量提出分型意见。

（5）书写急性白血病骨髓报告单时，应将淋巴细胞置于首位，详细描述其形态特点，顺序一般为：胞体大小、形态；胞核形态、胞核数、胞核位置；核染色质结构、核仁（有无、数量、大小、清晰度）；胞质量、颜色、颗粒（大小、数量、颜色）、空泡及有无特殊结构（如棒状小体）等，并说明篮细胞等情况。

（6）FAB 分型对 ALL 诊断有局限，无法区分 B 细胞或 T 细胞急淋及其亚型，对 ALL 和低分化 AML（POX 阴性反应）鉴别也有困难，有条件的单位应进一步做免疫表型检测，如能进行 MICM 分型则更为全面。

（李红岩 吴雅峰）

第四节　髓细胞白血病

【典型病例一】

刘某,男,26岁,农民。主诉面色苍白、心慌半月余,皮下出血2周。于半月前出现面色苍白、头晕、心慌,近10多天来下肢有出血点,低热,去当地医院检查发现贫血、白细胞异常,经骨髓穿刺检查诊断为"急性白血病"。经输血400 mL无效,入院进一步治疗。无咯血、呕血、黑便、酱油色小便。既往健康,无肝炎、肺结核、肾炎、溃疡病、甲状腺疾病和系统性红斑狼疮等病史,无农药、化学试剂和射线接触史,无过敏史。

体格检查:体温37.6 ℃,脉搏95次/分,血压14/10 kPa。轻度贫血貌,皮肤及巩膜无黄染,左颈和右腹股沟可触及1.5 cm×1.0 cm淋巴结,质中,无压痛。胸骨下段压痛明显,心肺无异常,腹软,肝肋下可触及,脾肋下1.0 cm。右侧睾丸肿大,质软,无明显压痛,阴囊透光试验阴性。神经系统检查无异常。

实验室检查:血红蛋白79 g/L,白细胞81×10⁹/L,原粒细胞0.44,早幼粒细胞0.27,可见Auer小体,血小板34×10⁹/L。肝、肾功能正常。骨髓增生明显活跃,粒系细胞91%,幼红细胞偶见,全片见巨核细胞3个。原始细胞POX染色反应阳性。NAP活性降低。

【思考题】

1. 本例临床特点有哪些?

2. 本例可诊断为何种病?

3. 本病的诊断依据有哪些?

【典型病例二】

王某,女,21岁。主诉四肢皮肤有紫癜,头晕2个月,阴道大量出血10余天。于2个月前开始出现四肢紫癜,头晕、心慌,间有低热,关节酸痛,偶有鼻出血,10多天前阴道出血,量多。经输血等治疗,效果不好,接受住院治疗。过去月经周期正常,经血量不多。

体格检查:体温38.5 ℃,脉搏98次/分,血压15/9 kPa。有轻度贫血貌,四肢散在性紫癜,右臀部有大块紫癜,无压痛,浅表淋巴结不大,巩膜无黄染,口腔双侧黏膜可见小血疱,胸骨无明显压痛,心肺正常,腹软,无压痛,肝、脾未触及。四肢关节无红肿,活动无障碍,神经系统检查无异常。未做妇科检查。

实验室检查:血红蛋白82 g/L,白细胞2.9×10⁹/L,中性杆状核粒细胞0.06,中性分叶核粒细胞0.41,幼粒细胞0.02,淋巴细胞0.51,血小板10×10⁹/L。骨髓增生明显活跃,原粒细胞0.06,早幼粒细胞0.59,后者体积较大,胞质丰富,可见大小不等的紫红色颗粒,核圆形,核仁1~2个。红系细胞受抑,全片未见巨核细胞,血小板少见。肝、肾功能正常,凝血时间(试管法)17 min,凝血酶原时间23 s(对照14 s),凝血酶时间14 s(对照11 s),纤维蛋白原定量1.3 g/L,3P试验(+),D-2聚体(+)。

【思考题】

1. 本例的临床特点有哪些?

2. 本例诊断为何种病?

3. 本病的诊断依据有哪些?

4. 本病需要与哪些疾病鉴别?

【典型病例三】

王某,女,51岁,农民。2009年6月19日因头痛、低热半个月入院。患者半月前出现头晕,心慌,低热。10天来皮肤出现淤斑,当地医院检查发现患者重度贫血,白细胞异常,血小板减少,入院治疗。

体格检查:体温38.1 ℃,脉搏106次/分,血压15/9 kPa。贫血貌,左颈、腹股沟触及1 cm×2 cm淋巴结,质中,可活动,无压痛。牙龈明显增生,胸骨轻度压痛,心肺正常,腹软,肝未触及,脾肋下1.5 cm。下肢皮肤见广泛米粒至黄豆大小的丘疹,质稍硬,神经系统检查(—)。

实验室检查:血红蛋白62 g/L,红细胞2.61×10¹²/L,白细胞153×10⁹/L,幼单核细胞0.23,血小板42×10⁹/L。骨髓增生极度活跃,原粒细胞、早幼粒细胞0.31,原单核细胞、幼单核细胞0.40。全血片见巨核细胞 1 个,血小板少见。大小便常规未见异常,肝、肾功能正常。皮肤结节病理活检发现:皮肤浸润细胞呈圆形或椭圆形,不规则,染色质深浅不一,可见核仁。符合白血病皮肤浸润。

【思考题】

1. 本例的临床特点有哪些?

2. 本例诊断为何种疾病?

3. 本病的诊断依据有哪些?

4. 本病的皮肤损害可能是恶性病变的表现吗?

【典型病例四】

马某,男,46 岁。左上腹坠胀不适,饭后明显,伴乏力、消瘦、易出汗。服用多潘立酮(吗丁啉)后腹胀无减轻。在当地医院就诊,体检发现脾明显肿大,肝功能正常,白细胞 $256 \times 10^9/L$,分类见中幼粒细胞、晚幼粒细胞及杆状核粒细胞,以及少数早幼粒细胞、嗜酸性粒细胞及嗜碱性粒细胞。患者无发热、骨痛,无牙龈出血及皮肤淤点。患者有十二指肠溃疡病史 12 年,否认血吸虫病及结核病史,无特殊嗜好,抽烟 15 年,20 支/日,不嗜酒。父母兄弟姐妹都健康,无肿瘤患者。

体格检查:体温 38.1 ℃,呼吸 23 次/分,脉搏 69 次/分,血压 14/8 kPa。神志清醒,发育正常,营养中等,皮肤黏膜无苍白和出血点,无蜘蛛痣、肝掌,浅表淋巴结不大,头颅五官无异常,睑结膜无苍白,巩膜无黄染,颈软,颈静脉无怒张,甲状腺不大,无血管杂音,气管居中,胸廓无畸形,胸骨下段有压痛。双肺无异常,心界无扩大,心率 66 次/分,心律齐,无杂音,左上腹稍隆起,未见腹壁静脉曲张。全腹无压痛及反跳痛,肝肋下 3 cm,脾明显肿大,质硬,无压痛。胆囊未扪及,墨菲征阴性,双肾区无叩痛,转移性浊音阴性,脊柱、四肢无畸形,关节无红肿,下肢无水肿,无病理性神经反射,脑膜刺激征阴性。

实验室检查:红细胞 $4.8 \times 10^{12}/L$,血红蛋白 151 g/L,白细胞 $253 \times 10^9/L$。分类:中性分叶核粒细胞 0.43,杆状核细胞 0.13,晚幼粒细胞 0.12,中幼粒细胞 0.10,早幼粒细胞 0.04,嗜酸性粒细胞 0.05,嗜碱性粒细胞 0.04,淋巴细胞 0.09。血小板 $574 \times 10^9/L$,可见有核红细胞,未见泪滴样红细胞。尿蛋白阴性,红细胞 1～2 个/HP,偶见透明管型;粪便常规无异常。血总胆红素、间接胆红素、血清钾、血清钠、血清氯、血糖、血尿素氮均在正常范围。肝功能正常,HbsAg、抗 HbsAb、HbcAg、抗 HbcAb、HbeAg、抗 HbeAb 均为阴性。NAP 染色无异常。Ph 染色体 t(9;22)阳性,abl/bcR 融合基因 mRNA 阳性。血清维生素 B_{12} 780 pmol/L。骨髓增生极度活跃,以粒细胞为主,各阶段粒细胞均可见,分类与血片相似,以成熟及接近成熟的粒细胞为主,原粒细胞 0.03,早幼粒细胞 0.05,成熟粒细胞胞质内无中毒颗粒。红系轻度减少,各阶段比例及形态大致正常。全片见巨核细胞 23 个,血小板不少。骨髓活检无纤维组织增生。腹部 B 超检查:肝不肿大,未见占位性病变,静脉内径正常。脾极度肿大,腹膜后淋巴结无肿大。

【思考题】

1. 本例临床特点有哪些?

2. 本例诊断为何种疾病?其诊断依据有哪些?

3. 本例白细胞增高,如何与类白血病反应鉴别?

髓细胞白血病是最常见的白血病类型,包括急性髓细胞白血病(acute myelocytic leukemia,AML)和慢性髓细胞白血病(chronic myelocytic leukemia,CML)两大类,它们都是由于髓系造血干/祖细胞的恶性病变,并在造血组织中克隆性增殖所致的恶性血液病。CML 即慢性粒细胞白血病,以髓系增生、外周血白细胞增多及脾肿大为主要特征。按 FAB 协作组的诊断标准,将 AML 分为 $M_0 \sim M_7$ 8 个亚型。随着免疫学、细胞遗传学和分子生物学等技术的应用,对 AML 肿瘤细胞的生物学特性有了更深入的认识和了解,为 AML 的精确分型、诊断、预后判断和最佳治疗方法的选择奠定了基础。

流行病学调查显示,环境、职业及遗传因素与 AML 的发病关系密切。发达国家的发病率高于发展中国家,西方国家高于东方国家,世界各地年发病率为 2.25/10 万人口,随年龄增加其发病率增高,30 岁以下为 1/10 万、75 岁以上则高达 17/10 万。因此,AML 实际是一种中老年病,占成人急性白血病的 80%～90%,仅占儿童急性白血病的 15%～20%,男性发病率高于女性。我国 AML 的年发病率为 1.67/10 万人口,占各型白血病的 58.9%。随年龄增长 AML 发病率上升,50 岁开始明显上升,60～69 岁达高峰,男性也明显多于女性。对于 AML 的治疗,除急性早幼粒细胞白血病外,仍以联合化疗为主,AML 总的完全缓解率仅 50%~70%,长期无病生存率为 25%~30%。

一、急性髓细胞白血病微分化型(M₀ 型)

【概述】 急性髓细胞白血病微分化型(minimally differentiated acute myeloid leukemia)(M₀ 型)占 AML 的 2%~3%,占全部白血病的 1%~1.5%。其特点为:细胞形态不能分型,常规细胞化学染色阴性,无 Auer 小体;免疫表型无 T 细胞系、B 细胞系标记,但至少表达一种髓系抗原,胞质髓过氧化物酶(cMPO)或超微结构髓过氧化物酶(MPO)阳性。儿童很少见,老年人多见,肝、脾、淋巴结肿大不明显,治疗效果差,生存期短。

【实验室检查】

1. 血象 白细胞多少不定,外周血原始细胞百分数较低。血小板减少或正常,伴正细胞正色素性贫血。

2. 骨髓象 骨髓增生活跃或明显活跃,原始细胞≥30%,白血病细胞形态较小,亦可较大,核圆形,染色质细致,核仁明显,胞质少,嗜碱性,无颗粒,亦可透明,无 Auer 小体。显微镜下类似 L₂ 型细胞,易误诊为 ALL 的 L₁ 或 L₂ 型,红系、巨核系有不同程度的增生减低。

3. 细胞化学染色 POX 及 SBB 为阴性,或阳性率<3%。PAS 呈阴性或弱阳性。

4. 超微结构检验 胞质 MPO 阳性,也有内质网、核膜 MPO 阳性,PPO 阴性。

5. 免疫学检查 髓系分化抗原 CD13、CD14、CD15、CD33、CD64、CD117 中至少有一种阳性。胞质髓过氧化物酶(cMPO)多阳性。不表达 B 细胞系特异性抗原(CD10、CD19、cCD22、CD24、cCD79a)和 T 细胞系特异性抗原(CD2、cCD3、CD5),可表达无系列特异性未成熟标志 CD7、CD34、TdT、HLA-DR。

6. 遗传学和分子生物学检验 异常染色体表达常为 -5 或 del(5),-7 或 del(7),但无特异性核型。

【诊断】 具有急性白血病的临床表现和骨髓象特征,异常增生的细胞在形态上呈原始细胞特征,其比例≥30%。胞质多透亮或中度嗜碱,无嗜天青颗粒及 Auer 小体,核仁明显。细胞化学染色:POX 及 SBB 阳性率小于 3%。免疫学检验:髓系标志 CD33 和(或)CD13 阳性,CD7、TdT 阳性。淋巴系抗原阴性。cMPO 阳性或超微结构髓过氧化物酶(MPO)阳性。

二、急性髓细胞白血病未分化型(M₁ 型)

【概述】 急性髓细胞白血病未分化型(acute myeloid leukemia without maturation,AML)(M₁ 型),属于急性粒细胞白血病(简称急粒)。根据 FAB 和我国分类的意见,急性粒细胞白血病分为两个亚型,即 M₁ 型和急性髓细胞白血病部分分化型(AML with maturation)(M₂ 型),是成人白血病中最常见的类型,两者发病率分别占 AML 的 15%~20% 和 30%。在我国又将 M₂ 分为 M₂ₐ 和 M₂ᵦ 两个亚型。急性粒细胞白血病除具有急性白血病的共同表现外,还有以下特征:①多数起病急骤,进展迅速,病情凶险,常伴有严重感染、发热、出血、贫血,口腔和咽喉常有炎症、溃疡或坏死;②肝、脾及淋巴结肿大,但程度轻,较急淋少见;③绿色瘤常见于此型,多见于儿童和青壮年,典型表现为骨膜下绿色肿瘤。

【实验室检查】

1. 血象 白细胞升高,以(10~50)×10⁹/L 多见。血片中以原粒细胞为主,占 30%~60%,有的高达 90% 以上,可见畸形原粒细胞。少数患者无或极少有幼粒细胞出现。重度贫血,多数血红蛋白<60 g/L,血片可见幼红细胞。血小板中度至重度减少,半数在 50×10⁹/L 以下。

2. 骨髓象 骨髓增生极度活跃或明显活跃,少数增生活跃甚至减低。骨髓中 I 型和 II 型原粒细胞>90%(NEC),可见小原粒细胞(胞体小,类似淋巴细胞,胞核圆形;核染色质呈细颗粒状,较正常原粒细胞密集,核仁 1~2 个,胞质少,有伪足,应注意与淋巴细胞相鉴别)。早幼粒细胞很少,中幼粒细胞及以下各阶段粒细胞罕见或不见。少数白血病细胞内可见 Auer 小体,核分裂细胞多见(图 11-3)。多数幼红细胞、巨核细胞明显减少,淋巴细胞也减少。

3. 细胞化学染色 原始细胞 POX 或 SBB 染色的阳性率>3%;α-NAE 阴性。NAP 活性明显降低或消失。

4. 免疫学检验 常显示 HLA-DR、cMPO、CD34、CD33 及 CD13 阳性，而 CD11、CD15 阴性。CD33 阳性者 CR 率高，而 CD13 阳性、CD33 阴性者 CR 率低。

5. 遗传学和分子生物学检验 约 3% 的 AML（多为 M_1 型）患者可见 Ph 染色体 t(9;22) 形成 bcr-abl 融合基因，约 1% 的 AML（包括 M_1、M_2、M_4、M_7）可见 inv(3)(q21;q26) 异常核型，还常见 +8、5、-7 等额外异常，这些患者化疗效果差。

【诊断】 ①符合急性白血病的诊断标准；②骨髓中原粒细胞（Ⅰ型+Ⅱ型）≥90%（NEC），伴形态异常；早幼粒及以下各阶段粒细胞或单核细胞<10%；③POX 或 SBB 阳性的原始细胞>3%，α-NAE 阴性；④依免疫表型特点与 ALL 鉴别。

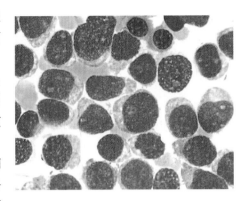

图 11-3 M_1 型急性髓细胞白血病骨髓象

急性粒细胞白血病未分化型(AML-M_1)骨髓象检查

【患者资料】 患者，男，26 岁。因发热、面色苍白 1 个月就诊。体格检查:体温 38 ℃。贫血貌，颈部、腋下可触及数个花生米大小淋巴结;胸骨压痛(+);肝肋下未及，脾肋下 2 cm，质地硬，无压痛。实验室检查:WBC 40×10^9/L，Hb 85 g/L，MCV 91 fL，MCH 29 pg，MCHC 290 g/L，PLT 60×10^9/L。

细胞化学染色:①POX 染色，阳性率 20%，为(+);②α-NAE 染色，阳性率 70%，为(+)，加氟化钠抑制率 12%;③NAS-DCE 染色，阳性率 17%，为(+);④PAS 染色，阳性率 35%，呈弥散阳性。

【目的】
(1) 掌握原粒细胞的形态及细胞化学染色特点。
(2) 掌握典型急性粒细胞白血病未分化型(AML-M_1)血片和骨髓片特点。
(3) 正确书写 AML-M_1 骨髓检查报告单。

【标本】 急性粒细胞白血病未分化型(AML-M_1)血片及骨髓片。

【观察内容】
(1) 血片。
(2) 骨髓片。

【质量保证】
(1) 如果原粒细胞形态典型，细胞化学染色也支持该类细胞是原粒细胞，可以作出肯定性诊断。

(2) 有些骨髓涂片中的白血病细胞形态不典型，可影响判断，以小原粒细胞增生为主者，易误认为急性淋巴细胞白血病，但此类细胞 POX 染色多为阳性，副原粒细胞 POX 染色多为阳性，且阳性较强(原单核细胞为阴性或弱阳性)，α-NAE 染色阴性或阳性不被氟化钠抑制有助于诊断，否则应结合细胞免疫学检查结果综合分析。

(3) 急性粒细胞白血病骨髓中的原粒细胞包括Ⅰ型和Ⅱ型，判断急性白血病亚型时要将原粒细胞的百分比转化为非红系百分比。

(4) 棒状小体:在 Wright 或 Giemsa 染色的血液或骨髓涂片中，白细胞胞质出现的呈紫红色细杆状物质，长 1～6 μL，1 条或数条不定，称为棒状小体(Auer 小体)。这种棒状小体只出现在急性髓细胞白血病细胞中。棒状小体在急性粒细胞白血病中呈粗短棒状，常为 1～2 条;在急性早幼粒细胞白血病(M_3 型)中可见数条至数十条成束的棒状小体;在急性单核细胞白血病的幼单核细胞中常为 1 条，且细而长;而在急性淋巴细胞白血病中不出现棒状小体。因此，棒状小体对急性白血病的诊断及细胞类型的鉴别有重要参考价值。

三、急性髓细胞白血病部分分化型(M_{2a} 型)

【概述】 急性髓细胞白血病部分分化型(acute myeloblastic leukemia with maturation)(M_{2a} 型)见 M_1 型相关内容。

【实验室检查】

1. 血象 白细胞升高,与 M₁ 相似,以原粒细胞及早幼粒细胞为主。贫血明显,血片中可见幼红细胞,血小板中度至重度减少。

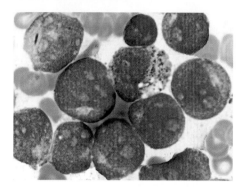

图 11-4 M₂ₐ型急性髓细胞白血病骨髓象
细胞白血病骨髓象见图 11-4。

2. 骨髓象 骨髓增生极度活跃或明显活跃,骨髓中原粒细胞占 30%~89%(NEC),细胞表现为大小异常,形态多变,胞体畸形,有瘤状突起,核形畸变,如凹陷、扭曲、折叠,呈肾形、分叶等,也可表现为核发育迟缓,胞质内有少数嗜苯胺蓝颗粒。有些病例出现小原粒细胞,易被误认为原淋巴细胞。细胞退行性变多见,如胞核与胞质内出现空泡变性、胞体模糊、胞膜消失、胞核固缩、结构紊乱等。早幼粒细胞、中幼粒细胞和成熟粒细胞>10%,约半数白血病细胞内可见 Auer 小体。单核细胞<20%,幼红细胞及巨核细胞明显减少,核分裂细胞较其他类型多见。较年轻患者,嗜碱性粒细胞增多(>1%)。M₂ₐ型急性髓

3. 细胞化学染色

(1) POX 与 SBB 染色:均呈阳性反应。

(2) PAS 染色:多数原粒细胞呈阴性反应、早幼粒细胞呈弱阳性反应,表现为弥漫性粉红色或细颗粒状。

(3) NAP 染色:NAP 活性明显降低或消失。合并细菌感染时,NAP 积分暂时增高。

(4) 特异性和非特异性酯酶染色:氯醋酸 AS-D 萘酚酯酶染色(AS-D-NCE)呈阳性反应;α-NAE 呈弱阳性反应,且不被氟化钠抑制。

4. 免疫学检验 粒系抗体均可呈阳性。

5. 遗传学和分子生物学检验 特异性染色体重排 t(6;9),形成 DEK-CAN 融合基因约见于 1% 的 AML,主要为本型所见,其次为 M₄。t(10;11)(p13;q14)致 CAML-AFIO 融合基因可出现在原发性 M₁、M₀,t/del(12)(p11-13)约见于不到 0.1% 的 AML,主要为伴嗜碱性粒细胞增多的 M₂ₐ。

【诊断】 ①符合急性白血病的诊断标准;②骨髓中原粒细胞(Ⅰ型+Ⅱ型)占 30%~89%(NEC),并伴有形态异常,早幼粒细胞以下阶段细胞>10%,单核细胞<20%,可诊断为 M₂ₐ亚型;③可进一步以免疫表型特点与 ALL 鉴别。

四、急性髓细胞白血病部分分化型(M₂ᵦ型)

【概述】 急性髓细胞白血病部分分化型(M₂ᵦ型)曾称为亚急性粒细胞白血病(subacute myeloblastic leukemia),简称亚急粒,是我国提出的一种急粒亚型,多见于青年人,男性多于女性。临床特征呈亚急性经过,多数起病缓慢,以贫血或发热为首发症状。出血发生率较低,程度也较轻,感染常见于皮肤疖肿患者。骨髓中以异常中性中幼粒细胞增生为主。其特异性遗传标志为 t(8;21)染色体易位,AML1 基因重排作为 M₂ᵦ的基因标志。治疗效果较好,缓解期长,完全缓解率高。

【实验室检查】

1. 血象 多数呈全血细胞减少,少数白细胞增高,分类可见各阶段幼粒细胞及异常中性中幼粒细胞,嗜酸性粒细胞、嗜碱性粒细胞亦可增多。随病情的进展或恶化,多数白细胞常增高。

2. 骨髓象 骨髓增生明显活跃或增生活跃,原粒细胞及早幼粒细胞明显增多(但不一定大于 30%),以异常中性中幼粒细胞为主,≥30%(NEC)。异常中性中幼粒细胞形态特点:胞核与胞质发育极不平衡,核染色质疏松细致,核仁大而明显,胞质丰富,含大量弥散、细小的粉红色特异性中性颗粒,常呈内、外胞质改变,内胞质呈粉红色,含大量颗粒,外胞质呈浅蓝色,多无颗粒,呈伪足状,易见 Auer 小体。红系及巨核细胞系均增生减低。

3. 细胞化学染色 ①POX、SBB 染色呈阳性或强阳性反应;②AS-D-NCE 染色呈阳性;③α-NAE 呈阴性或阳性,不被氟化钠抑制;④NAP 染色其活性明显减低。

4. 免疫学检验 表达 HLA-DR、cMPO、CD13、CD33 和 CD117,其中 CD33、CD13 阳性率减低,表达更成熟的髓系抗原 CD15 和 CD11b 阳性率增高。

5. 遗传学和分子生物学检验 t(8;21)(q22;q22)易位是 M_{2b} 的一种常见特异性染色体重排,检出率高达 90%,其最大特点是常伴有性染色体丢失,也伴有其他核型异常,如 -9、-15、-18 等。t(8;21)染色体易位导致 AML1 基因重排,形成 AML1-MTG8 融合基因。染色体核型正常的 M_{2b} 与 t(8;21)易位的 M_{2b} 有相同的分子水平异常。

【诊断】 ①符合急性白血病诊断标准;②骨髓粒系明显增生,原粒细胞、早幼粒细胞明显增多,异常中性中幼粒细胞≥30%(NEC),其胞核常有核仁,有明显核质发育不平衡;③t(8;21)(q22;q22)或 AML1 基因重排为诊断本型的分子标志。

五、急性早幼粒细胞白血病(M_3型)

【概述】 急性早幼粒细胞白血病(acute promyelocytic leukemia,APL)是一种特殊类型的急性白血病,占急性白血病的 6%~9%,约占 AML 发病率的 10%,多见于青壮年。临床上除出现发热、感染、贫血和浸润等急性白血病的症状外,广泛而严重的出血是本病的重要特点。以皮肤黏膜最明显,其次为胃肠道、泌尿道、呼吸道及阴道出血,颅内出血最为严重,是致死的原因之一。出血除血小板减少和功能异常外,主要是本病易并发弥散性血管内凝血(DIC),也可并生原发性纤溶亢进。本病特异性基因标志是染色体 t(15;17)形成的 PML/RARa 融合基因。此类白血病细胞可被全反式维甲酸(all trans retinoic acid,ATRA)、三氧化二砷诱导分化成熟,缓解率高,预后较好。

【实验室检查】

1. 血象 白细胞正常或减少,也可明显增高,减少者可表现为全血细胞减少。分类以异常早幼粒细胞为主,可高达 90%,可见少数原粒细胞及其他阶段的粒细胞,Auer 小体易见。红细胞和血红蛋白轻度至中度减少,部分重度减少。血小板中度至重度减少,多数为(10~30)×10^9/L。

2. 骨髓象 多数骨髓增生明显活跃或极度活跃,个别增生减低。分类以颗粒增多的早幼粒细胞为主,占 30%~90% (NEC),可见一定数量的原粒细胞及中幼粒细胞。颗粒增多的早幼粒细胞形态异常,大小不一,直径为 15~30 μm;胞核略小,常偏于一侧,核形不规则,易见肾形、扭曲、折叠或分叶;核染色质疏松,有明显的核仁 1~3 个,有的被颗粒遮盖而不清楚;胞质丰富,染蓝色或灰色,含大量大小不等的嗜苯胺蓝颗粒,呈紫红色而密集,多分布于胞质的一端、核周围或遮盖胞核。有的胞质分内、外两层,内胞质充满颗粒,而边缘部位的蓝色外胞质层中颗粒稀少或无颗粒,具伪足状突出(图 11-5)。有的胞质含短而粗的 Auer 小体,几条至几十条不等,呈束状交叉

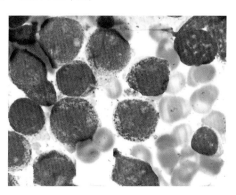

图 11-5 M_3 型急性粒细胞白血病骨髓象

排列,酷似柴捆样,故有人称为"柴捆细胞"(faggot cell)。各阶段幼红细胞和巨核细胞明显减少。M_3 又分为以下三个亚型。

(1)粗颗粒型(M_{3a}):胞质嗜苯胺蓝颗粒粗大、深染、密集或融合,或含较多的 Auer 小体,有时呈"柴捆"状,胞核常被颗粒遮盖而轮廓不清。

(2)细颗粒型(M_{3b}):胞质中的嗜苯胺蓝颗粒细小、淡染而密集。

(3)变异型(M_{3v}):胞质蓝染,颗粒稀少,胞核扭曲、折叠或分叶明显,易误认为单核细胞。

3. 细胞化学染色 POX、SBB 染色呈强阳性,AS-D-NCE 和 ACP 染色呈阳性或强阳性反应,α-NAE 呈阴性或阳性,不被氟化钠抑制,依此可与急单鉴别。NAP 积分明显降低。

4. 免疫学检验 典型的免疫表型呈 cMPO、CD13、CD33 阳性,CD34 及 HLA-DR 阴性,故以髓系标志为主,而 HLA-DR 阴性者 M_3 型的可能性更大。CD34 阳性的 APL 恶性细胞的颗粒小而少,且易出现白细胞增高,预后较差。

5. 遗传学和分子生物学检验 70%~90% 的 APL 具有特异性染色体易位 t(15;17),并产生 PML-

RARa 和 RARa-PML 融合基因,这是 APL 特有的遗传学标志。融合基因有三种异构体:L 型(长型)、S 型(短型)及变异型。M_{3a} 型以 L 型为主,M_{3b} 型以 S 型多见,S 型比 L 型预后差。PML-RARa 产物可使早幼粒细胞分化成熟障碍。应用 ATRA 诱导分化治疗能使 85% 左右的 APL 获得缓解,预后较好。极少数无此融合基因者,维甲酸治疗无效。

APL 变异易位发生频率约为 6%。变异易位分为三类:简单型(15 号或 17 号染色体与另一号染色体易位)、复杂型(至少累及 3 条或 3 条以上染色体,包括 15 号和 17 号染色体)和隐匿型(染色体检查未发现 15 号和 17 号染色体易位,但分子水平可见 RARa 和(或)PML 重排及融合基因)。简单变异易位多累及 17 号染色体,包括三种易位:①t(11;17)(q23;q21),导致 17 号染色体上的 RARa 基因与 11 号染色体上的早幼粒细胞白血病锌指(PLZF)基因形成 PLZF-RARa 融合基因;此型白血病细胞胞质颗粒稀少,对 ATRA 治疗无效,预后差;② t(11;17)(q13;q21),累及 11q 13 核基质有丝分裂器(NuMA)基因,形成 NuMA-RARa 融合基因,对 ATRA 敏感;③ t(5;17)易位,导致核磷蛋白(NPM)基因与 RARa 基因重组,形成 NPM-RARa 融合基因,也出现不典型的细胞形态特征,但对 ATRA 治疗敏感。

【诊断】 骨髓中以颗粒增多的异常早幼粒细胞增生为主,≥30%(NEC)。该类细胞核大小不一,胞质易见,分内、外两层,内胞质中有大小不等的颗粒,可见束状的 Auer 小体,依颗粒粗细分为粗颗粒型和细颗粒型。POX 染色呈强阳性,免疫标记具有髓系特征而 HLA-DR 呈阴性,特异性遗传学标志为染色体 t(15;17)形成 PML-RARa 融合基因。

多数 M_3 异常早幼粒细胞形态典型,骨髓细胞检查一般可以确诊。但在 M_{3b} 中,胞质中的非特异性颗粒细小,M_{3v} 中颗粒很少,且细胞核常呈显著异形,易误诊为 M_5、M_4 或 M_2,借助于细胞化学染色、染色体和基因检查可予以鉴别。

急性早幼粒细胞白血病(AML-M_3)骨髓象检查

【患者资料】 患者,男,25 岁,因间断鼻衄 2 天就诊。体格检查:体温 37.5 ℃,中度贫血貌,皮肤黏膜可见散在的淤点、淤斑,浅表淋巴结无肿大,胸骨压痛(+),肝、脾未触及。实验室检查:WBC $2.0×10^9$/L,Hb 50 g/L,MCV 84 fL,MCH 30.5 pg,MCHC 287 g/L,PLT $21×10^9$/L。

细胞化学染色:①POX 染色:阳性率 100%,其中(+++)35%,(++++)65%。②α-NAE 染色:阳性率 95%,多呈(++),加氟化钠抑制 10%。③NAS-DCE 染色:阳性率 100%,多为(+++)。④PAS 染色:阳性率 100%,呈弥散阳性。

【目的】
(1) 掌握典型异常早幼粒细胞、柴捆细胞的形态特点。
(2) 复习早幼粒细胞组化染色特点。
(3) 掌握典型的急性早幼粒细胞白血病血片和骨髓片的基本特点。
(4) 正确书写 AML-M_3 骨髓检查报告单。

【标本】 急性早幼粒细胞白血病(包括 M_{3a}、M_{3b})的血片及骨髓片。

【观察内容】
(1) 血片。
(2) 骨髓片。

【质量保证】
(1) 由于异常早幼粒细胞颗粒密集、颜色与胞核相似,所以要仔细辨认,要注意区分核形、颗粒成分,注意观察 Auer 小体,是否有柴捆细胞。
(2) 涂片厚的部位早幼粒细胞体小、细胞结构不清,胞核和胞质无法辨认,易误认为淋巴细胞。
(3) M_{3v} 易误诊为急性单核细胞白血病,可通过 POX、α-NAE 等染色鉴别。

六、急性粒-单核细胞白血病(M₄型)

【概述】 急性粒-单核细胞白血病(acute myelomonocytic leukemia,AMML)简称急粒-单,是粒系和单核系同时恶性增生的一种急性白血病。临床上兼有急粒和急单白血病的特征,约占 AML 发病率的 15%。

【实验室检查】

1. 血象 白细胞增高、正常或减少,可见粒系和单核系早期细胞,早幼粒细胞以下各阶段细胞和成熟单核细胞易见。血红蛋白和红细胞呈中度至重度减少。血小板重度减少。

2. 骨髓象 骨髓增生极度活跃或明显活跃。粒系、单核系两系同时增生,红系和巨核系均受抑制。约 60% 的 M_4 型可见 Auer 小体,浆细胞常增多。根据增生细胞形态特点及数量,M_4 又分为四个亚型:M_{4a}、M_{4b}、M_{4c} 和 M_{4EO}。

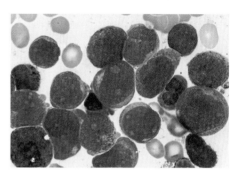

M_4 的白血病细胞可见两种类型:①异质性白血病细胞增生型:白血病细胞有两类,分别具有粒系、单核系形态学特征(图 11-6)。②同质性白血病细胞增生型:白血病细胞为一类细胞,同时具有粒系及单核系特征,核圆,易见凹陷、扭曲、折叠及分叶,核染色质呈细网状,核仁较明显,胞质丰富,呈浅蓝色或蓝灰色,有的可见大小不一的嗜苯胺蓝颗粒,部分有特异性中性颗粒,成熟粒单细胞在形态上类似正常成熟单核细胞,但胞质内可见中性颗粒。

图 11-6 M_4 型急性粒-单核细胞白血病骨髓象

M_{4EO} 亚型可见异常嗜酸性粒细胞:早、中幼嗜酸性粒细胞颗粒粗大而不成熟,呈紫红色且密集,成熟嗜酸性粒细胞核多为圆形和单核样,不分叶。

3. 细胞化学染色

(1) POX、SBB 染色:原单核细胞和幼单核细胞呈阴性或弱阳性反应,幼粒细胞呈阳性或强阳性反应,据此可与 M_2、M_3、M_5 等鉴别。

(2) 非特异性酯酶染色:原始细胞和幼稚细胞 α-醋酸萘酚酯酶染色呈阳性反应,其中原粒细胞不被 NaF 抑制,而原单核细胞可被 NaF 抑制。

(3) 酯酶双重染色:分别呈醋酸萘酚酯酶阳性细胞、氯醋酸酯酶阳性细胞或双酯酶阳性细胞。

4. 免疫学检验 白血病细胞主要表达粒系、单核系抗原 cMPO、CD13、CD14、CD15、CD33、CD64、CD117、HLA-DR。

5. 遗传学和分子生物学检验 11 号染色体长臂缺失或易位,尤以 t(9;11)(p21;q23) 为多见,形成 MLL-AF9 融合基因。+4 约见于不到 0.1% 的 AML,多见于 M_4 型,骨髓有病态造血和 MDS 病史,还可见 $5q^-/-5$、$7q^-/-7$、lnv(16) 或 $16q^-$、t(6;9) 等。

M_{4EO} 有较特异的 16 号染色体异常,主要表现为 inv(16)、del(16) 和 t(16;16) 三种类型,t(16;16) 可形成 CBFβ-MYHll 融合基因。M_4 伴 inv(16) 者 CR 率较高。

【诊断】 骨髓中原粒细胞、原单核细胞和幼单核细胞异常增生。M_{4a}:以原粒细胞和早幼粒细胞增生为主,原单核细胞、幼单核细胞和成熟单核细胞>20%(NEC)。M_{4b}:以原单核细胞、幼单核细胞及成熟单核细胞增生为主,原粒细胞和早幼粒细胞>20%(NEC)。M_{4c}:具有粒系、单系两系标记的原始细胞≥30%(NEC)。M_{4EO}:在以上三型的基础上,异常嗜酸性粒细胞>5%。染色体 del(16) 或 inv(16) 及 t(16;16) 导致的 CBFβ-MYHll 融合基因,为 M_{4EO} 的特异标志。

急性粒-单核细胞白血病(AML-M_4)骨髓象检查

【患者资料】 患者,男,22 岁,因发热、乏力 10 天就诊。体格检查:体温 38.5 ℃;中度贫血貌,腋下可触及数个绿豆大小淋巴结,胸骨压痛(+);牙龈肿胀,肝肋下 2 cm,脾肋下 1 cm。实验室检查:WBC $20.0×10^9$/L,Hb 61 g/L,MCV 82 fL,MCH 30.5 pg,MCHC 295 g/L,PLT $37×10^9$/L。

细胞化学染色:①POX 染色:阳性率 70%,其中(±)20%,(+)30%,(++)20%。②α-NAE 染色:阳性率 80%,呈(+)、(++)、(+++),划分为原单核细胞、幼单核细胞加氟化钠抑制 90%,划分为原粒细胞加氟化钠抑制 10%。③PAS 染色:阳性率 80%,呈弥散弱阳性或阳性。

【目的】

（1）掌握急性粒-单核细胞白血病血片和骨髓片的基本特点。

（2）掌握粒系及单核系细胞的形态特点、化学染色结果并区分两者。

（3）正确书写 AML-M₄骨髓检查报告单。

【标本】

急性粒-单核细胞白血病（包括 M₄ₐ、M₄ᵦ、M₄ c、M₄ₑₒ）血片及骨髓片。

【观察内容】

（1）血片。

（2）骨髓片。

【质量保证】

（1）同质性粒-单核细胞具有两类细胞的特征，从核型上易分类为单核细胞，从核染色质结构上易分类为粒细胞，故需要结合细胞化学染色综合分析。

（2）涂片厚的部位早幼粒细胞胞体小、细胞结构不清，胞核和胞质无法辨认，易误认为淋巴系细胞。

七、急性单核细胞白血病（M₅型）

【概述】 急性单核细胞白血病（acute monocytic leukemia，AMoL）简称急单，约占 AML 的 10％，多见于儿童和青年。临床上除具有急性白血病的一般症状外，白血病细胞浸润症状比较明显，主要表现为皮肤黏膜损害，如皮肤出现丘疹、结节、脓疱性或剥脱性皮炎，亦可见牙龈增生、肿胀、出血、溃疡、坏死等表现，鼻黏膜受浸润可引起鼻塞、嗅觉减退，甚至咽喉水肿。器官浸润表现为肝、脾、淋巴结肿大。较易发生 DIC。特异性染色体异常为 11 号染色体长臂 2 区 3 带缺失或易位，导致 MLL 基因重排。

【实验室检查】

1. 血象 多数白细胞偏低，分类出现原单核细胞和幼单核细胞，可达 30％～45％，血红蛋白和红细胞呈中度至重度减少。血小板重度减少。

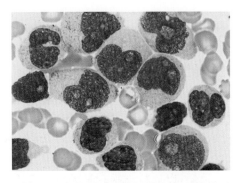

图 11-7 M₅型急性单核细胞白血病骨髓象

2. 骨髓象 骨髓增生极度活跃或明显活跃，以原单核细胞和幼单核细胞为主，≥30％（NEC）。白血病细胞形态特点如下。①原单核细胞及幼单核细胞体积较大，形态变化较多。②胞核较小，常偏位，呈笔架形、马蹄形、S 形、肾形或不规则形，常见扭曲、折叠。核染色质疏松、细致，排列似蜂窝状，着色较淡，核仁 1～4 个，大而清楚。③胞质量较多，可出现内、外双层胞质。内胞质呈灰蓝色并略带紫色，半透明，似有毛玻璃样感，颗粒细小，呈弥散分布；外胞质呈淡蓝色，常透明，无颗粒或颗粒甚少，有明显伪足突出，边缘清晰。胞质内常有空泡和被吞噬的细胞，有时可见 1～2 条细长的 Auer 小体（图 11-7）。

M₅分两个亚型：M₅ₐ以原单核细胞为主，≥80％（NEC），幼单核细胞较少；M₅ᵦ原单核细胞、幼单核细胞及成熟单核细胞均可见，原单核细胞<80％。

3. 细胞化学染色

（1）POX、SBB 染色：原单核细胞呈阴性或弱阳性，幼单核细胞多呈弱阳性。

（2）PAS 染色：约半数原单核细胞呈阴性，约半数呈细粒状或粉红色弱阳性反应，幼单核细胞多数呈阳性反应。

（3）酯酶染色：非特异性酯酶染色阳性，可被氟化钠抑制，其中 α-丁酸萘酚酯酶（α-NBE）染色的诊断价值较大。

4. 免疫学检验 白血病细胞表达 cMPO、CD13、CD14、CD15、CD33、CD34、CD64、CD117、HLA-DR。单核系特征免疫标记 CD14、CD64 表达较有意义。

5. 遗传学和分子生物学检验 染色体异常 t/del(11)(q23)，约见于 22％M₅型，其中 60％以上的为 M₅ₐ，其次为 M₅ᵦ和 M₄，以 t(9;11)易位致 MLL-AF9 融合基因及 t(11;19)易位致 MLL-ENL 融合基因多见。t(8;16)(p11;p13)形成 MOZ-CBP 融合基因常见于 M_{5b}。还有单染色体受累的 $9q^-/12q^-$ 及 $22p^+$ 等,可表现为 Ph 染色体。

6. 其他 血、尿溶菌酶水平中度增高。

【诊断】 骨髓中原单核细胞、幼单核细胞异常增生,≥30%。原单核细胞≥80%(NEC)可诊断为 M_{5a}。原单核细胞<80%,原单核细胞和幼单核细胞≥30%(NEC)可诊断为 M_{5b}。白血病细胞 α-NBE 阳性,可被氟化钠抑制,具有髓系特征。特异性染色体异常为 11 号染色体长臂 2 区 3 带缺失或易位,致 MLL 基因重排及 t(8;16)(p11;p13)形成 MOZ-CBP 融合基因。

急性单核细胞白血病(AML-M_5)骨髓象检查

【患者资料】 患者,男,35 岁,因发热、牙龈出血 5 天就诊。体格检查:体温 38.5 ℃;中度贫血貌,浅表淋巴结无肿大,胸骨压痛(+);牙龈肿胀、出血,肝肋下未及,脾肋下 2 cm。实验室检查:WBC 28.0×10^9/L,Hb 67 g/L,MCV 82 fL,MCH 30.5 pg,MCHC 297 g/L,PLT 31×10^9/L。

细胞化学染色:①POX 染色:阳性率 20%,其中(±)10%,(+)10%。②α-NAE 染色:阳性率 100%,呈(++)、(+++),加氟化钠抑制 90%。③NAS-DCE 染色:阴性。④PAS 染色:阳性率 80%,呈弥散阳性。

【目的】
(1)掌握急性单核细胞白血病血片和骨髓片的基本特点。
(2)复习原单核细胞、幼单核细胞组化染色特点。
(3)正确书写 AML-M_5 骨髓检查报告单。

【标本】 急性单核细胞白血病(包括 M_{5a}、M_{5b})血片和骨髓片。

【观察内容】
(1)血片。
(2)骨髓片。

【质量保证】
(1)观察急性单核细胞白血病骨髓片时,要注意各期单核细胞的划分,尤其是幼单核细胞与成熟单核细胞的区别。
(2)注意观察 Auer 小体在单核系和粒系中的区别。
(3)如果血片中出现胞体较大、胞核不规则的原始、幼稚,不要只考虑到单核系,也可能是异常早幼粒细胞或其他幼粒细胞等。如果其中颗粒较多、较粗,粒系可能性较大,如果颗粒细小(呈粉尘样)且少,单核系可能性较大,可通过 POX 帮助区别。

八、红白血病(M_6型)

【概述】 本病包括红血病(erythremia)和红白血病(erythroleukemia,EL)。红血病为红系的恶性增生,红白血病是红、白两系同时恶性增生性疾病。WHO 将 M_6 分为纯红系白血病和红系/粒单核系白血病两种亚型。典型的红白血病可依次经过以下三个连续阶段:①红血病期:红系异常增生,骨髓中以红细胞增生为主。②红白血病期:红系和白系同时异常增生。③白血病期:红白血病转变为急粒,极少数转变为急单或急粒-单。

本病可发生于任何年龄,但儿童罕见,约占 AML 的 5%。临床特征与其他急性白血病相似,发病急,病程短促,贫血为首发症状并进行性加重,出血较轻,多为鼻、牙龈出血,脾肿大较常见,肝及淋巴结肿大不明显,胸骨可有压痛,偶见皮肤浸润。

【实验室检查】

1. 血象

(1)红血病:贫血程度轻重不一,随疾病的进展而加重,可见各阶段幼红细胞,以原红细胞和早幼红细胞为主,幼红细胞形态异常并有巨幼样变。网织红细胞轻度增高,少数正常或偏低。白细胞多低于正常,血小板常减少。

(2)红白血病:贫血中度至重度。血片中可见嗜碱性点彩、靶形和异形以及各阶段幼红细胞,以中、晚幼红细胞为主,伴形态异常。白细胞多数减少,也有正常或升高者,可见原始细胞。血小板明显减少,可见畸形血小板。

2. 骨髓象

(1)红血病:此型很少见。骨髓增生极度活跃或明显活跃。以红系增生为主,骨髓红系前体细胞≥80%,以原红细胞及早幼红细胞多见,红系有明显不成熟和病态造血,形态异常并有巨幼样变。粒红比例倒置,原粒细胞基本缺如或极少。

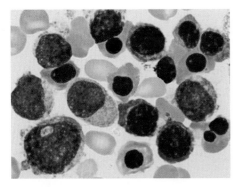

图11-8 M₆型急性红白血病骨髓象

(2)红白血病:骨髓增生极度活跃或明显活跃。红、白两系细胞同时恶性增生(图11-8)。多数以中、晚幼红细胞为主,少数以原红细胞和早幼红细胞居多,幼红细胞常伴有明显的形态异常,如巨幼样变、核分叶、多核、核碎裂、核质发育不平衡等。白细胞明显增生,原始细胞(多为原粒细胞,也可为原单核细胞和幼单核细胞)>30%(NEC),部分原白细胞和幼白细胞中可见 Auer 小体。粒系也有巨幼样变和形态异常改变。异型红细胞>10%,骨髓中红系细胞占 30%即有诊断意义。

3. 细胞化学染色 幼红细胞 PAS 常呈强阳性反应,多呈粗颗粒、块状、环状或弥漫状分布,积分明显增高;成熟中性粒细胞反应比正常人减低,淋巴细胞 PAS 反应增强。原粒细胞 POX、SBB 染色阳性,原单核细胞、幼单核细胞呈阴性或弱阳性反应。

4. 免疫学检验 主要是红系表达血型糖蛋白 A,髓系细胞表达 cMPO、CD13、CD33、CD34 等。

5. 遗传学检验 染色体可有 5q-/-5、7q-/-7、-3、dup(1)、+8 异常。

【诊断】 骨髓增生明显活跃或极度活跃,其中红系≥50%,常伴有形态异常,红系 PAS 阳性;原粒细胞(或原单核细胞和幼单核细胞)≥30%(NEC),或血片中原粒细胞(或原单核细胞)>5%,骨髓中原粒细胞(或原单核细胞、幼单核细胞)≥20%(NEC);红系占 30%~50%,且异常幼红细胞(巨幼样变、双核、多核、核碎裂)>10%也可诊断;血型糖蛋白 A 表达有助于诊断。如骨髓红系前体细胞≥80%,以原红细胞及早幼红细胞多见,红系细胞形态异常伴有巨幼样变,原粒细胞缺如或极少,可诊断为红血病。

【鉴别诊断】 本病需与骨髓增生异常综合征、巨幼细胞贫血鉴别,见表 11-12。

表 11-12 红白血病与骨髓增生异常综合征、巨幼细胞贫血的鉴别

鉴别要点	红白血病	骨髓增生异常综合征	巨幼细胞贫血
红系巨幼样变	较明显	较明显	明显
红系多核、核畸形等改变	较易见	较易见	少见
有核红细胞 PAS 反应	多强阳性	阳性	阴性
原粒细胞(或原单核细胞、幼单核细胞)	≥30%(NEC)	可增多	正常
巨核细胞减少或病态造血	明显	较易见	不明显

九、急性巨核细胞白血病(M₇型)

【概述】 急性巨核细胞白血病(acute megakaryocytic leukemia,AMKL)是巨核系细胞恶性增生所致,临床上少见,中年以上男性发病者居多。临床特征与其他急性白血病相似,常以贫血和发热起病,肝、脾及淋巴结不肿大,少数肿大者较轻微。

【实验室检查】

1. 血象 常见全血细胞减少,多数白细胞减少,少数正常或增高。红细胞和血红蛋白减少,为正细胞正色素性贫血。血小板减少,少数正常。血片中可见类似淋巴细胞的小巨核细胞,易见畸形和巨型血小板,亦可见有核红细胞。

2. 骨髓象 骨髓增生明显活跃或活跃。粒系、红系均减低,巨核系异常增生,以原巨核细胞及幼巨核

细胞为主(图 11-9),其中原巨核细胞>30%,可见巨型原巨核
细胞及小巨核细胞。小巨核细胞体积小,多数直径约为10 μm,
少数达 20 μm,胞体呈圆形,边缘不整齐,呈云雾状或毛刺状,
胞质蓝色不透明,可有伪足样突起,核染色质较粗,可见核仁。
幼巨核细胞也增多,体积较原巨核细胞略大,胞质易脱落成大
小不一的碎片。巨核细胞分裂象多见,成熟巨核细胞少见。根
据巨核细胞的分化程度 AMKL 分两个亚型:①未成熟型,以原
巨核细胞为主;②成熟型,原巨核细胞至成熟巨核细胞同时存
在。血小板易见,成堆或分散于涂片上,畸形明显,颗粒较多。
骨髓穿刺常为"干抽",骨髓活检可明确诊断,原巨核细胞和网
状纤维均增加。

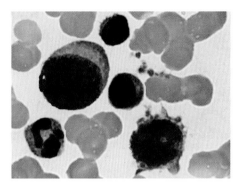

图 11-9   M$_7$型急性巨核细胞白血病骨髓象

3. 细胞化学染色   5′-核苷酸酶、ACP 和 PAS 为阳性,后者呈大小、粗细不等的阳性颗粒。酯酶染色
α-NAE 阳性,不被 NaF 抑制。POX、SBB 染色阴性。

4. 免疫学检查   原始细胞特异表达 CD41(血小板糖蛋白Ⅱb/Ⅲa)、CD61(Ⅲa),较成熟者表达 CD42
(Ⅰb)。CD13 或 CD33 可阳性,但 cMPO、CD34、CD45、HLA-DR 阴性。

5. 细胞超微结构检查   原巨核细胞胞质特异性表达血小板髓过氧化物酶(PPO)。

6. 遗传学检验   染色体有 inv(3)或 del(3)、t(1;22)(p13;q13)、i(21p)异常。

【诊断】   外周血可见原巨核细胞(小巨核细胞),骨髓中原巨核细胞≥30%(NEC)。原巨核细胞可通
过电镜 PPO 检查、单克隆抗体(CD41、CD61、CD42)检查或细胞化学染色 5′-核苷酸酶和 ACP 阳性等证
实。骨髓中常有纤维组织增生,穿刺往往为干抽。骨髓活检发现原巨核细胞增多,网状纤维增加。

十、慢性粒细胞性白血病

【概述】   慢性粒细胞性白血病(chronic myelogenous leukemia,CML)简称慢粒,是一种起源于造血
干细胞的克隆性增殖性疾病,主要累及粒系,表现为持续性外周血白细胞增高,分类时出现不同阶段的粒
细胞,以中幼粒细胞以下阶段细胞为主,90%以上的患者有 Ph 染色体及分子标志 bcr/abl 融合基因。本
病在亚洲发病率最高,占成人白血病的 40%、慢性白血病的 95%以上。在国内的发病率仅次于急粒和急
淋,位居第三位。各年龄均可发病,但以 20~50 岁多见,诊断的中位年龄为 45~50 岁。

本病的自然病程是由慢性期转为加速期,最后发展为急变期。约 70%的患者发病后 1~4 年转为加
速期或急变期,一旦急变,往往在 3~5 个月内死亡,中位生存期为 3~4 年。多数起病缓慢,常于体检时发
现血象异常或脾肿大而确诊。患者早期无明显症状,逐渐出现乏力、盗汗、低热、食欲减退及消瘦等症状,
最突出的体征是脾肿大,可达脐下,质地较硬,无压痛,胸骨压痛比较常见,疾病后期可出现贫血、皮肤淤
点、淤斑、鼻衄、月经过多等出血症状。

【实验室检查】

1. 血象

(1)白细胞:白细胞显著增高,一般为 50×10⁹/L,之后逐渐增高达(100~300)×10⁹/L,最高可达
1000×10⁹/L。分类可见各阶段粒细胞,以中性中幼粒细胞和晚幼粒细胞增高为主,杆状核与分叶核粒细
胞也增多。原粒细胞(Ⅰ型+Ⅱ型)<10%,嗜酸性粒细胞和嗜碱性粒细胞增多,单核细胞也可增多,嗜碱
性粒细胞高达 10%~20%是慢粒的特征之一(图 11-10)。加速期:原粒细胞增多,≥10%,嗜碱性粒细胞
≥20%。急变期:原粒细胞≥20%。

(2)红细胞与血红蛋白:早期正常或增高,随病情进展逐渐降低而出现贫血,多为正细胞正色素性贫
血,血片中可见有核红细胞、嗜多染性红细胞、点彩红细胞,急变期重度减低。

(3)血小板:30%~50%的初诊病例血小板明显增高,有时可高达 1000×10⁹/L。加速期和急变期血
小板呈进行性减少,可发生形态异常,如巨大血小板、畸形血小板。

2. 骨髓象

(1)慢性期:骨髓增生明显活跃或极度活跃,粒红比例显著增高,达(10~50):1,粒系明显增高,以中

性中幼粒细胞、晚幼粒细胞和杆状核粒细胞为主，原粒细胞和早幼粒细胞易见，原粒细胞≤10％，原粒细胞和早幼粒细胞≤15％。粒细胞常伴有形态异常，如胞体大小不一、核质发育不平衡、核染色质疏松、胞质内有空泡、晚期可见异常分裂象及 Pelger-Huët 畸形等，嗜酸性粒细胞和嗜碱性粒细胞明显增多（图 11-11）。红系早期增生，晚期受抑制。巨核系增高或正常，晚期减少，可见小巨核细胞。部分患者骨髓中可出现戈谢细胞和海蓝组织细胞样的吞噬细胞。

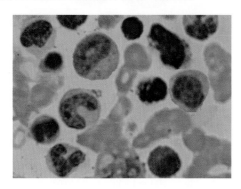

图 11-10　CML 的慢性期血象

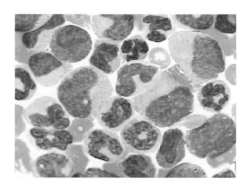

图 11-11　CML 的慢性期骨髓象

（2）加速期和急变期：原始细胞逐渐增多。因慢粒是多能干细胞病变，可向各种类型白血病转变，以急粒变最多见，占 50％～60％，其次为急淋变，占 20％～30％，还可转变为单核系、红系、巨核系、早幼粒细胞、嗜酸性粒细胞和嗜碱性粒细胞白血病等。

3. 细胞化学染色　NAP 积分和阳性率均明显减低，合并感染或发生急变、妊娠可升高。治疗完全缓解，NAP 活性恢复正常者预后较好。

4. 染色体及分子生物学检验　90％以上的患者 Ph 染色体阳性，为 t(9;22)(q34;q11)，即 9 号染色体长臂 3 区 4 带的癌基因 abl 易位到 22 号染色体长臂 1 区 1 带的断裂点簇集区 bcr，形成 bcr/abl 融合基因。Ph 染色体与 bcr/abl 融合基因是 CML 的特征性标志。加速期和急变期患者，大部分可发生 Ph 染色体以外的其他染色体异常，伴随核型改变，如 2Ph、+8、+19、+21、i(17q) 等，且早于临床和血液学改变之前。

5. 免疫学检验　慢性期主要表达比较成熟的粒细胞抗原，CD13、CD33、CD15 阳性，也可出现 CD14、CD42、CD34、CD16 及 HLA-DR 表达阳性。急变后的免疫表达复杂，随原始细胞种类不同而表达相应的分化抗原。

6. 其他检验　血清维生素 B_{12} 及转运蛋白浓度显著增高是本病特点之一，且与白细胞增高程度呈正比；血清钾、乳酸脱氢酶、溶菌酶、血和尿中尿酸含量增高，系由白细胞破坏所致。

【诊断与鉴别诊断】

1. 诊断　根据脾肿大、典型血象和骨髓象改变、NAP 积分减低，Ph 染色体阳性或检测到 bcr/abl 融合基因即可诊断。CML 的临床分期及各期诊断标准见表 11-13。

表 11-13　CML 的临床分期及各期诊断标准

分　　期	诊 断 标 准
慢性期	符合其中 4 项者诊断成立： （1）贫血或脾肿大； （2）外周血白细胞增高，≥30×10⁹/L，主要为中性中幼粒细胞、晚幼粒细胞和杆状核粒细胞，原粒细胞（Ⅰ型＋Ⅱ型）<10％，嗜酸性粒细胞、嗜碱性粒细胞增多，可见少量有核红细胞； （3）骨髓增生明显活跃或极度活跃，以粒系增生为主，中幼粒细胞、晚幼粒细胞、杆状核粒细胞增多，原粒细胞（Ⅰ型＋Ⅱ型）≤10％； （4）NAP 积分极度降低或消失； （5）Ph 染色体阳性或检测到 bcr/abl 融合基因； （6）CFU-GM 集落或集簇较正常明显增加

续表

分 期	诊 断 标 准
加速期	具有下列之两者可考虑本期： （1）不明原因的发热、贫血、出血加重和（或）骨骼疼痛； （2）脾脏进行性肿大和白细胞增多，治疗无效； （3）非药物引起的血小板减少或增高； （4）原粒细胞（Ⅰ型＋Ⅱ型）在血和（或）骨髓中占 10%～19%； （5）外周血嗜碱性粒细胞≥20%； （6）骨髓中有显著的胶原纤维增生； （7）出现 Ph 以外的其他染色体异常； （8）对传统的抗慢粒药物治疗无效； （9）CFU-GM 增生和分化缺陷，集簇增多，集簇与集落比值增高
急变期	具有下列之一者可诊断本期： （1）原粒细胞（Ⅰ型＋Ⅱ型）或原淋巴细胞＋幼淋巴细胞或原单核细胞＋幼单核细胞在血或骨髓中不低于 20%； （2）外周血原粒细胞＋早幼粒细胞≥30%； （3）骨髓中原粒细胞＋早幼粒细胞≥50%； （4）有髓外原始细胞浸润

此期症状、体征比加速期更恶化，CFU-GM 培养呈小簇生长或不生长

2．鉴别诊断 本病主要与类白血病反应和原发性骨髓纤维化（因部分病例在疾病后期出现局灶性骨髓纤维化）进行鉴别。

（1）类白血病反应：中性粒细胞型类白血病反应的血象中可出现杆状核粒细胞、晚幼粒细胞及中幼粒细胞增多，但常伴随中毒颗粒、空泡等中毒性改变，红细胞和血小板无明显变化。本型类白血病反应常有明确的病因，骨髓改变不明显，可伴核左移和中毒性改变，NAP 积分增高，无 Ph 染色体或 bcr/abl 融合基因，原发病去除即可恢复。

（2）原发性骨髓纤维化：血片中可见幼红细胞、幼粒细胞，成熟红细胞呈泪滴形。骨髓穿刺常为干抽，NAP 积分正常或增高，也可减少。骨髓活检发现骨髓被纤维组织取代，Ph 染色体或 bcr/abl 融合基因为阴性。

慢性粒细胞白血病(CML)骨髓象检查

【患者资料】 患者，男，35 岁，因显著脾肿大和发热就诊。体格检查：非贫血貌，浅表淋巴结无肿大，胸骨压痛（＋），肝未触及，脾肋下约 3 cm，质硬、无压痛。实验室检查：WBC $50×10^9$/L，RBC $3.5×10^{12}$/L，Hb 105 g/L，PLT $310×10^9$/L。分类：中性粒细胞 0.18，嗜酸性粒细胞 0.08，嗜碱性粒细胞 0.10，淋巴细胞 0.08，单核细胞 0.02，中性杆状核粒细胞 0.08，中性晚幼粒细胞 0.30，中性中幼粒细胞 0.16。细胞化学染色：NAP 染色阳性率及积分明显降低。

【目的】
（1）掌握慢性粒细胞白血病的血象、骨髓象特点。
（2）熟悉 CML 各种血细胞形态特点。
（3）熟悉 CML 不同分期的区别要点。

【标本】 制备良好的 CML 血片和骨髓片。

【观察内容】
（1）血片。
（2）骨髓片。

【质量保证】

(1) CML(慢性期)主要表现为粒系数量和质量异常,应注意观察其形态和数量变化,填写骨髓报告单时应首位并详细描述粒系病变细胞的比例及形态特征。

(2) CML 与类白血病反应(粒细胞型)血片相似,部分可转化为骨髓纤维化,故应注意结合骨髓片细胞形态、骨髓象及骨髓活检进行鉴别,见表 11-14。

表 11-14　CML 与骨髓纤维化、类白血病反应的形态学鉴别

检 验 特 点	CML	骨髓纤维化	类白血病反应
WBC 数量	显著增高	正常或中度增高	轻度或中度增高
细胞形态	嗜酸性粒细胞、嗜碱性粒细胞、中性中幼性粒细胞、晚幼粒细胞、杆状核粒细胞均增高伴形态异常	泪滴形红细胞多见,有幼红细胞、幼粒细胞	中幼粒细胞、晚幼粒细胞、杆状核粒细胞增多伴中毒性改变
骨髓象	增生极度活跃,粒系增生显著,以中幼粒细胞、晚幼粒细胞、杆状核粒细胞为主,嗜酸性粒细胞、嗜碱性粒细胞增多,红系、巨核系受抑	骨髓穿刺常为"干抽",早期骨髓增生活跃,晚期增生减低,见大量网状纤维细胞	增生活跃,改变不大。粒系可有核左移伴中毒性改变,红系、巨核系正常
骨髓活检	粒系增生与脂肪组织取代一致	大量纤维组织增生	无异常细胞和组织浸润

(侯振江　李红岩)

能力检测

1. 什么是白血病?

2. 如何进行白血病的 FAB 分型?

3. 急性白血病形态学特点是什么?

4. 急性白血病 MICM 分型的概念是什么? 其在白血病诊断和鉴别诊断中的价值如何?

5. 慢性淋巴细胞白血病的临床发病特点是什么?

6. 急性髓细胞白血病的特异性细胞遗传学和基因标志有哪些?

7. 慢性粒细胞性白血病的临床分期及各期诊断标准是什么?

第十二章　少见类型白血病

第一节　少见类型粒细胞白血病

一、嗜酸性粒细胞白血病

【概述】　嗜酸性粒细胞白血病(eosinophilic leukemia)是一种罕见的白血病,以嗜酸性粒细胞恶性克隆性增生为特征,病程的长短和进展与嗜酸性粒细胞的成熟程度有关。临床上分为急性、慢性两型,好发年龄以中、青年居多。急性型较其他急性白血病感染、出血较少,主要是嗜酸性粒细胞浸润各脏器所致的功能障碍,除肝、脾、淋巴结受累外,还表现为心、肺、中枢神经系统及皮肤损害,临床表现为进行性心力衰竭、咳嗽、呼吸困难、神经系统障碍、视力减退、共济失调、偏瘫、皮肤红斑、丘疹及小结节。慢性型起病缓慢,症状与慢性白血病相似,常有乏力、贫血,肝、脾、淋巴结肿大,但出血及感染少见。

【实验室检查】

1. 血象　白细胞明显增高,常大于 $50 \times 10^9/L$,嗜酸性粒细胞高达 $20\% \sim 90\%$,绝对值大于 $1.5 \times 10^9/L$,分类中以嗜酸性中幼粒细胞及晚幼粒细胞增多为主,原粒细胞及早幼粒细胞少见,可有形态异常,如细胞大小不等、双核、颗粒粗大、夹杂有很多嗜碱性颗粒、胞质内常有空泡形成。常有贫血及血小板减少。

2. 骨髓象　骨髓增生极度活跃或明显活跃。以粒系增生为主,原粒细胞常大于 5%,各阶段嗜酸性粒细胞明显增多,可有白血病裂孔现象、核左移及形态异常,见图 12-1。红系和巨核系细胞增生受抑。根据细胞形态嗜酸性粒细胞白血病可分为三型。①原始细胞型:血及骨髓中原粒细胞及嗜酸性粒细胞增多。②幼稚细胞型:除骨髓中幼稚嗜酸性粒细胞增多外,外周血此类细胞明显增多,该类型进展缓慢。③成熟细胞型:以成熟嗜酸性粒细胞增多为主,包括嗜酸性中、晚幼粒细胞增多,其形态异常,颗粒粗大而少,分布不均,可有嗜碱性颗粒,胞质中可见空泡,核分叶多,应与良性嗜酸性粒细胞鉴别,见表12-1。

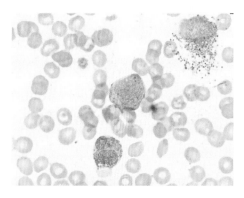

图 12-1　嗜酸性粒细胞白血病骨髓象

表 12-1　良性与恶性嗜酸性粒细胞的鉴别

项　目	良性嗜酸性粒细胞	恶性嗜酸性粒细胞
细胞大小不均	−	+
核分叶过多	+	++
核分叶过少	−	++
蓝色胞质	+	++
胞质内空泡	+	+

续表

项　　目	良性嗜酸性粒细胞	恶性嗜酸性粒细胞
大嗜酸性颗粒	－	＋＋
颗粒分布不均	＋	＋＋
混有嗜碱性颗粒	－	＋

3. 细胞化学染色　氰化物抗过氧化物酶染色阳性,为嗜酸性粒细胞白血病特征性改变。

4. 遗传学和分子生物学检验　染色体异常中以＋8、＋10 和＋15 多见,t(5;12)(q33;q13)亦常见。这些染色体异常不出现在良性嗜酸性粒细胞增多症中。

【诊断与鉴别诊断】

1. 诊断　嗜酸性粒细胞白血病的诊断要慎重,必须排除其他原因引起的嗜酸性粒细胞增多的疾病。其诊断标准为:①有白血病的临床表现,嗜酸性粒细胞的脏器浸润;②血象中嗜酸性粒细胞明显增多,并伴有幼稚嗜酸性粒细胞;③骨髓中嗜酸性粒细胞增多,形态异常,核左移,可见各阶段幼稚嗜酸性粒细胞,甚至出现早幼粒细胞含有粗大的嗜酸性颗粒,原粒细胞大于 5％;④排除其他原因所致嗜酸性粒细胞增多的疾病,如寄生虫病、过敏性疾病、结缔组织病、高嗜酸性粒细胞综合征、慢性粒细胞白血病等。

2. 鉴别诊断　本病需要与其他原因所致的嗜酸性粒细胞增多相鉴别。

(1) 其他原因所致的良性嗜酸性粒细胞增多:有明确原发病,红细胞和血小板无改变,无染色体异常。

(2) 恶性嗜酸性粒细胞增多(CML、AML-M$_{4EO}$):除嗜酸性粒细胞增多外,常伴有粒系细胞异常,红系和巨核系细胞受抑,且有特异性染色体异常。

二、嗜碱性粒细胞白血病

【概述】　嗜碱性粒细胞白血病(basophilic leukemia)是一种以嗜碱性粒细胞异常增殖为表现的罕见类型白血病。临床上分为两型:①急性型:起病急,症状严重,进行性贫血,出血和发热常见,肝、脾和淋巴结肿大不明显,病程短,常伴有高组胺血症,对化疗不敏感,预后较差,常死于颅内出血。②慢性型:肝、脾肿大显著,且常有巨脾,有 Ph 染色体,早期血象、骨髓象与慢性粒细胞白血病相似,晚期酷似慢粒急变,故有人认为本病是 CML 终末期的一种类型。

【实验室检查】

1. 血象　①急性型:白细胞正常、增高或降低,嗜碱性粒细胞明显增高,可伴有一定数量的幼稚嗜碱性粒细胞,有时可见幼红细胞。②慢性型:白细胞明显增高,异常嗜碱性粒细胞显著增多,可见幼稚嗜碱性粒细胞,胞体较大,嗜碱性颗粒明显。

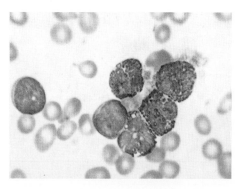

图 12-2　嗜碱性粒细胞白血病骨髓象

2. 骨髓象　①急性型:骨髓增生极度活跃或明显活跃,原粒细胞大于 5％,嗜碱性粒细胞高达 80％,以原粒细胞及嗜碱性早幼粒细胞为主,具有早幼粒细胞的形态特征,胞质内含有几个粗大的嗜碱性颗粒,胞核可有畸形,偶见 Auer 小体,红系、巨核系增生受抑。②慢性型:嗜碱性粒细胞增高,可出现嗜碱性中、晚幼粒细胞,原粒细胞及早幼粒细胞也增多,见图 12-2。

3. 细胞化学染色　甲苯胺蓝染色及闪光蓝染色呈强阳性反应,有一定特异性。

4. 超微结构　透射电镜可见嗜碱性溶酶体颗粒,早幼粒以后此颗粒明显增多。

5. 免疫学检验　原始细胞表达髓系抗原,如 CD11b、CD13、CD33、CD34、HLA-DR、CD9,部分患者 TdT 阳性,但淋巴系特异性抗原阴性。

6. 遗传学和分子生物学检验　未发现特异性染色体异常,以＋8 和－7 为常见,部分可见 Ph 染色体。

【诊断与鉴别诊断】

1. 诊断　诊断本病应慎重,难以确诊的病例,可进行超微结构分析。诊断标准:①有白血病的临床表现和嗜碱性粒细胞的脏器浸润;②血象中嗜碱性粒细胞明显增多;③骨髓中原粒细胞大于5%,嗜碱性粒细胞明显增多,嗜碱性中幼、晚幼粒细胞亦增多,有核左移现象,胞质中有粗大嗜碱性颗粒;④排除其他原因所致的嗜碱性粒细胞增多,如 CML、重金属中毒、恶性肿瘤、霍奇金病等。

2. 鉴别诊断 本病应与 CML 及其他原因所致的嗜碱性粒细胞增多进行鉴别,外周血和骨髓中嗜碱性粒细胞增高程度较嗜碱性粒细胞白血病轻(<30%)。

第二节 少见类型淋巴细胞白血病

一、幼淋巴细胞白血病

【概述】 幼淋巴细胞白血病(prolymphocytic leukemia,PLL)是一种特殊类型的淋巴细胞白血病,是少见的慢淋变异型,主要表现为幼淋巴细胞异常增生。本病常发生于老年人,以50岁以上的男性居多,男女之比约为4∶1。其病程较慢淋短,起病缓慢,无明显的自觉症状,部分可因消瘦、盗汗、乏力及上腹部不适而就诊。淋巴结一般不肿大,但脾肿大较为突出,常为巨脾。根据细胞免疫表型分型,大多数为 B 细胞型(B-PLL),少数为 T 细胞型(T-PLL)。

【实验室检查】

1. 血象 轻度或中度贫血。白细胞显著增高,多数大于$100\times10^9/L$,血小板不同程度减少。以幼淋巴细胞为主(多少不一,2/3患者幼淋占60%),其形态特点为:细胞体积较淋巴细胞略大,胞质丰富,浅蓝色,无颗粒;胞核呈圆形或卵圆形,可有切迹或呈锯齿状、不规则;核染色质为粒状或块状,核膜周缘染色质相对增多;核仁大、显著、多为单个,是幼淋巴细胞的突出特征。

2. 骨髓象 骨髓增生明显活跃,以淋巴细胞增生为主,有核仁的幼淋巴细胞占17%～80%,其他系细胞增生受抑,见图12-3。

3. 细胞化学染色 80% PAS 染色阳性,阳性颗粒大小不等,弥散分布于胞质中。ACP 染色阳性,酸性磷酸酶耐酒石酸试验(TRAP)阴性。

4. 免疫学检验 单抗 FMC7 几乎100%为强阳性,CD79b 为强阳性,CD19、CD20、CD22 阳性率达90%以上,CD103、CD11c、CD5、CD10 为阴性。T-PLL 常 CD2 为阳性,CD3、CD5 为阳性或阴性,CD19 为阴性。B-PLL 常表达高水平的 SmIgM,少数同时表达 SmIgD。

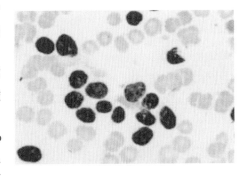

图 12-3 幼淋巴细胞白血病骨髓象

5. 遗传学检验 B-PLL 常见有 t(11;14)(q13;q32),t(6;12)(q15;p13),del(3)(p13),del(12)(p12-13)异常;T-PLL 主要有 inv(14)(q11;q32)和 t(14;14)(q11;q32)。

【诊断与鉴别诊断】

1. 诊断 起病缓慢,脾、肝肿大,而淋巴结不肿大;外周血白细胞增高,并可见大量幼淋巴细胞;骨髓增生明显活跃,以幼淋巴细胞为主;结合免疫学和遗传学检验可诊断和分型。

2. 鉴别诊断 本病需与 CLL、HCL 鉴别。

二、成人 T 细胞白血病

【概述】 成人 T 细胞白血病(adult T-cell leukemia,ATL)是一种少见的特殊类型 T 细胞受累的淋巴细胞白血病。Ⅰ型人类 T 细胞白血病病毒(human T cell leukemia virus typeⅠ,HTLV-1)与本病的发生、发展密切相关。本病有明显的区域性,日本西南部、加勒比海地区和非洲中部三大地区流行,1985年国内首次报道福建沿海地区流行。本病好发于成年,以中、老年为主,男性多于女性。

临床上 ATL 可分急性型(最多见,即典型 ATL)、慢性型、冒烟型及淋巴瘤型,典型病例呈急性或亚急性过程,临床特征为全身淋巴结及肝、脾肿大,皮肤受损,肺部浸润和外周血出现特征性的花瓣核异常淋巴细胞,有溶骨损害及高钙血症。

【实验室检查】

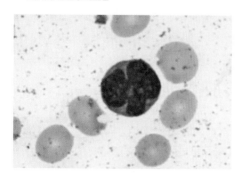

图 12-4 成人 T 细胞白血病骨髓象

1. 血象和骨髓象 白细胞增高,可达 $500×10^9/L$,外周血和骨髓出现多形核异常淋巴细胞,占 10% 以上,此类细胞大小不等,细胞核呈多形性、扭曲、切迹、畸形或分叶状,核凹陷呈二叶或多叶,或折叠呈花瓣状,也称花细胞,细胞核染色质粗糙致密,无核仁,见图 12-4。贫血及血小板减少较轻。

2. 细胞化学染色 ATL 细胞 POX 染色呈阴性,PAS、ACP 及 β-葡萄糖醛酸酶染色均呈阳性。非特异性酯酶染色阳性,但不被 NaF 抑制。

3. 免疫学检验 ATL 细胞有成熟 T 细胞标志,表现为辅助 T 细胞(T_h),其免疫学标志为 $CD5^+$、$CD2^+$、$CD3^+$、$CD4^+$、$CD7^-$、$CD8^-$,还不同程度表达 T 细胞激活标记 $CD25^+$ 和 HLA-DR。细胞表面 TCR/CD3 复合物表达减低是 ATL 的特异现象。

4. 血清学检验 患者血清抗 HTLV-1 抗体阳性,是诊断 ATL 及 HTLV-1 健康携带者的重要依据。

5. 遗传学和分子生物学检验 ATL 无特异性染色体异常,常见的改变是 +7、$6q^-$、$14q^+$、inv(14),还可有 X 染色体的缺失、t(9;21)、$2q^+$、$17q^+$ 和 +18。有 TcRβ 基因重排,HTLV-1 前病毒 DNA 的检出可确诊。

【诊断】 ①白血病的临床表现:发病于成年人,有浅表淋巴结肿大,无纵隔或胸腺肿瘤。②实验室检查:白细胞增高,多形核淋巴细胞(花细胞)占 10% 以上;属 T 细胞型,有成熟 T 细胞表面标志(CD2、CD3、CD4 阳性);血清抗 HTLV-1 抗体阳性或检测到 HTLV-1 前病毒 DNA。

本病应与其他成人 T 细胞恶性增生性疾病相鉴别,可通过形态学、抗 HTLV-1 抗体和 HTLV-1 前病毒 DNA 等加以鉴别。

第三节 少见其他类型白血病

一、浆细胞白血病

【概述】 浆细胞白血病(plasma cell leukemia,PCL)是一种少见类型的白血病。临床上分原发性和继发性两型。原发性浆细胞白血病是一种独立细胞类型的白血病,其特征是外周血和骨髓中出现大量异常浆细胞,并广泛浸润各器官和组织。临床表现有感染、发热、乏力、消瘦、骨骼疼痛、贫血、出血,以及肝、脾和淋巴结肿大,晚期可发生心肺功能不全、肾功能不全、黄疸甚至昏迷。当外周血浆细胞>20%,或绝对值≥$2.0×10^9/L$ 时,即可诊断为原发性浆细胞白血病。继发性浆细胞白血病可继发于 MM、CLL、巨球蛋白血症等,临床上多从 MM 发展而来,为 MM 的终末阶段,表现为高肿瘤负荷、高浸润等,病理改变和临床表现与原发性浆细胞白血病基本相似。

【实验室检查】

1. 血象 多数为中度贫血,白细胞升高,常为 $(20～90)×10^9/L$,其中浆细胞>20% 或绝对值≥$2×10^9/L$,原浆细胞和幼浆细胞明显增多,伴形态异常,血小板减少,见图 12-5。

2. 骨髓象 增生极度活跃或明显活跃,表现为弥漫性浆细胞浸润,包括原浆细胞、幼浆细胞、小型浆细胞和网状细胞样浆细胞。浆细胞成熟程度和形态极不一致,胞体一般较小,呈圆形、长圆形或卵圆形,胞核较幼稚,核仁明显,核染色质稀疏,核质发育不平衡,见图 12-6。

3. 超微结构 电镜下可见异常浆细胞的核质比例增高,核仁明显,胞质内粗面内质网和高尔基体不甚发达,亦可见大量平行排列的纤维细丝。

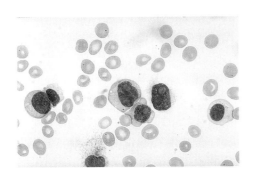

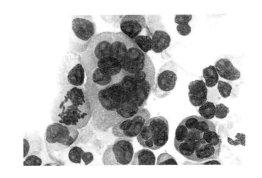

图 12-5 浆细胞白血病血象

图 12-6 浆细胞白血病骨髓象

4. 免疫学检验 表现为晚期 B 细胞或浆细胞的特征,胞质 Ig、浆细胞抗原 1(PC-1)、CD38、PCA-1 强阳性;SmIg 和其他早期 B 细胞抗原(包括 HLA-DR、CD19、CD20)常呈阳性。

5. 遗传学检验 PCL 的染色体异常主要表现在数量改变和(或)结构异常,可出现 1 号染色体异常(多倍体或缺失)、t(11;14)、14q$^+$。

6. 其他检查 血清中出现异常免疫球蛋白,以 IgG、IgA 型多见。多数尿本-周蛋白阳性,血清钙、β$_2$-微球蛋白及 LDH 水平明显升高,血沉明显加快,约半数可见骨质脱钙及溶骨现象。

【诊断】 ①有白血病或多发性骨髓瘤的临床表现;②外周血白细胞分类中浆细胞>20%或绝对值≥2.0×10^9/L;③骨髓象浆细胞明显增生,原浆细胞与幼浆细胞明显增多,伴形态异常。PCL 主要应与 MM 相鉴别,见表 12-2。

表 12-2 PCL 与 MM 的鉴别

鉴 别 要 点	PCL	MM
年龄	较年轻	多见于老年
病程	发展快,预后差	发展缓慢
临床表现	贫血、出血、发热及肝、脾肿大,骨痛较轻	骨痛、肾损害、高黏滞综合征
X 线表现	无明显骨损害	骨损害明显
血象	白细胞明显增高,浆细胞>20%或绝对值≥2.0×10^9/L	白细胞不高,可见少量骨髓瘤细胞
骨髓象	弥漫性浆细胞浸润,包括原浆细胞、幼浆细胞、小型浆细胞和网状细胞样浆细胞	浆细胞>15%
血、尿单克隆球蛋白	较低或正常	增高明显

二、多毛细胞白血病

【概述】 多毛细胞白血病(hairy cell leukemia,HCL)简称"毛白",是一种少见类型白血病,属慢性淋巴组织增殖性疾病。HCL 来源于 B 细胞系,以中、老年居多,男女比例为(4~6):1。临床上起病隐袭,慢性病程,反复感染,脾脏肿大。外周血全血细胞及单核细胞减少。骨髓常干抽,血、骨髓或肝脾中出现特征性多毛细胞增生,该细胞抗酒石酸酸性磷酸酶染色(TRAP)阳性,若 TRAP 阴性,则提示为变异型 HCL,又称 Ⅱ 型 HCL。

【实验室检查】

1. 血象 绝大多数呈全血细胞减少,25%的初诊者仅有一系或二系减少。贫血轻至中度,为正细胞正色素性。血小板减少,尤以巨脾者更明显。白细胞常减少,中性粒细胞和单核细胞明显减少,淋巴细胞相对增多。部分病例白细胞高达(10~20)×10^9/L,90%的病例有特征性多毛细胞出现。多毛细胞的特点是直径为 10~15 μm(似大淋巴细胞),胞体大小不一,胞质量中等,瑞氏染色呈天蓝色,周边不规则,呈锯齿状或伪足状突起,有时为细长毛发状;胞核居中或稍偏位呈圆形、卵圆形或有凹陷或轻度折叠;核染色质呈点状,核膜清楚,核仁有 1~3 个或不明显。多毛细胞突出的特点是边缘不整齐,呈锯齿状或伪足状,有许多不规则纤绒毛突起,也称"毛发"状突起,但有时不显著,在活体染色时更明显。

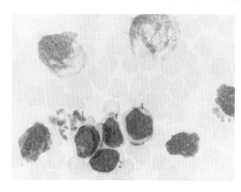
图 12-7　多毛细胞白血病骨髓象

2. 骨髓象　骨髓增生明显活跃、活跃或减低。红系、粒系及巨核系均受抑制,但以粒系抑制更显著,淋巴细胞相对增多,浆细胞增多,可见广泛或灶状多毛细胞浸润,见图 12-7。由于多毛细胞赘生性毛状突起相互交织和受累的骨髓内网硬蛋白增加,约半数骨髓穿刺呈"干抽"。有时所见多毛细胞以疏松海绵样形式互相连接,这与其他浸润骨髓的恶性细胞不同,也是诊断特点之一。

3. 细胞化学染色　POX、NAP 和 SBB 染色均为阴性,α-NAE染色为阴性或弱阳性,不被 NaF 抑制,半数病例 PAS 染色为阳性。具有特征性的染色是 TRAP 阳性,阳性率达 41%~100%,变异型 HCL TRAP 可为阴性。该特征对 HCL 的诊断具有重要意义,但在 CLL 和其他淋巴细胞增生性疾病中也偶有此特征。

4. 骨髓活检　多毛细胞呈弥散或灶状浸润,网状纤维纤细,多毛细胞呈"煎蛋"样外观,细胞相互交错,胞质丰富、透明,胞核间距宽,细胞间分界清楚。骨髓活检对 HCL 的确诊具有重要价值。

5. 免疫学检验　SmIg、CD19、CD20、CD22 阳性,还表达 CD11c、CD25 和 CD103,CD5、CD10、CD21、CD23 阴性。

6. 遗传学检验　未发现 HCL 特异性的染色体异常,常见 14q$^+$、6q$^-$、del(14)(q22;q23)、IgH 基因重排等。

【诊断】　①临床有贫血、脾肿大及反复感染;②全血细胞减少,白细胞增高或正常;③外周血和(或)骨髓中有典型的多毛细胞,酸性磷酸酶(同工酶 5)染色阳性,不被酒石酸抑制,这是诊断本病的主要依据;④免疫表型:SmIg 阳性,B 细胞相关抗原 CD19、CD20、CD22 阳性,但 CD21 阴性,CD11c、CD25 强阳性,CD103 阳性,CD5、CD10 阴性;⑤必要时进行电镜检查以证实多毛细胞(SEM)及胞质中可见 RLC(TEM),也可进行骨髓活检。

HCL 变异型诊断标准:①白细胞升高;②骨髓穿刺不发生"干抽";③多毛细胞的胞质呈短绒毛及宽大皱褶,核染色质较浓,核仁清晰,电镜下胞质中无 RLC,少数细胞表面可见球状突起;④TRAP 阴性,CD25 阴性;⑤疗效不佳。

HCL 应与 CLL、PLL 相鉴别,见表 12-3。

表 12-3　HCL、CLL 和 PLL 的鉴别

鉴别要点	HCL	CLL	PLL
发病年龄/岁	>40	>60	>60
全身症状	少见	少见	常有
淋巴结肿大	少,不明显	多,明显	稍大或不大
脾肿大	巨大	有	巨大
血象	全血细胞减少,多毛细胞出现	半数有轻度贫血,白细胞增高,淋巴细胞增高	轻度贫血,白细胞增高,幼淋巴细胞增高
骨髓象	多毛细胞增多,浆细胞增多	淋巴细胞增多,浆细胞少或无	幼淋巴细胞增多
TRAP	+	—	—

三、组织嗜碱细胞白血病

【概述】　组织嗜碱细胞白血病(tissue basophilic leukemia,TBL)又名肥大细胞白血病(mast cell leukemia,MCL),是一种罕见的组织嗜碱细胞恶性增生性疾病。临床表现:与一般急性白血病类似,但由

于肥大细胞浸润,引起肝、脾、淋巴结肿大;骨损害、骨压痛、骨质破坏;胃肠道症状如腹泻、腹痛、腹胀、恶心、呕吐甚至呕血;如组织胺和激肽物质释放过多,可出现面部潮红、头痛、气短、心悸、荨麻疹和休克等变态反应性症状,称为肥大细胞增生综合征。

【实验室检查】

1. 血象 中度至重度贫血,属正细胞正色素性,血小板减少。白细胞>30×10^9/L,幼稚和成熟肥大细胞可达 50% 以上。

2. 骨髓象 增生明显活跃或极度活跃,可见大量幼稚和成熟的肥大细胞,嗜碱性粒细胞也增高,其他各系细胞受抑。本病常与骨髓纤维化并存,易出现"干抽"现象,需要做骨髓活检以确定诊断。

3. 细胞化学染色 肥大细胞的异染性颗粒 POX 与 SB 染色均为阴性,甲苯胺蓝及 PAS 染色呈阳性,后者不被唾液消化。

4. 免疫学检验 可出现髓系标记 CD33 阳性,说明其来源于髓系,而 CD4$^+$ 和 CD2$^+$ 说明与 T 细胞系有关。

5. 其他检验 尿组胺升高。

【诊断】 ①临床上除有白血病的临床表现外,还有肥大细胞增生症的表现;②外周血有肥大细胞;③骨髓中肥大细胞明显增多,占有核细胞 50% 以上;④尿液组胺增高;⑤骨髓干抽或有皮肤浸润须做活体组织检查确诊。

四、全髓白血病

【概述】 全髓白血病(panmyelosis)是一种以骨髓中红系、粒系和巨核系三系细胞同时异常增生为特征的一种特殊类型的白血病,临床上极为少见,常继发于放疗、化疗及骨髓增生异常综合征。临床表现与其他急性白血病相似,常有贫血、发热和出血。肝、脾不肿大或轻度肿大,进展迅速,生存期短,预后不良。

【实验室检查】

1. 血象 红细胞和血红蛋白中度至重度减少,多为正细胞正色素性贫血。血片中可见原粒细胞及幼粒细胞或单核细胞、幼红细胞,有时可见 Auer 小体。血小板常减少,伴有形态异常。

2. 骨髓象 骨髓增生极度活跃或明显活跃。粒系或单核系、红系及巨核系细胞同时异常增生,且伴有形态异常。幼红细胞呈巨幼样改变,伴多核、核分叶、核破裂等畸形,分裂象易见。原粒细胞及幼粒(单核)细胞增多,核质发育不平衡,可见 Auer 小体。巨核系细胞显著增多,幼稚型比例增高(>10%),可见病态巨核细胞(如分叶过多)及小巨核细胞。

3. 细胞化学染色 POX、SBB、α-NAE 等染色均因增生的细胞类型不同,其结果也不尽相同,幼红细胞和巨核细胞 PAS 染色呈阳性。

4. 超微结构 电镜下可见大量异形的粒细胞、红细胞及巨核细胞,表现为核质发育不平衡及细胞大小异常,有些巨核细胞的形态易与幼粒细胞及淋巴细胞相混淆,须经细胞化学染色方可辨认。血小板过氧化物酶定位在巨核细胞的核膜及内质网膜处,髓过氧化物酶反应见于粒细胞的核膜、内质网膜、高尔基体。扫描电镜发现粒细胞表面为波浪状皱褶,巨核细胞表面呈多个小球状突起或不规则伪足。

5. 免疫学检验 有红系、粒系、单核系及巨核细胞系的免疫表型,提示病变在髓系干细胞较早期分化阶段,故属髓系干细胞病。

6. 遗传学和分子生物学检验 常为复杂的染色体核型异常,多累及 5 号和(或)7 号染色体。尚未发现特异性的核型异常。

【诊断】 ①凡具备诊断红白血病的条件,骨髓巨核细胞过度增生,可达正常的 10 倍或更多,幼稚型巨核细胞占 10%,变异型巨核细胞占 30%,即可诊断本病;②骨髓三系细胞同时有异常增生伴形态异常,即具备红白血病的诊断标准,同时伴有巨核细胞异常增生及形态异常;③可排除其他血液病(如急粒、慢粒、红白血病、骨髓纤维化等)伴随的巨核细胞增多或演变为巨核细胞白血病;④病理检查有三系幼稚细胞的多脏器浸润。

临床诊断多以①、②项为主。至于巨核细胞质和量的改变应达到何种程度方能诊断本病,尚无明确标准。

五、急性混合细胞白血病

【概述】 急性混合细胞白血病(mixed acute leukemia,MAL)又名急性杂交性白血病,此类白血病可能起源于多能干细胞,是髓系和淋巴系共同累及的一组急性白血病。依据白血病细胞来源及表达不同分三种类型:①双表型:在混合细胞白血病中,确定有不少于10%的恶变细胞,同时表达淋巴系和髓系的特征,亦称嵌合体。②双系列型:白血病细胞一部分表达髓系特征,一部分表达淋巴系特征,可同时发生,也可在6个月内先后发生,这两部分白血病细胞均来自同一克隆,亦称镶嵌型。当这两部分白血病细胞起源于各自不同的克隆时称双克隆型。③系列转换型:白血病细胞由一个系列向另一个系列转化,且多在6个月以上病程时发生。

【实验室检查】

1. 血象 红细胞和血红蛋白中度至重度减少,常为正细胞正色素性贫血。白细胞明显增高,可见一定数量的原始细胞,血小板明显减少。

2. 骨髓象 骨髓增生极度活跃或明显活跃,原始细胞明显增多,常不低于70%。双系列型可见原淋巴细胞及原粒细胞同时增生,双表型则难以识别其原始细胞系列归属,其他系列细胞明显受抑。

3. 细胞化学染色 应用淋巴系标志如 PAS、TdT 染色,同时应用髓系标志如 POX、SBB、特异性酯酶、非特异性酯酶,同时采用双标记染色,可发现既有淋巴系又有髓系特征的恶性细胞。

4. 免疫学检验 免疫标记检测对 MAL 的诊断具有重要价值,可行双标记检测,如荧光标记或双色流式细胞仪等方法。发现表达一种细胞系以上的免疫学标记,如:表达 B 细胞、髓系标记;T 细胞、髓系标记;T 细胞、B 细胞、髓系标记或一个细胞同时有髓系及淋巴系标记。

5. 遗传学和分子生物学检验 90%的患者有克隆性染色体异常,其中以 t(4;11)、t(9;22)、t(11;17)和 t(11;19)多见,具有 t(9;22)的成人 MAL 预后差,其他异常还有 6q⁻、t(9;12)、t(8;21)等。

【诊断】 目前诊断 MAL 多采用 Catovsky 和欧洲白血病免疫特征研究组(EGIL)分别于1992年、1994年提出的诊断积分系统,见表12-4和表12-5。

表 12-4 急性混合细胞白血病诊断积分系统(Catovsky,1992 修订)

积 分	B 细胞系	T 细胞系	髓 系
2	CyCD22	CyCD3	MPO
1	CD10,CD19	CD2,CD5	CyCD13,CD33
0.5	TdT	TdT,CD7	CD11,CD14,CD15

注:积分必须不低于2.5分才能诊断。

表 12-5 急性混合细胞白血病诊断积分系统(EGIL,1994)

积 分	B 细胞系	T 细胞系	髓 系
2	CD79a,CyIgM CyCD22	CyCD3,mCD3 抗 TcRα/β 抗 TcRγ/δ	抗 MPO
1	CD19,CD10,CD20	CD2,CD5, CD8,CD10	CD13,CD33 CDw65
0.5	TdT,CD24	TdT,CD7,CD1a	CD14,CD15 CD64,CD117

注:髓系积分必须高于2分,淋巴系高于1分才可诊断。

诊断双表型时必须一个细胞同时有髓系及淋巴系标志。从表中可以看出 CD79a、胞质/胞膜 CD3(CyCD3/mCD3)、MPO 分别对 B 细胞系、T 细胞系和髓系最为特异。

（张永海）

能力检测

1. 急性混合细胞白血病依白血病细胞来源及表达分为哪几类？
2. 哪种病毒与成人 T 细胞白血病发生有关？
3. HCL 细胞化学染色的特点是什么？
4. 幼淋巴细胞白血病的免疫学特点是什么？
5. 诊断急性混合细胞白血病双表型时，检测 T 细胞最具有特征性的指标是什么？
6. 诊断浆细胞白血病外周血骨髓瘤细胞绝对值应为多少？

第十三章　骨髓增生异常综合征和淋巴瘤

第一节　骨髓增生异常综合征

【概述】　骨髓增生异常综合征(myelodysplastic syndrome，MDS)是一组获得性、造血功能严重紊乱的造血干细胞克隆性疾病。其特点是骨髓出现病态造血，贫血呈慢性进行性，且对一般抗贫血药物治疗无效，可有感染和出血现象，全血细胞减少，或一系、二系血细胞减少，骨髓增生活跃或明显活跃，少数增生低下，出现一系或多系血细胞发育异常和无效造血，具有转化为急性白血病的危险。

本病主要发生于中、老年(50岁以上者占大多数)，偶见于青年及儿童，男性多于女性。多数患者找不到原因即为原发性MDS，少数常与烷化剂、放射性核素及有机溶剂等密切接触有关即为继发性MDS。本病主要表现为难治性贫血，少数有反复感染或皮肤紫癜。部分病情较稳定，表现为长期"良性病程"，1/3以上的患者在数月至数年或更长时间发展为急性白血病。有的未发展为白血病，但因感染、出血而死亡。

【实验室检查】

1. 血象　绝大多数患者有贫血，可同时有血小板及中性粒细胞减少，约50%的初诊病例全血细胞减少。

(1) 贫血程度不一，红细胞形态多有异型，大小不均，可见大红细胞、小红细胞，球形、靶形、嗜多色性和嗜碱性点彩红细胞等。网织红细胞正常、减少或增高。

(2) 白细胞减少、正常或增多，可有少量幼粒细胞，中性粒细胞大多减少，其胞体小，核分叶减少或分叶过多，胞质内颗粒稀少或缺如。单核细胞增多，可见不典型的单核细胞，内含有空泡。

(3) 血小板减少者多见，少数增多，其大小不均，偶见大而畸形的火焰状和颗粒减少的血小板。个别出现淋巴样小巨核细胞或单圆核小巨核细胞。血小板发育异常是出血时间延长的主要原因。

2. 骨髓象　多数骨髓增生明显活跃，少数增生活跃或减低，伴细胞明显发育不良。

(1) 红系多数增生活跃，少数增生减低，各阶段有核红细胞大小不等，有巨幼样变，可见核碎裂、核畸形、核出芽、核分叶、双核或多核红细胞，核质发育不平衡，胞质嗜碱着色不均，胞质空泡形成等(图13-1)。

(2) 粒系增生活跃或减低，原粒细胞和早幼粒细胞可增高，伴成熟障碍，有的早幼粒细胞核仁明显、颗粒粗大，有的类似单核细胞，核凹陷或折叠。原粒细胞和早幼粒细胞中可见Auer小体，还可见核分叶过少或分叶过多、胞质颗粒过少、巨晚幼粒细胞、巨杆状核中性粒细胞等(图13-2)。

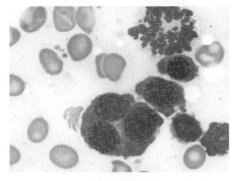

图 13-1　红系核畸形

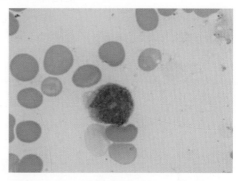

图 13-2　粒细胞的假 Pelger-Huet 异常

（3）巨核细胞正常或增多，血小板可见成簇分布现象。异常巨核细胞主要为小巨核细胞、单圆核巨核细胞、多核巨核细胞以及颗粒减少的巨核细胞等。淋巴样小巨核细胞在 MDS 的诊断中意义较大，其形态特征为：核圆形，占细胞的绝大部分，染色质致密粗糙，结构模糊，偶见 1～2 个模糊的小核仁，胞质呈强嗜碱性，不透明呈云雾状，周边不整齐或有泡状突起，可有血小板形成现象（图 13-3）。

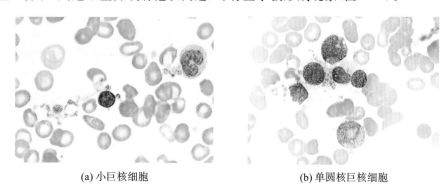

(a) 小巨核细胞　　　　　　　　(b) 单圆核巨核细胞

图 13-3　小巨核细胞和单圆核巨核细胞

3. 细胞化学染色　细胞外铁丰富（＋＋＋），铁粒幼红细胞多在 50％ 以上，可见环形铁粒幼红细胞。

4. 骨髓活检　多数病例骨髓造血组织过度增生，有原粒细胞、早幼粒细胞的异常定位，还可见到巨核系病态造血、网状纤维增生等。

5. 免疫学检验　髓系细胞表面抗原及淋巴细胞亚群分布异常是 MDS 病态造血的另一种表现。外周血 $CD3^+$、$CD4^+$ 细胞减少，CD4/CD8 的值减低或倒置，与 MDS 病态发育相关。早期 B 系细胞标志 CD19、HLA-DR 及 C μ 链阳性细胞增多，表明 MDS 存在淋巴细胞发育障碍。CD11b 细胞减少提示成熟粒细胞减少。外周血出现 $CD34^+$ 细胞的 MDS 易发展为 ALL。

6. 体外造血祖细胞培养　多数细胞集落生长减少或不生长，少数生长正常。能形成细胞集落者预后较好，无集落形成者易演变为白血病。

7. 遗传学和分子生物学检验　约半数患者有染色体异常，80％ 以上的继发性 MDS 患者有核型异常。较为常见的核型改变有 $-5/5q^-$、$-7/7q^-$、$+8$、$12q^-$、$20q^-$ 等。染色体异常与病态造血及预后有关。

用 PCR 和 DNA 直接测序法检测 N-ras 点突变常发生在 12、13 位密码子，见于临床各型（40％），ras 点突变的检出常预示 MDS 转化成 AML 的概率高。

【诊断】　各系细胞的形态改变和原始细胞的多少是诊断 MDS 最重要的依据。其他疾病也可出现发育异常的血细胞，如巨幼细胞贫血、骨髓增殖性疾病、原发性血小板减少性紫癜、阵发性睡眠性血红蛋白尿、再障治疗好转期、某些恶性肿瘤等。MDS 的诊断须排除这些疾病。

原始细胞不增多的 MDS 较难诊断，骨髓组织病理学、细胞遗传学及分子生物学检验有助于诊断和鉴别诊断。对暂时不能明确诊断者，应密切随访，了解临床和血液学动态变化。

（1）FAB 的 MDS 的诊断及分型标准见表 13-1。

表 13-1　MDS 的诊断及分型标准（FAB）

亚　型	原粒细胞		外周血环状铁粒幼细胞/（％）*	外周血单核细胞/（×10^9/L）	Auer 小体**
	外周血	骨髓中			
RA	＜1％	＜5％	＜15	不定	—
RAS	＜1％	＜5％	＞15	不定	—
RAEB	＜5％	5％～20％	±	＜1	—
RAEB-T	≥5％	21％～29％	±	＜1	±
CMML	＜5％	5％～20％	±	＞1	—

注：* 占红系细胞的百分比；** 见到 Auer 小体，即使其他条件不符合，亦诊断为 RAEB-T。

（2）WHO 的 MDS 的诊断及分型标准见表 13-2。2001 年 WHO 发布的 MDS 分型对 FAB 分型作了以下修正：①RAEB-T 与原始细胞≥30％ 的 AML 有相似的生存期，将原始细胞≥20％ 作为 AML 诊断标准,取消 RAEB-T 类型;②对于有重现性细胞遗传学异常,如 t(8;21)(q22;q22),AML/ETO,t(15;17)(q22;q11-22),(PML/RARα),inv(16)(p13;q22)或 t(16;16)(p13;q22),CBFβ/MYH11,11q23(MLL)等异常者,尽管骨髓原始细胞<20%,在以前的 FAB 分类中为 MDS,现在应诊断为相应的 AML;③新增"难治性血细胞减少伴多系发育异常"(refractory cytopenia with multilineage dysplasia,RCMD)和"5q-综合征"亚型;④按外周血和骨髓原始细胞的比例将 RAEB 再分为两型;⑤因 CMML 同时具有 MDS 和骨髓增殖性疾病(myeloproliferative diseases,MPD)的表现,故将其纳入新病种"骨髓增生异常/骨髓增殖性疾病"(MDS/MPD)中;⑥将缺乏 RA、RAR-S、RCMD、RAEB 分类特征,外周血与骨髓中原始细胞不增多的 MDS 归入"骨髓增生异常综合征,无法分类"(myelodysplastic syndrome,unclassifiable,MDS-U)亚型。

5q-综合征的细胞遗传学异常严格限定为 5 号染色体 q31～q33 间多条带的缺失,其他任何细胞遗传学异常不应归入其中。

表 13-2　WHO 骨髓增生异常综合征分型标准

病　　种	血　　象	骨　髓　象
RA	贫血,无或偶见原始细胞	仅红系发育异常,原始细胞<5%,环形铁粒幼细胞<15%
RAR-S	贫血,无或偶见原始细胞	仅红系发育异常,原始细胞<5%,环形铁粒幼细胞≥15%
RCMD	血细胞减少(二系或三系细胞),无或偶见原始细胞,无 Auer 小体,单核细胞<1×10⁹/L	二系或三系增生异常细胞≥10%,原始细胞<5%,无 Auer 小体,环形铁粒幼细胞<15%
RCMD-R-S	血细胞减少(二系或三系细胞),无或偶见原始细胞,无 Auer 小体,单核细胞<1×10⁹/L	二系或三系发育异常细胞≥10%,环形铁粒幼细胞≥15%,原始细胞<5%,无 Auer 小体
RAEB-Ⅰ	血细胞减少,原始细胞<5%,无 Auer 小体,单核细胞<1×10⁹/L	单系或多系增生异常,原始细胞占 5%～9%,无 Auer 小体
RAEB-Ⅱ	血细胞减少,原始细胞为 5%～19%,Auer 小体(±),单核细胞<1×10⁹/L	单系或多系增生异常,原始细胞占 10%～19%,Auer 小体(±)
MDS-U	血细胞减少,无或偶见原始细胞,无 Auer 小体	单系或多系发育异常,原始细胞<5%,无 Auer 小体
MDS 5q⁻	贫血,血小板正常或增多,原始细胞<5%	巨核细胞正常至增多,伴核分叶过少,原始细胞<5%,孤立性 5q⁻ 细胞遗传学异常,无 Auer 小体

（3）骨髓低增生性 MDS 应与慢性再生障碍性贫血(CAA)鉴别,见表 13-3。

表 13-3　骨髓低增生性 MDS 与 CAA 的鉴别

区　别　点	MDS	CAA
外周血小板形态异常	可有	无
骨髓片细胞形态异常	有	无
NAP	低于正常	增高
有核红细胞 PAS 染色	＋	－
克隆性染色体核型异常	可有(−5、−7、5q⁻、7q、+8)	无
骨髓组织学		
ALIP	有	无
网状纤维增多	有	无
异常巨核细胞	有,可成簇	无

骨髓增生异常综合征检验

【目的】 掌握骨髓增生异常综合征的血象、骨髓象特点,正确书写骨髓检查报告单。

【标本】 制备良好的 MDS 血片和骨髓片。

【患者资料】 患者,女,65 岁,全身乏力、面色苍白 2 年,被诊断为贫血,服多种抗贫血药无效。体格检查:贫血貌,心、肺阴性,全身浅表淋巴结无肿大。实验室检查:RBC $2.9 \times 10^{12}/L$,Hb 87 g/L,WBC $4.3 \times 10^9/L$,N 45%,L 42%,M 4%,早幼粒细胞 2%,中幼粒细胞 3%,晚幼粒细胞 4%,PLT $78 \times 10^9/L$。

【观察内容】 按照骨髓细胞学检查方法进行细胞形态学观察。

1. 血象 一系、二系或三系血细胞减少,出现病态造血。

2. 骨髓象 多数病例骨髓增生活跃或极度活跃,少数增生减低,伴明显的病态造血。

3. 鉴别

(1)与慢性再生障碍性贫血鉴别:两者均可出现全血细胞减少,但慢性再生障碍性贫血没有病态造血,仅有细胞数目的改变。

(2)与纯红细胞再生障碍性贫血鉴别:纯红细胞再生障碍性贫血形态特征为单纯红系减少,网织红细胞显著减少,而粒系和巨核系正常;红细胞、粒细胞、巨核细胞形态正常,无病态造血和髓外造血。骨髓增生异常综合征除全血细胞减少外,病态造血是其明显的形态特征。

【质量保证】

(1)病态造血是 MDS 的一个重要血液学异常,进行血象和骨髓象观察时,要特别注意观察各系细胞病态造血的特点。

(2)骨髓铁染色,细胞外铁丰富,铁粒幼红细胞增多,可见环形铁粒幼细胞。

(3)骨髓活检可见原粒细胞、早幼粒细胞的异常定位,即移位于骨小梁间的中央骨髓区,并聚集成细胞丛。

 # 第二节 恶性淋巴瘤

恶性淋巴瘤(lymphoma)是一组起源于淋巴结或其他淋巴组织的恶性肿瘤,可发生在身体的任何部位,但以淋巴结为原发病灶多见,发病年龄以 20～40 岁多见。

淋巴瘤病因尚不清楚,较重要的是病毒学说。如 Burkitt 淋巴瘤组织传代培养分离得到 EB 病毒,逆转录病毒 HTLV Ⅰ 被证明是成人 T 细胞白血病/淋巴瘤的病因,HTLV Ⅱ 与 T 细胞皮肤淋巴病蕈样肉芽肿的发病有关。病理学上将淋巴瘤分为霍奇金淋巴瘤和非霍奇金淋巴瘤两大类。临床上以无痛性淋巴结肿大最为典型,常有肝、脾肿大,晚期有恶病质、发热及贫血。

一、霍奇金淋巴瘤

【概述】 霍奇金淋巴瘤(Hodgkin lymphoma,HL)是淋巴系统恶性增殖疾病的一种类型,是淋巴结或其他淋巴组织中的淋巴细胞发生恶性增生而引起的淋巴瘤。1832 年 Thomas Hodgkin 首次报道了原发于淋巴结的恶性病变。1856 年该病被命名为霍奇金病(Hodgkin disease,HD),在明确这是一种淋巴造血组织的恶性肿瘤后,又称为霍奇金淋巴瘤。

HL 组织学具有以下特点:①病变多首先侵犯表浅淋巴结,常为单中心发生,先从一个或一组淋巴结开始,逐渐由邻近的淋巴结向远处扩散,原发于淋巴结外淋巴组织者较少;②瘤组织成分多样,但都有独特的瘤巨细胞,即里-斯(Reed-Sternberg,R-S)细胞及其变异型细胞,其周围有大量非肿瘤性反应细胞组织。

本病多见于青年,男性多于女性。临床表现以无痛性颈部或锁骨上淋巴结进行性肿大最常见,其次为腋下淋巴结肿大。部分仅有深部淋巴结肿大,如纵隔病变。部分以原因不明的持续或周期性发热为主要起病症状,也有以局部或全身皮肤瘙痒为起病症状者,多见于女性。部分饮酒后出现淋巴结疼痛(腹痛)为 HL 的特有表现,可伴乏力、盗汗、消瘦等全身症状。

霍奇金淋巴瘤的分类较复杂,目前普遍采用 1965 年 Rye 会议的分类方法(表 13-4)。我国患者以混合细胞型最为常见,结节硬化型次之,其他类型较少见。

表 13-4   霍奇金淋巴瘤组织学分型(Rye 会议,1965 年)

类　　型	病理组织学特点	临床特点
淋巴细胞为主型	结节性浸润,主要为中小淋巴细胞,R-S 细胞少见	病变局限,预后较好
结节硬化型	交织的胶原纤维将浸润细胞分隔成明显结节,R-S 细胞较大,呈腔隙型。淋巴细胞、浆细胞、中性粒细胞及嗜酸性粒细胞多见	年轻发病,诊断时多为Ⅰ、Ⅱ期,预后相对较好,比较多见
混合细胞型	纤维化伴局限性坏死,浸润细胞呈明显多形性,伴血管增生和纤维化。淋巴细胞、浆细胞、中性粒细胞及嗜酸性粒细胞与较多的 R-S 细胞混同存在	有播散倾向,预后相对较差
淋巴细胞消减型	主要为组织细胞浸润,弥漫性纤维化及坏死,R-S 细胞数量不等,呈多形性	多为老年,诊断时已达Ⅲ、Ⅳ期,预后极差

2001 年 WHO“造血与淋巴组织肿瘤分类方案”将 HL 分为两大类:①经典型霍奇金淋巴瘤,占 HL 的 95％左右,包括结节硬化型、混合细胞型、淋巴细胞消减型及淋巴细胞丰富型;②结节性淋巴细胞为主型霍奇金淋巴瘤,占 HL 的 5％左右。WHO 对 HL 的分类目前已广泛认同。

【实验室检查】

1. 组织病理学　淋巴结穿刺或活检,经 HE 或瑞氏染色,显微镜发现 R-S 细胞及变异细胞是诊断 HL 的主要依据。R-S 细胞为巨大的双核细胞,直径为 30～50 μm,最大可达 100 μm,胞体呈圆形、椭圆形、肾形或不规则形,胞核大,直径为 15～18 μm,呈圆形、分叶状或扭曲状,多为 2 个,也有单个或多个,呈对称性双核者,称为“镜影核”,核膜清晰,核仁 1 个或多个,大而明显。染色质呈颗粒状或网状,胞质较丰富,染蓝色或淡黄色,有不规则的胞质突起,无或有少数嗜天青颗粒。

2. 血象　有轻度或中度贫血。白细胞轻度或明显增加,伴中性粒细胞增多。少数可有嗜酸性粒细胞增多,晚期淋巴细胞减少。骨髓被广泛浸润或发生脾功能亢进时,全血细胞减少。

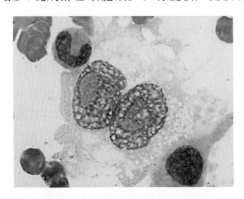

图 13-4　HL 骨髓象(示 R-S 细胞)

3. 骨髓象　骨髓增生活跃或明显活跃,各系、各阶段细胞比例、形态无明显改变。找到 R-S 细胞为骨髓浸润的依据(图 13-4),对诊断有帮助。骨髓穿刺涂片 R-S 阳性率仅为 3％,骨髓活检可提高到 9％～22％。

4. 免疫组化　免疫标记分析有利于区分 NLPHL 和 CHL。在 CHL 病例中,几乎所有 R-S 细胞呈 CD30 阳性,大多数呈 CD15 阳性,CD45 通常阴性,J 链、CD75、CD68 阴性。90％的 B 细胞特异性活化因子蛋白(BSAP)阳性。

5. 遗传学和分子生物学检验　多数 HL 有克隆性染色体异常。通过对 CD30$^+$ R-S 细胞的 Ig 基因重排分析,证实 R-S 细胞多数存在 Ig 基因重排,为 R-S 主要来源于 B 细胞提供了重要的依据。

6. 其他检查　疾病活动期血沉加快。少数可并发 Coombs 试验阳性或阴性的溶血性贫血。血清 LDH 活性升高。血清碱性磷酸酶活性或血钙增加时,提示骨骼累及。少数患者多克隆球蛋白增多,或出现单克隆 IgG 或 IgM。

【诊断】　对临床表现疑似淋巴瘤的病例,应尽早行病理印片、切片、针吸活检及骨髓细胞学检查等,根据病理特征,结合免疫标记等,按照 WHO 的分型标准进行诊断和分型。应注意与其他淋巴结肿大疾病(如炎性淋巴结炎、恶性肿瘤转移等)进行鉴别。

二、非霍奇金淋巴瘤

【概述】 非霍奇金淋巴瘤(nonHodgkin lymphoma,NHL)是恶性淋巴瘤的另一个类型,是较 HL 更常见的一种淋巴系统恶性增殖性疾病。它包括多种形态、免疫表型、生物学规律、发展速度和治疗反应各不相同的类型,见于任何年龄,以老年人多见。其原发病灶可在淋巴结,也可在淋巴结外的其他组织,如扁桃体、鼻咽部、脾、骨髓或皮肤等。近年来随着对 NHL 认识的深入,有效化疗药物的不断出现以及综合治疗的合理实施,使 NHL 的总体治疗效果有了很大提高,部分患者已可治愈。

NHL 分型非常复杂。目前较公认的分类标准是 WHO 2001 年发布的分类方案(表 13-5),该分类首先是根据形态学和免疫学的特点,确定主要的分化细胞类型,分类的第二个原则是根据肿瘤细胞的细胞遗传学特征。除 NHL 外,该方案将淋巴细胞白血病、浆细胞骨髓瘤也纳入其中。

表 13-5 WHO 非霍奇金淋巴瘤分类方案(2001)

前 B 和 T 细胞肿瘤	弥漫大 B 细胞淋巴瘤(DLBCL)
急性 B 细胞白血病/ B-淋巴母细胞淋巴瘤(B-ALL/B-LBL)	纵隔大 B 细胞淋巴瘤(Med-DLBCL)
急性 T 细胞白血病/T-淋巴母细胞淋巴瘤(T-ALL/T-LBL)	血管内大 B 细胞淋巴瘤
成熟 B 细胞淋巴瘤	原发性渗出型淋巴瘤(PEL)
B 慢性淋巴细胞白血病/小淋巴细胞淋巴瘤(CLL/SLL)	Bukitt 淋巴瘤/白血病(BL)
B-幼淋巴细胞白血病(B-PLL)	成熟 T 细胞肿瘤
淋巴浆细胞淋巴瘤(LPL)	T-幼淋巴细胞白血病(T-PLL)
脾边缘区淋巴瘤(SMZL)	T 大颗粒淋巴细胞白血病(T-LGL)
多毛细胞白血病(HCL)	侵袭性 NK 细胞白血病
浆细胞骨髓瘤	成人 T 细胞白血病/淋巴瘤(ATLL)
意义未定的单克隆 γ 病(MGUS)	鼻型结外 NK/T 细胞淋巴瘤
孤立性骨浆细胞瘤	肠病型 T 细胞淋巴瘤
骨外浆细胞瘤	肝脾型 T 细胞淋巴瘤
原发性淀粉样变	皮下脂膜炎样 T 细胞淋巴瘤(SPTCL)
重链病(HCD)	母细胞性 NK 细胞淋巴瘤
黏膜相关淋巴组织结外边缘区 B 细胞淋巴瘤(MALT lymphoma)	蕈样肉芽肿和 Sézary 综合征
结节性边缘区 B 细胞淋巴瘤	原发性皮肤 CD30(＋)T 细胞淋巴增生性疾病
滤泡型淋巴瘤(FL)	血管免疫母细胞性 T 细胞淋巴瘤(AILT)
套区细胞淋巴瘤(MCL)	外周血 T 细胞淋巴瘤,未分类(U-PTL)
	间变性大细胞淋巴瘤(ALCL)

【实验室检查】

1. 组织病理学检查 组织病理学检查是诊断本病的关键性依据。该病的组织病理学特点为:淋巴结正常结构消失,被肿瘤组织所取代;恶性增生的淋巴细胞形态和生长方式呈异型性,一般无 R-S 细胞;淋巴结包膜被侵犯。根据肿瘤细胞的生长方式和形态可进行组织学分型。

2. 血象及骨髓象 血象大多正常。随疾病进展,骨髓受浸润、脾功能亢进、慢性失血等,可出现贫血、白细胞、血小板减少。部分瘤细胞侵犯骨髓,其血象和骨髓象类似于白血病,称淋巴瘤细胞白血病。

3. 其他检验 疾病活动期血沉加快,碱性磷酸酶、乳酸脱氢酶升高。大块肿瘤成功治疗后,可出现急性溶瘤综合征,表现为乳酸性酸中毒、高血钾、高血磷、低镁血症、低钙血症。B 细胞 NHL 可出现抗人球蛋白试验阳性或阴性的自身免疫性溶血性贫血。

4. 免疫组化染色 检测细胞表面抗原表达,不仅可确定细胞来源,还可确定其亚型。

5. 遗传学和分子生物学检验 B 细胞淋巴瘤具有一些特异性染色体异常,常见的为 t(14;18)(q32;q21)、t(8;14)(q24;q32)、t(11;14)(q13;q32)等。95％以上的套细胞淋巴瘤有 t(11;14)(q13;q32),累及 11q13 位置上的 bcl-1 与 14q32 位置上的 IgH 基因。90％Burkitt 淋巴瘤具有 t(8;14)(q24;q32),c-myc 基因位于 8q24。加上 t(8;22)(q24;q11)或 t(2;8)(p12;q24),涉及 8q24 的易位可发生于几乎所有的

Burkitt 淋巴瘤。

应用分子生物学技术分析 Ig 及 TCR 基因重排,为鉴别 B 细胞和 T 细胞及其克隆性起源,区别单克隆和多克隆性淋巴细胞增生群体,尤其鉴别缺乏特异性表面决定簇的淋巴系增生细胞的克隆性提供了重要依据。但某些淋巴瘤,同一组织或细胞群中可同时存在 Ig 和 TCR 基因重排,单靠免疫基因型分析有时难以下结论,须结合免疫表型综合分析。

【诊断】 诊断的基本方法同 HL。病理检查是确诊的主要依据,在显微镜下不但要观察细胞的形态,而且要观察整个淋巴结的结构和间质细胞反应。WHO 分类认为淋巴细胞白血病与淋巴瘤是同一种生物学实体,应按 T 细胞、B 细胞、NK 细胞等来源统一分类。采用哪种术语有一定限制。只表现为瘤块不伴或仅有轻微血液和骨髓受累时,应诊断为淋巴瘤;当广泛骨髓、血液受累时,采用急性或慢性淋巴细胞白血病这一术语较合适。

(焦红见)

能力检测

1. 骨髓增生异常综合征的实验室改变特点有哪些?
2. 骨髓增生异常综合征的分型及诊断标准是什么?
3. 简述霍奇金淋巴瘤的分型。
4. 非霍奇金淋巴瘤的实验室改变特点有哪些?

第十四章 其他白细胞疾病

【典型病例一】

患者,男,68岁,近半个月来因腰骶、右髋部疼痛入院。患者主诉疲乏无力,面色萎黄,食欲不振,于近日外出后感轻微腰痛,并开始出现发热,经治疗后无好转,既往有骨质疏松及腰痛病史。

体格检查:体温 37.8 ℃,中度贫血貌,眼结膜和甲床苍白,心、肺无异常,腹软,腰骶部、右髋部压痛明显,肝、脾肋下未触及,淋巴结无肿大,胸骨无明显压痛。

实验室检查:RBC $3.1×10^{12}$/L,Hb 78 g/L,PLT $113×10^9$/L,WBC $5.8×10^9$/L,中性分叶核粒细胞 0.73,中性杆状核粒细胞 0.07,晚幼粒细胞 0.02,淋巴细胞 0.18。成熟红细胞呈"缗钱"状排列较多。骨髓增生明显活跃,中性分叶核粒细胞 0.20,中性杆状核粒细胞 0.20,骨髓瘤细胞 0.49,淋巴细胞 0.10,晚幼红细胞 0.05,单核细胞 0.05,巨核细胞消失。ESR 130 mm/h,TP 98.4 g/L,ALB 18.9 g/L,G 79.5 g/L,Ca^{2+} 1.6 mmol/L,LDH 330 U/L,$β_2$-MG 4.92 mg/L,IgA 0.33 g/L,IgM 0.12 g/L,IgG 39.1 g/L,尿本周蛋白(＋＋),X 线检查呈等圆形溶骨缺损。

【典型病例二】

患者,男,60岁,因发热、腹痛、腹泻、食欲减退 4 天入院。

体格检查:体温 37.3 ℃,其他检查未见异常,浅表淋巴结不大,肝肋下未及,淋巴无肿大。

实验室检查:WBC＞$35.2×10^9$/L,Hb 118 g/L,RBC $4.1×10^{12}$/L,PLT $139×10^9$/L,中性分叶核粒细胞 0.59,中性杆状核粒细胞 0.18,晚幼粒细胞 0.11,中幼粒细胞 0.06,L 0.06;NAP 积分 335 分,阳性率 93.5%。

【思考题】

1. 上述两病例中最有可能诊断的疾病是什么?
2. 疾病的诊断依据有哪些?
3. 实验室检查哪些结果异常?
4. 典型病例一与反应性浆细胞增多症如何鉴别?典型病例二与慢性粒细胞白血病如何鉴别?

第一节　浆细胞病

浆细胞病(plasma cell disorders)是以单克隆浆细胞异常增生为特征,并伴有血清和(或)尿中出现过量的单克隆免疫球蛋白(异常蛋白或 M-蛋白)的一组异质性疾病。浆细胞病可分为两大类:一类为恶性浆细胞病,如多发性骨髓瘤、原发性巨球蛋白血症、重链病、原发性淀粉样变性等;另一类为相对呈良性经过的浆细胞病,如意义未明的单克隆免疫球蛋白血症(MGUS)等。

一、多发性骨髓瘤

【概述】 多发性骨髓瘤(multiple myeloma,MM)是骨髓内单一浆细胞株异常增生的一种恶性肿瘤,属于成熟 B 细胞肿瘤。其特征是单克隆浆细胞异常增生并分泌过量的单克隆免疫球蛋白,这种蛋白被称为 M 成分或 M 蛋白。临床上将其分为三种类型:①完整的免疫球蛋白分子,其轻链具有一种抗原性,不是 $κ$ 链即为 $γ$ 链;②个别免疫机制异常即可出现一株浆细胞合成某一链的过剩,体内有过剩的重链,而无相应的轻链,重链可从尿中排出,产生"重链病";③轻链过剩时,脱落后随尿排出,即为 Bence-Jones 蛋白 (B-J 蛋白,本周蛋白)。瘤细胞不断分泌的 M 蛋白可引起机体广泛骨质破坏、浸润、贫血、出血、感染等一系列临床变化。多发性骨髓瘤在国内发病率约为十万分之一,占所有恶性肿瘤的 1%,占血液恶性肿瘤的 10%。发病年龄一般在 50～70 岁,男女之比约为 3∶2,病程一般为 1～4 年,以原发性多见。

本病的病因、发病机制迄今尚未完全清楚,可能与化学毒物的接触或电离辐射、自身免疫性疾病、遗传和病毒感染等有关。疾病早期由于瘤细胞较少,多无特殊症状,或出现无病因可解释的血沉增高、蛋白尿、血清蛋白异常等现象。随着病情的进展,逐渐出现由三方面病理变化所致的典型症状:一是由骨髓瘤细胞浸润和破坏骨髓组织引起的骨骼疼痛、骨疏松性的病理性骨折;二是由瘤细胞分泌 M 蛋白引起的反复感染、高黏滞血征、肾功能不全和出血倾向;三是由骨髓瘤细胞增生引起贫血、中枢神经系统症状、高钙血症,甚至发生浆细胞白血病。其中肾功能不全和感染是造成多发性骨髓瘤死亡的主要原因。

【实验室检查】

1. 血象　多数患者贫血,其程度随病情的进展而加重,晚期出现全血细胞减少。淋巴细胞相对增多,可达 40%～55%,亦可伴有少量幼粒-幼红细胞。绝大多数成熟红细胞呈"缗钱"状排列,可见异常浆细胞,占 2%～3%。若比例＞20%或绝对值≥2.0×10^9/L 时,应诊断为浆细胞白血病。血片细胞学特点见图 14-1。

2. 骨髓象　骨髓增生活跃或明显活跃。浆细胞表现为异常增生伴有质的异常。异常浆细胞可占有核细胞的 10% 以上,有时甚至高达 80%～95%。其特征如下:瘤细胞形态多样、大小不一、分化程度不等且多成堆分布,以原浆细胞、幼浆细胞增多为主。典型骨髓瘤细胞较成熟浆细胞大,直径为 30～50 μm,细胞外形呈圆形、椭圆形或不规则形,可有伪足。胞核长圆形,可见双核、多核,偏位,染色质疏松,排列紊乱,可有 1～2 个大而清楚的核仁。胞质较为丰富,呈深蓝色或呈火焰状不透明,常含少量嗜天青颗粒和空泡。有些瘤细胞含嗜酸性球状包涵体(Russel 小体)、大量空泡(桑椹细胞)或排列似葡萄状的浅蓝色空泡(葡萄状细胞)。粒系、红系、巨核系早期大致正常,其变化随骨髓瘤细胞的变化而变化,即骨髓瘤细胞明显增生,粒系、红系两系显著减少甚至缺如,成熟红细胞多呈"缗钱"状排列。1957 年,欧洲血液学会议根据骨髓瘤细胞的分化程度将 MM 分为四型。①Ⅰ型(小浆细胞型):与正常成熟浆细胞相似,瘤细胞较成熟且分化好,胞质丰富,核偏位,染色质致密。②Ⅱ型(幼浆细胞型):细胞外形多较规则,核质比约为 1∶1,核偏位,染色质疏松。③Ⅲ型(原浆细胞型):有核仁,核/质比较大,核居中,染色质疏松如网状。④Ⅳ型(网状细胞型):瘤细胞形态多样化,核仁大而且数目较多。细胞分化不良者,则恶性程度高。

骨髓瘤细胞占有核细胞的 10% 以上,并伴有形态异常是诊断本病的重要依据之一。其在骨髓内可呈弥漫性分布,也可呈灶性、斑片状分布,故多部位穿刺才能诊断,骨髓活检可提高检出率。骨髓涂片细胞学特点见图 14-2。

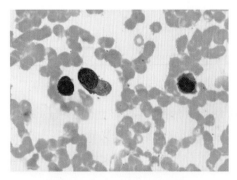

图 14-1　多发性骨髓瘤血象

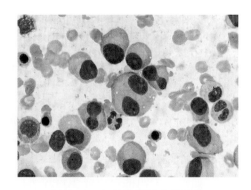

图 14-2　多发性骨髓瘤骨髓象

3. 过氧化酶染色　呈阴性反应。

4. 超微结构　在透射电子显微镜下,瘤细胞的显著特征是内质网增多与扩大,扩大的粗面内质网内含无定形物、椭圆形小体,高尔基体极为发达,这些物质与血清中 M 蛋白有关。

5. 血清及尿液蛋白检测

(1) 血清蛋白电泳:血清总蛋白增高,为 M 蛋白增高所致。醋酸纤维素薄膜电泳可见大多数 MM 患

者有染色浓而密集的单峰突起特征的免疫球蛋白带,即为 M
蛋白带(图 14-3)。80%的 M 蛋白呈单峰状,常位于 γ 区,部分
位于 β 区,少数在 α_2 区或 β 与 γ 之间,B-J 蛋白尿多呈阳性;少
数电泳带未见 M 蛋白,仅 γ-球蛋白减少而尿中有大量 B-J 蛋
白,此属轻链型骨髓瘤。约 1% 患者血与尿中既无异常蛋白又
无 B-J 蛋白,但瘤细胞≥5%,属于不分泌型多发性骨髓瘤。

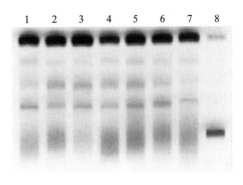

图 14-3　血清蛋白电泳示 M 蛋白带

(2) 血清和尿蛋白免疫测定:可检出 B-J 蛋白,并鉴别 κ 链
和 λ 链,与血清电泳结果相符。此项检查敏感性高,特异性强,
除不分泌型外,几乎所有患者均为阳性。依 M 蛋白的特点,可
将 MM 分为 IgG(约占 70%)、IgA(占 23%～27%)、轻链型(约
占 20%)及其他少见类型(IgD、IgM、IgE、不分泌型以及双克隆或多克隆免疫球蛋白型)。

6. 其他检验

(1) 血钙、血磷和碱性磷酸酶:血钙升高,血磷一般正常,当肾功能不全时,血磷可升高。碱性磷酸酶
正常、降低或升高。

(2) 血清 β_2-微球蛋白及血清乳酸脱氢酶测定:血清 β_2-微球蛋白增高可作为判断预后与疗效的指标,
其水平高低与肿瘤的活动程度成正比;血清乳酸脱氢酶增高亦与疾病的严重程度相关。

(3) 肾功能检验:可出现蛋白尿、管型尿及血尿,尿本周蛋白阳性。血肌酐、尿酸及尿素氮多有异常,
晚期出现尿毒症。

(4) 其他血液学指标检测:血沉常明显加快;M 蛋白明显升高者,血黏滞度增高。

(5) 聚合酶链反应(PCR)检测:用以检测免疫球蛋白重链基因重排,作为单克隆 B 细胞-浆细胞恶性
增生的标志,可用于本病的诊断及与良性反应性免疫球蛋白增多的鉴别诊断。

7. X 线检查 X 线骨骼平片可见弥漫性骨质疏松,典型的凿孔样溶骨性损害和骨折,常见于颅骨、骨
盆、脊柱、胸廓、长骨的近端受累。有骨痛而 X 线摄片未见异常时应进行 CT 检查或 MRI 检查。

【诊断和鉴别诊断】

1. 诊断

(1) 骨髓中浆细胞>15%,并有异常浆细胞(骨髓瘤细胞)或组织活检证实为浆细胞瘤。

(2) 血清中出现大量单克隆球蛋白(M 蛋白):IgG>35 g/L,IgA>20 g/L,IgD>2.0 g/L,IgE>2.0
g/L,IgM>15 g/L 或单克隆免疫球蛋白轻链(B-J 蛋白)>1.0 g/24 h 尿。

(3) 无其他原因的溶骨病变或广泛性骨质疏松。

其中 MM 的 IgM 型诊断,除符合(1)、(2)项外,尚须具备典型的 MM 临床表现和多部位溶骨性病变;
只有(1)、(3)项者属不分泌型 MM。对仅有(1)、(2)项者(尤其骨髓中无原浆细胞、幼浆细胞者),须排除
反应性浆细胞增多症(RP)及意义未明的单克隆免疫球蛋白血症(MGUS)。

2. 鉴别诊断

(1) 与浆细胞性白血病鉴别:后者浆细胞弥漫广泛浸润骨髓及血液,无骨质破坏,外周血浆细胞不低
于 20% 时,或浆细胞绝对值不低于 2.0×10^9/L 时,应考虑骨髓瘤并发浆细胞性白血病。

(2) 与反应性浆细胞增多症鉴别:后者临床表现与原发病有关,其疾病所表现出来的特征与多发性骨
髓瘤无相同之处;浆细胞<15%,且形态正常;血及尿中无 M 蛋白以及骨骼亦无骨髓瘤样变。通常原发病
控制后,浆细胞比值逐渐恢复至正常。

(3) 与意义未明单克隆免疫球蛋白血症鉴别:后者无任何临床症状,也无可致免疫球蛋白增多的疾
病,单克隆免疫球蛋白水平升高也不明显。患者往往多因体检或患其他无关疾病进行检查时发现有单克
隆免疫球蛋白增多。但应注意追踪观察,有报道约 20% 意义未明单克隆免疫球蛋白血症患者最终转化为
恶性浆细胞性疾病。

多发性骨髓瘤骨髓象检查

【目的】　掌握多发性骨髓瘤血片和骨髓片改变特点。

【标本】 多发性骨髓瘤血片及骨髓片。

【观察内容】

（1）MM 血象。

（2）MM 骨髓象。

【质量保证】

（1）按照骨髓细胞学检查方法进行 MM 细胞形态学观察。

（2）对分化良好的瘤细胞与正常浆细胞难以区分时,可进行浆细胞标记指数(PCLI)测定或采用免疫过氧化物酶染色加以鉴别。

（3）观察多发性骨髓瘤血片和骨髓片时,应选择厚薄适宜的部位,涂片太厚的部位红细胞几乎呈串钱状排列,尾部较薄,红细胞不易形成"缗钱"状,不利于细胞排列方式的观察。

（4）MM 骨髓细胞形态学检查报告的诊断结果通常不须做细胞形态学分型,因形态学分型与治疗、预后无明显关系,对临床指导意义不大。

（5）对以成熟细胞为主,且比例增加不明显或骨髓瘤数量少仅有形态异常者要慎重诊断。

（6）MM 报告单书写应首先描述骨髓瘤细胞(包括增生程度、比例、胞体、胞核、胞质等特点),以及成熟红细胞是否有串钱状排列等特征。

二、原发性巨球蛋白血症

【概述】 原发性巨球蛋白血症(primary macroglobulinemia)是以恶性增生的 B 细胞合成并分泌大量单克隆免疫球蛋白(IgM),使血中 IgM 异常升高为特征的一种少见的恶性增生性疾病。1944 年 Jan Waldenström 最早描述本病特征,故本病又称为 Waldenström's macroglobulinemia(WM)巨球蛋白血症。该病起因未明,多为原发性,好发于老年人,40 岁以下少见,男性多于女性,起病隐匿,患者可多年无症状,或由于巨球蛋白产生逐渐增多导致血浆黏度增高。患者可出现乏力、出血、体重减轻、神经症状、视力降低、易感染、雷诺现象(肢端间隙性发白与发绀)、关节痛、瘙痒、下颌骨肿胀、肝和脾肿大、淋巴结肿大等症状和体征。不同于多发性骨髓瘤的是患者很少出现溶骨性病变和淀粉样变性。

【实验室检查】

1. 血象 绝大多数患者红细胞不同程度减少,白细胞、血小板正常或减少,可见全血细胞减少。中性粒细胞减少,淋巴细胞相对增多,嗜酸性粒细胞、单核细胞轻度增加;可见红细胞"缗钱"状排列、吞噬红细胞现象、淋巴细胞样浆细胞(不典型幼浆细胞),形似淋巴细胞,核染色质紧密,含 1～2 个核仁,胞质少,嗜碱性,一般小于 5%。

2. 骨髓象 骨髓穿刺可出现"干抽"现象。骨髓象常呈多形性。淋巴细胞样浆细胞呈弥漫性增生,占 10%～90%,其形态介于淋巴细胞和浆细胞之间,胞质嗜碱性,核内有 1～2 个核仁,细胞外可见断离的小滴状胞浆。小淋巴细胞、浆细胞、嗜酸性粒细胞、网状细胞增多,嗜碱性粒细胞和组织嗜碱细胞(肥大细胞)散在于异常细胞之间为本症的特征。

3. 细胞化学染色 糖原染色呈球状阳性颗粒。

4. 血清蛋白电泳 异常球蛋白增多是本病主要特点之一。血清蛋白电泳显示 γ 区或 β 区与 γ 区间出现 M 蛋白,免疫电泳确定为单克隆 IgM。轻链以 κ 型更常见。血清 IgM 水平多在 10～120 g/L 范围内波动,占总蛋白的 20%～70%。

5. 其他检验 ①血沉增快;②抗人球蛋白试验部分阳性;③凝血酶原时间延长;④部分患者有高尿酸血症;⑤血浆胆固醇可降低;⑥全血(浆)黏度增高;⑦冷凝集试验可为阳性。

【诊断与鉴别诊断】

1. 诊断 血清中单克隆 IgM>10 g/L,骨髓中淋巴细胞样浆细胞浸润、无明显骨痛和溶骨性损害是诊断本病的主要依据。结合患者发病年龄大,有贫血、出血、神经系统症状、视力降低,易感染和肝、脾、淋巴结肿大等症状和体征,即可诊断本病。

2. 鉴别诊断

（1）与多发性骨髓瘤鉴别:其特征是骨髓瘤细胞浸润,并常有多发样溶骨性损害。

（2）与良性单克隆免疫球蛋白血症鉴别：IgM<15 g/L，骨髓中浆细胞<10％，且形态正常，无骨髓破坏。

三、重链病

【概述】 重链病（heavy chain disease，HCD）是一种很少见的以浆细胞样淋巴细胞异常增生为主的恶性增殖性疾病，其特征是伴有单克隆不完整（只有重链而无轻链）异常免疫球蛋白合成与分泌。根据其结构的不同，重链分为 α、γ、μ、δ 和 ε 五种，分属 IgA、IgG、IgM、IgD 和 IgE 免疫球蛋白的重链。目前仅发现前四种重链病。其中 α(IgA)重链病相对较常见，其他型有报道但罕见。现就 α(IgA)重链病予以介绍。

α(IgA)重链病的主要临床症状是常无发热，无浅表淋巴结及肝、脾肿大，无骨质破坏。发病年龄多在20～30 岁，具有严重腹泻、腹痛、呕吐和进行性体重减轻（肠型），多伴有轻至中度贫血，血清白蛋白降低，有低钾血症和低钙血症，甚至手脚抽搐；多数患者有十二指肠和空肠的浸润性损害；或表现呼吸道症状、杵状指（肺型）等。其病因和发病机制尚不清楚，可能与经济状况极差、恶劣的卫生习惯、反复感染性腹泻等肠道慢性炎症刺激有关。

【实验室检查】

1. 血象 可有轻、中度贫血，其他无特异性改变。

2. 骨髓象 基本正常或淋巴细胞、浆细胞轻度增生。

3. 血清蛋白电泳 白蛋白减少，伴低球蛋白血症，半数电泳无异常，或在 α_2 区和 β 区出现不明显的宽带，但浓度不高。

4. 尿本周蛋白检查 阴性。

5. 纤维镜活检 十二指肠、空肠呈浸润性损害。

【诊断与鉴别诊断】

诊断本病的主要依据是蛋白免疫电泳技术，也是与其他浆细胞病鉴别的主要方法。如果血清、浓缩尿或肠分泌物中检出的 M 蛋白只与抗 α 血清产生沉淀弧，而不与抗 κ 或抗 λ 血清反应，且纤维十二指肠、空肠活检显示患者十二指肠和空肠有浸润性损害，结合临床体征即可确诊。

（1）与浆细胞性白血病鉴别：其浆细胞弥漫广泛浸润骨髓及血液，无骨质破坏，外周血浆细胞≥20％，或浆细胞绝对值≥$2.0×10^9$/L，应考虑骨髓瘤并发浆细胞白血病。

（2）与反应性浆细胞增多症鉴别：其临床表现与原发病有关，临床表现与多发性骨髓瘤无相同之处；浆细胞<15％，且形态正常；血及尿中无 M 蛋白，骨骼也无骨髓瘤样改变。原发病控制后，浆细胞逐渐恢复正常。

（3）与意义未明单克隆免疫球蛋白血症鉴别：后者无临床症状，也无可致免疫球蛋白增多的疾病，单克隆免疫球蛋白升高也不明显。患者多于体检或患其他疾病检查时发现单克隆免疫球蛋白增多。应追踪观察，约 20％意义未明单克隆免疫球蛋白血症患者最终转化为恶性浆细胞性疾病。

第二节 组织细胞病

一、恶性组织细胞病

【概述】 恶性组织细胞病（malignant histocytosis，MH）是异常组织细胞增生所致的恶性疾病，简称恶组。本病具有全身性、侵袭性等特征，即除恶性血液病通常累及的脏器外，还可受累其他组织和器官，如肺、胸膜、心、胃肠道、胰、胆囊、肾、皮肤、乳房、神经系统及内分泌腺等，病变存在形式不一，组织细胞呈斑片状浸润、局灶性肉芽肿或弥漫性肉芽肿等。人体各种组织被异常细胞浸润，其病灶区可出现多形性、异形性及吞噬性等恶组病理组织学的共同特点。任何年龄均可发病，但以青、壮年多见，男女之比约为3：1，病因和发病机制仍不清楚。

患者起病急骤，90％以上以持续高热为首发症状，体温可高达 40 ℃以上，抗生素、激素治疗均难以奏效。肝、脾、淋巴结肿大,体重减轻,进行性贫血和不同程度的出血也常见。晚期有黄疸、肝功能减退及全身衰竭。病程较短,多在半年内死亡。由于病变在各器官的分布不规则,缺乏特异性,临床表现为多样性,如皮下结节、乳房肿块、胸腔积液、胃肠道梗阻、骨质破坏等,故本病极易造成误诊或漏诊,应引起警惕。

【实验室检查】

1. 血象　全血细胞减少为本病突出表现之一。早期即有贫血,呈进行性加重,严重者血红蛋白可降至 20~30 g/L,网织红细胞正常或轻度增高。白细胞早期高低不一,晚期显著减少,血小板减少。随疾病的进展,全血细胞减少更加严重。白细胞分类可见少数中、晚幼粒细胞及有核红细胞。部分患者血片可发现异常组织细胞和不典型单核细胞。白细胞为 $(10 \sim 100) \times 10^9/L$,并出现大量异常组织细胞,称为"组织细胞白血病",多见于晚期恶组。浓缩白细胞涂片,可提高异常组织细胞的检出率。

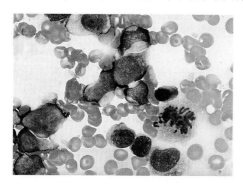

图 14-4　恶性组织细胞病骨髓象

2. 骨髓象　骨髓增生活跃至明显活跃,各系细胞正常,出现形态异常的组织细胞是本病最重要的特征(图 14-4)。如骨髓增生低下,疾病多属晚期,可见散在或成堆的、数量不等的异常组织细胞。根据恶性组织细胞的形态特征,可分为以下五个类型(表 14-1)。

表 14-1　各种恶性组织细胞的形态特点

类　型	细胞外形	细胞核	细胞质
异常组织细胞	胞体大小不等,体积较大,可达 20~50 μm,外形多不规则,常有伪足样突起或拖尾	呈圆形、椭圆形或不规则形,有时呈分枝状,偶见双核。染色质呈细网状。核仁显隐不一,有的较大	较丰富,染深蓝或浅蓝色,深蓝者常无颗粒,浅蓝者可有数目不等的小颗粒,并可出现空泡。无吞噬现象
多核巨组织细胞	胞体巨大,其直径为 50~95 μm,外形极不规则	通常含核 3~6 个,彼此贴近或呈分叶状,染色质呈粗网状,核仁显隐不一	染浅蓝色,无颗粒或有少数颗粒
淋巴样组织细胞	大小及外形似淋巴细胞或内皮细胞。细胞呈圆形、椭圆形、不规则圆形或狭长弯曲如拖尾状	常偏于一侧,染色质较细致,偶见核仁	染浅蓝色,有时可含细小颗粒
单核样组织细胞	外形似单核细胞	核染色质较粗或着色较深	丰富,染浅蓝色,有时含细小颗粒
吞噬性组织细胞	胞体很大,外形不规则	核小,单核或双核,呈椭圆形偏位,染色质疏松,核仁大而清晰	丰富,含有吞噬的红细胞或其碎片、幼红细胞、血小板及中性粒细胞等

异常组织细胞和多核巨组织细胞是诊断本病的主要依据,但多核巨组织细胞较少见,须与巨核细胞和破骨细胞相区别。单核样组织细胞、淋巴样组织细胞及吞噬性组织细胞,缺乏特异性诊断价值。

3. 细胞化学染色　中性粒细胞碱性磷酸酶积分显著降低,苏丹黑 B 和糖原染色呈阴性,恶组细胞酸性磷酸酶染色呈阳性,可被酒石酸抑制,用 AS-D 萘酚作为基质的非特异性酯酶染色呈阳性。单核细胞可被氟化钠抑制。恶组细胞胞质溶菌酶呈阳性,粒细胞碱性磷酸酶阳性率及积分均明显降低,有助于感染性疾病引起的反应性组织细胞增多的鉴别。

4. 其他检查

(1) 免疫学检验:CD68$^+$、CD45$^+$、CD30$^-$、CD14$^-$、Ia$^+$、LeuM3$^+$、63D3$^+$、M3$^+$,无 T 细胞或 B 细胞的免疫表型和 TCR 及 Ig 基因重排。

(2) 染色体检查:染色体核型常以多倍体居多,有较高比例的亚三倍体和超二倍体,在较多的 MH 儿童与青年患者中发现有克隆性 5q35,这可能是一种与本病有关的重要标志,也可有染色体易位。

（3）病理组织活检:骨髓或肝、脾、淋巴结及其他受累组织的病理切片中可见各种异常组织细胞浸润,组织结构可部分或全部破坏。

【诊断与鉴别诊断】

1. 诊断

（1）临床表现:长期发热,以高热为主,伴进行性全身衰竭,淋巴结、脾、肝进行性肿大,可有黄疸、出血、皮肤损害和浆膜腔积液等。病情凶险,预后不良。

（2）血象:全血细胞进行性减少,血片中可见少量异常组织细胞和有核红细胞。

（3）骨髓象:有数量不等的多种形态异常的组织细胞和（或）多核巨组织细胞,是诊断本病的主要依据。

（4）病理组织学检查:可见各种异常组织细胞浸润,浸润的细胞呈多样性,混杂存在,成灶性或片状、松散分布,极少呈团块状,组织结构可部分或全部破坏。

凡具有上述（1）加（2）或（1）加（3）项,且能排除反应性组织细胞增多症者可诊断为恶性组织细胞病。随着检验技术的发展,发现以前曾诊断为"恶组"的绝大多数病例所涉异常细胞多为 T 细胞,即 Ki-I（CD30）间变性大细胞淋巴瘤。2001 年 WHO 在造血和淋巴组织肿瘤分类方案中,将"恶组"主要归类为间变性大细胞淋巴瘤,但对其认识尚有争议。目前,国内仍采用过去诊断 MH 的标准。

2. 鉴别诊断

（1）与反应性组织细胞增生症鉴别:后者多继发于病毒、细菌、寄生虫感染及药物过敏和胶原性疾病等,增多的组织细胞大小较一致,形态多正常。

（2）与噬血细胞综合征鉴别:后者是一组由病毒、细菌、真菌和原虫感染,或肿瘤、药物、免疫系统疾病或免疫缺陷引起的体内组织细胞增生,并吞噬红细胞、粒细胞或血小板等,而无多核巨组织细胞的综合征。临床上常表现为发热,皮疹,肝、脾、淋巴结肿大,骨髓中可见分化成熟的组织细胞,有活跃的吞噬血细胞现象,噬血细胞占组织细胞的 5% 或以上。

二、反应性组织细胞增生症

【概述】 反应性组织细胞增生症（reactive histiocytosis,RH）又称反应性噬血组织细胞增生症（reactive hemophagocytic histiocytosis）或噬血细胞综合征（hemophagocytic syndrome,HS）,是由各种原因引起的继发性全身性组织细胞反应性增生的一类疾病,属单核-巨噬细胞系统的良性疾病,表现为组织细胞吞噬血细胞功能异常活跃,是组织细胞反应性增生的一种特殊类型。其发病与感染、免疫调节紊乱性疾病、结缔组织病、亚急性细菌性心内膜炎、免疫抑制等因素有关。临床表现随原发病的变化而变化,无特异性症状,但大多数患者起病较急,有高热,乏力,食欲减退,体重减轻,关节或肌肉酸痛,肝、脾、淋巴结肿大,部分患者可因黄疸、皮疹或肝、肾等多脏器功能损害导致凝血障碍而死亡,临床征象和恶性组织细胞病常难以鉴别。

【实验室检查】

1. 血象 一系或二系细胞减少,少数全血细胞减少,血片可见成熟组织细胞。

2. 骨髓象 骨髓增生活跃,随病情进展,红系、粒系和巨核系均减少,组织细胞明显增多,大多数小于 30%,易见组织细胞吞噬红细胞现象,被吞噬的红细胞为数个至十多个不等。

3. 淋巴结活检 显示病变淋巴结有完整包膜,但淋巴细胞减少,吞噬性组织细胞增多,生发中心区域消失。

4. 其他检查 血液中各种炎性细胞因子水平升高,病毒感染引起者,血清相关病毒抗体（IgM 及 IgG）效价升高。患者可有凝血障碍,PT 延长,血浆纤维蛋白原减少,FDP、血清铁蛋白及乳酸脱氢酶升高,还有血清转氨酶、胆红素增高及氮质血症等。

【诊断】

（1）发热超过 1 周,体温≥38.5 ℃。

（2）肝、脾肿大伴全血细胞减少（累及二系或以上,骨髓增生减低或增生异常）。

（3）肝功能异常及凝血功能障碍，伴高铁蛋白血症。

（4）噬血细胞占骨髓有核细胞2%及以上，和（或）有累及骨髓、淋巴结、肝、脾及中枢神经系统的组织学证据。

第三节　类脂质沉积病

类脂质沉积病（lipoid storage disease）是以类脂代谢紊乱为主要特征性的一组较为罕见的遗传缺陷性疾病，多数是由溶酶体中参与类脂代谢的酶不同程度的缺乏导致类脂质不能分解，使其在肝、脾、淋巴结、骨髓及中枢神经等全身各组织沉积，致使细胞逐渐膨大，形成空泡样细胞引起的。临床表现有贫血，肝、脾及淋巴结肿大，还常累及中枢神经系统及具有视网膜病变等体征，预后不佳，死亡率较高。较常见的有戈谢病、尼曼-匹克病，以儿童多见，少数至青春期或以后症状才明显，为常染色体隐性遗传性疾病。

一、戈谢病

【概述】　戈谢病（Gaucher disease，GD）又称葡萄糖脑苷脂病，是一种脂质代谢障碍的常染色体隐性遗传性疾病，为β-葡萄糖苷脂酶活性显著降低，导致葡萄糖脑苷脂在单核-巨噬细胞内大量蓄积所致，可累及脾、肝、骨髓和淋巴结。临床上可分三型：①慢性型（Ⅰ型，成人型）：最常见，病情进展缓慢，在儿童或青年期起病。临床表现为贫血，白细胞及血小板减少，脾和肝先后肿大，骨骼损害较广泛，X线显示骨质疏松或溶骨改变。早期最典型的异常为股骨下端杵状增宽呈"三角烧瓶样"。②急性型（Ⅱ型，婴儿型）：多在1岁以内起病，有贫血，肝、脾和淋巴结肿大，神经系统症状突出，如意识障碍、角弓反张、四肢强直、眼内斜、吞咽困难等，疾病进展快，多在短期内死亡。③亚急性型（Ⅲ型，幼年型）：临床表现界于上述两型之间。

【实验室检查】

1. 血象　多数有轻至中度正细胞性贫血，白细胞和血小板常减少，网织红细胞可增多。血片偶见戈谢细胞。

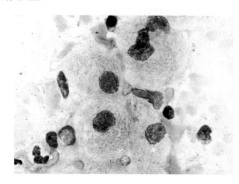

图 14-5　戈谢病骨髓象（示戈谢细胞）

2. 骨髓象　骨髓增生，分类基本正常，或幼稚的红系、粒系和巨核系细胞均增多。最突出的表现是有数量不等形态特殊的戈谢细胞（图14-5），其特征为：胞体巨大，直径$20\sim100~\mu m$，呈圆形、多边形或纺锤形；胞核较小偏位，可为多个，呈圆形或椭圆形；染色质粗糙，呈粗网状或结构不清，核仁不明显；胞质丰富，淡蓝色，无空泡；胞质中含有许多与细胞长轴平行的粗暗条纹样结构，交织成网，如蜘蛛网或洋葱皮样，不透明，系葡萄糖脑苷脂。

3. 细胞化学染色　戈谢细胞的糖原、酸性磷酸酶及苏丹黑B染色阳性或强阳性，过氧化物酶和碱性磷酸酶染色阴性。

4. 其他检查　血浆、红细胞及肝活检标本的葡萄糖脑苷脂含量明显升高，血清β-葡萄糖脑苷脂酶活性显著降低，淋巴结、脾、肝穿刺或印片镜检可见到戈谢细胞。

5. X线检查　有骨质疏松或溶骨改变。股骨下端可见杵状增宽的"三角烧瓶样"畸形。

【诊断】

（1）贫血伴有肝、脾肿大。

（2）骨髓片或肝、脾、淋巴结活检中找到较多戈谢细胞可作出诊断。

（3）白细胞中β-葡萄糖脑苷脂酶活性显著降低对诊断有决定性意义。

（4）无条件检测酶活性者，应注意排除白血病、多发性骨髓瘤、地中海贫血、先天性红细胞发育不良贫血或获得性免疫缺陷综合征等引起的假戈谢细胞疾病。

二、尼曼-匹克病

【概述】 尼曼-匹克病(Niemann-Pick disease,NPD)又称鞘磷脂病,为常染色体隐性遗传病。由于β-葡萄糖苷脂酶活力显著降低,导致神经鞘磷脂不能被水解而使其在单核-巨噬细胞中积聚。该病于1914年由 Niemann 首先报道,1922年由 Pick 详细描述了病理变化并与戈谢病明确区分,因而称之为尼曼-匹克病。临床表现为肝、脾显著肿大,智力减退与恶病质三大特征,主要见于婴儿期发病,出生后不久即逐渐起病,眼底黄斑区常可见樱桃红色小点,病情进展迅速,多于4岁前死亡。

【实验室检查】

1. **血象** 轻至中度贫血,呈正细胞性。白细胞及血小板正常,晚期减少。淋巴细胞及单核细胞可有空泡,电镜下证实为含脂粒的溶酶体。白细胞中缺乏神经鞘磷脂酶。

2. **骨髓象** 骨髓增生活跃,各种细胞比例正常,可见尼曼-匹克细胞(图14-6)。其特征为:胞体巨大,直径 20～90 μm,呈圆形、椭圆形或三角形;胞核偏位较小,1～2 个,呈圆形或椭圆形;胞质丰富染淡红色,充满大小均匀、透明的脂滴,染色后常呈空泡,形似桑椹状脂肪滴。此种结构使胞质呈泡沫状,故又称"泡沫细胞"。

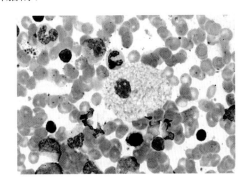

图 14-6 尼曼-匹克病骨髓象(示尼曼-匹克细胞)

3. **细胞化学染色** PAS 染色后尼曼-匹克细胞的空泡中心为阴性,但泡壁呈弱阳性。苏丹黑染色呈强阳性,Sudan Ⅲ 染色呈阳性。酸性磷酸酶、碱性磷酸酶、过氧化物酶染色均呈阴性。

4. **其他检查** 患者组织、器官的神经磷脂含量明显增高,神经鞘磷脂酶活性明显降低。

5. **鉴别** 尼曼-匹克细胞与戈谢细胞的鉴别,见表14-2。

表 14-2 尼曼-匹克细胞与戈谢细胞的鉴别

鉴别项目	尼曼-匹克细胞	戈谢细胞
胞体	大,直径 20～90 μm	大,直径 20～100 μm
胞核	1～2 个,染色质较疏松	可为多个,染色质较浓密
胞质	丰富,瑞氏染色呈空泡状或泡沫状,含神经鞘磷脂	丰富,瑞氏染色呈紫蓝色,有洋葱皮样或蜘蛛网状结构,含葡萄糖脑苷脂
吞噬现象	不明显	有吞噬
PAS 染色	泡壁弱阳性;空泡中心阴性	阳性或强阳性
ACP 染色	阴性反应	阳性或强阳性反应

【诊断】

(1) 肝、脾肿大,伴有贫血。

(2) 骨髓、肝、脾和淋巴结等组织中有成堆的泡沫细胞即可诊断。

(3) 有条件可检测神经鞘磷脂酶的活性,对诊断有决定性意义。

(4) 与可发现泡沫细胞的疾病(慢粒、ITP、地中海贫血)鉴别。

第四节 脾功能亢进

【概述】 脾功能亢进(hypersplenism,HP)简称脾亢,是指各种不同疾病引起的脾肿大和血细胞减少的一种综合征。临床特点为脾肿大、一种或多种血细胞减少,而骨髓造血细胞相应增生,脾切除后血象恢复,症状缓解。本病分为原发性和继发性,前者原因不明,后者可因感染性疾病(传染性单核细胞增多症、细菌性心内膜炎、结核病以及疟疾等原虫病)、免疫性疾病(特发性血小板减少性紫癜、自身免疫性溶血性贫血、SLE 及结节病等)、淤血性疾病(心力衰竭、心包炎、肝硬化、门静脉或脾静脉血栓形成等)、血液系统疾病（遗传性球形细胞增多症、海洋性贫血、镰形细胞贫血、白血病、淋巴瘤、骨髓增生性疾病及恶组）、脾脏疾病（脾淋巴瘤、脾囊肿及脾血管瘤）等引起。故脾亢除脾肿大以及外周血细胞减少引起的贫血、感染和出血的共性外，其他临床特征则随原发病而异。脾亢的发病机制仍不清楚，目前主要有脾阻留吞噬学说、体液学说和免疫学说，也可能与上述综合因素有关。

【实验室检查】

1. 血象 全血细胞减少，也可一系或二系血细胞减少。白细胞减少，以中性粒细胞减少为主，淋巴细胞和单核细胞相对增多，但形态大致正常。脾亢早期即有血小板减少，切脾后剧增，贫血多为正细胞性或小细胞性，网织红细胞增高。

2. 骨髓象 骨髓增生活跃或明显活跃，各系细胞增生，常有不同程度的成熟障碍，以粒系和巨核系细胞的成熟障碍易见，但形态均正常。

3. 其他检查

（1）红细胞生存时间检测：用放射性核素^{51}铬标记测定红细胞平均寿命，显示红细胞寿命明显缩短，可小于 15 天。

（2）脾脏容积测定：将用^{51}铬标记的红细胞经静脉注入体内，定时检测红细胞在血液循环中的清除率，同时检测脾脏中红细胞的阻留指数。不同脾肿大的患者，脾脏对红细胞阻留的能力不同。

【诊断】

（1）经查体、超声波或放射性同位素或 CT 检查等证实脾肿大。

（2）外周血细胞减少，其中红细胞、白细胞或血小板可有一种或多种同时减少。

（3）骨髓增生活跃或明显活跃，部分出现轻度成熟障碍。

（4）脾切除后外周血象接近或恢复正常。

（5）^{51}铬标记的红细胞或血小板注入体内，体表放射性测定发现脾区体表放射性比率大于肝脏 2～3 倍，提示标记的血细胞在脾内过度破坏或滞留。

其中前四条对判断脾亢更具诊断价值，但应注意与再障、恶性组织细胞增生症、阵发性睡眠性血红蛋白尿等鉴别。

第五节 类白血病反应

【概述】 类白血病反应（leukemoid reaction，LR）是指机体对某些刺激因素所产生的类似白血病表现的血象反应，简称类白反应。其主要特点是：①具有类似白血病的血象，白细胞总数显著增高伴有一定数量的幼稚细胞；②绝大多数病因明确，如严重感染、某些恶性肿瘤、药物中毒、大量出血和溶血反应等；③类白反应现象常随原发病好转或消除而迅速自然恢复，且预后良好。

【分型】 本病按病情的缓急可分为急性和慢性两型，按外周血白细胞总数的多少可将类白反应分为白细胞增多性和白细胞不增多性（见于结核、败血症和恶性肿瘤等）两型，临床上以增多性类白反应多见，其中白细胞增多性类白反应根据细胞的类型又可分为四型，见表 14-3。

表 14-3 白细胞增多性类白反应分型及临床意义

类 型	中性粒细胞型（N）	淋巴细胞型（L）	嗜酸性粒细胞型（E）	单核细胞型（M）
WBC	$>50\times10^9/L$	常为（20～30）$\times10^9/$L，也可大于 $50\times10^9/L$	$>20\times10^9/L$	常大于 $30\times10^9/L$，一般不高于 $50\times10^9/L$
DC	粒细胞显著增多	$>40\%$，多为成熟淋巴细胞型	显著增多，$>20\%$，甚至达 90%，但基本上均为成熟嗜酸性粒细胞型	$>30\%$
幼稚细胞	中幼粒细胞、早幼粒细胞甚至原粒细胞	幼淋巴细胞和异形淋巴细胞	无幼稚细胞	偶见幼稚细胞

续表

类 型	中性粒细胞型(N)	淋巴细胞型(L)	嗜酸性粒细胞型(E)	单核细胞型(M)
NAP 和 Ph	积分显著增高,Ph染色体阴性	—	—	—
中毒性变	见中毒性颗粒、核固缩、玻璃样变性和空泡变性	—	—	—
意义	感染、恶性肿瘤骨髓转移,有机农药或CO中毒、急性溶血或出血,严重外伤或大面积烧伤,以急性化脓性感染最为常见	某些病毒性感染,如传染性单核细胞增多症、百日咳、水痘、风疹等,也见于粟粒性结核、猩红热、先天性梅毒、胃癌等	常由寄生虫病、过敏性疾病所致,其他如风湿性疾病、霍奇金病、晚期癌症等	见于粟粒性结核、感染性心内膜炎、细菌性痢疾、斑疹伤寒、风湿病并血管内皮细胞增多症等

【实验室检查】

1. 血象 白细胞大多数显著增加,可多达 50×10^9/L 以上,一般不超过 120×10^9/L。

成熟中性粒细胞胞质中常见中毒颗粒、空泡、胞核固缩、分裂异常等,有时可见少量晚幼粒细胞,杆状核粒细胞多(一般低于 10%),见图 14-7。红细胞正常,血小板正常或增多。

2. 骨髓象 骨髓增生活跃或明显活跃。粒细胞除增生、核左移及中毒性改变外,少数病例原始细胞和幼稚细胞增多,但无白血病细胞的形态畸形等,也无染色体异常;成熟中性粒细胞碱性磷酸酶积分明显增高。红系、巨核系细胞略有增生,但形态无明显异常(图 14-8)。

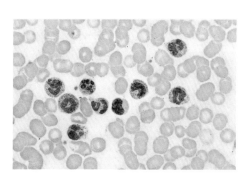

图 14-7 中性粒细胞型类白血病反应血象

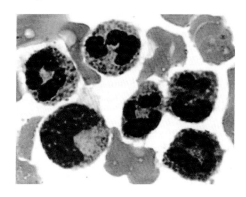

图 14-8 中性粒细胞型类白血病反应骨髓象

【诊断】

(1)有明确的病因,如严重感染、中毒、恶性肿瘤、大出血、急性溶血、过敏性休克、用药史等,原发病去除后血象变化随之消失。

(2)实验室检查:①红细胞和血红蛋白正常,血小板正常;②白细胞可多达 30×10^9/L 以上,或外周血出现幼稚细胞,或出现中毒颗粒和空泡,骨髓象除增生、核左移及中毒性改变外,没有白血病细胞的形态畸形等,没有染色体异常。NAP 积分明显增高。

中性粒细胞型类白血病反应骨髓象检查

【目的】

(1)掌握中性粒细胞型类白血病反应的血象、骨髓象特点。

(2)熟悉成熟粒细胞毒性改变的形态特点。

【标本】 中性粒细胞型类白血病反应的血片、骨髓片各一张。

【观察内容】

(1)血象。

（2）骨髓象。

【质量保证】

（1）凡外周血有疑似类白血病现象的各种类型的幼稚细胞，均须做骨髓检查。应结合临床表现，是否有 NAP 活性和积分明显增高，Ph 染色体阴性，组织活检等排除白血病。

（2）外周血中有幼粒细胞和幼红细胞，骨髓象除粒系增生外，尚有红系增生，但无细胞畸形，为红白血病型类白血病反应。还须排除白细胞不增多型类白血病反应（白细胞不增多，但血象中出现幼稚细胞）以及其他骨髓疾病（如结核、纤维化、恶性肿瘤转移等）所致的幼粒幼红细胞增多症。

（3）应注意与慢性粒细胞白血病相鉴别，见表 14-4。

表 14-4　中性粒细胞型类白血病反应与慢性粒细胞性白血病鉴别

鉴别项目	中性粒细胞型类白血病反应	慢性粒细胞性白血病
白细胞	轻、中度增高，常大于 $50\times10^9/L$	显著增高，常大于 $100\times10^9/L$
嗜酸性粒细胞	不增多	增多
嗜碱性粒细胞	不增多	增多
幼稚细胞	晚幼粒细胞、杆状核粒细胞增多	中、晚幼粒细胞增多
中毒性改变	有	无
骨髓象	核左移，红系、巨核系不受抑制，无白血病细胞的形态畸形等	骨髓增生极度活跃，粒系增生，中、晚幼粒细胞增多，红系、巨核系受抑制
Ph 染色体	阴性	阳性

第六节　传染性单核细胞增多症

【概述】　传染性单核细胞增多症（infectious mononucleosis，IM）是由 EB 病毒急性感染引起的淋巴细胞良性增生并伴有异型形变的一种传染病，简称传单。本病好发于儿童及青少年，主要通过飞沫传播，也通过性传播，偶经血液传播，但传染性低，其发病机制不甚明了。患者感染 EB 病毒再经 5～15 天的潜伏期后发病。典型临床表现为不规则发热、咽峡炎、淋巴结肿大，亦可出现脾肿大和皮疹等。病程为一至数周，多数能在 2 个月内自愈。

【实验室检查】

1. 血象　白细胞正常或增加，多在 $20\times10^9/L$ 以下，可高达 $(30\sim60)\times10^9/L$，少数减少。病程早期中性分叶核粒细胞增多，之后淋巴细胞迅速增加，占 60%～97%。于疾病的第 4～5 天出现异型淋巴细胞（又称"Downey"细胞），第 7～10 天达高峰，多数大于 10%，持续数周至数月。红细胞、血红蛋白和血小板一般正常，见图 14-9。

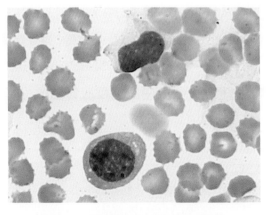

图 14-9　传染性单核细胞增多症血象

1923 年 Downey 将异型淋巴细胞分为三型,即 I 型(泡沫型或浆细胞型)、II 型(不规则型或单核细胞型)和 III 型(幼稚型或幼淋巴样型),其细胞特点见表 14-5。

表 14-5 三型异型淋巴细胞的主要特点

细胞特征	I 型(泡沫型或浆细胞型)	II 型(不规则型或单核细胞型)	III 型(幼稚型或幼淋巴样型)
细胞大小	比正常淋巴细胞大,多呈圆形、椭圆形或不规则形	较 I 型大,形态不规则	与 I 型相似,但较大,形态较规则
细胞核	核偏位,呈椭圆形、肾形或分叶	呈圆形、椭圆形或不规则形	呈圆形或卵圆形
核染色质	粗糙,呈粗网状或成堆排列	较 I 型细致,亦成网状	细致均匀,呈网状排列,无浓集现象,可见 1~2 个核仁
胞质	丰富,嗜碱性强,染深蓝色,含大小不等的空泡或呈泡沫状,无颗粒或有少数颗粒	丰富,较不均匀,嗜碱性,染浅灰蓝色,无空泡,可有少数嗜天青颗粒	较丰富,染深蓝色,有分布较均匀的小空泡,多无颗粒

2. 骨髓象 骨髓增生活跃,淋巴细胞增多或正常,但低于血象,可见少量的异型淋巴细胞,原淋巴细胞不增多,组织细胞多见,见图 14-10。

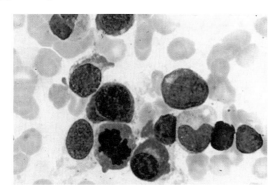

图 14-10 传染性单核细胞增多症骨髓象(示异型淋巴细胞)

3. 血清学试验

(1)嗜异性凝集试验(P-B 试验):80%~90% IM 患者 P-B 试验呈阳性,结果不低于 1:224(正常参考值<1:100)。通常于发病后第 1~2 周出现阳性反应,第 2~3 周凝集素滴度最高,一般在体内保持 3~6 个月或更长时间。红细胞凝集素被牛红细胞吸收以区别于其他疾病及血清病的绵羊红细胞凝集素。但约 10% 的 IM 患者 P-B 试验始终为阴性,尤以儿童多见。

(2)EBV 抗体检测:EB 病毒膜壳抗原(VCA)的 IgM 抗体常呈阳性,是 IM 急性期的重要指标。

【诊断】

(1)患者有发热、咽峡炎、淋巴结肿大、肝肿大、脾肿大以及 10%~20% 有皮疹。

(2)白细胞可增多、正常或减少,淋巴细胞比例增高,异型淋巴细胞大于 10%。

(3)嗜异性凝集试验阳性,且牛红细胞及豚鼠肾吸附试验也为阳性。

(4)抗 EBV 的 IgM 抗体呈阳性。

(5)异型淋巴细胞增多并非传染性单核细胞增多症所特有,亦可见于其他病毒感染,如流行性出血热、传染性肝炎、流感、巨细胞病毒感染等,细菌感染如细菌性心内膜炎、伤寒、支原体肺炎、过敏症状等,称为传染性单核细胞增多综合征,其外周血也可出现少量的异型淋巴细胞,但嗜异性凝集试验一般为阴性。

具备上述(1)项中 3 种症状,(2)、(3)、(4)项中任何 2 条,再加上(5)项,可诊断为传染性单核细胞增多症。临床上,本病要与急性淋巴细胞白血病、传染性淋巴细胞增生症相鉴别。可用血片找异型淋巴细胞、嗜异性抗体吸附试验以及 EB 病毒抗体检测加以鉴别。

第七节　白细胞减少症和粒细胞缺乏症

【概述】　白细胞减少症是由各种原因引起的外周血白细胞持续低于参考区间(成人<$4×10^9$/L、10岁以上儿童<$4.5×10^9$/L,10岁以下儿童<$5.0×10^9$/L)的一组综合征。多数白细胞减少症是由于中性粒细胞减少所致。若成人外周血中性粒细胞绝对值<$2.0×10^9$/L,10岁以上儿童<$1.8×10^9$/L,10岁以下儿童<$1.5×10^9$/L 称为中性粒细胞减少症;若粒细胞严重减少,中性粒细胞绝对值<$0.5×10^9$/L 称为粒细胞缺乏症(agranulocytosis)。粒细胞缺乏症是粒细胞减少症发展到严重阶段的表现。中性粒细胞减少的程度常与感染的危险性明显相关,因此粒细胞缺乏症所发生的感染更多见,也更严重。白细胞减少症与粒细胞缺乏症的病因和发病机制基本相同。

引起粒细胞减少的病因和发病机制:①粒细胞的增殖或成熟障碍:可由化学药物、放射线、严重感染等引起。②粒细胞破坏和消耗过多:粒细胞在抗感染中消耗或破坏过多以及免疫性机制被破坏。③分布异常:边缘池粒细胞增多,循环池粒细胞减少,称为转移性或假性粒细胞减少。④释放障碍:粒细胞不能从骨髓向血内释放(见于惰性白细胞综合征)。

白细胞减少症患者起病缓慢,开始多无明显症状,偶尔于检查时发现。有症状者多以头晕乏力、肢软、疲倦、食欲减退最常见,少数有低热及反复感染征象,如口腔炎、上呼吸道感染等。粒细胞缺乏症极易发生严重感染,起病急骤,畏寒高热、乏力伴有咽喉痛和严重感染等并发症,感染部位多发生于上呼吸道以及泌尿系统,并导致这些部位黏膜呈坏死性溃疡,细菌侵入血流引起败血症、脓毒血症,死亡率可高达25%。

【实验室检查】

1. 血象　白细胞减少症患者白细胞常为($2.0~4.0$)×10^9/L,伴不同程度的中性粒细胞减少;粒细胞缺乏症患者白细胞多在 $2.0×10^9$/L 以下,粒细胞明显减少,占 1%~2% 或完全消失。粒细胞可出现中毒颗粒、空泡等中毒表现,淋巴细胞、单核细胞、浆细胞和嗜酸性粒细胞轻度增加。恢复期粒细胞上升,血片出现幼稚粒细胞。血小板、红细胞无明显改变。

2. 骨髓象　白细胞减少症可有成熟障碍和成熟粒细胞毒性改变,但改变不明显。粒细胞缺乏症粒系明显受抑甚至完全消失,粒红比值显著下降。粒系多有成熟障碍,原粒细胞及早幼粒细胞明显增多,其余各阶段均减少。成熟粒细胞常伴有空泡、中毒颗粒等退行性变化,淋巴细胞、浆细胞、网状细胞可增多,红系、巨核系多正常。恢复期中幼粒以下各阶段细胞和成熟粒细胞相继出现。红细胞、血小板无明显变化。

3. 其他检验　见表 14-6。

表 14-6　白细胞减少症和粒细胞缺乏症的其他检验

检　验　项　目	目　　的	临　床　意　义
氢化可的松试验	检测粒细胞储备池功能	可反映骨髓粒细胞储备池大小及释放功能,用药后粒细胞上升提示骨髓储备功能良好;反之骨髓储备功能低下
肾上腺素试验	检测粒细胞边缘池功能	可反映粒细胞分布情况,鉴别假性中性粒细胞减少症。正常中性粒细胞上升值一般低于($1~1.5$)×10^9/L,若超过此值或增加1倍,则提示粒细胞分布异常,即边缘池增多,循环池减少,如无脾肿大,可考虑为假性中性粒细胞减少
血清溶菌酶及溶菌酶指数检测	检测粒细胞破坏程度	反映粒细胞破坏是否增加,血清溶菌酶活性下降、溶菌酶指数正常,提示单纯生成不良;两者均增高提示粒细胞破坏增加骨髓代偿;血清溶菌酶活性正常或下降而溶菌酶指数增高,提示骨髓再生不良
免疫荧光粒细胞抗体检测	检测中性粒细胞特异性抗体是否有功能缺陷	可反映粒细胞是否破坏增多,分析白细胞减少的原因

续表

检 验 项 目	目　　　的	临 床 意 义
DF^{32}P 标记中性粒细胞动力学检测	测定各池细胞数、转换时间及粒细胞寿命	有助于粒细胞缺乏症发病机制的分析及病因诊断
骨髓 CFU-GM 培养及粒细胞集落刺激活性(CSA)检测	—	鉴别干细胞缺陷或体液因素异常

【诊断与鉴别诊断】

1. 诊断　根据其临床表现及血象检查结果即可诊断。白细胞减少症:外周血白细胞成人$<4.0\times10^9$/L,10 岁以上儿童$<4.5\times10^9$/L,10 岁以下儿童$<5.0\times10^9$/L。中性粒细胞减少症:成人外周血中性粒细胞绝对值$<2.0\times10^9$/L,10 岁以上儿童$<1.8\times10^9$/L,10 岁以下儿童$<1.5\times10^9$/L。粒细胞缺乏症:外周血中性粒细胞绝对值$<0.5\times10^9$/L,骨髓中粒细胞增生极度低下或成熟障碍。

2. 鉴别诊断

(1) 与低增生性白血病鉴别:后者临床表现有贫血、发热或出血,常呈全血细胞减少,可见或不见原始细胞。骨髓增生减低,但原粒细胞大于 30%,红系、巨核系严重受抑。

(2) 与再生障碍性贫血鉴别:后者多有出血、贫血,骨髓增生减低或极度减低,红系、粒系、巨核系明显减少,但形态正常,以成熟细胞多见。血小板和网织红细胞明显减少。

第八节　骨髓增生性疾病

　　骨髓增生性疾病(myeloproliferative disorders,MPD)是以骨髓某一系或多系髓系细胞持续异常增殖为特征的一组克隆性造血干细胞疾病,主要包括真性红细胞增多症、慢性粒细胞白血病、原发性血小板增多症及骨髓纤维化症等疾病。其原因未明,多见于中、老年人。临床上有一种或多种血细胞质和量的改变,常有肝、脾肿大、出血及血栓等并发症。本组疾病的共同特点是:①疾病发生于多能干细胞(但原发性骨髓纤维化例外);②各症常伴一种或两种其他细胞增生;③各症之间可以转化或并存;④细胞增生也可发生于脾、肝、淋巴结等髓外组织;⑤外周血可见泪滴状红细胞、幼粒-幼红细胞及巨大血小板等异常变化。

一、真性红细胞增多症

　　见红细胞增多性疾病。

二、慢性粒细胞白血病

　　见慢性白血病。

三、原发性血小板增多症

　　【概述】　原发性血小板增多症(essential thrombocythemia,ET)又称原发性出血性血小板增多症或真性血小板增多症,是一种原因不明的以巨核细胞异常增生、血小板持续增多为特征的骨髓增生性疾病。临床上较为少见,自发性出血或血栓形成是最常见的特征,出血以胃肠道和鼻衄多见。血栓以指(趾)小血管、中枢神经血管和肢体血管栓塞为主,血栓的发生率低于出血,但一旦发生肢体血管栓塞可致手足麻木、疼痛,甚至坏疽;约 80% 有轻至中度脾肿大,少数有肝肿大。由于起病缓慢,约 20% 的患者无症状,偶因血象异常或手术后出血不止和脾肿大而确诊。

　　【实验室检查】

　　1. 血象　原发性血小板增多症的血象特征见表 14-7。

表 14-7　原发性血小板增多症血象特征

检测内容	细胞数	分类及形态特征
血小板	持续大于 1000×10⁹/L，多为（1000～3000）×10⁹/L 或更高	MPV 增大，PCT 增加，形态大小不一，可见巨大型、小型及不规则血小板，常聚集成堆（图 14-11）
白细胞	多为（10～30）×10⁹/L，偶达（40～50）×10⁹/L	以中性分叶核粒细胞为主，偶见幼粒细胞。中性粒细胞碱性磷酸酶积分增高
红细胞	30%的患者红细胞正常或轻度增多	形态大小不一，呈多染性，也可见豪-乔小体及嗜碱性点彩红细胞。少数因反复出血导致低色素性贫血

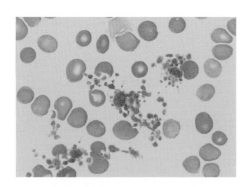

图 14-11　原发性血小板增多症血象（示成堆的血小板）

2. 骨髓象　原发性血小板增多症的骨髓象特征见表 14-8，形态特点见图 14-12。

表 14-8　原发性血小板增多症骨髓象特征

检测内容	细胞分类	形态特征
骨髓增生度	增生活跃或明显活跃	—
巨核细胞	增生明显，原巨核细胞及幼巨核细胞增高	巨核细胞形态异常，核质发育不平衡，颗粒稀缺，空泡形成，核分叶过多，约 40%见到小巨核细胞
红细胞、粒细胞	明显增生	幼粒细胞和幼红细胞增多，形态无明显异常
血小板	增高	聚集成堆

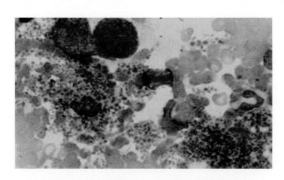

图 14-12　原发性血小板增多症骨髓象

3. 细胞化学染色　光学显微镜下不易辨认的小巨核细胞，可用非特异性酯酶、酸性磷酸酶、糖原染色，均呈阳性。

4. 其他检查　见表 14-9。

表 14-9　原发性血小板增多症其他检查

检查项目	特　点
血小板功能检查	肾上腺素和 ADP 诱导血小板聚集能力均降低，但对胶原聚集反应一般正常。血小板黏附功能有不同程度降低

续表

检查项目	特点
凝血象检查	出血时间延长,凝血酶原消耗时间缩短,血块退缩不良,凝血酶原时间延长,凝血活酶生成障碍
血尿酸、LDH 及溶菌酶	均升高,部分患者因大量钾离子自破坏的血小板中释放入血,引起假性高钾血症
染色体检查	部分患者有 21 号染色体长臂缺失,也有 21 号染色体长臂大小不一的变异
骨髓祖细胞培养	有自发的巨核细胞或红细胞克隆形成

【诊断与鉴别诊断】

1. 诊断 凡与 ET 临床症状和体征符合,血小板>1000×10⁹/L,除其他骨髓增生性疾病和继发性血小板增多症者外,即可诊断。国内诊断标准如下。

(1)临床上有出血、脾肿大、血栓形成引起的症状和体征。

(2)实验室检查:①血小板>1000×10⁹/L;②血片中血小板成堆,有巨大血小板;③骨髓增生活跃或以上,或巨核细胞增多、胞体大、胞质丰富;④白细胞和中性粒细胞增加;⑤血小板肾上腺素聚集反应减低。

2. 鉴别诊断 在临床上继发性血小板增多症(secondary thrombocythemia,ST)较为常见,多与感染、炎症、某些贫血、肿瘤、手术尤其是脾切除后以及生理因素等有关,其临床表现依不同的疾病而异。原发性血小板增多症与继发性血小板增多症的鉴别要点见表 14-10。

表 14-10 原发性血小板增多症与继发性血小板增多症的鉴别要点

鉴别点	原发性血小板增多症	继发性血小板增多症
病因和病程	病因不明,病程持续性	继发某种病理或生理因素,病程常为暂时性
血栓和出血	常见	不常见
脾肿大	80%肿大	常无
单个巨核细胞的核数	增加	下降
巨核细胞总数	明显增多	轻度增多
平均巨核细胞容量	增加	减少
血小板	>1000×10⁹/L	<1000×10⁹/L
血小板功能和形态	异常	正常,但脾切后血小板黏附性增高
白细胞	90%增高	正常

四、骨髓纤维化症

【概述】 骨髓纤维化症(myelofibrosis,MF)简称骨纤,是指以骨髓巨核细胞和粒系细胞增生为主要特征,并伴有骨髓结缔组织反应性增生和髓外造血的一种骨髓增生性疾病。本病分原发性和继发性,前者病因尚未明了,后者有引起骨髓纤维化的明确疾病。MF 多见于中老年人,起病缓慢,开始多无症状,典型的临床表现为骨髓病性贫血、发热、骨骼疼痛、脾肿大和出血等,其中巨脾为本病的特征。约 50%有轻至中度肝肿大,目前仍无满意的治疗方法。患者多死于感染、出血、心力衰竭、脑血管意外和肾功能衰竭,或转化为白血病迅速死亡。

由于骨髓被大量纤维组织及聚集的血小板所充填,形成坚硬的骨质,以致骨髓多次"干抽"或呈"增生低下",因此骨髓纤维化症又称骨髓硬化症(myelosclerosis)。骨髓活检是本病重要的诊断依据,须排除引起继发性骨髓纤维化的其他疾病。

【实验室检查】

1. 血象 骨髓纤维化症血象特征见表 14-11。

表 14-11 骨髓纤维化症血象特征

内　容	细　胞　数	血　涂　片
红细胞和血红蛋白	轻至中度降低,晚期明显降低	多为正细胞正色素性贫血,可见少量中、晚幼红细胞,成熟红细胞大小不均,可见嗜碱性点彩红细胞、多染性红细胞及泪滴样红细胞
网织红细胞	通常在 2%～5% 之间	
白细胞	多数正常或中度增高,少数达 $100 \times 10^9/L$	多数为成熟中性粒细胞,也可见中、晚幼粒细胞(可达 20%～30%),偶见原粒细胞,嗜酸性粒细胞和嗜碱性粒细胞也增多。血液中出现幼粒细胞、幼红细胞是本病的主要特征(约占 70%),提示骨髓病性贫血
血小板	约 1/3 病例早期增多,晚期减少	形态异常,易见大而畸形的巨型血小板
巨核细胞	—	可见巨核细胞裸核、碎片或微巨核细胞

2. 骨髓象 早期骨髓增生活跃,以粒系和巨核系细胞为主,少数可见骨髓细胞灶性增生;晚期随纤维化加重,骨髓往往"干抽"或"增生低下",骨髓液可见大量纤维组织及凝集的血小板团,须做骨髓活检证实,但干抽本身对本病具有一定的诊断意义。

3. 骨髓活检 骨髓活检是确诊本病的必要条件,可见不同程度的纤维化改变,脾、肝、淋巴结可见大量网状纤维组织增生,为诊断本病的依据。

【诊断与鉴别诊断】

1. 诊断 目前国内诊断 MF 的标准如下。

(1)脾明显肿大。

(2)红细胞、白细胞和血小板增多或减少,外周血出现幼粒细胞和(或)有核红细胞,有一定数量的泪滴状红细胞。

(3)骨髓多次"干抽"或呈"增生低下"。

(4)脾、肝、淋巴结显示病理造血灶。

(5)病理切片显示纤维组织明显增生。

上述第五项为必备条件,再加其他任何两项,并能排除继发性 MF 及急性 MF 者,可诊断为慢性 MF。

2. 鉴别诊断

(1)与慢性粒细胞白血病鉴别:后者白细胞明显升高,NAP 活性降低,Ph 染色体阳性,存在 BCR/ABL 基因重排。骨髓活检及骨髓 X 线检查有助于鉴别。

(2)与继发性骨髓纤维化症(PV、ET、骨转移癌、骨髓瘤)鉴别:①PV 和 ET 通常无畸形及泪滴状成熟红细胞,幼粒细胞、幼红细胞少见,PV 在发生 MF 前有 RBC、HCT 升高,ET 以 PLT 升高为主要特征,常有血栓及出血表现;②骨转移癌和骨髓瘤在骨髓片中可找到典型的癌细胞和骨髓瘤细胞,X 线表现为癌肿引起的骨硬化,范围小且不对称,并有显著的溶骨性改变等。

(尹利华)

能力检测

1. 何为 M 蛋白、骨髓增生性疾病、传染性单核细胞增多症、粒细胞缺乏症?

2. 多发性骨髓瘤的诊断标准是什么?

3. 常出现骨髓"干抽"的血液病有哪些?简述其产生的原因。如何解决?

4. 类白血病反应的特点及与慢粒的鉴别要点是什么?

5. 诊断传染性单核细胞增多症常选择的血清学试验价值是什么?

第四篇 血栓与止血检验及其应用

第十五章 血栓与止血检验

在生理情况下,血液在血管中流动,既不会在心血管内发生凝固导致血栓形成,也不会溢出血管壁而出血,这是由于人体内的血液凝固与抗凝反应保持动态平衡。止血是机体对血管损伤发生的生理反应,生理性止血过程可分为一期止血(主要涉及血管和血小板)、二期止血(涉及凝血因子和抗凝蛋白)和纤维蛋白溶解三个时相。血栓形成与出血是机体正常的止血与抗凝及纤溶功能动态平衡失调所致的一种病理生理过程,导致机体血栓形成或出血的主要因素包括血管壁、血小板、凝血因子、抗凝物质、纤溶成分和血流状态,任何单一因素或复合因素异常都可能引起血栓性或出血性疾病。

第一节 血管壁止血作用及检验

一、概述

生理情况下,血管壁的结构完整、管壁顺应性良好和内表面光滑平整,具有重要的止血功能,同时,血管能释放多种生物活性物质,促进凝血反应和抗血栓形成,从而维持血液的液态流动。构成血管壁内衬的内皮细胞可产生、释放多种止血和促进血栓形成的调节物质,在生理性止血、病理性出血与血栓形成过程中起着重要作用。

(一)血管壁的结构

血管壁的正常结构一般可分为三层:内膜层、中膜层和外膜层。内膜层是与血液接触的最内层,由内皮层和内皮下组织组成。内皮层由一组单层扁平状、连续排列的内皮细胞构成。内皮细胞管壁表面含有肝素类物质,与内皮细胞抗血栓特性有关。内皮细胞具有特异性结构,即胞质中含有一个外包单位膜的小体,称为棒杆状小体(Weibel-Palade 小体),它是血管性血友病因子(vWF)和组织纤溶酶原激活物(t-PA)等产生或储存的场所。内皮细胞紧密地排列在基底膜上,与基底膜共同构建双重屏障,以防止血液外渗。内皮下组织由少量平滑肌细胞、散在的巨噬细胞以及其中填充的细胞外间质所组成的内皮下基质所构成。中膜层由一层弹性蛋白质与内膜隔离,并最大限度地保持血管壁的形状和维持血管壁的弹性,还有一定数量的平滑肌细胞及其分泌的糖蛋白和蛋白聚糖。外膜层由疏松结缔组织组成,含有弹性纤维、胶原纤维及神经纤维和滋养血管,主要作用是完整地、连续地将血管与周围组织器官分隔开。

(二)血管壁的止血作用

1. 血管收缩　血管壁受到损伤或刺激时,通过神经调节和体液调节,立即发生收缩,引起血流减慢、血管损伤处的闭合、血管断端的回缩以及出血的停止。调控血管收缩的活性物质主要是组胺、内皮素、激肽、肾上腺素、5-羟色胺和血栓烷等,后三者由血小板释放,具有强烈的收缩血管作用。

2. 激活血小板　内皮细胞能合成并释放 vWF,当血管受损时,内皮下组织暴露,vWF 与其暴露的胶原结合,并介导血小板黏附于内皮下。胶原、血管紧张素Ⅱ、IL-1、凝血酶、TNF 等均可促使内皮细胞合成并释放血小板活化因子(PAF),PAF 是一种强的血小板活化剂,可诱导血小板黏附、聚集和释放反应,形成血小板血栓堵塞伤口,达到止血目的。

3. 激活凝血过程　血管壁受损,内皮细胞合成和表达大量组织因子(TF),启动外源性凝血系统,促进凝血过程。血管壁破损后内皮下胶原等暴露,激活凝血Ⅻ,启动内源性凝血系统,最后在损伤局部形成纤维蛋白凝血块,堵塞伤口,有利于止血。

4. 抗血栓特性 正常情况下,血管内皮细胞合成的前列环素(PGI$_2$)、t-PA、AT-Ⅲ等物质使血管的抗血栓形成特性占优势。当血管壁受损后,这些物质生成和释放减少,而 vWF 和 PAI 等促血栓形成物质释放增多,使血管的抗血栓形成功能减弱,促血栓形成功能增强,有利于止血。

血管壁在止血中的作用如图 15-1 所示。

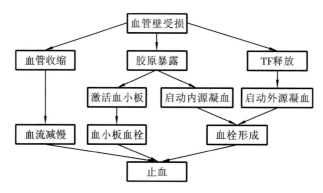

图 15-1 血管壁在止血中的作用示意图

二、血管壁(内皮)检验

血管壁尤其是内皮细胞能合成和分泌与凝血有关的多种促凝物质(如血管性血友病因子、组织因子、内皮素等)和抗凝物质(如 6-酮-前列腺素 F1α、凝血酶调节蛋白等),它们都参与一期止血。

(一)出血时间测定

见本系列书《临床基础检验》相关内容。

(二)血管性血友病因子测定

1. 血管性血友病因子抗原(vWF:Ag)测定

【原理】 血管性血友病因子(vWF)是一种由内皮细胞和巨核细胞合成并释放的大分子糖蛋白,由十几个至几十个 vWF 单体多聚物组成,vWF 能与血小板糖蛋白 GPⅠb/Ⅳ和内皮下胶原结合,成为血小板黏附于内皮下的桥梁。vWF 和纤连蛋白(Fn)可与血小板糖蛋白 GPⅡb/Ⅲa 结合,诱导血小板聚集。vWF 还是保护因子Ⅷ活性和稳定因子ⅧmRNA 的物质,可促进因子Ⅷ的合成与分泌。vWF:Ag 测定通常采用火箭电泳法和酶联免疫吸附法。

【参考区间】 火箭电泳法:61.6%～126.6%。酶联免疫吸附法:(1.02±0.56) U/mL。

【临床意义】

(1)减低:见于血管性血友病(vWD),这是诊断 vWD 及其分型的重要指标之一。

(2)增高:见于周围血管病变、心肌梗死、心绞痛、脑血管病变、糖尿病、肾小球疾病、尿毒症、肺部疾病、肝脏疾病、妊娠高血压综合征、大手术后和剧烈运动等。

【方法评价】 vWF:Ag 的检测在血栓与止血领域广泛应用,这不仅因为 vWF 在出血性疾病中的重要性,它往往与因子Ⅷ、Ⅸ、Ⅺ缺陷混杂在一起,尤其是一些轻型或亚临床型的患者。在一般凝血试验异常怀疑血友病时,必须排除 vWF 的缺陷;在怀疑相关凝血因子抑制物存在时,也必须排除 vWF 的缺陷。值得注意到是,vWD 的分型很多,并不是都存在 vWF:Ag 水平的减低。临床怀疑 vWD 必须做交叉免疫电泳或 vWF 多聚体分析,以判断是否存在 vWF 结构异常。

2. 血浆 vWF 瑞斯托霉素辅因子(vWF:Rcof)测定

【原理】 在瑞斯托霉素的介导下,vWF 与血小板膜 GPⅠb/Ⅸ-Ⅴ相互作用,使血小板发生凝集。洗涤并固定的正常血小板加入瑞斯托霉素和待测样品,根据被检血浆的透光度,从标准曲线中计算出血浆中vWF 瑞斯托霉素辅因子的含量,用正常对照的百分比表示。

【参考区间】 血小板聚集法:50%～150%。

【临床意义】 多数血管性血友病(vWD)患者的 vWF:Rcof 减低,表明 vWF 功能减低;vWF:Rcof 与 vWF:Ag 同时测定,对 vWD 的诊断更有价值。

【方法评价】 本试验是检测 vWF 功能活性较敏感而实用的筛选试验,绝大多数 vWD 患者聚集率减低,而其他诱聚剂诱导的血小板聚集率均正常,并且不同类型 vWD 血浆中 vWF:Rcof 的含量不同,Ⅰ型、Ⅲ型患者减低,ⅡB 型正常,而Ⅱ型的其他亚型可减低。因此,vWF:Rcof 是一个非常重要的 vWD 诊断与分型的检测指标。

(三)凝血酶调节蛋白测定

【原理】 凝血酶调节蛋白(TM)是蛋白 C(APC)的主要成分,99%以上表达于血管内皮细胞表面,其主要功能是抑制血液凝固。凝血酶调节蛋白抗原(TM:Ag)检测采用放射免疫法,即将抗人 TM 的单克隆抗体包被于聚苯乙烯放免小杯中,样本中的 TM 结合于包被的放射免疫反应杯上,加入 ^{125}I-抗人 TM 单抗,根据结合的 ^{125}I 放射性强度计算样品中 TM 的含量。

【参考区间】 $25\sim52\ \mu g/L$。

【临床意义】 TM 是内皮表面的跨膜糖蛋白,是血管内皮损伤的一种标志物。TM 增高见于急性心肌梗死、动脉粥样硬化、糖尿病、系统性红斑狼疮(SLE)、风湿性关节炎、DIC、血栓性血小板减少性紫癜(TTP)、脑血栓、肾小球肾炎、闭塞性脉管炎、白血病、恶性肿瘤和严重肝功能不全等。

【方法评价】 正常情况下,血浆中 TM 水平很低。当血管内皮损伤后,血浆 TM 水平明显升高,并与损伤程度相关。目前认为,TM:Ag 检测是了解血管内皮损伤的最好指标,还可通过测定内皮素-1(ET-1)加深对内皮细胞功能的了解。

(四)血浆 6-酮-前列腺素 F1α 测定

【原理】 6-酮-前列腺素 F1α(6-酮-PGF1α)是由前列环素(PGI$_2$)不稳定的生物活性物质转变的较稳定的产物,PGI$_2$ 对血栓与止血作用至关重要。血浆 6-酮-PGF1α 测定,采用 ELISA 法:将抗原(血浆 6-酮-PGF1α-牛血清白蛋白连接物)包被于固相载体上,与游离抗原(待测样品或 6-酮-PGF1α 标准品)竞争性与一定量的抗 6-酮-PGF1α 抗体结合,洗涤后加入过量的酶标记第二抗体,再加入底物显色。待检血浆或标准品中的 6-酮-PGF1α 含量与显色程度呈负相关,根据显色程度从标准曲线中推算出待检血浆中 6-酮-PGF1α 含量。

【参考区间】 $(17.9\pm7.2)\ ng/L$。

【临床意义】 减低:见于血栓性疾病,如急性心肌梗死、心绞痛、脑血管病变、糖尿病、动脉粥样硬化、肿瘤转移、肾小球病变、周围血管血栓形成及 TTP 等。

【方法评价】 血浆 6-酮-PGF1α 是血管内皮细胞膜上 PGG$_2$ 和 PGH$_2$ 代谢的终末产物,检测血浆 6-酮-PGF1α 的水平能客观反映血管内皮的功能,有助于对血管内皮损伤程度的了解和疗效评价。但血浆 6-酮-PGF1α 水平并不直接反映体内前列腺素(PGI$_2$)的水平。

第二节　血小板止血作用及检验

一、概述

血小板(blood platelet)由骨髓中成熟巨核细胞胞质分割而成,是哺乳动物体液中体积最小的血细胞,有质膜,无细胞核,具有特定的形态结构和生化组成。正常成年人血小板数量为$(100\sim300)\times10^9/L$,寿命为 7～10 天。衰老的血小板大多在脾脏中被清除。血小板具有黏附、聚集、释放反应、促凝血、促进血块收缩等多种生理功能,在止血、伤口愈合、炎症反应、血栓形成及器官移植排斥反应等病理生理过程中起重要作用。

(一)血小板的结构

血小板为圆盘形,直径为 1～4 μm,具有运动和变形能力,故一般方法观察表现为多形态。瑞氏染色后在光学显微镜下血小板胞质呈灰蓝色或淡红色,无胞核,中心部位有较多紫红色嗜苯胺蓝颗粒。电子显微镜下,血小板结构由外向内可分为表面结构、溶胶质层结构和细胞器内含物结构三层。

1. 血小板表面结构 血小板表面结构由血小板膜、细胞外衣和血小板开放管道系统(OCS)组成。

(1)血小板膜:血小板膜是表面附着或镶嵌有蛋白质的双分子层脂膜,上面的长链不饱和脂肪酸主要是花生四烯酸(AA)。磷脂是脂膜的基本结构,包括四种磷脂成分,其中磷脂酰丝氨酸(phosphatidylserine,PS)是促进血液凝固的重要成分,分布于血小板质膜的内侧面;当血小板发生活化时,PS 转向外侧面,此时成为血小板第 3 因子(PF_3)。

(2)细胞外衣:血小板质膜上有大量的蛋白质,其中大部分与糖类结合成为糖蛋白(GP)。各种糖蛋白及与之相连的糖链部分构成了细胞外衣,厚 15～20 nm。另外,血小板膜上还有 Na^+-K^+-ATP 酶、Ca^{2+}-Mg^{2+}-ATP 酶和一些阴离子酶。糖蛋白如 GP Ⅰ a、GP Ⅰ b、GP Ⅱ b、GP Ⅲ a、GP Ⅳ、GP Ⅴ 和 GP Ⅸ 等构成的各种血小板受体如胶原受体、凝血酶受体、vWF 受体、纤维蛋白原受体和 ADP 受体等,是血小板功能和血小板与其他活性物质作用的基础(表 15-1),其中一些糖蛋白如 GP Ⅰ a、GP Ⅰ b、GP Ⅱ b、GP Ⅲ a 等已被确定为血小板特异抗原。

表 15-1 主要血小板膜糖蛋白及功能

名　称	CD 名称	相对分子质量	功　能　特　性
GP Ⅰ a	CD49b	160000	与 GP Ⅱ a 形成复合物,是胶原的受体
GP Ⅰ b	CD42 c	165000	与 GP Ⅸ 形成复合物,是 vWF 的受体,参与血小板黏附反应,缺乏或减少时血小板黏附功能减低,见于巨大血小板综合征
GP Ⅰ c	CD49f	148000	与 GP Ⅱ a 形成复合物,是 Fn 的受体,也是层素受体
GP Ⅱ a	CD29	130000	与 GP Ⅰ a 和 GP Ⅰ c 形成复合物,是胶原和 Fn 的受体
GP Ⅱ b	CD41	147000	GP Ⅱ b 和 GP Ⅲ a 形成复合物,是纤维蛋白原(Fg)受体
GP Ⅲ a	—	105000	参与血小板聚集反应,是 vWF 和 Fn 受体,参与血小板黏附反应
GP Ⅳ	CD36	88000	是 TSP 的受体
GP Ⅴ	—	82000	是凝血酶受体,缺乏或减少见于巨大血小板综合征
GP Ⅵ	CD36	61000	是胶原的受体,是免疫球蛋白超家族成员之一,参与血小板聚集反应
GP Ⅸ	CD42a	22000	与 GP Ⅰ b、GP Ⅴ 形成复合物,构成 vWF 受体

(3)血小板开放管道系统:由血小板膜内陷入胞质而形成,管道的膜与血小板膜相连续。此管道系统扩大了血小板与血浆的接触面积,是血浆中各种物质进入血小板内和血小板向外分泌或释放物质的通道。此外,血小板胞质中还存在一类细而短的致密通道,与外界不通,相当于内质网。

2. 溶胶质层结构 溶胶质层结构由微管、微丝和致密管道系统等组成。

微管分布于血小板周缘的血小板膜下,为十几层平行呈环状排列的结构,与微丝(肌动蛋白)以及肌球蛋白构成血小板骨架和收缩系统,在血小板形态维持、变形运动、颗粒内含物释放和血块收缩中起重要作用。

致密管道系统(DTS)与血小板外不连通。DTS 散在分布于血小板胞质中,参与花生四烯酸代谢和前列腺素的合成,也是 Ca^{2+} 的储存库,通过调节胞内的 Ca^{2+} 浓度,调控血小板变形收缩活动以及血小板的释放反应。

3. 细胞器内含物结构 细胞器内含物结构主要由致密颗粒、α-颗粒和溶酶体组成。

致密颗粒、α-颗粒均含有多种活性物质。致密颗粒内容物电子密度极高,含有 5-羟色胺(5-HT)、三磷酸腺苷(ATP)、二磷酸腺苷(ADP)、Ca^{2+}、肾上腺素、抗纤维蛋白酶、焦磷酸等生物活性物质。α-颗粒为中等电子密度,含有纤维蛋白原(Fg)、vWF、因子 Ⅴ 和因子 Ⅷ、血小板衍生促生长因子(PDGF)、β-血小板球蛋白(β-TG)、血小板第 4 因子(PF_4)、纤维连接蛋白(FN)、纤溶酶原激活物抑制剂-1(PAI-1)等。溶酶体内主要含有酸性水解酶、胶原酶等。此外,血小板中还有线粒体、高尔基体、糖原颗粒等。三种颗粒中含有大量蛋白或非蛋白类的活性物,与血小板胞质中的活性成分共同参与血小板的生理活动(表15-2)。

表 15-2　三种血小板储存颗粒及内含物

颗 粒	内 含 物
α-颗粒	β-血小板球蛋白(β-TG)、血小板第 4 因子(PF_4)、血小板衍生促生长因子(PDGF)、凝血酶敏感蛋白(TSP)、通透因子、杀菌因子、趋化因子、纤维蛋白原、纤维连接蛋白、因子 V、因子 XI、vWF、白蛋白、α_1-抗胰蛋白酶(α_1-AT)、α_2-巨球蛋白(α_2-M)、C_1-抑制剂(C_1-INH)、PAI-1、PS、HMWK、Vn、TGF-β、3 型结缔组织
致密颗粒	ADP、ATP、5-HT、抗纤溶酶、焦磷酸盐、Ca^{2+}、肾上腺素
溶酶体	酸性水解酶、β-半乳糖苷酶、β-葡萄糖醛酸酶、弹性硬蛋白酶、胶原酶、肝素酶

(二)血小板花生四烯酸代谢

血小板花生四烯酸的代谢途径是血小板发挥聚集功能的主要代谢基础。花生四烯酸是膜磷脂代谢产物,其在血小板和血管内皮细胞内的代谢过程如图 15-2 所示。

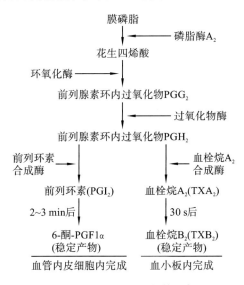

图 15-2　花生四烯酸代谢示意图

在血小板内生成的血栓烷 A_2(TXA_2)具有强烈收缩血管和促进血小板聚集的作用,从而促进血栓形成;在血管内皮细胞内生成的前列环素(PGI_2)具有扩张血管和抑制血小板聚集的作用,因而抑制血栓形成。TXA_2 和 PGI_2 是一对重要的生物活性物质,在生理情况下两者呈动态平衡,保持血管和血小板的正常功能。

(三)血小板的止血功能

血小板的主要生理功能是参与生理性止血及凝血过程。血小板的这些作用是以它具有黏附、聚集和释放反应等生理特性为基础的。

1. 黏附功能　血小板黏附是指血小板黏附于血管内皮下组分或其他物质表面的能力。其中最主要的是血管受损时,血小板借助某些桥联物质,并通过自身表面表达的多种糖蛋白受体,与内皮下胶原(特别是 III 型胶原)、微纤维黏附。血小板的这种功能保证了血管受损时,血小板参与一期止血。随后可激活血小板,使血小板聚集、释放血小板内的活性物质,参与二期止血,并形成较牢固的止血栓子。这种黏附能力缺乏或增强,对机体都是不利的。迄今确定的参与血小板黏附的蛋白质和相关受体见表 15-3。

表 15-3　参与血小板黏附的蛋白质和受体

蛋白质名称	受体
胶原	GPⅠa/GPⅡa、GPⅡb/GPⅢa、GPⅣ、GPⅥ
Fg	GPⅡb/GPⅢa
Fn	GPⅠc/GPⅡa、GPⅡb/GPⅢa
TSP	VnR、GPⅣ、整合素相关蛋白
Vn	VnR
vWF	GPⅠb/GPⅨ、GPⅡb/GPⅢa
Ln	GPⅠc/GPⅡa

2. 聚集功能　血小板聚集是指血小板与血小板之间的黏附,是形成血小板血栓的基础,也是血小板进一步活化和参与二期止血、促进血液凝固的保证。血小板聚集在血小板之间进行,涉及血小板表面 GPⅡb/Ⅲa、血液中的 Fg 和 Ca^{2+},这三者缺一不可。通常情况下,血小板聚集发生在血小板活化后,血小板内活性物质释放时发生聚集,也能在体内外活性物质诱导下发生聚集反应。部分血小板诱聚和促释放反应物质见表 15-4。

表 15-4　部分血小板诱聚和促释放反应物质

低分子物质	颗粒或巨分子	凝集素	蛋白水解酶
ADP	胶原	瑞斯托霉素	凝血酶
肾上腺素	微纤维	牛因子Ⅷ	胰蛋白酶
5-HT	病毒	酵母多糖	蛇毒
血管加压素	免疫复合物	多聚赖氨酸	纤溶酶
花生四烯酸	IgG 聚集物	抗血小板抗体	
PGG_2/PGH_2	乳胶颗粒		
TXA_2	内毒素		
PAF	细菌		
A23187	肿瘤细胞		

3. 释放反应　体内血小板活化后或体外血小板被机械因素或诱聚剂等激活后,α、γ 血小板及溶酶体等储存颗粒中的内容物通过 OCS 释放到血小板外的过程称为血小板释放反应。血小板释放的产物包括蛋白类、胺类、离子类等,其中最主要的是两种特异性蛋白类物质:β 血小板球蛋白和血小板第 4 因子。血小板的释放反应是通过储存颗粒膜与 OCS 膜的融合和胞吞、胞饮作用来完成的。

4. 促凝血　血小板促凝仅限于血小板磷脂中的 PF_3,在血小板活化暴露于血小板外衣上,并在 PF_3 表面完成因子Ⅹ和因子Ⅱ的活化。另外,血小板内容物中包含有种类较多的凝血因子,血小板活化释放时,因凝血因子的释放而加强局部的凝血作用。

5. 促进血块收缩　血小板在纤维蛋白网架结构中心,血小板变形后的伪足可以搭在纤维蛋白上,由于肌动蛋白细丝和肌球蛋白粗丝的相互作用,伪足可向心性收缩,使纤维蛋白束弯曲,在挤出纤维蛋白网隙中血清的同时加固了血凝块,又参与了二期止血和血栓形成。

血小板是一种多功能细胞,通过黏附、聚集、释放、促凝血和促进血块收缩功能,既是一期止血的重要因素,又参与了二期止血的各个环节,在止血与血栓形成过程中扮演着重要角色。血小板的止血作用见图 15-3。

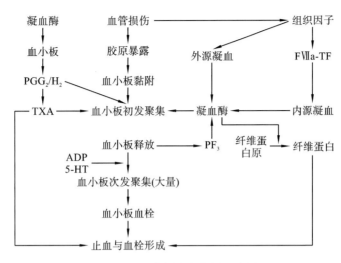

图 15-3　血小板止血作用示意图

二、血小板检验

(一)血小板计数

见本系列书《临床基础检验》相关内容。

(二)血块退缩试验

见本系列书《临床基础检验》相关内容。

(三)血小板黏附试验(PadT)

【原理】　玻珠柱法:利用血小板具有黏附异物表面的特性,当一定量血液通过一定量玻璃珠柱后,一定数目的血小板黏附在玻璃珠上,形成的血小板聚集体被滞留于玻璃珠柱内。比较通过玻璃珠柱前后的血小板之差,即可计算出血小板黏附百分率。

【参考区间】　62.5%±8.6%。

【临床意义】　血小板黏附率增高,常见于一些血栓前状态与血栓性疾病,如急性心肌梗死、脑血栓形成、心绞痛、动脉硬化、糖尿病、高脂蛋白血症、妊娠高血压综合征、肾小球肾炎、深静脉血栓形成、口服避孕药等。血小板黏附率降低见于一些遗传性与获得性血小板功能缺陷病,如巨大血小板综合征、血小板无力症、肝硬化、尿毒症、骨髓增生异常综合征(MDS)、单克隆高球蛋白血症等。血管性血友病、低(无)纤维蛋白原血症和服用抗血小板活化药物等也可导致血小板黏附率降低。

【方法评价】　血小板黏附试验的方法较多,如玻球瓶法、玻璃珠柱法和玻璃滤过器法等,血小板黏附试验是检测血小板功能的基本试验之一,用于遗传性与获得性血小板功能缺陷疾病的诊断、血栓前状态和血栓性疾病检查以及抗血小板药物监测。因影响因素较多,难以标准化,结果变异较大,临床应用有一定的局限性。

(四)血小板聚集试验

【原理】

1. 透射比浊法　在富含血小板血浆(PRP)中加入不同种类、不同浓度的激活剂,如 ADP、胶原(COL)、肾上腺素(EPI)、花生四烯酸(AA)等,使血小板聚集,导致 PRP 的浊度降低,透光度增加。血小板聚集仪可通过连续的光电讯号转换将血小板的聚集过程记录并用聚集曲线显示,自动计算血小板聚集曲线的斜率、不同时间聚集百分率和最大聚集率等。

2. 全血电阻抗法　在枸橼酸钠抗凝的全血中加入血小板激活剂,血小板聚集后导致浸渍血液中的两电极间电阻抗增加。血小板聚集仪可连续记录血小板聚集过程中的电阻抗变化并用聚集曲线显示,自动计算血小板聚集曲线的斜率、不同时间聚集百分率和最大聚集率等。

【参考区间】　各实验室应建立自己的参考范围。血小板最大聚集率:①ADP(3.0 μmol/L)50%～

79%,ADP(10.0 μmol/L)>60%;②COL(3 mg/L)52.0%~91.0%;③AA(20 mg/L)56.0%~82.0%;④EPI(0.4 mg/L)50.0%~85.6%;⑤RIS(1.5 g/L)58%~76%。

【临床意义】

1. 减低 见于血小板无力症、血小板储存池病、血管性血友病、巨大血小板综合征、低(无)纤维蛋白原血症、肝硬化、尿毒症、维生素B_{12}缺乏症、细菌性心内膜炎、急性白血病、骨髓增生异常综合征、骨髓增殖性疾病、特发性血小板减少性紫癜、服用抗血小板药物等。值得注意的是,血小板储存池病有时聚集率减低不明显,仅表现为单峰曲线(无第二个峰);在ADP作诱聚剂时,环内过氧化酶、血栓烷合成酶缺陷和服用阿司匹林药物时也可表现为单峰曲线;血管性血友病对瑞斯托霉素诱导不发生反应。

2. 增高 见于高凝状态和(或)血栓性疾病,如动脉粥样硬化性心脏病、糖尿病、肾小球肾炎、肾病综合征、心脏瓣膜置换术后、深静脉血栓形成、高脂饮食、口服避孕药和吸烟等。

【方法评价】 本试验是临床上最常用检测血小板聚集功能的试验,在诊断一般的疾病中,至少要使用两种致聚剂,特别是胶原和花生四烯酸,测定时花生四烯酸和瑞斯托霉素聚集试验应先进行,血管性血友病对瑞斯托霉素诱导不发生反应。在标本采集和操作过程中,应注意避免血小板体外活化,以及PRP中血小板数量、诱聚剂质量及某些药物等影响。

(五)血小板第3因子有效性测定

【原理】 血小板第3因子(PF_3)有效性检测,又称血小板促凝活性测定。PF_3是血小板在活化过程中膜表面暴露的磷脂酰丝氨酸(PS),是结合凝血因子(FⅤa和FⅩa)以及加速凝血活酶生成的关键因素。将正常人与患者富血小板血浆(PRP)和乏血小板血浆(PPP)交叉组合,以白陶土作活化剂,促使PF_3形成,再测定各组标本的凝固时间,比较各组的时差,即可得知PF_3是否有缺陷。

【参考区间】 第1组较第2组延长不应超过5s,超过5s即PF_3有效性减低。第3组、第4组分别为患者和正常人对照管,患者PF_3有缺陷或内源凝血因子有缺陷时(如血友病),第3组凝固时间比第4组长。

【临床意义】

1. PF_3有效性减低 见于先天性血小板第3因子缺乏症、血小板无力症、巨大血小板综合征、肝硬化、尿毒症、异常蛋白血症、弥散性血管内凝血(DIC)、系统性红斑狼疮(SLE)、急性白血病、骨髓增生异常综合征、特发性血小板减少性紫癜、服用抗血小板药物等。

2. PF_3有效性增加 见于高脂血症、动脉粥样硬化、糖尿病伴血管病变、心肌梗死等。

【方法评价】 血小板第3因子有效性测定是监测血小板活性最常用的试验,有助于判断凝血过程中血小板膜PS暴露是否正常。该试验方法简单,易于操作,但检测结果的变异较大,现已较少应用。

(六)血小板膜糖蛋白测定

【原理】 用荧光色素标记的抗血小板膜糖蛋白(GP)单克隆抗体(McAb)作分子探针,与全血或富含血小板血浆反应,采用流式细胞术(FCM)多参数分析血小板的荧光强度,可准确测定血小板质膜和颗粒膜GP阳性的血小板百分率或平均GP分子数。

【参考区间】

1. 糖蛋白阳性血小板百分率 GPⅠb(CD42b)、GPⅡb(CD41)、GPⅢa(CD61)、GPⅨ(CD42a),95%~99%,CD62P(GMP-140)<2%,CD63<2%,FIB-R<5%。

2. 血小板膜糖蛋白平均分子数 静止与活化的血小板部分糖蛋白平均分子数见表15-5。

表15-5 血小板膜糖蛋白平均分子数的参考区间

种　　类	静止血小板/个分子	TRAP活化血小板/个分子
GPⅠb(CD42b)	25000~43000	6000~22000
GPⅡb(CD41)	30000~54000	46000~80000
GPⅢa(CD61)	42000~60000	52000~80000
CD62P(GMP-140)	<500	>10000

注:TRAP,凝血酶受体活化肽。

【临床意义】 GPⅠb(CD42b)缺乏见于巨大血小板综合征,GPⅡb/GPⅢa(CD41/CD61)缺乏见于血小板无力症。循环血小板膜 GPⅡb-GPⅢa 分子数增加、FIB-R 表达增加、CD62P 或 CD63 表达增加是血小板活化的特异性分子标志,尤其是 FIB-R 高表达时,表明血小板的聚集性显著增高,易导致血栓形成。

【方法评价】 本试验具有较高的特异性和敏感性,但在分析循环血小板活化时,必须注意血液采集与标本处理过程中可能导致的体外激活,避免出现假阳性结果。

（七）血小板自身抗体测定

【原理】 血小板自身抗体分为血小板相关免疫球蛋白(PAIg),又称为血小板相关抗体,包括 PAIgG、PAIgM、PAIgA 和血小板蛋白自身抗体,后者又称为血小板特异性自身抗体。此外,还有药物相关自身抗体、同种血小板自身抗体等,可用多种方法进行测定。检测血小板相关免疫球蛋白的常用方法为 ELISA 及流式细胞术(FCM)。

【参考区间】

1. ELISA 法 PAIgG:$(0\sim78.8)$ng/10^7 血小板。PAIgA:$(0\sim2)$ng/10^7 血小板。PAIgM:$(0\sim7)$ng/10^7 血小板。PAC$_3$:$(0\sim18)$ng/10^7 血小板。

2. FCM 法 PAIg$<10\%$。

【临床意义】 PAIg 增高见于 ITP、同种免疫性血小板减少性紫癜(多次输血、输血后紫癜等)、药物免疫性血小板减少性紫癜、恶性淋巴瘤、慢性活动性肝炎、系统性红斑狼疮、慢性淋巴细胞白血病、多发性骨髓瘤、Evans 综合征等。90% 以上 ITP 患者 PAIgG 增高,同时测定 PAIgM、PAIgA 和血小板相关补体 3 (PA-C$_3$),其阳性率高达 100%。但对 ITP 而言,PAIg 的灵敏度高,特异性不强。特异性抗血小板膜糖蛋白自身抗体阳性对诊断 ITP 有较高的特异性,其中以抗 GPⅡb/GPⅢa,GPⅠb/GPⅨ复合物抗体为主。明确血小板自身抗体的存在,可以帮助指导治疗 ITP、监测疗效、评价复发等。

【方法评价】 血小板自身抗体检测方法较多,目前较常用的有血小板免疫荧光试验(PIFT)、单克隆抗体血小板抗原固定试验(MAIPA)和改进抗原捕获酶联免疫吸附试验(MACE)。PIFT 主要用于筛查 PAIg,MAIPA 或 MACE 可检出血清中血小板蛋白特异性自身抗体,MACE 是 MAIPA 的改进方法,操作更简便。PIFT 的灵敏度较高,但特异性低,而 MAIPA 或 MACE 可作为确证试验。

（八）血小板寿命测定

【原理】 血栓烷 B$_2$(TXB$_2$)和丙二醛(MDA)是血小板花生四烯酸代谢中环氧化酶途径的稳定代谢产物,阿司匹林不可逆地抑制环氧化酶活性,使 TXB$_2$ 和 MDA 合成受阻,直至骨髓新生成血小板才能重新恢复环氧化酶活性。因此,观察单次剂量服用阿司匹林后血小板 TXB$_2$ 或 MDA 生成恢复至服药前水平的时间,可反映血小板生存时间(PST)。TXB$_2$ 可用 ELISA 法测定,MDA 含量可用荧光分光光度计法测定。

【参考区间】 TXB$_2$ 法:$7.6\sim11$ 天。MDA 法:$6.6\sim15$ 天。

【临床意义】 血小板生存期缩短见于:①血小板破坏增多性疾病,如特发性血小板减少性紫癜(ITP)、同种免疫性血小板减少性紫癜、输血后紫癜、系统性红斑狼疮、脾功能亢进等;②血小板消耗过多性疾病,如血栓性血小板减少性紫癜(TTP)、溶血性尿毒症(HUS)等;③血栓性疾病,如心肌梗死、糖尿病、恶性肿瘤等。

【方法评价】 本试验可反映血小板生成与破坏之间的动态平衡,以了解体内血小板的平均生存期。但血小板明显减少本法敏感性较低,尤其本方法不适用于血小板减少性紫癜患者,因为患者服用阿司匹林后有加重出血的危险性,应采用放射性核素法检测。放射性核素法准确度较高,但需要注入人体放射性核素,使用受限制。

第三节 血液凝固及检验

一、概述

血液凝固是血液从液体状态转为凝胶状态的过程。机体的凝血系统是非常精妙的平衡系统,由凝血与抗凝两方面调控。正常生理状态下,两者维系着动态平衡,血液在血管中维持着流动状态,而血管损伤时则快速形成凝块,当止血功能障碍时,发生血栓或出血现象。

（一）凝血因子

凝血因子也称凝血蛋白,迄今已证实有 14 个因子参与凝血过程,除 Ca^{2+} 外,都是蛋白质。正常血液中除组织因子分布于全身组织外,其余均存在于新鲜血浆中。按国际凝血因子命名委员会规定,以罗马数字命名除激肽系统以外的凝血因子。其中 Ca^{2+} 为因子Ⅳ,因子Ⅵ后被证实为因子Ⅴ的活化形式而废除。根据凝血因子的作用和理化特性可分为 4 组。凝血因子的特性见表 15-6。

表 15-6 凝血因子的特性

因子	相对分子质量	酶活性	半衰期	生成部位	维生素 K	血浆浓度/(mg/L)	在 $BaSO_4$ 吸附血浆中	血清中	稳定性
Ⅰ	341	—	90 h	肝	—	2000～4000	有	无	稳定
Ⅱ	7.2	S	60 h	肝	依赖	200	无	很少	稳定
Ⅲ	4.5	辅因子	—	内皮细胞	—	—	有	无	不稳定
Ⅴ	33	辅因子	12 h	肝	—	5～10	有	有	稳定
Ⅶ	5	S	4～6 h	肝	依赖	2	无	无	不稳定
Ⅷ	33	辅因子	12 h	不明	—	<10	有	有	较稳定
Ⅸ	5.7	S	24 h	肝	依赖	3～4	无	有	稳定
Ⅹ	5.6	S	30～40 h	肝	依赖	6～8	无	有	稳定
Ⅺ	12.5	S	48～84 h	肝	—	4	有	有	稳定
Ⅻ	7.6	S	48～52 h	肝	—	2.9	有	有	稳定
PK	8.5～8.8	S	6.5 天	肝	—	5～15	有	有	稳定
HMWK	12	辅因子	3～5 天	肝	—	7	有	有	—
ⅩⅢ	32	转谷氨酰胺酶	10 天	肝	—	2.5	有	有	较稳定

注:S 表示丝氨酸蛋白酶。

1. 依赖维生素 K 的凝血因子 包括因子Ⅱ、因子Ⅶ、因子Ⅸ、因子Ⅹ,它们的共同特点是分子结构中含有数量不等的 γ-羧基谷氨酸残基,而这些 γ-羧基谷氨酸残基在肝细胞内的生物合成依赖维生素 K 的介导。

（1）因子Ⅱ（凝血酶原）:经酶促激活后转变为凝血酶,使纤维蛋白原变成纤维蛋白。

（2）因子Ⅶ（稳定因子）:参与外源性凝血途径的激活。

（3）因子Ⅸ（血浆凝血活酶成分,PTC）:参与内源凝血途径的激活。

（4）因子Ⅹ（Stuart-Prower 因子）:在凝血过程中处于内源、外源凝血途径及共同途径的交点上,使它们的凝血反应衔接起来。

2. 接触凝血因子 包括因子Ⅺ、因子Ⅻ、激肽释放酶原及高分子量激肽酶原（HMWK）。它们的共同特点是通过接触反应启动内源凝血途径。

（1）因子Ⅺ（血浆凝血活酶前质,PTA）:参与内源凝血途径的激活。

（2）因子Ⅻ（接触因子）:内源凝血途径的始动因子。

（3）激肽释放酶原（PK）:激活后变为激肽释放酶（K）,它并不属于经典的凝血因子,但参与内源凝血途径的激活。

（4）高分子量激肽酶原:经 K 激活后释放出生理效应极强的激肽。它也不是经典的凝血因子,参与内源凝血途径的激活。

3. 对凝血酶敏感的凝血因子 包括因子Ⅰ、因子Ⅴ、因子Ⅷ、因子ⅩⅢ。

（1）因子Ⅰ（纤维蛋白原,Fg）:为两个单体组成的二聚体蛋白,每个单体都有 α、β、及 γ 三条肽链。它是凝血酶作用的底物。

（2）因子Ⅴ（易变因子）：它在体外是最不稳定的凝血因子，作为因子Ⅹa 的辅助因子，参与凝血共同途径的激活。

（3）因子Ⅷ（抗血友病球蛋白，AHG）：由高分子量 vWF 和低分子量的因子Ⅷ凝血活性蛋白组成的巨分子量复合物，参与内源凝血途径的激活。

（4）因子ⅩⅢ（纤维蛋白稳定因子）：激活后使可溶性纤维蛋白变成稳定的不溶性纤维蛋白。

4. 其他凝血因子 包括组织因子和因子Ⅳ。

（1）组织因子（TF）：又称因子Ⅲ，由血管内皮细胞和单核-巨噬细胞合成并表达，很多组织细胞（如脑、肺、胎盘等组织细胞）含量丰富。TF 参与外源凝血途径的激活。

（2）因子Ⅳ（Ca^{2+}）：在凝血途径的多个环节中，都需要 Ca^{2+} 的参与。

（二）凝血机制

1964 年 Macfarlane、Davies 和 Ratnoff 分别提出凝血的瀑布学说。该学说对于理解体外条件下的血液凝固过程提供了合理的反应"模型"，但在体内的生理性血液凝固过程显然不同于"瀑布"机制。1977 年 Osterud 和 Rapaport 发现因子Ⅶa-TF 除能激活 FⅩ外，还能激活 FⅨ，说明内源性或外源性凝血并非绝对独立的，而是互有联系。随着研究的不断深入，经多次修正，逐步阐明了凝血机制，揭示了凝血因子参与的复杂凝血过程。凝血过程通常分为内源性凝血途径、外源性凝血途径和共同凝血途径。在正常情况下，凝血因子一般处于无活性状态；当凝血因子被激活后产生一系列酶促反应，最后形成纤维蛋白使血液凝固（图 15-4）。

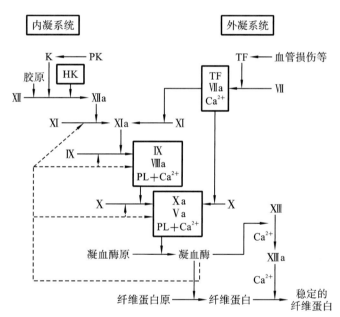

图 15-4 凝血机制模式图

注：虚线箭头为反馈作用。

1. 内源性凝血途径 内源性凝血途径是指从因子Ⅻ激活，到Ⅸa-PF₃-Ca²⁺复合物形成后激活因子Ⅹ的过程，参与凝血的因子全部来自正常血液中存在的凝血蛋白和 Ca^{2+}。这一凝血途径通常由血液与带负电荷的异物表面（如体内的胶原、体外的白陶土等）接触而启动。当血管壁发生损伤，内皮下组织暴露，因子Ⅻ与带负电荷的内皮下胶原纤维接触被激活为因子Ⅻa，少量因子Ⅻa 与 HMWK 可使 PK 转变为激肽释放酶，后者又与 HMWK 一起迅速激活大量因子Ⅻa，因子Ⅻa 又同时激活因子Ⅺ，在 Ca^{2+} 参与下，因子Ⅺa 激活因子Ⅸ。继而因子Ⅸa 与 Ca^{2+}、因子Ⅷa 和 PF₃共同形成复合物，从而激活因子Ⅹ为因子Ⅹa。同时，因子Ⅸ又被 TF：Ⅶa 复合物激活，还能被最终形成的凝血酶正反馈激活。由此看来，因子Ⅺ、因子Ⅸ的激活均存在着替代途径。显然，内源凝血途径即接触激活在生理性凝血过程中并不起主要作用。

2. 外源性凝血途径 外源性凝血途径是指从因子Ⅶ被激活到形成Ⅶa-Ca²⁺-TF 激活因子Ⅹ的过程，参与凝血的因子不完全来自血液，部分由组织进入血液。当组织损伤后，释放 TF，它与钙离子和激活的因子Ⅶ一起形成复合物,使因子Ⅹ激活为因子Ⅹa。外源性凝血所需的时间短,反应迅速。一般认为,血液凝固早期,首先启动外源凝血。尽管维持时间短,但由于 TF 广泛存在于各组织(以脑、肺、胎盘中含量最多),一旦进入血液,因其含有大量磷脂,极大地促进凝血反应,并同时激活因子Ⅸ,促进内源凝血过程。因此,体内凝血途径主要是由 TF 启动的。

3. 共同凝血途径 从因子Ⅹ被激活至纤维蛋白形成,是内源、外源凝血的共同凝血途径。①凝血活酶形成:因子Ⅹa、因子Ⅴ、PF₃与钙离子组成复合物,即凝血活酶,也称凝血酶原酶。②凝血酶形成:在凝血活酶的作用下,凝血酶原转变为凝血酶。③纤维蛋白形成:纤维蛋白含有三对多肽链,其中肽 A 和肽 B 中含很多酸性氨基酸,故带较多负电荷,凝血酶将带负电荷多的纤维蛋白肽 A 和肽 B 中水解后除去,转变成纤维蛋白单体,能溶于尿素或溴化钠中,是可性纤维蛋白;同时,凝血酶又激活因子ⅩⅢ,后者使可溶性纤维蛋白发生交联形成不溶的稳定纤维蛋白,从而形成血凝块。至此凝血过程全部完成。

在凝血共同途径中有两步重要的正反馈反应,有效地放大了内源、外源凝血途径的作用。一是因子Ⅹa 形成后,可反馈激活因子Ⅴ、因子Ⅶ、因子Ⅷ、因子Ⅸ;二是凝血酶形成后,可反馈激活因子Ⅴ、因子Ⅶ、因子Ⅷ、因子Ⅹ、因子Ⅺ及凝血酶原。凝血酶还可促使血小板发生聚集和释放反应,刺激血小板收缩蛋白引起血块退缩。但大量凝血的产生又反过来破坏因子Ⅷ和因子Ⅴ,这是正常凝血的负反馈调节,以防止不适当的过度凝血。在整个凝血过程中,中心环节是凝血酶的形成,一旦产生凝血酶,即可极大加速凝血过程。但受损部位纤维蛋白凝块的形成又必须受到制约而不能无限制扩大和长期存在。这一作用由体内抗凝系统和纤溶系统调节控制。

二、凝血因子检验

(一)全血凝固时间(CT)测定

见本系列书《临床基础检验》相关内容。

(二)活化凝血时间(ACT)测定

见本系列书《临床基础检验》相关内容。

(三)活化部分凝血活酶时间(APTT)测定

【原理】 在 37 ℃条件下,以白陶土(激活剂)激活因子Ⅺ、因子Ⅻ,以脑磷脂(部分凝血活酶)代替血小板第 3 因子提供凝血的催化表面,在 Ca^{2+} 参与下,观察乏血小板血浆凝固所需时间,即为活化部分凝血活酶时间(APTT)。测定方法有手工法和仪器法,目前血凝仪判断血浆凝固终点的方法主要有两种:一种是光学法,当纤维蛋白原逐渐变成纤维蛋白时,经光照射后产生的散射光(散射比浊法)或透射光(透射比浊法)发生变化,根据一定方法判断凝固终点;另一种是黏度法(磁珠法),利用血浆凝固时血浆黏度增高,使正在磁场中运动的小铁珠运动强度减弱,以此判断凝固终点。

【器材与试剂】
1. 器材 血凝仪、水浴锅、离心机、秒表、微量加样器、试管等。
2. 试剂 0.109 mol/L 枸橼酸钠溶液,APTT 试剂(含白陶土、硅土和脑磷脂),0.025 mol/L 氯化钙溶液,正常人冻干混合血浆。

【操作】
1. 试管法
(1)标本采集和处理:静脉采血 1.8 mL,加入 0.2 mL 0.109 mol/L 枸橼酸钠溶液的硅化试管中,充分混匀,3000 r/min 离心 10 min,获得乏血小板血浆。
(2)预温活化:试管中加入预温的正常人冻干混合血浆和 APTT 试剂各 0.1 mL,混匀,在 37 ℃水浴中预温 3 min 并轻轻振摇。
(3)测定:于上述试管中加入预温的 0.025 mol/L CaCl₂ 溶液 0.1 mL,混匀,并立即开启秒表计时,置水浴中不断振摇,约 20 s 时取出,在明亮处不断倾斜试管,观察有无纤维蛋白形成。一旦见到纤维蛋白,立即停表,记录时间。
(4)用同样方法测定待检血浆的 APTT 值。

2. 血凝仪法

（1）标本采集和处理：同"试管法"。

（2）准备试剂：按照仪器试剂位置程序要求，把 APTT 试剂和 0.025 mol/L CaCl$_2$ 溶液准备好，放在相应位置。

（3）准备标本：将正常人冻干混合血浆和待测血浆放在相应的样本架上。

（4）准备反应杯。

（5）按照仪器操作程序分别测定正常人冻干混合血浆和待测血浆的 APTT 值。

【结果观察】 在明亮处不断倾斜试管，至液体流动缓慢趋于停止时，终止计时，此为反应终点。

【参考区间】 男性(37±3.3) s，范围为 31.5～43.5 s；女性(37.5±2.8) s，范围为 32～43 s。待测血浆测定值较正常对照延长 10 s 以上有病理意义。

【质量保证】

（1）每个实验室应建立所用测定方法相应的参考区间。待检标本测定前应先测定健康人混合血浆，其 APTT 在允许范围内方能测定待检标本。

（2）标本应及时检测，最迟不能超过 4 h。血浆加白陶土部分凝血活酶后被激活的时间不得少于 3 min。

【临床意义】

1. APTT 延长 APTT 结果超过正常对照 10 s 以上即为延长。APTT 是内源凝血因子缺乏最可靠的筛选试验，主要用于发现轻型血友病。可检出因子Ⅷ:C 水平低于 25% 甲型血友病，但对于亚临床型血友病(因子Ⅷ大于 25%)和血友病携带者敏感性欠佳。结果延长也见于因子Ⅸ(血友病乙)、因子Ⅺ和因子Ⅻ缺乏症；血中抗凝血物如凝血因子抑制物或肝素水平增高时，当凝血酶原、纤维蛋白原及因子Ⅴ、因子Ⅹ缺乏时也可延长，但敏感性略差；还见于肝病、DIC、大量输入库存血等。

2. APTT 缩短 见于 DIC 早期，血栓前状态及血栓性疾病。

3. 肝素治疗监测 APTT 对血浆肝素的浓度很敏感，是目前广泛应用的实验室监测指标。要注意 APTT 测定结果必须与肝素治疗范围的血浆浓度呈线性关系，否则不宜使用。一般在肝素治疗期间，APTT 维持在正常对照的 1.5～3.0 倍为宜。

【方法评价】 该试验是内源凝血系统敏感、简便和常用的筛检试验。

（四）血浆凝血酶原时间测定

【目的】 掌握血浆凝血酶原时间(PT)测定的原理、方法、注意事项和临床意义。

【原理】 向受检血浆中加入过量的组织凝血活酶(主要含组织因子和脂质)和钙离子，使凝血酶原变为凝血酶，后者使纤维蛋白原转变为纤维蛋白。观察血浆凝固所需时间即为凝血酶原时间(PT)。

【器材与试剂】

1. 器材 血凝仪、水浴锅、离心机、秒表、微量加样器、试管等。

2. 试剂 0.109 mol/L 枸橼酸钠溶液；PT 试剂(含钙组织凝血活酶)；正常人冻干混合血浆。

【操作】

1. 试管法

（1）标本采集和处理：硅化试管中加入 0.109 mol/L 枸橼酸钠溶液 0.2 mL，静脉采血 1.8 mL 加入上管中，充分混匀，3000 r/min 离心 20 min，分离乏血小板血浆(PPP)。

（2）预温：将含钙组织凝血活酶试剂、正常人冻干混合血浆和待测血浆，分别置于 37 ℃ 水浴中预温 5 min。

（3）测定：取试管 1 支，加入正常人冻干混合血浆 0.1 mL，37 ℃ 水浴中预温 30 s，再加入预温的含钙组织凝血活酶试剂 0.2 mL，混匀，并立即开启秒表计时。

（4）计时：在明亮处不断倾斜试管至液体流动缓慢趋于停止时，终止计时，记录时间。重复测定 2～3 次，取其平均值。

2. 血凝仪法

（1）标本采集和处理：同"试管法"。

（2）准备试剂：按照仪器试剂位置程序要求，把含钙组织凝血活酶试剂准备好，放在相应位置。

（3）准备标本：将正常人冻干混合血浆和待测血浆放在相应的样本架上。

（4）准备反应杯。

（5）按照仪器操作程序分别测定正常人冻干混合血浆和待测血浆 PT 值。

【结果观察】 在明亮处不断倾斜试管至液体流动缓慢趋于停止计时，此为反应终点。

【参考区间】 目前 PT 报告方式有：①直接测定的 PT 值：参考区间为 11～13 s，超过正常对照 3 s 为异常。②凝血酶原时间比值（PTR）：PTR＝受检者 PT(s)/正常对照 PT(s)，宜用多份正常人血浆 PT 的几何均数，或其混合血浆的 PT，参考值为 1±0.15。③国际标准化比值（INR）：先求得所用组织活酶的国际敏感度指数（ISI），它是所用组织凝血活酶与 ISI 已知的国际参比品或经其标定过的参比品之间敏感度相比较的一个参数。用多份凝血因子水平不同的血浆（包括正常人和口服抗凝剂患者的血浆），用参比品测得它们的 PT 对数（log PT），再用待标定的组织凝血活酶测它们的 log PT，以前者为纵坐标，后者为横坐标作图，经回归求得直线斜率。待标定的组织凝血活酶的 ISI＝已知 ISI×斜率。ISI 值越低，试剂对有关凝血因子降低的敏感度越高。再按下式求得 INR：INR＝PTR^{ISI}。INR：0.8～1.5。

【质量保证】

1. HCT 影响 不同患者 HCT 不同，导致血浆量多少不一，因此游离的 Ca^{2+} 浓度不同，导致 PT 结果异常。HCT 在 0.2～0.5 时，采血量与抗凝剂比例严格按照 9：1 抗凝；严重贫血或 HCT 明显增高的血液应调整抗凝剂用量，用量按下述公式计算：采血量（mL）＝抗凝剂用量（mL）×9×(1－0.45)/(1－HCT)。

2. 血浆标本离心 15～20 ℃下，以 3000 r/min 离心 10 min 制备乏血小板血浆，若血浆中富含血小板，PT 将假性缩短。

3. 溶血、脂血标本 若溶血，由于红细胞中有促凝成分，可使 PT 假性缩短；脂血干扰某些仪器检测过程中的浊度变化，会引起 PT 检测结果异常。

【临床意义】

1. PT 延长 主要见于：①遗传性外源凝血系统的因子Ⅱ、因子Ⅴ、因子Ⅶ、因子Ⅹ减少和纤维蛋白原缺乏（低或无纤维蛋白原血症）。②肝脏疾病：由于外源性凝血因子主要在肝脏合成，肝病时 PT 延长。③维生素 K 缺乏症：胆石症、胆道肿瘤、慢性肠炎、偏食、2～7 月龄的新生儿以及长期服用广谱抗生素，由于维生素 K 吸收或合成障碍，导致肝脏合成异常的凝血酶原、因子Ⅶ、因子Ⅸ、因子Ⅹ等使 PT 延长。④血液循环中抗凝物质增加，如肝素或 FDP 增多等。DIC 和原发性纤溶时，由于 FDP 生成增加，FDP 有较强的抗凝能力，使 PT 延长。

2. PT 缩短 见于口服避孕药、高凝状态（DIC 早期）及血栓性疾病，如心肌梗死、脑血栓形成、深静脉血栓等。

3. 口服抗凝剂的监测 PT 和 INR 是监测抗凝剂用量的首选指标，一般认为以维持 PT 值在参考值的 2 倍左右（1.3～2.5 倍）即 25～30 s，或 PTR 为 1.3～1.5（最大不超过 2），INR 为 2.0～3.0 为宜。

【方法评价】 该试验是反映外源凝血系统最常用的筛检试验。测定方法也有手工法和仪器法，血凝仪判断终点的方法同 APTT。

（五）血浆纤维蛋白原（FIB）测定

【原理】 血浆纤维蛋白原（FIB）测定有凝血酶凝固法（Clauss 法）、比浊法（PT 衍生法）及免疫学方法等。Clauss 法：以凝血酶作用于待测血浆中的 FIB，使其转变为纤维蛋白，血浆凝固。血浆中 FIB 的含量与凝固时间呈负相关，查参比血浆制成的标准曲线，可得出纤维蛋白原的含量。PT 衍生法：当 PT 测定完成时，纤维蛋白原转变为纤维蛋白，其形成的浊度与 FIB 的含量成正比，因无须另加任何试剂，即可由产生的浊度，用终点法或速率法算出 FIB 含量。免疫学方法是利用抗 FIB 多克隆抗体与 FIB 特异性结合反应进行测定，有免疫浊度法、单向免疫扩散法和 ELISA 法等。

【参考区间】 2～4 g/L。

【临床意义】 增高见于糖尿病、急性心肌梗死、急性传染病、结缔组织病、急性肾炎、多发性骨髓瘤、休克、大手术后、妊高征、急性感染、恶性肿瘤和应激状态等。降低见于先天性低或无 FIB 血症、遗传性 FIB

异常、DIC、原发性纤溶症、重症肝炎和肝硬化等。本法也用于监控溶栓治疗、抗凝治疗和肿瘤放、化疗效果等。

【评价】 Clauss 法和 PT 衍生法具有测定纤维蛋白原的功能,但由于 FIB 的异质性,当 FDP 增高时,Clauss 法测定结果将受影响;免疫学方法可测定纤维蛋白原含量,但特异性不强,因为这些方法所针对的抗原决定簇也存在于纤维蛋白单体、FDP 和异常 FIB 中。

（六）血浆因子Ⅱ、因子Ⅴ、因子Ⅶ、因子Ⅹ促凝活性测定

【原理】 将待测血浆分别与缺乏 FⅡ、FⅤ、FⅦ和 FⅩ基质血浆混合,进行 PT 测定。将正常人混合血浆与缺乏因子血浆混合,测定 PT,作出标准曲线。从各自的标准曲线中分别计算出受检血浆中 FⅡ:C、FⅤ:C、FⅦ:C 和 FⅩ:C 相当于正常人的百分率(%)。

【参考区间】 FⅡ:C 97.7%±16.7%;FⅤ:C 102.4%±30.9%;FⅦ:C 103%±17.3%;FⅩ:C 103%±19.0%。

【临床意义】

1. 增高 见于血栓前状态和血栓性疾病。

2. 减低 见于先天性因子Ⅱ、因子Ⅴ、因子Ⅶ、因子Ⅹ缺乏症,但较少见。获得性减低者见于维生素 K 缺乏症、肝脏疾病(最多和最先减少的是因子Ⅶ,其次中度减少的是因子Ⅱ和因子Ⅹ,最后和最少的是因子Ⅴ)、DIC、口服抗凝剂等。在血液循环中有上述凝血因子抑制物时,这些因子的血浆水平也减低。目前因子 FⅡ:C、FⅤ:C、FⅦ:C 和 FⅩ:C 的测定主要用于肝脏受损的检查,因子Ⅶ:C 在肝病早期可下降,因子Ⅴ的测定在肝损伤和肝移植中应用较多。

（七）血浆因子Ⅷ、因子Ⅸ、因子Ⅺ和因子Ⅻ的促凝活性测定

【原理】 一期法:将待测血浆分别与缺乏 FⅧ、FⅨ、FⅪ和 FⅫ基质血浆混合,进行 APTT 测定。将正常人混合血浆与乏因子血浆混合,测定 APTT,作出标准曲线。从各自的标准曲线中分别计算出受检血浆中 FⅧ:C、FⅨ:C、FⅪ:C 和 FⅫ:C 相当于正常人的百分率(%)。

【参考区间】 FⅧ:C 103%±25.7%;FⅨ:C 98.1%±30.4%;FⅪ:C 100%±18.4%;FⅫ:C 92.4%±20.7%。

【质量保证】

（1）缺乏某因子基质血浆的因子水平应小于1%,而其他因子水平必须正常。基质血浆应置于−40～−80 ℃下保存。

（2）待检标本采集后应立即测定,或将分离血浆置−20～−40 ℃冰箱内待测,不能超过2个月,且不能反复冻融。

（3）受检标本检测凝固时间不在标准曲线范围可稀释后检测。

【临床意义】

1. 增高 主要见于血栓前状态和血栓性疾病,如静脉血栓形成、肺栓塞、妊高征、晚期妊娠、口服避孕药、肾病综合征、恶性肿瘤等。

2. 减低 FⅧ:C 减低见于血友病 A(其中重型小于2%,中型占2%～5%,轻型占5%～25%,亚临床型占25%～45%)、血管性血友病、血中存在因子Ⅷ抑制物和 DIC;FⅨ:C 减低见于血友病 B(临床分型同血友病 A)、肝脏病变、维生素 K 缺乏症、DIC、口服抗凝药物和因子Ⅸ抑制物;FⅪ:C 减低见于因子Ⅺ缺乏症、肝脏疾病、DIC 等;FⅫ:C 减低见于先天性因子Ⅻ缺乏症、肝脏疾病、DIC 和某些血栓性疾病等。

（八）凝血因子ⅩⅢ定性试验和亚基抗原测定

1. 凝血因子ⅩⅢ定性试验

【原理】 在钙离子作用下,因子ⅩⅢ能使溶解于尿素溶液的可溶性纤维蛋白单体聚合物变为不溶性的纤维蛋白。因此,含因子ⅩⅢ的血浆钙化凝固后不再溶于尿素溶液中,而缺乏ⅩⅢ的血浆聚合物可溶于 5 mol/L 尿素溶液中。

【参考区间】 24 h 内纤维蛋白凝块不溶解。

【临床意义】 若纤维蛋白在 24 h 内,尤其是 2 h 内完全溶解,表示因子ⅩⅢ缺乏,见于先天性因子ⅩⅢ缺

乏或获得性因子XⅢ缺乏,后者见于肝脏疾病、SLE、类风湿性关节炎、恶性淋巴瘤、转移性肝癌、DIC、原发性纤溶症及抗XⅢ抗体存在等。

【评价】 本试验简单、可靠,是十分实用的过筛试验。临床上发现伤口愈合缓慢、渗血不断或怀疑有因子XⅢ缺陷者,应首选本试验。

2. 凝血因子XⅢ亚基抗原测定

【原理】 凝血因子XⅢ由 α 和 β 两个亚基构成。在含有FXⅢα亚基和 β 亚基抗血清的琼脂凝胶板中,加入受检血浆(抗原),在电场作用下,出现抗原-抗体反应形成的火箭样沉淀峰,此峰的高度与受检血浆中FXⅢ亚基的浓度成正比。根据沉淀峰的高度,从标准曲线中计算出FXⅢα:Ag 和FXⅢβ:Ag 相当于正常人的百分率。

【参考区间】 FXⅢα:Ag 100.4%±12.9%;FXⅢβ:Ag98.8%±12.5%。

【临床意义】

(1)先天性因子XⅢ缺乏症:纯合子型者FXⅢα:Ag 明显减低(≤1%),FXⅢβ:Ag 轻度减低;杂合子型者的FXⅢα:Ag 减低(≤50%),FXⅢβ:Ag 正常。

(2)获得性因子XⅢ缺乏症:见于肝脏疾病、DIC、原发性纤溶症、SLE、急性心肌梗死、急性白血病、恶性淋巴瘤、免疫性血小板减少性紫癜等。一般认为,上述疾病的FXⅢα:Ag 有不同程度的降低,而FXⅢβ:Ag 正常。

【方法评价】 凝血因子XⅢ亚基抗原检测对凝血因子XⅢ四聚体缺陷性疾病的诊断和分类具有十分重要的价值。

第四节　抗凝物质及检验

一、概述

正常抗凝是机体抗凝血系统对血液凝固系统的调节,可使其改变凝血性质,减少纤维蛋白的形成、降低各种凝血因子的活化水平,防止血管内形成血栓,保证血液能够在血液循环中正常运行的重要功能。抗凝血系统包括细胞抗凝和体液抗凝两方面,细胞抗凝主要包括血管内皮细胞合成并分泌的抗凝物质、光滑内皮阻止血小板活化和纤维蛋白沉积的抗凝作用,以及单核-巨噬细胞可吞噬和清除进入血循环中的 TF、凝血酶、纤维蛋白(原)降解产物,肝脏也可以摄取和灭活被激活的凝血因子等从而发挥抗凝作用。体液抗凝主要通过下调和抑制凝血反应的多种蛋白酶抑制物起作用,主要包括抗凝血酶、蛋白 C 系统、组织因子途径抑制物等。这些蛋白酶抑制物在生理抗凝和调控凝血机制过程中发挥着重要的作用。

(一)抗凝血酶

抗凝血酶(AT)是主要的生理性血浆抗凝物质,尤其对凝血酶的灭活能力占所有抗凝蛋白的70%~80%。人类 AT 基因位于 1 号染色体长臂(1q23-25),长约 13.5 kb,包括 7 个外显子和 6 个内含子。AT 主要由肝细胞合成,不同种属间 AT 具有高度同源性,这种进化上的保守性归因于其功能的重要性。AT 具有一定耐热性,60 ℃以下数分钟内不被破坏,-25 ℃下可保存数日活性不丢失。除肝以外,其他脏器如肺、脾、肾、心、肠、脑等也有合成 AT 的能力,血管内皮细胞、巨核细胞也是 AT 的合成场所。

AT 是肝素依赖的丝氨酸蛋白酶抑制物,抑酶谱很广,它能抑制 FⅡa、FⅦa、FⅨa、FⅩa、FⅪa、FⅫa以及纤溶酶、胰蛋白酶、激肽释放酶等,作用机制相同。上述凝血因子的活性中心均含有丝氨酸残基,都属于丝氨酸蛋白酶,AT 分子上的精氨酸残基可以与这些酶活性中心的丝氨酸残基结合,这样就"封闭"了这些酶的活性中心而使之失活。肝素在体内和体外都有抗凝作用,它作为辅因子作用于 AT 的赖氨酸残基,大大加强了 AT 的抗凝血酶活性,使 AT 与凝血酶结合得更快、更稳定,使凝血酶立即失活。而此时肝素可从复合物中重新释出,再与其他游离的 AT 结合,继续发挥肝素增强 AT 抗凝功能的作用,肝素的这种增强抗凝作用可被鱼精蛋白和甲苯胺蓝所中和。

（二）蛋白 C 系统

蛋白 C 系统包括蛋白 C(PC)、凝血酶调节蛋白(TM)、蛋白 S(PS)和内皮细胞蛋白 C 受体(EPCR)。PC、PS 由肝脏产生,TM 和 EPCR 由内皮细胞产生和表达。蛋白 C 系统以酶原形式存在于血浆中,在凝血酶作用下发生有限的酶解过程,从分子上裂解下一个小肽分子后即具有活性,是微循环抗血栓形成的主要血液凝固调节物质。蛋白 C 系统的活化随凝血酶的产生并与内皮细胞表面的血栓调节蛋白 TM 形成复合物而启动,即形成活化的蛋白 C(APC),这一过程在 EPCR 辅助下完成。APC 具有多方面的抗凝血、抗血栓功能,主要表现为在 PS 的协同作用下裂解 FⅤa 和 FⅧa,灭活 FⅤ和 FⅧ,限制 FⅩa 与血小板结合,大大减弱 FⅩa 激活凝血酶原的作用,增强纤维蛋白的溶解。PC 或 PS 有缺陷,与 AT 缺陷一样,尤其是它们都有遗传性缺陷,可打破凝血和抗凝的平衡,导致血栓形成。

（三）组织因子途径抑制物

组织因子途径抑制物(TFPI)是一种单链糖蛋白,除血浆中存在 TFPI 以外,血小板的 a 颗粒及溶酶体中也有 TFPI,由巨核细胞合成,血小板活化后也释放入血浆。此外,发现体内活化的巨噬细胞也能合成 TFPI。TFPI 可直接抑制活化的 FⅩ(Ⅹa),通过和 TF-Ⅶa 复合物结合抑制其活性,从而对 TF 与 FⅦ结合并激活 FⅦa 这一血液凝固的凝固点发挥重要调控作用。TFPI 的血液凝固调节作用见图 15-5。

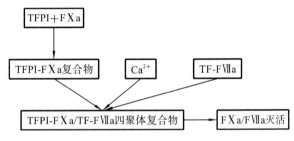

图 15-5　TFPI 的血液凝固调节作用

（四）抗凝物质

抗凝物质分为生理性和病理性抗凝物质。

生理性抗凝物质包括肝素辅因子Ⅱ(HCⅡ)、α_2-巨球蛋白(α_2-MG)和 α_1-抗胰蛋白酶(α_1-AT)等。HCⅡ是肝脏合成的单链糖蛋白,以 1:1 的方式与凝血酶结合而抑制凝血酶;α_2-MG 是一种广谱的蛋白酶抑制物,明显抑制凝血酶、激肽释放酶和纤溶酶;α_1-AT 对 FⅪa、凝血酶和纤溶酶均有抑制作用。

病理性抗凝物质主要有肝素及类肝素物质、狼疮抗凝物(LAC)、凝血因子抑制物等。普通肝素抗凝治疗及体外循环、血液透析等引起血液肝素增多。严重肝病、系统性红斑狼疮、流行性出血热、过敏性休克、某些肿瘤或肝移植等可见类肝素样抗凝物质增多。LAC 是一组抗磷脂或磷脂蛋白的抗体,可干扰磷脂依赖的止血反应和体外凝血试验(如 APTT 等),常见于自身免疫性疾病、病毒感染、骨髓增殖性疾病、复发性流产等。凝血因子抑制物是能中和血液中各种凝血因子促凝活性的一类循环自身抗体,可导致出血风险增加,临床常见的是 FⅧ抑制物,多见于反复输血、输注 FⅧ浓缩制剂的血友病患者。

二、抗凝物质检验

（一）抗凝血酶活性及抗原含量测定

【原理】

1. 血浆抗凝血酶活性(AT:A)测定　在过量凝血酶存在下,样本中的 AT 在肝素的存在下与未激活的凝血酶形成凝血酶抗凝血酶复合物。剩余的凝血酶水解试剂中的发色底物,并释放出发色基团-黄色的对硝基苯胺(pNA),pNA 在 405 nm 波长有最大吸收峰,其显色的深浅与剩余的凝血酶呈正相关,而与 AT:A 呈负相关。

2. 血浆抗凝血酶抗原(AT:Ag)测定　受检血浆中 AT 在含 AT 抗血清的琼脂糖凝胶中电泳,抗原和抗体相互作用形成火箭样沉淀峰,沉淀峰的高度与血浆中 AT 的含量呈正相关,从标准曲线中计算血浆中

AT 抗原(AT-Ag)的含量,还可以用双抗体夹心法 ELISA 测定其含量。

【参考区间】

1. 血浆 AT:A 108.5%±5.3%(发色底物显色法)。

2. 血浆 AT:Ag (290±30.2)mg/L(免疫火箭电泳法)。

【临床意义】

1. 遗传性 AT 缺陷 Ⅰ型患者 AT 含量及活性均减低,Ⅱ型患者 AT 含量正常而活性减低。杂合子患者 AT 活性一般为 40%～60%。AT 缺陷常并发静脉血栓和肺栓塞。

2. 获得性 AT 缺陷 ①AT 合成降低:见于肝脏疾病,如肝硬化、重症肝炎、肝癌晚期,常与疾病的严重程度相关,可伴有血栓形成。②AT 丢失增加:见于肾病综合征。③AT 消耗增加:见于血栓前状态和血栓性疾病,如心绞痛、心肌梗死、DIC、脑血管病变和口服避孕药等。AT 减少可作为 DIC 诊断与监测指标之一。

3. 其他 肝素治疗初期,AT 活性降低,低至 20%～30%。口服抗凝药 AT 因合成增加而升高。

（二）蛋白 C 活性及抗原测定

【原理】

1. 血浆蛋白 C 活性(PC:A) 在样本中加入 PC 激活剂,PC 激活为 APC,后者水解试剂中的发色底物,并释放出发色基团——黄色的对硝基苯胺(pNA),pNA 在 405 nm 波长有最大吸收峰,其显色的深浅与 PC:A 呈正相关。

2. 血浆蛋白 C 抗原(PC:Ag) 在含抗人 PC 抗血清的琼脂板中加入一定量受检血浆,在电场作用下,抗原与抗体形成火箭样沉淀峰,峰的高度与血浆中抗原浓度成正比。

【参考区间】

1. 血浆 PC:A 100.24%±13.18%(发色底物法)。

2. 血浆 PC:Ag 102.5%±20.1%(免疫火箭电泳法)。

【临床意义】

1. 先天性 PC 缺陷 Ⅰ型患者 PC 含量及活性均减低;Ⅱ型患者 PC 含量正常而活性减低。患者表现为反复无明显原因的静脉血栓形成。

2. 获得性 PC 缺乏 见于 DIC、肝病、手术后、口服抗凝剂、急性呼吸窘迫综合征等。

3. PC 增高 见于冠心病、糖尿病、肾病综合征、妊娠后期、炎症及其他疾病急性期。

（三）蛋白 S 抗原测定

【原理】 血浆总蛋白 S(PS)包括游离 PF(FPS)及与补体结合的蛋白 S(C4bp-PS)。火箭免疫电泳法在琼脂板上可同时测定 TPS 和 FPS。后者在待测血浆中加一定量聚乙二醇,C4bp-PS 会沉淀,用其上清液再做电泳,即可得到 FPS 值。

【参考区间】 TPS:96.6%±9.8%。FPS:100.9%±11.6%。

【临床意义】 PS 缺陷的患者易出现血液高凝状态,发生血栓栓塞的风险增加。获得性 PS 缺乏常见于肝脏疾病,如急性肝炎、慢性活动性肝炎、肝硬化、维生素 K 缺乏症等。口服抗凝剂、避孕药也会使 PS 降低。妊娠和新生儿 PS 偏低。先天性 PS 缺乏Ⅰ型患者 TPS 和 FPS 均减低,Ⅱa 型患者 TPS 正常,FPS 减低,Ⅱb 型患者 TPS 和 FPS 含量正常,但 FPS 活性减低。

（四）组织因子途径抑制物活性及抗原测定

【原理】 组织因子途径抑制物(TFPI)可与因子Ⅶa 和因子Ⅹa 形成复合物,从而使它们失活。组织因子途径抑制物活性(TFPI:A)常用发色底物法检测。待测标本与过量 TF/FⅦa 和 FⅩa 作用,剩余的 TF/FⅦa 水解试剂中的发色底物,释放出发色基团——黄色的对硝基苯胺(pNA),其显色的深浅与 TFPI:A 呈负相关。组织因子途径抑制物抗原(TFPI:Ag)常用 ELISA 双抗体夹心法检测。

【参考区间】 TFPI:A (99.96±5.0)%;TFPI:Ag 97.5±26.6 μg/L。

【临床意义】

1. 减低 见于严重创伤、大手术、脓毒血症、休克、DIC 等。

2. 增高 见于广泛血管内皮损伤的疾病,如致死性败血症、慢性肾功能衰竭等。另外老年人和妊娠者也升高。

（五）凝血酶时间及其纠正试验

【原理】

1. 凝血酶时间 受检血浆中加入标准化凝血酶,测定开始出现纤维蛋白丝所需的时间,即凝血酶时间(TT)。TT 反映了血浆中是否含有足够量的纤维蛋白原及其结构是否正常,也反映体内是否存在过量抗凝物质。

2. 凝血酶时间纠正试验(甲苯胺蓝纠正试验) 甲苯胺蓝可纠正肝素的抗凝作用,在 TT 延长的血浆中加入少量的甲苯胺蓝,若延长的 TT 恢复正常或明显缩短,表示受检血浆中肝素或类肝素样物质增多,否则为其他类抗凝物质增多或纤维蛋白原异常。

【参考区间】 凝固法:16~18 s,超过正常对照 3 s 以上为异常。加入甲苯胺蓝后,TT 缩短 5 s 以上,提示血浆中肝素或类肝素样物质增多。

【临床意义】

1. 凝血酶时间延长 原发性或继发性纤溶亢进时,产生大量的 FDP 干扰纤维蛋白的聚合,TT 显著延长,如 DIC 等;血浆纤维蛋白原减低或结构异常,如低(无)纤维蛋白原症等,其延长幅度可达正常的 2.5 倍;应用肝素或肝病、肾病及系统性红斑狼疮时的肝素样抗凝物质增多;溶栓治疗时,FDP 增高和纤维蛋白原减低都可使 TT 延长。目前认为 TT 延长在参考范围的 1.5~2.5 倍时,治疗效果较好。

2. 凝血酶时间缩短 见于某些异常蛋白血症或巨球蛋白血症,血液中有 Ca^{2+} 存在,或血液呈酸性等。

3. 甲苯胺蓝纠正试验 甲苯胺蓝呈碱性,有中和肝素的作用。在 TT 延长的受检血浆中加入少量甲苯胺蓝后测定 TT。若延长的 TT 恢复至正常或明显缩短(5 s 以上),表示受检血浆中有类肝素物质存在或肝素增多;若不缩短,则表示受检血浆中存在其他抗凝血酶类物质或缺乏纤维蛋白原。

（六）普通肝素和低分子量肝素测定

【原理】 普通肝素又称为未分级肝素(UFH),和低分子量肝素(LMWH)与 AT 结合形成 1∶1 的复合物,可使 AT 对凝血因子(凝血酶、FⅩa 等)的抑制作用提高数千倍。LMWH 对 FⅩa 和 AT 间反应的催化作用比对凝血酶与 AT 间的催化反应更强,而普通肝素对两者的催化作用相同。在 FⅩa 和 AT 均过量的反应中,肝素对 FⅩA 的抑制速率与其浓度成正比。发色底物法测定剩余 FⅩa 水解发色底物释放出发色基团——黄色的对硝基苯胺(pNA),其显色的深浅与肝素浓度呈负相关。

【参考区间】 正常人血浆肝素为 0 U/mL,本法肝素的范围是 0~0.8 U/mL。

【临床意义】 血中肝素类物质增多见于严重肝病、过敏性休克、使用氮芥化疗和放疗后、肝叶切除后、肝移植后等。某些肿瘤细胞可分泌肝素样物质,如肾上腺皮质肿瘤、多发性骨髓瘤等。血液中肝素增多主要见于应用普通肝素抗凝治疗及体外循环、血液透析等。血浆肝素浓度测定是监测普通肝素用量的最好方法,肝素一般维持在 0.2~0.4 U/mL 疗效较好。

（七）复钙交叉试验

【原理】 复钙交叉试验(CRT)是筛选血液循环中是否存在抗凝物质的试验。血浆复钙时间延长可能是凝血因子缺乏或血中存在抗凝物质所致。受检血浆加入 1/10 量正常血浆测定复钙时间,延长的复钙时间被纠正,表示受检血浆中缺乏凝血因子;不被纠正,则表示受检血浆中有抗凝物质存在。

【参考区间】 若受检血浆与 1/10 量正常血浆混合,复钙时间不在正常范围内(2.2~3.8 min),则认为受检血浆中有异常抗凝物质存在。

【临床意义】 血浆中存在异常抗凝物质见于反复输血的血友病、肝脏疾病、SLE、类风湿性关节炎、胰腺疾病等。

（八）凝血因子Ⅷ抑制物测定

【原理】

1. 混合血浆法(Bethesda 法) 受检血浆与一定量正常人新鲜血浆混合,在 37 ℃温育一定时间后,测定混合血浆的因子Ⅷ活性,受检血浆中存在因子Ⅷ抑制物使混合血浆的因子Ⅷ活性会降低,以 Bethesda 单位计算抑制物的含量,一个 Bethesda 单位相当于灭活 50% 因子Ⅷ活性。本法不仅可检测因子Ⅷ抑制物,还可用于其他因子(因子Ⅸ、因子Ⅹ、因子Ⅺ)抑制物的检测。

2. 因子平行稀释法 将待测血浆和校准血浆进行系列稀释,如 1:10、1:20、1:40、1:80 等,可以降低因子抑制物的活性,恢复因子的凝血活性。如待测血浆中不存在因子Ⅷ抑制物,则待测和校准血浆的两条凝固时间-因子活性稀释曲线平行;若存在因子Ⅷ抑制物,则两条曲线出现交叉,由此可判断待测血浆中有无因子Ⅷ抑制物。本法可用全自动血凝仪检测,简便、快速、灵敏度高。

【参考区间】 因子Ⅷ抑制物阴性,剩余因子Ⅷ:C 为 100%(Bethesda 法);因子Ⅷ抑制物阴性(因子平行稀释法)。

【临床意义】 因子Ⅷ抑制物是能中和血液中因子Ⅷ促凝血活性的循环自身抗体,与因子Ⅷ结合后快速灭活,肝脏不能及时产生足够的因子Ⅷ补充,导致血浆因子Ⅷ水平下降,使出血风险增加。临床常见于反复输血或因子Ⅷ浓缩制剂的血友病患者,也见于某些自身免疫病和妊娠情况。

 # 第五节 纤维蛋白溶解系统及检验

一、概述

纤维蛋白溶解系统(fibrinolytic system)简称纤溶系统,是指纤溶酶原在特异性激活物的作用下转化为纤溶酶(PL),降解纤维蛋白和其他蛋白质的过程。其主要作用是将沉积在血管内外的纤维蛋白溶解,保持血管及腺体管道畅通、血管新生,防止血栓形成,或使已形成的血栓溶解。纤溶系统异常表现为纤溶活性增高引起的出血以及活性减低引起的血栓形成。因此,纤溶系统具有重要的生理和病理意义。

(一)纤溶系统的组成及特点

1. 纤溶酶原(PLG) 纤溶酶原是一种单链糖蛋白,主要由肝脏合成,以无纤溶活性的酶原形式存在于血液中,其血浆浓度为 200 mg/L。当血液凝固时,PLG 大量吸附在纤维蛋白网上,在组织型纤溶酶原激活物和尿激酶型纤溶酶原激活物的作用下,被激活为有纤溶活性的纤溶酶,促使纤维蛋白溶解。

2. 组织型纤溶酶原激活物(t-PA) t-PA 是一种属于丝氨酸蛋白酶的单链糖蛋白,主要由血管内皮细胞合成并释放,健康人血浆浓度仅为 5 μg/L,在胰腺、肺、子宫、肾上腺和甲状腺等组织中含量较高。游离状态的 t-PA 与 PLG 的亲和力低,一旦 t-PA、PLG 和纤维蛋白结合形成复合物后,才能有效激活 PLG 为 PL,发挥纤溶作用。

3. 尿激酶型纤溶酶原激活物(u-PA) u-PA 也属于丝氨酸蛋白酶的单链糖蛋白,主要由泌尿生殖系统的上皮细胞产生,健康人血浆浓度仅为 2 μg/L。u-PA 有未活化的单链 u-PA(scu-PA)和活化的双链 u-PA(tcu-PA)两种类型,都可以直接激活 PLG,且激活纤溶过程迅速,不依赖于纤维蛋白,tcu-PA 对纤溶系统的激活较 scu-PA 为强,但有少量纤维蛋白存在时,scu-PA 的激活活性又明显高于 tcu-PA。

4. 纤溶酶(PL) PL 是由 PLG 经 PA 作用,使 PLG 活化裂解后产生的一种活性较强的丝氨酸蛋白酶,主要是降解纤维蛋白及纤维蛋白原、分解血浆蛋白及裂解多种肽链。此外,还可以水解多种凝血因子(因子Ⅱ、因子Ⅴ、因子Ⅷ、因子Ⅹ、因子Ⅺ等),使纤溶酶原转变为纤溶酶,水解补体,降解 GPⅠb、GPⅡb/Ⅲa 等。

5. 纤溶抑制物

(1)纤溶酶原激活物抑制物-1(PAI-1),是由血管内皮细胞和血小板合成的一种单链糖蛋白,健康血浆浓度仅为 0.01 mg/L。其主要作用是通过与 u-PA 或 t-PA 形成复合物而灭活,同时还可抑制凝血酶、FⅩa、FⅫa、激肽释放酶和 APC 的活性。

(2)纤溶酶原激活物抑制物-2(PAI-2),是人类胎盘、单核-巨噬细胞、粒细胞合成的糖蛋白,健康血浆浓度小于 5 μg/L,在妊娠期逐渐升高,产后 1 周迅速减少或消失。PAI-2 有两种类型:一种为非糖基化型,为低相对分子质量型(46 kD),主要存在于细胞内;另一种为糖基化型,为高相对分子质量型(70 kD),可分泌到细胞外,也称分泌型。其主要作用是:有效抑制双链 u-PA 和 t-PA,对单链 u-PA 和 t-PA 的抑制作用较弱;在正常妊娠时调节纤溶活性,可能与妊娠高凝状态有关;还可抑制肿瘤的扩散和转移。

(3)蛋白 C 抑制物(PCI),是一种广谱丝氨酸蛋白酶抑制物,由肝脏合成并释放,健康人血浆浓度为 5 mg/L。主要作用是通过与以丝氨酸为活性中心的蛋白酶形成 1∶1 比例复合物使其失活,能有效抑制 APC 和双链尿激酶,在肝素存在时,抑制作用明显加强。

(4)α_2-抗纤溶酶(α_2-AP),又称 α_2-纤溶酶抑制物(α_2-PI),是由肝脏合成、释放的一种单链糖蛋白,健康人血浆浓度为 70 mg/L。α_2-AP 在血液中通过与 PL 以 1∶1 的比例形成复合物使其失去蛋白水解活性,还可抑制凝血因子(因子 Xa、因子 XIa、因子 XIIa)、胰蛋白酶、激肽释放酶等以丝氨酸为活性中心的蛋白酶活性。

(5)α_2-巨球蛋白(α_2-MG),是由肝脏和巨噬细胞产生的一种二聚体糖蛋白,健康人血浆浓度为 1.5～3.5 g/L。α_2-MG 是一种广谱蛋白酶抑制物,通过与 PL 结合形成复合物使其灭活。

(6)凝血酶激活的纤溶抑制物(TAFI),由肝脏合成,健康人血浆浓度为 5 mg/L。主要通过去除纤维蛋白羧基端氨基酸残基,减少 PLG 的结合和 PL 的形成,达到抑制纤维蛋白的溶解作用,此外还可抑制 PLG 激活,抑制 PL 纤溶活性。

（二）纤维蛋白溶解机制

纤溶过程是一系列蛋白酶催化的连锁反应,一般分为两个阶段:第一阶段为起始阶段,即 PLG 在其激活物的作用下生成少量 PL;第二阶段为加速阶段,即大量 PL 形成,纤维蛋白(原)被降解。

1. 纤溶酶原激活途径 纤溶酶原激活途径主要有三条途径,见图 15-6。

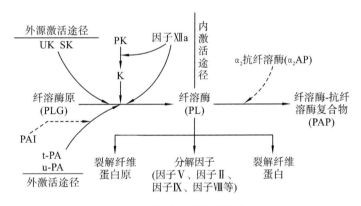

图 15-6 纤溶酶原激活的途径

(1)内激活途径:主要指血循环中内源凝血途径中某些因子,如因子 XIIa、激肽释放酶和凝血酶裂解等能激活纤溶酶原形成纤溶酶。继发性纤溶主要通过这一途径降解纤维蛋白和纤维蛋白原。

(2)外激活途径:主要指体内血管和肾小球内皮细胞合成的某些激活物,如 t-PA、u-PA 等进入循环,激活纤溶酶原形成纤溶酶,但 t-PA、u-PA 可被 PAI-1 和 PAI-2 灭活。原发性纤溶主要通过此途径降解纤维蛋白和纤维蛋白原。

(3)外源激活途径:主要指外界进入体内的某些药物,如链激酶(SK)、尿激酶(UK)和重组 t-PA 等激活纤溶酶原形成纤溶酶,这是溶栓药物治疗的理论基础。

2. 纤维蛋白(原)降解机制 纤维蛋白(原)降解产物见图 15-7。

(1)纤维蛋白原降解:纤溶酶首先作用于纤维蛋白原,从其 Bβ 链上裂解出纤维蛋白 Bβ$_{1-42}$ 肽,接着从 Aα 链上裂解出极附属物 A、B、C、H,余下的部分被称为 X 片段,随后纤溶酶继续裂解 X 片段为 Y 片段和 D 片段,Y 片段继续被裂解为 D 片段和 E 片段。所以,纤维蛋白原被纤溶酶降解为 X、Y、D、E 片段,Bβ$_{1-42}$ 肽和极附属物 A、B、C、H 碎片,这些成分统称为纤维蛋白原降解产物(FgDP)。

(2)可溶性纤维蛋白降解:可溶性纤维蛋白又称为非交联纤维蛋白,是凝血酶作用于纤维蛋白原裂解出纤维蛋白肽 A(FPA)和纤维蛋白肽 B(FPB)后,形成的产物 Fb-I 和 Fb-II。纤溶酶再分别作用于 Fb-I 和 Fb-II,裂解释放出肽 Bβ$_{15-42}$ 和极附属物 A、B、C、H,最终裂解为 X'、Y'、D、E' 碎片。

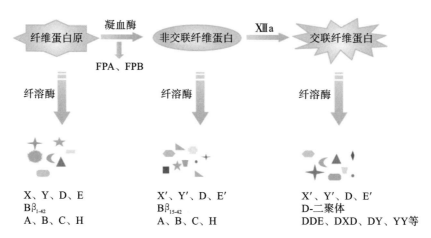

图 15-7　纤维蛋白(原)降解产物

(3) 交联纤维蛋白降解:Fb-Ⅰ和 Fb-Ⅱ在 FⅩⅢa 作用下形成交联纤维蛋白,在纤溶酶的降解作用下,除释放出碎片 X′、Y′、D、E′外,还生成 D-二聚体、复合物 DDE、DXD、DY 和 YY 等。这些产物统称为纤维蛋白降解产物(FbDP)。

(三) 纤维蛋白(原)降解产物的作用

在纤溶酶的作用下,纤维蛋白(原)降解产生的不同的产物统称为纤维蛋白(原)降解产物(FDP)。碎片 X(X′)、Y(Y′)和 E(E′)与可溶性纤维蛋白单体结构类似,可与纤维蛋白原竞争凝血酶,阻止纤维蛋白单体(FM)的交联;碎片 D 对纤维蛋白单体的聚合有抑制作用,碎片 E 可以抑制凝血活酶的生成,极附属物 A、B、C、H 可延长 APTT 及凝血时间。

二、纤溶活性检验

(一) 优球蛋白溶解时间测定

【原理】　血浆优球蛋白组分中含纤维蛋白原、纤溶酶原和纤溶酶原激活物等,但不含纤溶酶抑制物。用低离子强度和 pH4.5 的溶液沉淀并分离优球蛋白,再将沉淀的优球蛋白溶于缓冲液中,加氯化钙(加钙法)或凝血酶(加酶法)使其凝固,置 37 ℃水浴中观察凝块完全溶解的时间,即优球蛋白溶解时间(ELT)。

【参考区间】　加钙法:129 min 48 s±4 min 6 s。加酶法:(123±24)min。

【临床意义】　本试验用于观察纤溶系统的总活性,是纤溶活性检查的筛选试验。

1. ELT 缩短(<70 min)　表示纤溶活性增强,常见于原发性、继发性纤溶活性亢进,如 DIC 等。但是,当纤溶极度亢进,纤溶酶绝大部分被消化时,或者 DIC 早期未发生继发性纤溶亢进时,ELT 不缩短。

2. ELT 延长　表明纤溶活性减弱,如血栓前状态和血栓性疾病等。

(二) 血浆组织纤溶酶原激活物和纤溶酶原激活物抑制物测定(ELISA 法)

【原理】　将纯化的抗组织纤溶酶原激活物(t-PA)或抗纤溶酶原激活物抑制物(PAI)单克隆抗体包被于固相载体上,加入受检血浆和标准品,血浆中的 t-PA 或 PAE 与包被在固相载体上的相应抗体结合形成复合物,再加入辣根过氧化物酶标记的抗 t-PA 或抗 PAI 单克隆抗体,酶标记抗体与结合在反应板上的 t-PA 或 PAI 结合形成双抗体夹心免疫复合物,最后加入底物显色,显色的深浅与受检血浆中 t-PA 或 PAI 的含量呈正相关。从标准曲线中可计算出各自的含量。

【参考区间】　t-PA:1～12 μg/L。PAI:2～10 μg/L。

【临床意义】

(1) t-PA 增高表明纤溶活性亢进,见于原发性和继发性纤溶亢进症,如 DIC 等;t-PA 降低表明纤溶活性减低,见于血栓前状态和血栓性疾病等。

(2) PAT 增高见于高凝状态和血栓性疾病,减低见于原发性或继发性纤溶。

(3) 目前还广泛用于血栓性疾病的诊断、预后和治疗评价。

（三）血浆纤溶酶原活性（PLG:A）测定

【原理】 纤溶酶原在链激酶作用下转变为纤溶酶,受检血浆中加链激酶和发色底物,PLG 在 SK 的作用下转变成 PL,后者作用于发色底物,释放出对硝基苯胺（PNA）而显色,显色的深浅与纤溶酶的水平呈正相关,通过计算求出血浆中 PLG 活性。

【参考区间】 发色底物法:57.72%～113.38%。

【临床意义】

1. 降低 表示纤溶活性增高,常见于原发性纤溶、继发性纤溶亢进,也可见于前置胎盘、肿瘤扩散、大手术后、肝硬化、重症肝炎、门脉高压、肝切除和严重感染等获得性 PLG 缺陷症,还可见于先天性 PLG 缺陷症。

2. 增高 表示纤溶活性降低,常见于血栓前状态和血栓性疾病。

（四）α_2-抗纤溶酶（α_2-AP）活性及抗原测定

【原理】

1. α_2-抗纤溶酶活性测定 受检血浆中加入过量的纤溶酶,使 α_2-AP 与纤溶酶形成无活性复合物,剩余的纤溶酶作用于发色底物,释放出对硝基苯胺（PNA）显色,显色的深浅与血浆中剩余的纤溶酶活性呈正相关,与血浆中 α_2-AP 呈负相关。

2. α_2-抗纤溶酶抗原测定 将纯化的抗 α_2-AP 单克隆抗体包被于固相载体上,加入受检血浆和标准品,血浆中的 α_2-AP 与包被在固相载体上的相应抗体结合形成复合物,再加入酶标记的抗 α_2-AP 单克隆抗体,酶标记抗体与在反应板上的 α_2-AP 结合形成双抗体夹心免疫复合物,最后加入底物显色,显色的深浅与受检血浆中 α_2-AP 的含量呈正相关。

【参考区间】 发色底物法:α_2-AP:A 的值为 95.6%±12.8%。ELISA 法:α_2-AP:Ag 的值为（66.9±15.4）mg/L。

【临床意义】

1. 增高 常见于静脉和动脉血栓形成、恶性肿瘤、分娩后等。

2. 降低 常见于肝病、DIC、手术后、先天性 α_2-AP 缺乏症。

3. 分型 同时检测 α_2-AP:A 和 α_2-AP:Ag,可将 α_2-AP 缺陷分为 CRM$^+$ 型（活性和抗原同时下降）和 CRM$^-$ 型（活性下降抗原正常）。

（五）血浆鱼精蛋白副凝固试验

【目的】 掌握血浆鱼精蛋白副凝固试验的原理、方法和临床意义。

【原理】 血浆鱼精蛋白副凝固试验又称 3P 试验,是指在凝血酶作用下,纤维蛋白原释放出肽 A、肽 B 后转变为纤维蛋白单体（FM）,纤维蛋白在纤溶酶作用下产生纤维蛋白降解产物（FDP）,FM 与 FDP 形成可溶性复合物,硫酸鱼精蛋白可使该复合物解离释放出 FM,FM 可自行聚合成肉眼可见的纤维状、絮状或胶冻状,从而反映 FDP 尤其是碎片 X 的存在。

【器材与试剂】

1. 器材 37 ℃水浴箱、离心机、试管等。

2. 试剂 10 g/L 硫酸鱼精蛋白溶液（pH=6.5）、109 mmol/L 枸橼酸钠溶液。

【操作】

（1）静脉采血 1.8 mL 于 0.2 mL 109 mmol/L 枸橼酸钠抗凝管中,3000 r/min 离心 10 min。

（2）取乏血小板血浆 0.5 mL 于试管中,置于 37 ℃水浴箱中 3 min。

（3）加 10 g/L 硫酸鱼精蛋白溶液 0.05 mL 混匀,置于 37 ℃15 min,立即观察结果。

【结果观察】

阴性:血浆透明、清晰,无不溶解产物产生。

阳性:血浆中有细或粗颗粒沉淀出现,或者有纤维蛋白丝、纤维蛋白网或胶冻形成。

【参考区间】 正常人为阴性。

【质量保证】

（1）采血时不能用肝素、草酸盐和 EDTA 抗凝，注意抗凝剂中枸橼酸钠与血的比例为 1:9。

（2）抽血不顺利、抗凝不均匀、抗凝剂不足、导管内抽血、标本放入冰箱或标本反复冻融、未立即观察结果等均导致假阳性结果。

（3）严格控制水浴箱的温度和放置时间，如温度未达 37 ℃，重新加热至 37 ℃时会造成假阴性。纤维蛋白原浓度太低也会造成假阴性。

【临床意义】 阳性见于 DIC 的早、中期。恶性肿瘤、上消化道出血、外科大手术后、败血症、肾小球疾病、人工流产、分娩等情况也可出现假阳性。阴性见于正常人、晚期 DIC 和原发性纤溶症。

（六）血浆纤维蛋白（原）降解产物的检测

【原理】

1. 胶乳增强免疫比浊法 将包被有 FDP 抗体的胶乳颗粒试剂与待测标本中的 FDP 发生免疫反应，形成抗原抗体复合物的胶乳颗粒体积增大，检测浊度的变化可计算血浆 FDP 含量。

2. ELISA 法 将抗 FDP 抗体包被于固相载体上，加入受检血浆和标准品，血浆中的 FDP 与包被在固相载体上的相应抗体结合形成复合物，再加入酶标记的抗 FDP 抗体，后者与结合在反应板上的 FDP 结合形成双抗体夹心免疫复合物，最后加底物显色，显色的深浅与受检血浆中 FDP 的含量呈正相关。

3. 胶乳凝集法 于被检血清中加入 FDP 抗体包被的胶乳颗粒悬液，血清中 FDP 与胶乳颗粒上的抗体结合，使胶乳颗粒发生凝集反应。

【参考区间】 胶乳增强免疫比浊法：0～5 μg/mL。ELISA 法：血清 11～45 mg/L。胶乳凝集法：阴性。

【临床意义】 纤维蛋白（原）降解产物主要反映纤溶情况。增高见于：原发性纤溶亢进；继发性纤溶亢进，如高凝状态、弥散性血管内凝血、肾脏疾病、器官移植排斥反应、溶栓治疗等；血管栓塞性疾病，如肺栓塞、心肌梗死、闭塞性脑血管病、深部静脉血栓等；白血病化疗诱导期后、肝脏疾病和各种恶性肿瘤等。

（七）血浆 D-二聚体测定

【目的】 掌握血浆 D-二聚体(D-dimer,DD)测定的原理、方法和临床意义。

【原理】

1. 胶乳增强免疫比浊法 将包被有 D-二聚体抗体的胶乳颗粒试剂与待测血浆标本中的 D-二聚体发生免疫反应，形成抗原抗体复合物的胶乳颗粒体积增大，检测浊度的变化可计算血浆中 D-二聚体的含量。

2. ELISA 法 将抗 D-二聚体单克隆抗体包被于固相载体上，加入受检血浆和标准品，血浆中的 D-二聚体与包被在固相载体上的相应抗体结合形成复合物，再加入酶标记的抗 D-二聚体抗体，酶标抗体与结合在反应板上的 FDP 结合形成双抗体夹心免疫复合物，最后加入底物显色，显色的深浅与受检血浆中 D-二聚体的含量呈正相关。

3. 胶乳凝集法 于被检血清中加入 D-二聚体抗体包被的胶乳颗粒悬液，血清中 D-二聚体与胶乳颗粒上的抗体结合，使胶乳颗粒发生凝集反应。

【器材与试剂】

1. 器材 血液凝固分析仪、酶标仪、胶乳反应板、试管、微量加样器、离心机、秒表。

2. 试剂 D-二聚体检测胶乳增强免疫比浊法试剂盒，D-二聚体检测 ELISA 法试剂盒，D-二聚体检测胶乳凝集法试剂盒。

【操作】 胶乳增强免疫比浊法和 ELISA 法按照仪器标准操作规程和试剂说明书操作，下面简单介绍胶乳凝集法操作。

（1）静脉采血 1.8 mL 于 0.2 mL 枸橼酸钠抗凝管中，3000 r/min 离心 10 min。

（2）取胶乳试剂 20 μL，置于胶乳反应板的圆圈内，加入被检者新鲜血浆 20 μL，用牙签迅速搅匀，轻轻摇动 3～5 min。

（3）在黑色背景和较强的光线下，观察结果。

【结果观察】 在较强的光线下观察，出现明显均匀凝集颗粒的则为阳性。

【参考区间】 胶乳增强免疫比浊法:0~256 μg/L。ELISA 法:0~200 μg/L。胶乳凝集法:阴性。

【质量保证】

(1)实验所用所有试剂盒应置于 2~8 ℃条件下保存,用前平衡至室温。

(2)胶乳反应板应保持清洁干燥。

(3)高浓度类风湿因子的存在可致胶乳凝集法假阳性反应。

【临床意义】 DIC 时,D-二聚体为阳性或增高,是早期诊断 DIC 的重要依据。高凝状态和患有血栓性疾病时,血浆 D-二聚体含量也增高。D-二聚体继发性纤溶症为阳性或增高,而原发性纤溶症为阴性或不升高,据此可鉴别诊断。溶栓有效时血浆 D-二聚体水平迅速升高后很快下降,如维持在一定的高水平,说明溶栓效果不好。

第六节 血栓形成

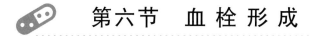

一、概述

在某些因素作用下,在活体的心脏或血管腔内,血液发生凝固或血液中某些有形成分凝集形成固体质块的过程,称为血栓形成(thrombosis),所形成的固体质块称为血栓(thrombus)。血栓形成是机体凝血系统和抗凝血系统动态平衡被破坏的病理状态,在许多疾病的发病机制中起着重要作用。

(一)血栓分类

根据血栓发生的部位和其成分不同,血栓可分为以下四种。

1. 白色血栓 白色血栓(pale thrombus)常发生于血流较急的部位(如动脉、心瓣膜、心腔内),肉眼观察呈灰白色,表面粗糙有波纹,质硬,与血管壁精密黏着而不易脱落,镜下观察主要由血小板及少量纤维蛋白构成,故又称血小板血栓或析出性血栓。

2. 混合血栓 混合血栓(mixed thrombus)在结构上分为头、体、尾三部分,头部由白色血栓组成,体部由白色血栓和红色血栓组成,尾部则由红色血栓组成。肉眼观察呈灰白色和红褐色层状交替结构,称为层状血栓,也即混合血栓。

3. 红色血栓 红色血栓(red thrombus)常发生于血流极度缓慢处或淤滞于静脉内,又称为静脉血栓。当混合血栓逐渐增大阻塞管腔,局部血流停止后,构成延续性血栓的尾部。镜下观察,在纤维素网眼内充满如正常血液分布的血细胞。肉眼观察呈暗红色,新鲜时湿润,有一定的弹性,陈旧的红色血栓由于水分被吸收,变得干燥,失去弹性,易碎,并易脱落造成栓塞。

4. 透明血栓 透明血栓(hyaline thrombus)发生于微循环小血管内,主要在毛细血管,因此只能在显微镜下见到,故又称微血栓。主要由嗜酸性同质性的纤维蛋白构成,外观透明,多见于弥散性血管内凝血、休克。

(二)血栓形成机制

引起和促进血栓形成和演变的因素很多,目前较为公认的有以下几个方面。

1. 心血管内膜损伤 心血管内膜损伤是血栓形成最重要和最常见的原因。损伤的内皮细胞释放组织因子,激活凝血因子Ⅶ,启动外源性凝血过程。同时内皮细胞损伤,暴露内皮下胶原,激活血小板和凝血因子Ⅻ,启动内源性凝血过程。

2. 血液成分改变 与血栓有关的血液成分包括血小板、凝血因子、抗凝蛋白、纤溶成分等。

(1)血小板量和活性增高:①血小板升高为血栓形成提供了物质条件;②血小板活化和功能亢进,表现为血小板黏附和聚集性增强,释放反应增强,释放物质增多(如 TXA_2),花生四烯酸代谢产物增多,促进血栓形成。

(2)凝血因子异常:①凝血因子缺乏或增高;②凝血因子结构异常;③凝血因子激活;④促凝物质进入血液循环。

（3）抗凝作用和纤溶活性降低：生理性抗凝蛋白减少或结构异常、纤溶活性降低有利于血栓形成。

3. 血流状态改变　血流减慢或血流产生漩涡，使血小板与血管内膜接触的机会增大，增加激活的凝血因子和凝血酶在局部凝血过程所必需的浓度。

4. 血液凝固性增加　血液凝固性增加或称血液高凝状态，是指血液中血小板和凝血因子增多，或纤溶系统活性降低，导致血液易于发生凝固，见于 DIC 和游走性血栓性脉管炎综合征。

需要强调的是，血栓形成通常是上述因素同时存在、共同作用的结果。虽然血管内皮细胞损伤是血栓形成的最重要和最常见的原因，但不同情况下，其他因素也可能是重要的因素，如血流缓慢和凝血因子活性增强则是静脉血栓形成的先决条件，而血管内皮细胞损伤和血小板活化在动脉血栓形成中起主要作用。

（三）血栓对机体的影响

血管损伤或破裂时易形成血栓，对破裂的血管起堵塞作用，阻止出血，这是对机体有利的一面，如慢性胃十二指肠溃疡的底部和肺结核性空洞壁，其血管往往在病变侵蚀时形成血栓，避免大出血的可能性。然而在多数情况下，血栓造成的血管管腔阻塞和其他影响对机体造成严重的甚至致命性危害，这主要取决于血栓的部位、大小、类型和血管腔阻塞的程度，以及有无侧支循环的建立。

1. 阻塞血管　动脉血栓未完全阻塞管腔时，可引起局部器官缺血而萎缩，如完全阻塞或引起必需的供血量不足而又缺乏有效的侧支循环时，可引起局部器官的缺血性坏死，如脑动脉血栓引起脑梗死、冠状动脉血栓引起心肌梗死、血栓闭塞性脉管炎引起患肢坏疽等。静脉血栓形成未建立有效的侧支循环，可引起局部淤血、水肿、出血，甚至坏死，如肠系膜静脉血栓可导致出血性梗死。肢体浅表静脉血栓，因静脉有丰富的侧支循环，通常不引起临床症状。

2. 栓塞　血栓的整体或部分可以脱落，形成栓子，随血流运行，引起栓塞，如栓子内含有细菌，可引起栓塞组织的败血性梗死或导致栓塞性脓肿形成。

3. 心瓣膜变形　心瓣膜血栓机化，可引起瓣膜粘连、狭窄，如机化过程中纤维组织增生瘢痕收缩，造成瓣膜关闭不全，见于风湿性心内膜炎和亚急性细菌性心内膜炎。

4. 广泛性出血　广泛性出血见于 DIC，由于微循环内广泛的微血栓形成，导致组织广泛坏死，可引起全身性广泛出血和休克。

二、血栓前状态检验

（一）血浆血栓烷 B_2 检测

血小板激活后，膜磷脂花生四烯酸代谢亢进，生成血栓烷 A_2，后者极不稳定很快转化为无生物活性的血栓烷 B_2（TXB_2）。少量血小板在体外活化可使血浆中 TXB_2 含量明显增高。因此，血浆 TXB_2 含量可反映花生四烯酸的代谢水平，进一步反映血小板是否被活化。

【原理】　将血栓烷 B_2-牛血清白蛋白包被固相载体上，先加入待检血浆或血栓烷 B_2 标准品，竞争结合不足量的抗血栓烷 B_2 抗体，再加入过量酶标记第二抗体后加底物显色。包被血栓烷 B_2 与抗血栓烷 B_2 抗体结合的量与待检血浆中血栓烷 B_2 的含量呈负相关。

【参考区间】　ELISA 法：28.2～124.4 ng/L。

【临床意义】

1. TXB_2 增高　见于血栓前状态和血栓性疾病，如动脉粥样硬化、深静脉血栓、肺梗死、心肌梗死、糖尿病、高脂血症、恶性肿瘤、大手术后等。

2. TXB_2 减低　见于先天性血小板花生四烯酸代谢障碍，可服用阿司匹林、咪唑等药物。

（二）血浆凝血酶原片段 1+2 检测

凝血酶原激活物作用于凝血酶原，使其氨基端 273 位精氨酸与 274 位苏氨酸之间的肽键同时裂解，从氨基端释放出片段 1+2（F1+2），用于测定血栓前状态和易栓症的诊断，并可用于口服抗凝剂和溶栓治疗的监测。血浆 F1+2 水平与年龄、性别、种族、吸烟等有关。

【原理】　用兔抗人 F1+2 抗体包被固相载体，加入待检样品或标准品，再加酶标记的鼠抗人凝血酶原抗体，与固相载体复合物结合使底物显色，显色深浅与 F1+2 含量呈正相关。

【参考区间】　ELISA 法:0.29~1.05 nmol/L。

【临床意义】　血浆 F1+2 反映凝血酶原酶的活性,是凝血酶生成的标志,其含量增高代表 FⅩa 增高和凝血活性亢进,可判断第二阶段的凝血情况。增高常见于血栓前状态和血栓性疾病,如 DIC、深静脉血栓、肺栓塞、急性白血病、先天性和获得性 AT 缺乏症、蛋白 C 缺乏症以及蛋白 S 缺乏症,口服避孕药及用雌激素替代治疗时也可升高。口服抗凝剂 F1+2 减低,可作为口服抗凝剂的监测指标。

(三)血浆凝血酶-抗凝血酶复合物检测

凝血酶与抗凝血酶(AT)以 1:1 摩尔浓度结合形成无活性的凝血酶-抗凝血酶复合物(TAT),是反映凝血酶生成和活性增高的分子标志物。

【原理】　用兔抗人凝血酶抗体包被固相载体,加入待检样品或标准品,再加酶标记鼠抗人凝血酶抗体,与固相载体复合物结合使底物显色,其深浅与血浆 TAT 含量呈正相关。

【参考区间】　ELISA 法:1.0~4.1 μg/L。

【临床意义】　血浆 TAT 含量增高,反映了体内凝血酶的生成及抗凝反应,是血栓前状态重要的检测指标,其血浆水平在 DIC 前期即升高,可用于早期 DIC 的诊断,还见于血栓前期和血栓性疾病,如冠心病、心绞痛、急性心肌梗死、深静脉血栓、DIC 及白血病患者,可监测抗凝和溶栓的疗效,若用肝素和纤溶治疗时有效血浆 TAT 水平即可下降,急性心肌梗死溶栓治疗后,如果血浆 TAT 水平仍高于 6 μg/L,则有再梗死可能。

(四)血浆纤溶酶-α₂-抗纤溶酶复合物检测

纤溶酶原被激活形成纤溶酶,后者与 α_2-抗纤溶酶 1:1 摩尔浓度形成复合物(PAP),使纤溶酶灭活调节纤溶活性,血浆中 PAP 水平增高直接反映纤溶酶的生成和纤溶活性减弱。

【原理】　用抗纤溶酶原抗体包被于固相载体上,先加入待检样品,血浆中的纤溶酶原和纤溶酶-α₂-抗纤溶酶复合物(PAP)捕获到固相载体上,再加酶标记的 α₂-抗纤溶酶抗体与固相载体上结合的 PAP 反应,加底物显色,显色深浅与血浆中 PAP 含量呈正相关。

【参考区间】　ELISA 法:0.12~0.7 mg/L。

【临床意义】　PAP 增高见于血栓前状态和血栓性疾病,如 DIC、急性心肌梗死、肺梗死、脑血栓形成、深静脉血栓形成、急性非淋巴细胞性白血病、恶性肿瘤、溶栓治疗、系统性红斑狼疮和肾病综合征等,尤其在 DIC 的诊断和早期诊断中具有重要价值。

(唐吉斌)

能力检测

1. 血管壁的止血功能是什么?

2. 血小板有何功能?血小板检验的原理、参考区间及临床意义是什么?

3. 血液凝固、内源性凝血途径和外源性凝血途径的概念及主要过程是什么?

4. APTT 测定的原理、注意事项及临床意义是什么?

5. 抗凝蛋白的组成及作用机制如何?

6. 纤维蛋白溶解系统的主要成分及其作用是什么?

7. 抗凝蛋白及纤溶活性相关指标检验的参考区间、注意事项及临床意义是什么?

8. 血栓形成机制是什么?对机体有何影响?

第十六章　血栓与止血检验临床应用

血栓与止血(thrombosis and hemostasis)是机体出血、血液凝固及其调节的动态平衡过程。当止血、血液凝固活性增强或血液凝固调节机制活性减弱时,将会导致血栓前状态(pre-thrombotic state)或血栓形成(thrombosis),否则将会发生低凝状态(hypocoagulable state)或出血倾向(hemorrhage trend)。本章重点介绍血栓与止血的检验方法及其在相关疾病中的诊断和疗效监测,为血栓和出血性疾病的临床应用提供理论依据。

第一节　血栓与止血筛选检验

一、一期止血缺陷筛选检验

一期止血缺陷是指血管壁和血小板异常引起的止血功能缺陷,主要是由于毛细血管壁通透性、脆性增加或血小板数量、功能异常所致。以皮肤、黏膜出血为主,重者可伴有内脏出血,压迫、缝合、外用止血剂或输注血小板治疗有效。一期止血缺陷常用的筛查试验包括束臂试验(tourniquer test)、出血时间(bleeding time,BT)测定和血小板计数(platelet count,PLT)。

（一）束臂试验

见本套系列书《临床基础检验》相关内容。

（二）出血时间测定

【原理】　采用出血时间测定器法。用出血时间测定器在前臂皮肤上制造一个"标准"创口,记录出血自然停止所需要的时间。此过程反映毛细血管与血小板之间的相互作用,包括血小板黏附、激活、释放和聚集等反应。

【器材与试剂】

1. 器材　血压计、消毒滤纸、蝶形胶布、出血时间测定器(弹簧刀片长 6 mm,深 1 mm)。

2. 试剂　消毒酒精。

【操作】

（1）将血压计缚于上臂,加压,成人维持在 5.3 kPa,儿童维持在 2.6 kPa。

（2）在肘窝下 5 cm 处,选择无体毛、瘢痕、浅表血管、胎记、文身的位置,常规酒精消毒,待干。轻轻绷紧皮肤,放置出血时间测定器使之贴于皮肤表面。按出血时间测定器说明书,做一垂直或平行于肘窝皮肤皱褶的切口。

（3）启动秒表计时。

（4）每隔 30 s 用消毒滤纸吸去伤口流出的血液,不要碰触和挤压到伤口,直至出血自行停止;按停秒表并计时。

（5）去除血压计袖带,清洁伤口附近皮肤并在伤口贴上蝶形胶布。

【质量保证】

（1）严格无菌操作。

（2）试验前避免服用阿司匹林或其他抗血小板药物。

（3）试验时环境温度要求为 22～25 ℃。

【参考区间】 每个实验室应定出本实验室的参考区间。

【临床意义】

1. 出血时间延长 见于：血小板数量异常，如血小板减少症和血小板增多症；血小板质量缺陷，如先天性和获得性血小板病、血小板无力症等；血管性疾病，如遗传性毛细血管扩张症等；某些凝血因子缺乏，如血管性血友病、低（无）纤维蛋白原血症和弥散性血管内凝血（disseminated intravascular coagulation，DIC）等。服用潘生丁、乙酰水杨酸等也可造成出血时间延长。

2. 出血时间缩短 见于某些严重的血栓前状态和血栓形成，如妊娠高血压综合征、心肌梗死、DIC 高凝期等。

（三）血小板计数

见本套系列书《临床基础检验》相关内容。

二、二期止血缺陷筛选检验

二期止血缺陷是指凝血障碍和血循环中抗凝物质增多所引起的止血功能缺陷，主要是由于凝血因子缺乏或体内产生病理性抗凝物质所致。以肌肉、关节出血为特点，也可有内脏、皮肤出血，血浆、凝血因子制品有效。

常选用活化的白陶土部分凝血活酶时间（activated partial thromboplastin time，APTT）测定、血浆凝血酶原时间（prothrombin time，PT）测定，对内、外源凝血途径进行筛查。

（一）血浆凝血酶原时间测定

【原理】 在受检的血浆中加入足量的组织凝血活酶和钙离子，测定血浆凝固所需要的时间，即血浆凝血酶原时间（PT），是外源性凝血系统的筛选试验。

【试剂】

（1）109 mmol/L 枸橼酸钠溶液。

（2）25 mmol/L $CaCl_2$ 溶液。

（3）组织凝血活酶浸出液（常用兔脑粉浸出液）。

【操作】 采用手工试管法。

（1）109 mmol/L 枸橼酸钠溶液 0.2 mL，加入受检血液 1.8 mL，混匀，3000 r/min 离心 10 min，分离贫血小板血浆（platelet-poor plasma，PPP）。

（2）于小试管中加入组织凝血活酶浸出液和受检血浆各 0.1 mL，置于 37 ℃下预热 30 s，再加入预热的 25 mmol/L $CaCl_2$ 溶液 0.2 mL，混匀；同时启动秒表，不断轻轻倾斜试管，记录血浆凝固时间。重复两次取平均值。

（3）以同样方法做正常对照测定。

【质量保证】

（1）采血要顺利，抗凝剂与血液的比例为 1：9。

（2）采血后 1 h 内检测完毕，4 ℃冰箱内保存不超过 4 h。

（3）水浴温度要控制在（37±0.5）℃。

（4）红细胞比容（hematocrit，HCT）小于 0.2 或大于 0.5 时，抗凝剂浓度要做适当调整，使抗凝剂终浓度为 10.9～12.9 mmol/L。

（5）每一批组织凝血活酶的活性不尽相同，测定条件也有所调整，因此必须做正常对照，并标明国际敏感指数（international sensitivity index，ISI）。ISI 是所用组织凝血活酶与已知国际标准品或经国际标准品标定过的参比品相比较得出的一个参数。ISI 值越低，表示组织凝血活酶的活性越高。

【参考区间】 ①PT：11～14 s，患者 PT 超过正常对照 3 s 以上才有意义。②PT 比值（prothrombin time ratio，PTR）：PTR＝患者 PT/正常对照 PT，PTR 一般为 0.85～1.15。③国际标准化比值（international normalized ratio，INR）：INR＝PTR^{ISI}，INR 一般为 0.8～1.5。前两种报告方式偏差较大，

对于临床指导口服抗凝药物治疗有一定危险性,所以报告 PT 值时,一定要报告 INR 值。

【临床意义】 本试验是检测外源性凝血系统凝血因子有无缺乏的试验。

(1) PT 延长 见于:①外源性凝血系统的先天性因子Ⅶ、Ⅴ、Ⅹ 及 Ⅱ 缺乏及低或无纤维蛋白原血症(均很少见);②获得性外源凝血系统因子缺乏,如肝脏疾病、DIC、维生素 K 缺乏症、原发性纤溶亢进;③血循环中抗凝物质增多。

(2) PT 缩短 见于口服避孕药、血栓前状态和血栓性疾病。

(二) 活化的白陶土部分凝血活酶时间测定

【原理】 以脑磷脂(部分凝血活酶)代替血小板第 3 因子(PF$_3$),以白陶土激活因子Ⅻ和因子Ⅺ,在钙离子的参与下,测定贫血小板血浆(PPP)凝固所需时间即为活化的白陶土部分凝血活酶时间(APTT)。

【试剂】

(1) 109 mmol/L 枸橼酸钠溶液。

(2) 25 mmol/L CaCl$_2$溶液。

(3) 4% 白陶土-脑磷脂悬液。

【操作】 采用手工试管法。

(1) 109 mmol/L 枸橼酸钠溶液 0.2 mL,加入受检血液 1.8 mL,混匀,3000 r/min 离心 10 min,分离贫血小板血浆。

(2) 于小试管中加入受检血浆和白陶土-脑磷脂悬液各 0.1 mL,置于 37 ℃预热 3 min,再加入预热的 25 mmol/L CaCl$_2$溶液 0.1 mL,混匀;同时启动秒表,不断轻轻倾斜试管,记录血浆凝固时间。重复两次取平均值。

(3) 以同样方法做正常对照测定。

【质量保证】

(1) 采血要顺利,抗凝剂与血液的比例为 1∶9。

(2) 采血后应尽快在 2 h 内检测完毕,否则凝固时间有缩短的倾向。

(3) 水浴温度要控制在(37±0.5)℃。

(4) 血浆应尽可能除去血小板,离心后血浆血小板计数应小于 $20×10^9$/L。

【参考区间】 (37±3.3) s,患者 APTT 超过正常对照 10 s 以上有意义。

【临床意义】 本试验是检测内源性凝血系统凝血因子有无缺乏的试验。

(1) APTT 时间延长 见于:①内源性凝血途径的因子Ⅷ、Ⅸ、Ⅺ缺乏(血友病 A、B 和因子Ⅺ缺乏症);②严重的因子Ⅴ和Ⅹ、纤维蛋白原、凝血酶原缺乏症;③血循环中病理性抗凝物质增多,如抗因子Ⅷ抗体、肝素样抗凝物质、狼疮样抗凝物质增多等。

(2) APTT 缩短 见于 DIC、血栓前状态和血栓性疾病。

二期止血试验的临床应用:①PT 正常 APTT 延长:多数是由于内源性凝血途径的凝血因子缺陷所致的出血性疾病,如血友病和获得性因子Ⅷ、Ⅸ、Ⅺ缺乏症。②PT 延长 APTT 正常:多数是由于外源性凝血途径的凝血因子缺陷所致的出血性疾病,如遗传性和获得性因子Ⅶ缺乏症。③PT 和 APTT 延长:多数是由共同凝血途径的凝血因子缺陷所致的出血性疾病,如遗传性和获得性因子Ⅴ、Ⅹ和纤维蛋白原和凝血酶原缺陷症,但更多的还是存在血液凝固调节机制的异常。④PT 和 APTT 正常:各种血栓止血改变处在代偿阶段,若临床表现为较明显的延迟性出血,见于遗传性和获得性因子Ⅷ缺陷症。

三、纤溶活性增强检验

纤溶活性增强检验包括血浆纤维蛋白原(fibrinogen,Fg)测定、优球蛋白溶解时间(euglobulin lysis time,ELT)测定、纤维蛋白(原)降解产物(fibrinogen degradation products,FDP)测定和血浆 D-二聚体(D-dimer,D-D)测定。

（一）血浆纤维蛋白原测定

【原理】

（1）von Clauss 法：凝血酶作用于受检血浆中的 Fg，使其发生凝固，测定凝固时间。血浆纤维蛋白原的量和凝固时间呈负相关，将检测结果与参比血浆制成的标准曲线对比可得 Fg 含量（方法略）。

（2）双缩脲法：用 12.5％的亚硫酸钠溶液将血浆中的纤维蛋白原（Fg）沉淀分离，Fg 的肽键在碱性溶液中与双缩脲试剂中的铜离子反应显色，其深浅与受检血浆中 Fg 的含量成正比。

【试剂】

（1）12.5％的亚硫酸钠溶液。

（2）双缩脲试剂：23％ NaOH 溶液 180 mL，加 1％的 $CuSO_4$ 溶液 60 mL。

（3）3‰蛋白质标准液。

【操作】

（1）抽取 3 mL 肝素或 EDTA 抗凝的静脉血。

（2）将受检血浆 0.5 mL 与 12.5％的亚硫酸钠溶液 9.5 mL 置于 37 ℃水浴中 10 min，离心后弃上清液，再加入 12.5％的亚硫酸钠溶液 5 mL，捣碎沉淀物，离心弃上清液，倒置后用滤纸吸干液体。

（3）混匀沉淀物加入 4 mL 双缩脲试剂（T 管），充分混匀。同时取 3‰蛋白质标准液 0.05 mL，加入 0.9％的生理盐水 1 mL，双缩脲试剂 4 mL（S 管），充分混匀。再另取一管加入 0.9％的生理盐水 1 mL，双缩脲试剂 4 mL（B 管），充分混匀。

（4）置于 37 ℃水浴中 15 min 后于 540 nm 波长处以 B 管调零，读取 T 管及 S 管的吸光度值（A）。

（5）Fg＝A(T)/A(S)×0.3×10。

【质量保证】

（1）溶血标本不宜用此方法测定。

（2）12.5％的亚硫酸钠溶液浓度配制要准确，不宜放置过久。

【参考区间】 2～4 g/L。

【临床意义】

（1）纤维蛋白原增高（>4 g/L） 见于纤溶活性减低，如应激状态、妊娠后期、急性感染、灼伤、急性心肌梗死、休克、糖尿病、自身免疫性疾病、多发性骨髓瘤、急性肾炎尿毒症及某些恶性肿瘤等。

（2）纤维蛋白原减低（<1.5 g/L） 见于纤溶亢进，如 DIC、原发性纤溶亢进、重症肝炎和溶栓治疗。

（二）优球蛋白溶解时间测定

【原理】 优球蛋白包括纤维蛋白原、纤溶酶原及纤溶酶原激活物，但不含有纤溶酶抑制物。在 pH 值为 4.5 时分离出优球蛋白后加钙或凝血酶使其凝固，测定凝块完全溶解的时间。

【试剂】

（1）109 mmol/L 枸橼酸钠溶液。

（2）25 mmol/L $CaCl_2$ 溶液。

（3）凝血酶溶液（2 U/mL）。

（4）10 g/L 醋酸溶液。

（5）硼酸盐缓冲液（pH＝9.0）：取氯化钠 9 g，硼酸钠 1 g，加蒸馏水至 100 mL。

【操作】

（1）快速分离枸橼酸钠抗凝血浆。

（2）取尖底试管 1 支，加蒸馏水 7.5 mL 和 10 g/L 醋酸溶液 0.12 mL，使 pH 值为 4.5，置于冰浴中。

（3）取血浆 0.5 mL 加到上述离心管中，混匀，继续冰浴 10 min，使优球蛋白充分析出。

（4）3000 r/min 离心 5 min，弃去上清液，倒置离心管于滤纸上，吸去残余液体，沉淀即为优球蛋白。

（5）加硼酸盐 0.5 mL 于沉淀中，37 ℃水浴，轻轻搅拌至沉淀完全溶解。

（6）加 25 mmol/L $CaCl_2$ 溶液或 2 U/mL 凝血酶溶液 0.5 mL，凝固时开始计时。置于 37 ℃水浴中观察凝块完全溶解不见絮状物为止，所需时间即 ELT。

【质量保证】

(1) 采血要顺利。

(2) 采血前避免过度活动和进食油脂性食物。

(3) 观察完全溶解标本要以不见絮状物为准。

【参考区间】 加钙法:(129.8±41.1) min。加凝血酶法:(157.5±59.1) min。

【临床意义】

(1) ELT 缩短(<70 min),表明纤溶活性增强,见于原发性或继发性纤溶亢进、手术、应激状态、创伤、休克、恶性肿瘤广泛转移、前置胎盘、羊水栓塞、晚期肝硬化等,但在纤溶活性极度增强时(如 DIC 晚期),由于纤溶酶原严重被消耗,本试验可呈阴性。

(2) ELT 延长,表明纤溶活性降低,见于血栓前状态、血栓形成性疾病和应用抗栓治疗等。

(三) 纤维蛋白(原)降解产物测定

【原理】 胶乳凝集法:以抗纤维蛋白(原)降解产物(FDP)特异性抗体标记胶乳颗粒,后者与待测标本(血浆、血清或尿)混合,当样本中的 FDP 大于一定浓度时,标记的胶乳颗粒发生凝集,呈阳性反应。

【器材与试剂】

(1) 离心机、试管等。

(2) FDP 胶乳凝集测定试剂盒:胶乳试剂 1 瓶,缓冲液 1 瓶,阳性对照 1 瓶,阴性对照 1 瓶,胶乳反应板 1 块。

【操作】

(1) 常规分离血清(血浆)。

(2) 取 FDP 胶乳试剂 20 μL,置于胶乳反应板的圆圈内,再加入 20 μL 受检血清(血浆),混匀后轻轻摇动 3~5 min。

(3) 出现明显均匀凝集颗粒者为阳性,无凝集颗粒者为阴性。

(4) 如果呈阳性,可将血清(血浆)倍比稀释后再测,以发生凝集反应的最高稀释度为反应终点。本法最大敏感度为 5 μg/L,所以受检血清(血浆)的 FDP=5 μg/L×最高稀释倍数。

【质量保证】

(1) 测定温度高于 20 ℃。低温时应延长 1~2 min 观察结果。

(2) 试剂应于 2~8 ℃保存,测试前从冰箱取出并平衡到室温。

【参考区间】 血清 FDP 含量<10 mg/L(阴性);血浆 FDP 含量<5 mg/L(阴性);尿 FDP 含量<10 mg/L(阴性)。

【临床意义】 FDP 主要反映是否存在纤溶亢进。

(1) FDP 轻度增高(10~40 mg/L)见于深静脉血栓形成、急性心肌梗死、严重肺炎、恶性肿瘤、肝脏及肾脏疾病、大手术后及休克等。

(2) FDP 明显增高(>40 mg/L)见于 DIC、原发性纤溶亢进或链激酶进行溶栓治疗等。

(3) 尿 FDP 增高见于器官移植的排斥反应、肾小球肾炎等。

(四) 血浆 D-二聚体测定

【原理】 胶乳凝集法:以抗 D-二聚体特异性抗体标记胶乳颗粒,后者与待测血浆混合,当待测血浆中的 D-二聚体含量大于 0.5 mg/L 时,标记的胶乳颗粒发生凝集,呈阳性反应,根据标本的稀释度,可换算出血浆中 D-二聚体的含量。

【参考区间】 正常人的含量低于 0.3 mg/L。

【临床意义】 D-二聚体增高是诊断 DIC 的重要依据;在患有深静脉血栓、心肌梗死、肺栓塞、重症肝炎等血栓性疾病时也增高。

原发性纤溶时 D-二聚体不增高,因此血浆 D-二聚体检测是鉴别原发性纤溶和继发性纤溶(如 DIC)的重要指标。

第二节　出、凝血性疾病

一、过敏性紫癜

【概述】　过敏性紫癜(allergic purpura)是一种较常见的微血管变态反应性出血性疾病,20岁前发病者占80%以上,男性略高于女性,发生于10岁以内儿童时又称许兰-亨诺综合征(Schonlein-Henoch syndrome,SHS)。该病特点是血小板不减少性紫癜,发病前1~3周往往有低热、咽痛、上呼吸道感染史,常伴腹痛及关节症状,常呈自限性,大多于1~2个月内自行缓解,95%以上的患者预后良好,但少数患者可转为慢性。

与本病发生相关的因素有:①感染:细菌、病毒和寄生虫感染等。细菌感染以β-溶血性链球菌感染比较常见,病毒感染如风疹、水痘、流行性腮腺炎等,寄生虫感染以蛔虫感染多见,其次有钩虫、血吸虫、阴道滴虫等。②食物过敏:主要为由动物性蛋白质引起的过敏反应,如鱼、虾、蟹、蛋、奶等。③药物过敏:某些抗生素、解热镇痛药、抗结核药物等。④其他:如花粉吸入、昆虫叮咬、疫苗注射和寒冷刺激等所致的过敏。上述过敏原通过以下两种变态反应引起血管病变。①速发型变态反应:过敏原使致敏的肥大细胞释放组胺和白三烯等生物活性物质,使毛细血管扩张或通透性增高。②抗原抗体复合物:过敏原刺激机体产生抗体,抗体与抗原结合后形成抗原抗体复合物,沉积于毛细血管壁激活补体,引起血管炎症性反应。

本病的临床表现多样,大部分以皮肤紫癜为首发症状,少部分以腹痛、关节炎或肾脏症状首先出现。典型表现分为5型:①单纯性紫癜:表现为皮肤淤点,好发生于下肢、大关节附近及臀部,紫癜常呈对称分布,分批出现,大小不等,颜色深浅不一,可融合成片,一般在数日内逐渐消退,但可反复发作。②关节型:多发生在膝、踝、肘、腕等关节,关节呈游走性红、肿、热、痛,可有渗出,但不留后遗症。关节症状明显者又称Schonlein purpura。③腹型:约2/3患者可出现腹痛,同时伴有呕吐、呕血或便血。④肾型:一般于紫癜2~4周出现肉眼血尿或镜下血尿、蛋白尿和管型尿,表现为局灶性、阶段性和增值性肾炎。预后差及死亡的患者大多为慢性紫癜肾患者。⑤混合型:上述两型或两型以上同时出现。

【实验室检查】　本病实验室检查可有以下方面的异常,但缺乏特异性:发作时外周血白细胞、嗜酸性粒细胞可增加;束臂试验阳性;血沉加快;血清IgA和IgG常增高;有肾损害时,可见血尿及蛋白尿;血管免疫荧光检查可见IgA或C3沉积,对确诊此病较有价值。血小板计数、骨髓象、凝血和纤溶试验均正常。

【诊断与鉴别诊断】　诊断以临床表现有皮肤出现紫癜,尤其是下肢、大关节附近呈对称分布、大小不等的丘疹样紫癜为主;发病前数天常有发热、咽痛等先驱症状或过敏史;病变部位血管周围有IgA或C3沉积是最具特异性的诊断指标;除束臂试验阳性外,其他止凝血障碍试验检查均正常。

需要与特发性血小板减少性紫癜、风湿性关节炎、肾小球肾炎、系统性红斑狼疮和外科急腹症等鉴别。

二、血管性血友病

【概述】　血管性血友病(von willebr and disease,vWD)是一种由于血管性血友病因子(von willebrand factor,vWF)缺陷所致的出血性疾病,是临床上仅次于血友病A的另一组常见遗传性出血性疾病。vWF是血管内皮细胞和骨髓巨核细胞合成的一种多聚糖蛋白,由第12号染色体的短臂编码。vWF的质或量异常都将导致患者出现出血性疾病。vWF作为Ⅷ:C的载体蛋白,起到稳定和保护Ⅷ:C的作用,参与二期止血过程,当vWF缺陷时常伴有Ⅷ:C的降低。vWF也是血小板表面糖蛋白GⅠb的受体,介导血小板与血管内皮细胞下胶原组织的黏附,参与一期止血过程。

根据遗传方式、实验室检查及临床表现,vWD可分为3型。①Ⅰ型占75%,为vWF合成减少,血浆vWF多聚物形态、分布正常,常染色体显性遗传,临床出血倾向较轻,部分可无症状。②Ⅱ型为vWF结构与功能的异常,占20%~30%,多为常染色体显性遗传。根据遗传特点及vWF多聚物结构不同,又可分为ⅡA(患者血浆中缺乏vWF大、中分子质量多聚物)、ⅡB(血浆中缺乏vWF大分子质量多聚物)、ⅡM(卫星带型异常)和ⅡN(血浆vWF:Ag、vWF多聚物结构及分布均正常)4种亚型。③Ⅲ型又称重型

vWD,常为染色体隐性遗传,临床出血表现严重,患者有自幼出血史,可出现自发性关节、肌肉血肿。

【实验室检查】

1. 出血时间的测定 出血时间延长是诊断 vWD 的重要指标之一。Ⅲ型和大部分Ⅱ型出血时间均明显延长。少数出血时间正常的患者阿司匹林耐量试验可为阳性(小儿慎用)。

2. vWF:Ag 测定 vWF:Ag 测定也是诊断 vWD 的重要指标。多数患者 vWF:Ag 降低,少数 vWF 结构异常的患者可正常。

3. 瑞斯托霉素诱导的血小板聚集试验(RIPA) RIPA 是检测 vWF 活性较为敏感的筛选试验。大部分患者聚集率降低(但对其他诱聚剂聚集率正常),约 30% 的Ⅰ型患者可正常。

4. APTT 和Ⅷ:C 测定 多数患者 APTT 延长,Ⅷ:C 可呈不同程度降低,一般为 10%～40%,重型患者可严重降低(1%～5%)。

5. 血小板黏附试验 部分患者血小板黏附率降低。

【诊断与鉴别诊断】 有出血的临床表现,但部分患者仅在手术中或外伤后出血,部分患者有家族史。血小板正常、出血时间延长、血小板对瑞斯托霉素诱聚率降低、APTT 延长(部分患者正常)、血小板黏附率降低、vWF 含量减少或结构异常。

需要与血小板无力症和血友病鉴别。血小板无力症 vWF 含量正常,对多种诱聚剂无反应。血友病 vWF 正常,血小板聚集与黏附功能检测正常。

三、特发性血小板减少性紫癜

【概述】 特发性血小板减少性紫癜(idiopathic thrombocytopenic purpura,ITP)是一种因获得性免疫异常使血小板破坏过多所致的自身免疫性出血性疾病。临床表现为广泛皮肤、黏膜或内脏出血,严重者(血小板数小于 $10 \times 10^9/L$)可因颅内出血而危及生命。按照病程长短分为急性 ITP 和慢性 ITP,儿童 ITP 多呈急性发作,通常于病毒感染或免疫接种 2～3 周后发病,具有自限性。成人患者通常呈慢性型,多见于青壮年,以女性多见,起病隐匿,病程迁延。

ITP 的病因迄今未明,目前认为与某些细菌或病毒感染、免疫因素、脾功能亢进等因素有关。50%～70% 的 ITP 患者血浆和血小板表面可检测到抗血小板膜糖蛋白特异性自身抗体。这类抗体主要是 IgG 型,还有少数 IgM、IgA 型和 C3、C4 补体型。目前认为患者体内的自身抗体与血小板抗原结合,导致由自身抗体致敏的血小板被单核-吞噬细胞系统过度吞噬破坏是 ITP 发病的主要机制之一。自身抗体也可以和骨髓中的巨核细胞结合,导致巨核细胞成熟障碍,血小板生成减少。

【实验室检查】

1. 一般检验 血小板计数低于 $100 \times 10^9/L$;血小板平均体积(MPV)及血小板分布宽度(PDW)增高,可见巨大血小板。出血严重者可有贫血。

2. 血小板特殊检验 血小板寿命缩短,血小板表面相关抗体呈阳性,部分患者血小板聚集能力下降,血小板第 4 因子释放下降。

3. 骨髓检查 骨髓检查对 ITP 的诊断有支持诊断的价值,但不能确诊。骨髓增生活跃或明显活跃,50% 以上患者可有巨核细胞增多伴成熟障碍,幼巨核细胞和颗粒型巨核细胞增多,而产板型巨核细胞减少,但也有一部分巨核细胞并不增多。

【诊断与鉴别诊断】 目前 ITP 的诊断仍只是排除性诊断,主要依靠病史、临床表现、实验室检查和对其他原因引起的血小板减少症的排除。血小板减少、血小板寿命缩短是 ITP 的主要诊断指标。

我国诊断 ITP 必须符合以下条件:①多次检查血小板减少;②脾不肿大或仅轻度肿大;③骨髓巨核细胞增多或正常,伴成熟障碍;④符合泼尼松治疗有效、脾切除治疗有效、血小板寿命缩短和血小板表面相关抗体阳性四项试验中的一项;⑤排除继发性血小板减少症。

四、血栓性血小板减少性紫癜

【概述】 血栓性血小板减少性紫癜(thrombotic thrombocytopenic purpura,TTP)是一种严重的微血管血栓-出血综合征。多数 TTP 患者起病急骤,病情凶险,死亡率较高。本病可发生于任何年龄,但以

15～50 岁较多,尤以青壮年女性多见。临床表现主要有:①出血:96%的患者可以发生,表现为皮肤黏膜或内脏、视网膜等部位出血。②微血管病性溶血:发生率约为 42%,微循环中出现广泛血小板血栓(透明血栓)栓塞。③发热:98%的患者可出现发热,可能与溶血产物的释放、下丘脑体温调节功能紊乱、继发感染等因素有关。④神经系统症状:92%的患者可出现意识障碍、失语、非特异性头痛等神经系统症状,其严重程度决定了本病的预后。⑤肾脏病变:由于肾小球毛细血管及小动脉微血栓形成,84%的患者可出现蛋白尿、镜下血尿、管型尿。⑥其他:腹痛,肝、脾肿大,但心脏损害较少见。血小板减少性紫癜、微血管病性溶血、中枢神经系统症状、发热以及肾脏损害为 TTP 五联征,仅有前三大特征的称为三联征。发病可能与小血管内皮损伤和(或)功能障碍,超大 vWF 多聚体(ultra-large-vWF multimer,UL-vWF)增多导致血小板聚集、血管性血友病因子裂解酶(von willebrand factor-cleaving protease,vWF-CP)活性减低有关。

【实验室检查】

1. 血象检查 血小板明显降低,常在(10～50)×10⁹/L;红细胞(red blood cells,RBC)及血红蛋白(hemoglobin,Hb)降低,1/3 患者 Hb 小于 50 g/L;网织红细胞增高;周围血涂片检查可见破碎红细胞(>3%)。

2. 溶血指标 游离血红蛋白增加,间接胆红素增高,结合珠蛋白降低提示血管内溶血。

3. 骨髓检查 骨髓红系增生明显活跃,巨核细胞增多或正常,常伴成熟障碍的表现。

4. 尿常规检查 出现肾脏损害可见蛋白尿、血尿、管型尿。

5. 凝血功能检查 PT 和 APTT 多正常,凝血酶时间(thrombin time,TT)半数延长。

6. WF-CP 活性 近年来研究显示 TTP 患者 WF-CP 活性显著降低。

【诊断】 多数学者认为根据三联征即血小板减少、微血管病性溶血和神经精神症状可以诊断,但也有认为必须具备五联征,即三联征加发热和肾脏损害方可诊断。

Cuttorman 诊断标准,两个主要指标加上一个次要指标诊断可以成立。

主要指标:①血小板小于 100×10⁹/L。②微血管病性溶血:外周血片可见破碎红细胞。

次要指标:①发热:体温超过 38 ℃。②特征性的神经系统症状。③肾脏损害:Cr>177 μmmol/L 或尿常规发现血尿、蛋白尿、管型尿。

五、血友病

【概述】 血友病(hemophilia)是一种由于因子Ⅷ/Ⅸ基因突变所引起一组 X 连锁隐性遗传性出血性疾病。其临床上分为血友病 A(血友病甲、凝血因子Ⅷ缺陷症)和血友病 B(血友病乙、凝血因子Ⅸ缺陷症)两型,分别因凝血因子Ⅷ(遗传基因位于 Xq28)和凝血因子Ⅸ(遗传基因位于 Xq27)基因突变所致。在男性人群中,血友病 A 的发病率约为 1/5000,血友病 B 的发病率约为 1/25000。所有血友病男性患者中,血友病 A 占 80%～85%,血友病 B 占 15%～20%,女性血友病患者极其罕见。但近 1/3 血友病患者没有阳性家族史,是由于自发性基因突变导致的。

患者往往自幼发病。临床上,血友病以关节、肌肉、内脏和深部组织自发性或轻微外伤后出血难止为特征,关节出血是血友病最常见且具有特征性的出血表现,也是血友病患者致残的主要原因。临床分型:①亚临床型:因子Ⅷ/Ⅸ活性为 25%～45%,仅严重创伤或手术后出血。②轻型:因子Ⅷ/Ⅸ活性为 5%～25%,手术或外伤可致非正常出血,无关节畸形。③中型:因子Ⅷ/Ⅸ活性为 2%～5%,小手术或外伤后可有严重出血,偶有自发性出血,关节畸形少。④重型:因子Ⅷ/Ⅸ活性小于 2%,肌肉或关节自发性出血,血肿,关节畸变。

【实验室检查】 PT、TT、BT、Fg、血小板计数、血小板聚集试验(PAgT)均正常。

(1)筛选实验:APTT 延长,可检出因子Ⅷ/Ⅸ活性小于 25%的轻型患者。

(2)确诊实验:因子Ⅷ促凝活性(FⅧ:C)测定和因子Ⅸ活性(FⅨ:C)测定可以分别确诊血友病 A 和血友病 B,并对血友病进行临床分型。

(3)基因诊断:进一步研究可采用 PCR 等分子生物学方法直接测定致病基因的缺陷,也可利用致病基因内外的限制性片段长度多态性(RFLP)作为特异分子遗传标志物,通过家系成员间的连锁关系确定血友病基因的遗传情况,进行 DNA 多态性分析的遗传学诊断。

【诊断与鉴别诊断】 诊断:①男性患者(女性纯合子型极少见),有或无家族史,有家族史者符合 X 连锁隐性遗传规律;②有关节腔、肌肉、深部组织出血,创伤或手术后异常出血史,严重者可见关节畸形;③因子Ⅷ/Ⅸ活性减低,vWF无明显减少。

需要与血管性假血友病(vWF)、因子Ⅺ缺乏症(常染色体隐性遗传,两性均可发病,出血部位多以黏膜为主,包括鼻出血、月经过多、血尿;实验室检查血浆因子Ⅺ减低)、抗因子Ⅷ自身抗体引起的出血进行鉴别。

六、肝脏疾病引起凝血障碍

【概述】 肝脏疾病常并发凝血障碍,临床上可有不同程度的出血表现,肝功能损害越重,出血及凝血障碍越明显。Deutsch 认为至少有 85% 的肝病患者可有一项或数项凝血试验出现异常。肝脏疾病引起出血及凝血障碍的原因比较复杂,多数学者认为与以下四种因素有关。①凝血因子的生成减少:肝脏能合成几乎所有的凝血因子,当肝脏损伤时,凝血因子的合成减少,导致凝血障碍。②凝血因子的消耗增加:严重肝病(暴发性肝炎、肝坏死、肝硬化及晚期肝癌等)常并发弥散性血管内凝血(DIC)或原发性纤维蛋白溶解,导致大量凝血因子和血小板被消耗,使其水平进一步减低。③血小板减少及功能异常:肝炎病毒可损伤骨髓造血干细胞,肝病产生的免疫复合物也可抑制血小板生成和活化,使其黏附、聚集功能减低;肝硬化伴脾功能亢进时也可使血小板减少。④循环抗凝物质增多:肝脏病变时,合成肝素酶和抗凝血酶Ⅲ的能力减低,血液中类肝素样物质和抗凝血活酶样抗凝物质因不能及时清除而增多,如肝脏并发 DIC 时,血液中 FDP 增高(碎片 X 和 Y 有抗凝血酶作用;碎片 D 可抑制纤维蛋白单体聚合;碎片 E 可抑制凝血活酶的形成及凝血酶-纤维蛋白原反应;碎片 D、E 可抑制血小板黏附、聚集和释放功能)。

【实验室检查】 PT、APTT、TT 均可延长;因子Ⅶ和凝血酶原减低先于肝功能异常,可以作为早期肝病的诊断指标;Fg 和因子 V 减低或因子Ⅷ、vWF 增高提示严重肝病;异常凝血酶原增高是诊断原发性肝癌的参考指标之一。肝病时常有多个凝血因子的异常,但不一定发生临床出血。

【诊断与鉴别诊断】 存在肝脏疾病的相关指标及出血表现,结合 PT、APTT 延长即可诊断。应与循环抗凝物质增多和 DIC 晚期鉴别。

七、依赖维生素 K 凝血因子缺乏症

【概述】 由于维生素 K 缺乏,引起因子Ⅱ、Ⅶ、Ⅸ、Ⅹ羧化过程受阻,而发生凝血障碍和自发性出血。维生素 K 是一种脂溶性维生素,由饮食摄取或肠道正常细菌合成,维生素 K 缺乏常见的原因有:①摄入不足:本病多发生在纯母乳喂养儿。婴儿母乳中维生素 K 含量很少,约 15 μg/L,仅为牛奶的四分之一。因谷物中维生素 K 含量低,母乳加米粥喂养也易发生本病。②肠道吸收不良:见于栓塞性黄疸和胆汁流失过多导致的胆盐缺乏性维生素 K 吸收不良、肠道感染、肿瘤引起的吸收障碍以及长期口服石蜡油等润滑剂而致维生素 K 丢失过多等。③肠道合成减少:肠道内的正常菌群可合成维生素 K,长期用抗生素可导致细菌合成维生素 K 减少。④口服抗凝剂:香豆素衍生物(如华法林、醋硝香豆素等)通过抑制羧基化酶的活性产生维生素 K 拮抗剂的作用,使维生素 K 依赖因子的合成减少。

【实验室检查】 PT、APTT 延长;凝血酶原和因子Ⅱ、Ⅶ、Ⅸ、Ⅹ含量减低有助于明确诊断。

【诊断】 有干扰维生素 K 吸收的基础疾病和口服抑制干扰维生素 K 作用的口服抗凝剂史,结合 PT 和 APTT 延长易于诊断;有条件的可以直接检测血浆维生素 K 水平。

八、原发性纤溶亢进症

【概述】 原发性纤溶亢进症(primary fibrinolysis)是由于血液循环中纤溶酶原(plasminogen,PLG)激活物增高导致纤溶酶(plasmin,PL)水平和活性增高而引起的以出血为主要症状的综合征。主要表现为穿刺部位或手术创面的渗血难止,皮肤出现大片淤斑,严重者可有内脏出血。其病因和发病机制与继发性纤溶(如 DIC)有相似之处:由于某些先天性或后天获得性因素,使纤溶酶形成过多或纤溶系统的抑制物缺乏而使得纤溶系统活性增强,造成以低纤维蛋白原血症为主的低凝状态,引起出血。主要见于:①外科手术或恶性肿瘤播散时释放组织纤溶酶原激活物(tissue plasminogen activator,t-PA),某些药物如类固

醇激素也可增加 t-PA 和（或）尿激酶型纤溶酶原激活物（urokinase-type plasminogen activator，u-PA）的释放；②严重肝脏疾病、某些感染等导致纤溶抑制物减少或活性降低。

【实验室检查】

（1）血小板计数和功能基本正常。

（2）APTT、PT、TT 可延长。

（3）Fg 含量明显降低，ELT 明显缩短，血、尿 FDP 明显增高。

（4）血浆 PLG 活性减低，PL 活性增高；t-PA、u-PA 活性增高；硫酸鱼精蛋白副凝固试验（plasma protamine paracoagulation test，3P test）呈阴性。

（5）纤维蛋白肽 A（fibrinopeptide A，FPA）增高，D-二聚体多正常。

【诊断与鉴别诊断】　原发性纤溶亢进症尚无国际通用的诊断标准，确诊需要依据病因、临床表现和实验室检查。一般需存在易诱发原发性纤溶的基础病变，如肝、肾疾病，肿瘤，中暑，冻伤，感染等，有出血的临床表现，Fg≤1.5 g/L，ELT 明显缩短，D-二聚体不增高等。

需要与继发性纤溶（如 DIC，D-二聚体明显增高）和血栓性血小板减少性紫癜鉴别。

九、弥散性血管内凝血

【概述】　弥散性血管内凝血（disseminated intravascular coagulation，DIC）是不同病因导致局部损害而出现以血管内凝血为特征的一种继发性综合征，它既可由微血管体系受损所致，又可导致微血管体系受损，严重损伤可导致多脏器功能衰竭。

目前认为，DIC 并不是一种独立的疾病，而是多种基础性疾病病理过程中的一个环节。引起 DIC 的基础性疾病主要有感染性疾病（占 25%～40%）、组织损伤（占 6%～23%）、产科意外（占 5%～12%）、恶性肿瘤（占 7%～27%）、肝病（占 5%～12%）、其他（如外科手术及创伤、白血病等，占 10%～26%）。各种基础疾病引发的 DIC 发病机制虽不尽相同，但一般认为在内毒素、革兰阳性细菌感染、抗原抗体复合物、血管炎性病变等致病因素作用下，激活机体单核-巨噬细胞和血管内皮细胞等表达释放组织因子，启动外源性凝血系统，内皮细胞受损后，由活性因子Ⅻ启动内源性凝血系统，抗凝调节系统（抗凝血酶、蛋白 C 系统及组织因子途径抑制物）存在某种缺陷，三者共同作用导致凝血功能失衡，凝血酶过度形成，从而在毛细血管和小血管内形成广泛的微血栓。若同时存在纤溶系统（纤溶酶原激活抑制剂-1 或组织型纤溶酶原激活物）的某种缺陷，将进一步导致广泛的血管内纤维蛋白沉积。与此同时，凝血过程消耗大量的凝血因子（包括纤维蛋白原）和血小板，并激活了纤维蛋白溶解系统，引起继发性纤维蛋白溶解亢进，从而导致广泛出血、微循环障碍和休克等一系列临床表现。除原发病的表现外，DIC 的表现有广泛出血、循环衰竭、微血栓栓塞、微血管病性溶血，发生的概率分别为 80%～90%、50%～60%、45%～50%、7%～23%。临床上 DIC 通常是指已出现了出血和（或）多个器官功能障碍的继发性纤溶期，即显性 DIC，预后凶险且死亡率极高，故国外又称"Death Is Coming"。因此及时和准确诊断 DIC 非常重要。

【实验室检查】　PT、APTT、TT 均延长，但在 DIC 早期可在正常范围内；血小板计数（PLT）减低；纤维蛋白原（Fg）明显减低（<1.5 g/L），但也有少数因代偿过度而大于 4.0 g/L；血浆硫酸鱼精蛋白副凝固试验（3P 试验）在失代偿期为阳性；优球蛋白溶解时间（ELT）缩短，常小于 70 min；血及尿 FDP 增高。

PT 延长、PLT 减低、Fg 减低为 DIC 的基本试验，而 3P 试验则用于 DIC 的确诊。此外，还有一些特殊检测项目，如血小板活化指标（PF$_4$、TXB$_2$、P-选择素、β-TG）；纤溶亢进指标，如可溶性纤维蛋白单体（soluble fibrin monomer complex，SFMC）、纤溶酶-抗纤溶酶（plasmin-antiplasmin，PAP）复合物增高。

【诊断】　DIC 的诊断主要依靠临床结合实验室检查。一般诊断标准如下。

（1）存在易于引起 DIC 的基础疾病，如感染、恶性肿瘤、病理产科、大型手术及创伤等。

（2）有下列两项以上临床表现：①多发性出血倾向；②不易以原发病解释的微循环衰竭或休克；③多发性微血管栓塞症状、体征，如皮肤、皮下、黏膜栓塞坏死及早期出现的肾、肺、脑等脏器功能不全；④抗凝治疗有效。

（3）实验室检查符合下列标准，同时有下列三项以上异常。①血小板<100×10^9/L 或呈进行性下降（肝病或白血病时，≤50×10^9/L）；有两项以上血小板活化产物增高（PF$_4$、TXB$_2$、P-选择素、β-TG）；②纤维

蛋白原<1.5 g/L或呈进行性下降,或>4.0 g/L(恶性肿瘤或白血病<1.8 g/L,肝病<1.0 g/L);③3P试验阳性或血浆FDP>20 mg/L(肝病>40 mg/L),或血浆D-二聚体水平较正常增高4倍以上;④PT缩短或延长4 s以上,或呈动态变化(肝病>40 mg/L);APTT延长或缩短10 s以上;⑤纤溶酶原含量和活性减低;⑥抗凝血酶活性和含量减低(<60%);⑦因子Ⅷ活性小于50%(肝病必备)。

疑难或特殊病例下列两项异常:①纤溶酶-抗纤溶酶(PAP)复合物增高(>1 μg/L);②血浆组织因子增高,组织因子途径抑制物(TFPI)水平减低;③血浆凝血酶碎片(F1+2)增高,凝血酶-抗凝血酶复合物(TAT)增高;④可溶性纤维蛋白单体(SFMC)试验阳性,血或尿纤维蛋白肽A(FPA)增高。

▍知识链接 ▍

目前倍受临床关注的国际DIC诊断标准有:国际血栓与止血委员会(international society of thrombosis and haemostasis,ISTH)显性和非显性DIC标准(简称ISTH显性和非显性标准)、日本卫生福利部(Japanese ministry of health and welfare,JMHW)标准(简称JMHW标准)和日本危重病协会(Japanese association for acute medicine,JAAM)标准(简称JAAM标准)。各标准中PT值按本实验室组织凝血活酶及正常人冻干标准血浆测定结果为准,正常对照值为10.5 s。为便于对比,各标准均选用PTR值衡量血浆凝血活酶活性。

十、血栓前状态

【概述】 血栓前状态(prethrombotic state,PTS)既往称血液高凝状态(hypercoagulable state,HCS),是指多因素引起的止血、凝血、抗凝和纤溶功能失调的一种病理过程,即血液有形成分和无形成分的生物化学和血液流变学发生了某些变化,具有易导致血栓形成的血液系统改变。这些变化包括:①血管内皮细胞受损或受刺激;②血小板和白细胞被激活或功能亢进;③凝血因子含量增高或被活化;④抗凝因子含量减少或结构异常;⑤纤溶因子含量减少或功能减弱;⑥血液黏度增高和血流减慢。

血栓前状态患者往往无临床症状,可为先天性或获得性,前者与天然抗凝功能障碍有关,后者与肥胖、血栓形成史、怀孕、恶性肿瘤等因素有关,如急性早幼粒细胞白血病、肾病综合征、糖尿病等。诊断主要依据实验室检查。

【实验室检查】 APTT、PT缩短;Fg升高;血小板聚集试验(platelet aggregation test,PAgT)升高;全血黏度和血浆黏度升高,但缺乏特异性。可进一步检测以下实验室指标:①血小板活化标志物,如血栓烷B_2、血小板第4因子、β-TG、血小板选择素等升高;②血管内皮受损的分子标志物,如血浆内皮素、vWF、前列腺素6-酮-F1α(PGF-6-K-F1α)及凝血酶调节蛋白(thrombomo-dulin,TM)、组织因子(tissue factor,TF)等;β-血小板球蛋白(beta-thromboglobulin,β-TG)或血小板第4因子升高;③凝血因子活化的标志物,如凝血酶碎片(F1+2)、凝血酶-抗凝血酶(thrombin-antithrombin,TAT)、FPA及D-二聚体等;④纤溶活性降低,如可溶性纤维蛋白单体复合物(SFMC)升高、t-PA活性降低而其抑制物(tissue plasminogen activator inhibitor,tPAI)活性升高、抗纤溶酶复合物升高等。

十一、易栓症

【概述】 易栓症(thrombophilia)于1965年由Egeberg在报道一个家族性抗凝血酶(AT)缺陷症时首先提出,意为血栓形成的倾向性增高。患者常无诱因或仅有轻微诱因如长时间坐、卧,妊娠、创伤等而引发反复的多发性深静脉血栓(deep venous thrombosis,DVT)形成。易栓症不是单一的疾病,是指由于凝血因子、抗凝因子或纤溶系统等的遗传性或获得性缺陷而导致的容易发生血栓栓塞的疾病状态。易栓症的血栓栓塞类型主要为静脉血栓栓塞,分为遗传性和获得性两类:遗传性易栓症有先天性纤维蛋白原缺乏症、蛋白C缺乏症、蛋白S缺乏症、抗凝血酶缺乏症、因子ⅤLeiden缺陷和凝血酶原G20210A突变等。抗凝血酶、蛋白C和蛋白S这三种天然抗凝蛋白缺乏的杂合子发生血栓的危险性比正常人约升高10倍,其中以抗凝血酶缺乏的危险性最高。获得性易栓症有些是容易引发血栓的疾病,如抗磷脂综合征(抗磷脂抗体主要包括狼疮型抗凝物和抗心磷脂抗体,是引起获得性易栓症的最常见原因)和肿瘤,还有一些则是易发生血栓的危险状态,如长时间制动、创伤、手术等。年龄是获得性易栓症最大的危险因素,老年人静脉血栓形成的可能性比儿童高近千倍;口服避孕药、高 D-二聚体浓度、瘫痪、久病和术后卧床、管形石膏、长距离司乘旅行等也易发生易栓症。

【实验室检查】 尽可能避免在妊娠、口服避孕药或雌性激素替代治疗期和血栓形成期采集标本。

TT、PT 和 APTT 为易栓症的初筛试验测定项目。TT 在低纤维蛋白原血症和存在肝素样抗凝物时延长;PT 缩短可见于蛋白 C(PC)或蛋白 S(PS)缺乏症;APTT 延长对抗磷脂抗体初筛有一定意义。

疑为 AT、PC 或 PS 缺乏症时,可采用肝素结合活性、凝固法 PC 功能活性及游离型 PS 活性试验。疑为因子 V Leiden 缺陷可做因子 V Leiden 检测,凝血酶原 G20210A 突变可进行基因分析。其中任何一项出现异常,应在 3~12 个月内重复测定,检测时应停用抗凝药。

【诊断】 检验结果是诊断易栓症的主要依据。患者以反复发作的深静脉血栓形成为主要临床表现,发病年龄多为中、老年。

第三节 抗血栓和溶栓治疗监测

一、抗血栓治疗监测

抗血栓治疗常用的药物是肝素和口服抗凝剂,通过降低血浆凝血因子的浓度或拮抗活化的凝血因子,预防血栓形成或阻止血栓扩展。

(一)普通肝素监测

普通肝素(unfractionated heparin,uFH)通过促进抗凝血酶Ⅲ(antithrombin,AT-Ⅲ)与凝血酶结合发挥抗凝作用,能延缓和阻止纤维蛋白的生成、降低血液黏度。肝素治疗并发出血的发生率为 8%~33%,监测的目的是为了调整剂量而防止出血,可选用下列指标进行监测。

1. APTT APTT 是监测普通肝素的首选指标。应用小剂量肝素(5000~10000 U/24 h),可以不做监测。在应用中等剂量(10000~20000 U/24 h)和大剂量(20000~30000 U/24 h)时,必须要做监测试验,使 APTT 延长不超过正常对照值的 1.5~2.5 倍。在体外循环应用肝素抗凝时,也可选用活化的凝血时间(actived clotting time,ACT)作为监测指标,使其维持在 380~420 s(参考区间为 60~120 s)。但 APTT 对肝素效应的特异性欠缺,受其他因素影响较大。

2. 血浆肝素浓度监测 血浆肝素浓度监测是肝素监测的又一较为理想的指标,可以客观、准确、全面地反映血浆肝素的浓度。在 APTT 较正常对照延长 1.5~2.5 倍时,血浆肝素浓度为 0.2~0.5 U/mL,这种浓度的肝素是治疗的最佳选择。

3. 血小板计数 在应用肝素过程中,须监测 PLT 使其维持在(50~60)×10⁹/L 以上为宜。

4. TAT 监测 由于肝素抗凝需依赖抗凝血酶(AT),故须测定血浆 AT 活性,使其维持在 80%~120% 之间。若 AT 活性低于 70% 则肝素疗效减低,若低于 30% 肝素治疗无效。

(二)低相对分子量肝素(low molecular weight heparin,LMWH)的监测

对临床情况稳定、无并发症的患者,按体重给药时,不需要做监测,但是作静脉持续滴注或用于治疗孕妇、儿童、肾功能不全者和非正常体重者时,则须做实验室监测。

1. 因子Ⅹa 抑制试验(抗因子Ⅹa 活性测定) 一般认为,LMWH 的抗因子Ⅹa 活性维持在 0.5~4.0 个抗因子Ⅹa 单位/mL 为佳。也有人选用肝素定量试验(Hep test)作为 LMWH 的监测指标,以 Hep test <120 s 为最佳选择。

2. 血小板计数 使血小板维持在正常范围内,若低于 50×10⁹/L 须停药。严防肝素诱导的血小板减少症或肝素诱导的血小板减少性血栓形成的发生。

(三)口服抗凝剂监测

由于应用剂量过大或个体的耐受性不同,口服抗凝剂的出血发生率可达 7.1%~20.5%。为安全使

用口服抗凝剂,可选用下列试验作为监测指标。

1. PT PT 是监测口服抗凝剂的首选指标。在应用口服抗凝剂的过程中,使 PT 维持在正常对照 PT 值((12±1)s)的 1.5~2.5 倍(一般中国人以维持在 1.8~2.5 倍之间为宜),使凝血酶原时间比率(PTR)维持在 1.5~2.0 为佳,若 PTR>2.0,其出血发生率为 22%,而当 PTR<2.0 时,出血发生率仅为 4%。目前推荐用国际标准化比率(INR)作为监测口服抗凝剂的可靠指标。美国胸科医师委员会推荐:心源性血管栓塞和机械性心瓣膜置换术患者,要求 INR 在 2.5~3.5,PTR 在 1.5~2.0。而下肢深静脉血栓、肺梗死、心肌梗死、组织型心瓣膜置换术、瓣膜型心脏病和心房纤颤的患者,口服抗凝剂的最佳抗凝度是 INR 为 2.0~3.0,PTR 为 1.3~1.5。

2. F1+2 监测 口服抗凝剂首先使半衰期短的因子Ⅶ活性迅速减低,随后才是因子Ⅹ、因子Ⅱ和因子Ⅴ活性减低,因此 PT 延长可能仅反映因子Ⅶ的活性,而不能全面反映其他因子的活性。故选用 F1+2 作监测更为确切。(0.10~1.5)nmol/L 对监测口服抗凝剂较为理想(参考区间为(0.40±0.23)nmol/L),目前少用。

二、溶栓治疗监测

溶栓治疗是指用药物来活化纤维蛋白溶解系统,促进纤溶酶的形成,从而加速纤维蛋白血栓溶解的药物治疗。常用的药物有链激酶(streptokinase,SK)、尿激酶(urokinase,UK)、组织纤溶酶原激活物(tPA)等,如有 FDP 或 D-二聚体生成,表明达到溶栓效果。持续应用溶栓药物,可致机体处于高纤溶状态。出血是溶栓治疗常见的并发症,轻度出血的发生率是 5%~30%,中度出血为 1%~2%,致命性脑出血的发生率为 0.2%~1.1%。可选用下列试验作为监测的指标。

(一)Fg、TT、FDP 和 D-二聚体的监测

Fg 应维持在 1.2~1.5 g/L,TT 为正常对照的 1.5~2.5 倍,FDP 为 300~400 mg/L 最为合适。D-二聚体在大剂量或持续溶栓的前 3 天可能单独高达 4000 μg/L 以上,但出血的概率并不高,可作为溶栓剂量达标的指标。

(二)TAT 监测

国外资料显示,在溶栓治疗开始的 120 min 内,血浆 TAT 小于 6 μg/L 时,对鉴别溶栓治疗后血管持续开通或未通的敏感性和特异性分别为 92.5% 和 93.3%,因此,TAT 可作为观察溶栓治疗疗效的指标。目前常用的溶栓剂皆可通过活化纤溶酶从而激活凝血酶,使机体凝血活性增强,导致溶栓失败或再梗塞;当 TAT 大于 20~40 μg/L 时,显示发生溶栓后再栓塞。

(三)溶栓治疗可能发生出血的指标改变

当 Fg 低于 1.5 g/L,APTT 延长至正常对照 2 倍以上,FDP 大于 400 mg/L 时,其临床出血并发症增加 3 倍,表明血液的凝固性明显下降,提示临床应该及时采取措施。在溶栓过程中,上述监测指标每天检测 1 次为宜。

三、抗血小板药物治疗监测

应用小剂量阿司匹林(80~325 mg/d),已能达到较好的治疗效果又不会引起出血倾向,无须做监测试验。但临床上越来越多地应用噻氯吡啶(ticlopidine),口服剂量为 250~500 mg/d 时,在开始用药的 1~2 周内,须每周检测血小板聚集试验(PAgT)1~2 次,以 PAgT 抑制率维持在参考区间的 30%~50%,BT(国际标准化出血时间测定器法)延长是参考区间上限(≤8 min)的 1.5~2.0 倍,PLT 减低是参考区间下限(100×10⁹/L)的 50%~60% 为宜。

四、降纤药的监测

最常用的降纤药是精制蝮蛇抗栓酶(Svate-3)和去纤酶,可以降低血浆 Fg 的含量,从而可降低血液黏度,又有抗凝和溶栓作用。临床上常以 Fg 和 PLT 作为监测指标,Fg 和 PLT 以分别维持在 1.2~1.5 g/L 和(50~60)×10⁹/L 为宜。若选用 APTT、PT 或 TT 作为监测指标,以分别维持在正常对照的 1.5~2.5

倍、1.5～2.0 倍或 2.0～2.5 倍为宜。

（言 慧）

能力检测

1. 常用的一期止血试验的筛选试验有哪些？
2. 常用的二期止血试验的筛选试验有哪些？
3. 什么是优球蛋白？优球蛋白溶解时间测定的临床意义是什么？
4. 何谓过敏性紫癜？
5. 试述肝病引发出血的主要原因。
6. 特发性血小板减少性紫癜的实验室检查有何特点？
7. 如何应用实验室检查诊断血友病？
8. 血栓性血小板减少性紫癜的临床表现有哪些？
9. 试述诊断 DIC 的实验室检查的主要指标。
10. 如何对原发性纤溶和 DIC 进行实验室鉴别？
11. 何谓血栓前状态？有何病理性变化特点？
12. 监测肝素的指标有哪些？
13. 哪些试验可用于口服抗凝剂的监测？
14. 使用噻氯吡啶进行抗血小板治疗时,需要怎样对安全用药进行监测？

第十七章　血液流变学及检验

一、概述

血液流变学(hemorheology)是力学向血液学渗透而形成的一门交叉学科,它是研究血液及组成成分的流动与变形规律在医学中应用的科学。根据其研究侧重点不同,又将血液流变学分为宏观血液流变学、临床血液流变学、细胞流变学、分子流变学四个分支,主要是对血管壁流变性,血细胞的流变性(变形性、聚集性和黏附性),血液流动性,血液凝固性,血细胞之间、血液与血管壁之间相互作用以及它们在病理状态下的变化规律等方面的研究。四个分支分别从不同的角度揭示了血液流变的特性,对指导基础医学和临床医学都具有非常重要的理论和实用价值。目前,血液流变学提出了血液高黏滞综合征,对于重新认识一些疾病的发病机理和一些危重症的治疗及抢救提供了依据。大量临床资料显示:血液流变特性的改变与多种临床疾病,尤其是血栓前状态与血栓性疾病的发生、发展密切相关。因此,血液流变特性的异常可作为血栓性疾病早期诊断、疾病转归和疗效判断的主要指标。血液流变学检验对血栓前状态与血栓性疾病等病因及发病机制的研究、诊断、预防、疗效观察等方面具有非常重要的意义。

(一)血液流动性和黏滞性

1. 血液在血管中的流动形式与流动性　血液是由多种成分组成的流体,在外力作用下,血液在血管内稳定流动时,可分为许多平行于管壁的液层,但每层的流速不同,以抛物线分布。愈接近血管中心,血细胞愈密集,切变率较小,流速愈大;距管中心越远处,血细胞愈稀少,切变率愈大,流速越小;在管壁处,由于液层附于管壁上,故流速为零。这种流动形式可以最大限度地减少血液流动阻力,减少血细胞与血管壁的相互接触机会,从而减少血细胞的黏附、聚集沉着的几率,使血液沿血管不停地流动,以保证人体各器官的血液供应。

液体流动的难易程度常用"流度"来表示。正常情况下血液在血管内以分层的形式向前作稳态流动,其相邻液层的接触面上就产生了一对相对运动、相互作用的内摩擦力,又称为液体的"黏度"。流度的大小由内摩擦力所决定,即黏度的大小决定流度的大小,两者呈负相关,即流体黏度越大,其流度越小。

2. 牛顿液体与非牛顿液体　在一定温度下,液体的黏度值不随切变速度的变化而变化,为一恒定常数,这种流体称为牛顿液体。其黏度值为绝对黏度,为一常数。一般低分子的纯液体或稀溶液如水、血浆等即牛顿液体。这种特性的黏度称为牛顿黏度。反之,则称为非牛顿液体,其黏度值不为常数,如血液、乳剂、混悬剂、高分子溶液、胶体溶液的流动。把这种不遵循牛顿黏度定律的流体称为非牛顿流体,其流动现象称为非牛顿流动。它们的切变率 γ 与切应力 τ 的关系为 $\gamma = f(\tau)$。非牛顿流体可用旋转黏度计进行测定。

通常把一定切变率下的黏度值称为表观黏度,用 η_0 表示。η_0 的变化规律随流体的性质不同而异:一类是 η_0 随着 γ 的增加而减少,如血液即属此类型;另一类与此相反,即 η_0 随着 γ 的增加而增加,如多数生物体液属此类。在一切流体中,切变应力(τ)、切变速度(γ)与黏度 η 三者之间的关系,可用牛顿黏度定律表示:$\tau = \eta \cdot \gamma$。

从牛顿黏度定律可以看出,液体的黏度越大,为维持某一稳定流速所需切变应力越大。对一给定的黏度而言,切变应力越大,各层间彼此的相对移动就越多,切变速度也就越大。在切变应力不变的情况下,黏度越大,切变速度则越小。

3. 血液黏度 流动性和黏滞性是血液及其有形成分的基本物理性能,血液黏度是衡量血液流动性和黏滞性的主要指标,黏度愈高流动性愈小,反之愈大,由于血液中的血细胞具有变形性、聚集性和黏附性,而且这些流变性又具有切变依赖性,使血液具有非牛顿流动特性。因而其黏度亦随其切变速度的改变而改变,在低切变速度下,血液黏度高,而在高切变速度下,黏度则降低。血流量的大小主要与心脏、血管和血液诸因素有关、管道两端的压力差越大、管道半径越大、管道的长度越短、液体的黏度愈低,则血流速愈大;若平均血流速愈快、血管半径愈小,则切变速率愈大,流速越小。因此,在人体的不同部位,由于血管半径和平均血流速度的不同,血液黏度也不同。

(二)影响血液黏度的因素

1. 血细胞因素 ①红细胞数量:这是影响血液黏度最重要的因素。随红细胞比积(HCT)的增加而迅速增高,反之则降低。当 HCT>0.45 时,血液黏度随比积的增高呈指数增高。②红细胞变形性:这是决定血液黏度的重要因素之一。它主要影响高切变率下的血液黏度。若红细胞发生改变,如膜缺陷、表面积减少、血红蛋白异常、表面电荷降低,都会影响红细胞变形性和聚集性,从而导致血液黏度的改变。③白细胞和血小板:正常情况下,白细胞和血小板数量不多,对血液黏度影响不大,但两者数量均增加,也可使血液黏度增高。

2. 血浆因素 具有一定黏度的血浆是构成红细胞悬浮的介质,血浆黏度的变化与血浆中所含的各种蛋白质、脂类和糖类等高分子化合物有关,其中以蛋白质影响最大,蛋白质对血浆黏度的影响主要取决于血浆蛋白质的浓度、相对分子质量的大小及分子结构,其中以纤维蛋白原影响最大。原因是其分子大且呈链状,大分子血浆蛋白都有促使红细胞聚集和减弱红细胞变形的作用,使血浆黏度增高,进一步影响全血黏度。

3. 血管因素 血液的黏度与流经血管的状态密切相关。血管的管径越大,管壁的"光洁度"越高,血液黏度就越低。因此,血管的收缩甚至痉挛,管壁的变细,血管的弹性变差(如血管发生粥样硬化)等都会增加血流的黏度。

4. 其他因素 实验温度、pH 值、渗透压、流场切变率、标本的存放时间、抗凝剂及测量时所用仪器、吸烟、饮酒及应激反应等均可使血液黏度发生变化。

二、血液流变学检验

临床血液流变学检验主要包括红细胞比容、红细胞沉降率、血小板黏附与聚集、全血黏度、血浆黏度、红细胞聚集性、红细胞变形性以及红细胞电泳等检测。本节仅就全血黏度、血浆黏度、红细胞聚集性、红细胞变形性、红细胞电泳时间的测定作简要介绍。

(一)全血黏度测定

全血黏度是反映血液黏滞程度的一项重要指标,全血是非牛顿液体,即全血的黏度是随切变率的变化而变化。根据切变率的不同,一般将其分为高、中、低切全血黏度。高切变率下的全血黏度反映红细胞的变形性,低切变率下的全血黏度反映红细胞的聚集性,中切变率是过渡点,临床意义不十分明显。全血黏度主要通过黏度计测定。在标准条件下,以某种方式的测黏流动来决定样品的黏度。目前临床常用于测量血液黏度的方法主要有毛细管黏度计和旋转式黏度计。毛细管黏度计因其毛细管中的不同位置切变率不同,不同样品所受到壁面切应力亦不同,使得切变力与黏度间的关系难以确定,故多用于血浆、血清等低黏度标本的测定。而旋转式黏度计可根据血液黏度提供精确的切变率,所以全血黏度测量原则上采用旋转式黏度计。

【原理】 在两个共轴双圆筒、圆锥-平板或圆锥-圆锥等测量体的间隙中放入一定量的被检全血,其中一个测量体静悬,另一个则以某种速度旋转。由于血液摩擦力的作用,带动静悬测量体旋转一个角度,根据这一角度的变化可计算出全血的黏度。

【参考区间】 全血黏度参考区间见表 17-1。

表 17-1　全血黏度参考区间

转速/(r/min)	切变率/(/s)	全血黏度值/(mPa·s)	
		男性	女性
10	8.4	8.4±1.0	7.8±0.8
40	153.60	6.2±0.6	6.0±0.5
80	307.20	5.6±0.6	5.4±0.6

【临床意义】

(1) 全血黏度增高：见于循环系统疾病，如冠心病、心肌梗死、高血压病、脑血栓形成、周围动脉硬化症；脑血管病，如中风、脑血栓、脑血管硬化症等；血液系统疾病与肿瘤，如真性红细胞增多症、多发性骨髓瘤、原发性巨球蛋白血症、白血病、恶性肿瘤等；其他，如高脂血症、深静脉血栓形成、糖尿病、肝硬变、休克、烧伤、先兆子痫等。

(2) 高、中、低切全血黏度升高幅度均较大属高危人群。危险程度依次为高纤维蛋白原＞高红细胞聚集指数＞高压积，一般有高血压、冠心病等心血管疾病。但如其他指标正常或增加不明显，检测结果可能有问题，应进行复查。

(3) 高切全血黏度不高而低切全血黏度高：见于末梢微循环不好的患者，如老年人、高危人群有很大的危险性（缗钱样红细胞聚集引起黏度升高，由于末梢微循环是在低切变速度下进行的）。

(4) 高、中、低切全血黏度均略有升高可见于下列情况之一：仅压积升高，其他指标正常，为正常的生理现象（如高原）；压积很高而全血黏度不高，为正常人体调节血黏的能力和人体正处于高黏血症代偿期；血浆黏度高而其他正常，可能为高凝前期，有很强的预防作用。

(5) 若全血黏度和全血还原黏度都增高，说明血液黏度大，与红细胞自身流变性变化有关；若全血黏度高而全血还原黏度正常，说明血液黏度高是由 HCT 升高引起，红细胞自身流变性无异常；若全血黏度正常，还原黏度增高，此时全血黏度高主要由红细胞自身的流变性异常所致，而 HCT 并不高。

(6) 全血黏度减低：见于各种类型贫血、低蛋白血症。

(二) 血浆黏度测定

血浆为牛顿液体，血浆黏度的高低主要取决于血浆蛋白含量，在一定范围内与切变率无关。血浆黏度测定主要采用毛细管黏度计和旋转式黏度计两种，测定血浆黏度常采用前者。

【目的】　熟悉毛细管黏度计测量血浆黏度的原理、方法、质量保证及临床意义。

【原理】　毛细管黏度计是遵循泊肃叶定律设计的，由倒 L 形状的毛细管、温浴缸、计时装置三大部分组成。通过分别测量一定量的血浆和已知黏度一定量的生理盐水流过毛细管所需时间，按下式计算血浆黏度，即为比黏度。

$$\eta_b = T_b / T_w \times \eta_w$$

式中：η_b，待检血浆黏度；T_b，流过时间；η_w，生理盐水黏度；T_w，流过时间。

【器材】

1. 器材　毛细管黏度计、37 ℃水浴锅。

2. 试剂　肝素(10～20 U/mL)或 EDTA(1.5 g/L)抗凝剂、生理盐水。

【操作】　各种仪器操作方法不尽相同，应严格按仪器使用说明书操作，基本过程如下。

(1) 采集受检者静脉血，以肝素或 EDTA 抗凝，以 2000 r/min 离心 10 min，分离血浆。

(2) 开机：仪器预温至 37 ℃，在选择键上按下血浆测定键，按切变率键选择切变率。

(3) 将分离的待测血浆置 37 ℃预温 5 min，混匀后加入毛细管黏度计储液池内，同时按下测量键，开始计时，测定血浆流过时间(T_b)。

(4) 按上述步骤(3)测量生理盐水流过时间(T_w)。

(5) 仪器自动计算出血浆黏度，并打印出测试结果。

【参考区间】　血浆黏度：1.28～1.46。

【质量保证】

（1）样品采集：清晨空腹安静状态下，肘前静脉采血，尽量缩短压脉带的压迫时间，针头刺入血管后，松开压脉带后至少5 s以上才能抽取血液。最好用7号以上针头，避免用力快速抽血。

（2）样品抗凝：常用于测量黏度的抗凝剂是肝素或EDTA，其浓度范围分别为10～20 U/mL或3.4～4.8 mmol/L。液相抗凝剂一般放在干燥试管内于60 ℃烤箱中烘干后使用。

（3）样品放置时间：抗凝血一般在室温（15～25 ℃）存放，不宜放入冰箱，应在4 h内完成测量。采血后静置20 min进行测量为宜，尽快测量，其黏度可能偏低。

（4）毛细管黏度计的切变率不易确定，故适用于血浆等牛顿液体测定，而不适于全血等非牛顿液体测定。

（5）血液黏度易受测定条件（如黏度计类型、测定方法、实验条件、地区差异）等因素的影响，故不同地区和实验室应建立自己的参考区间。

【临床意义】

（1）血浆黏度增高：见于所有引起血浆蛋白质异常增高的疾病，如巨球蛋白增多型（原发性巨球蛋白血症、多发性骨髓瘤等）、纤维蛋白原增多型（如中风、心肌梗死、糖尿病等）、血脂增多型（如高血脂等）、球蛋白增多型（慢性肝炎、肝硬化、肺心病等）、核酸增多型（急性白血病等）以及遗传性球型红细胞增多症、缺血性心脑血管病等。

（2）血浆黏度降低：见于各种贫血和低蛋白血症。

（三）红细胞聚集性测定

红细胞聚集是引起低切变率下血液黏度增高的主要原因，也是体内血液呈低流动状态下血栓形成的主要危险因素，血液黏度增高的幅度与红细胞的聚集程度呈正相关。

用于显示红细胞聚集程度的实验方法较多，如：黏性测定法用低切变率下血液的表观黏度作为红细胞聚集指数；血沉方程K值法由K值估计红细胞的聚集性；在细胞沉降法中用沉降率（mm/h）反映细胞聚集程度；在光密度法中用透光率计算红细胞的聚集参数等。任何一种方法的测定结果对红细胞聚集程度的评价都有其共性，它们之间呈正相关。

【参考区间】 各实验室应制订自己的参考范围。

【临床意义】 凡引起血浆纤维蛋白原和球蛋白含量增高、红细胞表面电荷密度降低的疾病均可引起红细胞聚集性增高，如急性心肌梗死、脑血栓、高血压、冠心病、高脂血症、肺心病、糖尿病以及一些周围血管性疾病等。

（四）红细胞变形性测定

红细胞的变形性是指红细胞在外力的作用下发生形状改变的能力，其变形性对维持血液流动和体内微循环的有效灌注，以及决定红细胞寿命等方面起着非常重要的作用。红细胞发生形变与红细胞膜的脂类构成及蛋白质成分、红细胞的表面积与体积之比、红细胞内血红蛋白含量及性质以及外在多种因素有关。因此，红细胞变形性的变化有助于疾病的筛选，但无特异性。

测定红细胞变形性的实验方法有多种。①微孔滤筛法：对单个红细胞变形能力或细胞膜的力学特征进行直接测定，其原理是用缓冲液将受检血配制成一定容积的10%红细胞悬液，测定通过一定直径微孔膜所需的时间，与对比液通过的时间比较，计算红细胞的滤过指数以反映红细胞的变形性。红细胞的滤过指数越高，其变形性越差。②激光衍射法：通过在不同切变率，用激光衍射仪测定在一定的悬浮介质中红细胞被拉长的百分比，即红细胞变形指数（DI），间接估计和比较红细胞群体的变形性，DI值越小，红细胞变形性越差。

【参考区间】 IF：0.29±0.10。DI：500/s，大于49%，800/s，大于56%（15%聚乙烯吡咯烷酮为悬浮介质）。

【临床意义】 红细胞变形性减低见于心肌梗死、脑血栓形成、冠心病、动脉硬化、高血压、高脂血症、溶血性贫血、糖尿病、恶性肿瘤、肝硬化等。

（五）红细胞电泳时间测定

红细胞表面带负电荷，在电场中向正极移动，即红细胞电泳。其电泳速度与红细胞表面电荷的多少成正比,与红细胞聚集性成反比,即电泳速度越快,细胞表面电荷越少,静电排斥力越小,细胞聚集性越大,导致血液黏度升高。红细胞电泳时间测定主要用于红细胞表面结构、药物对红细胞作用的观察,以及细胞分离和细胞免疫的研究。目前国内多采用方形毛细管式细胞电流仪进行检测。

【参考范围】 红细胞电泳时间:(16.5 ± 0.85) s。

【临床意义】 红细胞电泳速度减慢提示红细胞及血小板聚集性增强、血液黏度增高,易发生血栓性疾病,如冠心病、心肌梗死、缺血性中风、高脂血症、血液病、血栓闭塞性脉管炎、恶性肿瘤等可使红细胞电泳时间延长。

(尹利华)

能力检测

1. 简述血液黏度增高的临床意义。其增高对疾病诊断是否具特异性?
2. 简述血液黏度测定中标本采集的质量控制。
3. 旋转式黏度计为什么要采用从高切变率逐渐降到低切变率测定血液浓度?

参考文献

CANKAOWENXIAN

[1]　胡翊群,胡建达.临床血液检验[M].3 版.北京:中国医药科技出版社,2010.
[2]　侯振江.血液学检验[M].3 版.北京:人民卫生出版社,2010.
[3]　陈方平.血液学检验[M].2 版.北京:人民卫生出版社,2003.
[4]　侯振江.血液学检验实验指导[M].北京:人民卫生出版社,2010.
[5]　张之南,沈悌.血液病诊断及疗效标准[M].3 版.北京:科学出版社,2007.
[6]　管洪在.临床血液学与检验实验指导[M].3 版.北京:人民卫生出版社,2007.
[7]　许文荣.王建中.临床血液学与检验[M].4 版.北京:人民卫生出版社,2007.
[8]　宁勇.血液学检验[M].北京:高等教育出版社,2007.
[9]　刘新月.新编白血病细胞形态诊断学[M].武汉:华中科技大学出版社,2007.
[10]　谭齐贤.临床血液学和血液检验[M].北京:人民卫生出版社,2006.
[11]　叶应妩,王毓三,申子瑜.全国临床检验操作规程[M].3 版.南京:东南大学出版社,2006.
[12]　卢兴国.现代血液形态学理论与实践[M].上海:上海科学技术出版社,2003.
[13]　姚尔固.特殊血液病诊断与治疗[M].北京:科学技术文献出版社,2002.
[14]　王鸿利.血液学和血液学检验[M].北京:人民卫生出版社,1997.